JN246798

Textbook of Neurology for Nursing

Edited by Koichi Hirata

看護学生のための
神経内科学

平田幸一 編著

獨協医科大学医学部神経内科 主任教授
獨協医科大学病院 副院長
獨協医科大学附属看護専門学校 校長

中外医学社

執筆者（執筆順）

上田秀一　獨協医科大学解剖学（組織） 教授
橋本律夫　国際医療福祉大学病院神経内科 教授
大谷真由　獨協医科大学薬理学 助教
大内基司　獨協医科大学薬理学 准教授
安西尚彦　千葉大学大学院医学部薬理学 教授
松浦　徹　自治医科大学神経内科学 教授
舩越　慶　獨協医科大学内科学（神経） 講師
青柳閣郎　山梨大学医学部小児科
相原正男　山梨大学大学院総合研究部 教授
杉田之宏　赤羽リハビリテーション病院 院長
栗田　正　帝京大学ちば総合医療センター神経内科 教授
辰元宗人　獨協医科大学内科学（神経） 准教授
城倉　健　横浜市立脳卒中・神経脊椎センター 部長/副病院長/センター長
渡邉由佳　獨協医科大学日光医療センター神経内科 准教授
星野雄哉　白澤病院 部長
田中秀明　田中医院 院長
尾関祐二　獨協医科大学精神神経医学講座 准教授
下田和孝　獨協医科大学精神神経医学講座 診療部長
加賀佳美　国立病院機構甲府病院小児科
小川朋子　国際医療福祉大学病院神経内科 医長
山﨑　薫　東京医科大学茨城医療センター神経内科 教授
狩野　修　東邦大学医学部内科学講座神経内科学分野 講師
澤田雅裕　東邦大学医学部内科学講座神経内科学分野
岩崎泰雄　東邦大学医学部内科学講座神経内科学分野 教授
永島隆秀　獨協医科大学内科学（神経） 講師
池田将樹　群馬大学大学院医学系研究科脳神経内科学 准教授
池田佳生　群馬大学大学院医学系研究科脳神経内科学 教授
伊﨑祥子　埼玉医科大学総合医療センター神経内科
野村恭一　埼玉医科大学総合医療センター神経内科 教授
新藤和雅　山梨大学医学部神経内科 准教授

瀧山嘉久　山梨大学医学部神経内科　教授
森田昭彦　日本大学医学部内科学系神経内科分野　准教授
亀井　聡　日本大学医学部内科学系神経内科分野　教授
藤岡俊樹　東邦大学医療センター大橋病院神経内科　教授
山元敏正　埼玉医科大学神経内科　教授
宮本智之　獨協医科大学越谷病院神経内科　教授
宮本雅之　獨協医科大学看護学部看護医科学（病態治療）領域　教授
小出玲爾　自治医科大学神経内科学　講師
美原　盤　美原記念病院　院長
三瀧真悟　島根大学医学部内科学第三　助教
山口修平　島根大学医学部内科学第三　教授
竹川英宏　獨協医科大学内科学（神経）　准教授
塚原由佳　獨協医科大学内科学（神経）
平田幸一　獨協医科大学内科学（神経）　教授
森田光哉　自治医科大学神経内科学　講師
辻　貞俊　国際医療福祉大学福岡保健医療学部　学部長
赤松直樹　国際医療福祉大学福岡保健医療学部　教授
宇塚岳夫　獨協医科大学脳神経外科　講師
植木敬介　獨協医科大学脳神経外科　教授／獨協医科大学病院腫瘍センター　センター長
国分則人　獨協医科大学内科学（神経）　准教授
高橋一司　埼玉医科大学医学部神経内科　教授
清野智恵子　福井総合病院リハビリテーション科
米田　誠　福井県立大学看護福祉学部看護学科　教授
松永晶子　福井大学医学部附属病院神経内科
小黒恵司　自治医科大学脳神経外科　准教授
鈴木圭輔　獨協医科大学内科学（神経）　講師
齋木美佳　獨協医科大学内科学（神経）
山内秀雄　埼玉医科大学小児科　教授
峠　哲男　香川大学医学部看護学科健康科学　教授
清水裕子　香川大学医学部看護学科慢性期成人看護学　教授

序

皆さんがこれから看護しようとしている患者さんも，いや，あなた自身さえもあなたの脳が神経系を介し指令が手足をはじめとした運動器に伝え，体が動くことは知っていると思います．また，あなたが痛いとか痒いとかいう感覚もすべて神経系を伝わって脳に信号が送られます．神経系は人間の体にはなくてはならない重要なネットワークですが，神経内科はその神経系の異常，すなわち神経の病気を診る科ということになります．

そもそも，神経内科は内科，場合により精神科のから発展，分化してきたもの，脳神経外科は外科を基盤に分化してきたものです．

特にこれからの専門医制度のありかたにおける指針では神経内科は内科の修練を得たうえで，神経内科の専門医となります．一方，脳神経外科は，初期臨床研修のあとすぐさま脳に関する外科処置の専門家となります．

巷では神経内科とは，神経科と間違えられやすいのですがまったく違います．繰り返しますが，脳・脊髄・末梢神経などに起こる病気，たとえばパーキンソン病やアルツハイマー病といった疾患を治療するための診療科です．脳や神経への治療になるため，非常に高度な診断・治療が行われることが多く，脳卒中やてんかんなど緊急入院も珍しくありません．

脳外科との大まかな区分けとしては，頭部外傷，頭部・頸椎の手術を伴う疾患は脳神経外科で，神経変性疾患，脱髄性疾患，脳神経系すべての感染症や筋肉，末梢神経に関わる疾患は神経内科です．すなわちパーキンソン病，運動ニューロン疾患，脊髄小脳変性症，筋ジストロフィー，髄膜炎は神経内科で診療しています．またいわゆる common disease（非常に多い病気）のアルツハイマー病などの認知症，てんかん，片頭痛などはどちらかといえば神経内科の守備範囲です．ただパーキンソン病やてんかんの場合，機能外科という立場から外科的手術が行われることもあります．同じ common disease でも脳外科・神経内科のどちらでも診療対象としているのは，脳梗塞・脳出血などの脳卒中です．

神経内科に勤める看護師の仕事内容は，患者さんの検査の準備，治療法を含めた家族への説明，診察の介助のほか，患者さんの介助・介護が主です．神経内科で診る患者さんは，往々にして体の自由を奪われています．そのため治療を行った段階でもまだ体の自由がきかず，介助を受けながらリハビリテーションを行い，徐々に通常の生活に戻していくこともしばしばあります．寝たきりだったり，意志疎通ができない患者さんも多く，看護師がその意思を汲み取って動くことも求められます．患者さんが何を望んでいるのかを判断するのは難しいのですが，慣れてくればある程度わかるようになりますし，たとえば言葉のない状態で意思の疎通ができると，一気に患者さんとの距離が縮まり，看護師としてのやりがいが形成される場合も多いようです．

一方で，寝たきりの患者さんの介助も必要でもあり，神経内科の看護師はある程度腕力も必要です．また，看護の本質に則った，食事や排せつなども看護師がサポートすることが多くなり看護師自身が疲れてしまうこともあるようです．

せん妄や認知症の患者さんを看護する場合，離棟に対する注意を払ったり，場合によっては家族へのインフォームドコンセントの後，身体拘束を余儀なくさせられることもあります．

さらには運動ニューロン疾患，脊髄小脳変性症，筋ジストロフィーなどの難病では医師と同席のうえ，たとえば治癒の可能性のない人へ人口呼吸器を装着するか否かなどの，いわゆる究極のインフォームドコンセントになくてはならない存在になるケースもしばしばあります．

神経内科を学ぶことの意義は，これからの超少子高齢化において非常に多くなる（場合によっては 50% を超える試算もあります）神経疾患の診断・治療・看護を学べることにあります．実習では神経疾患患者に対する高い看護スキルを身につけることができるということです．前述したとおり脳や神経を扱う神経疾患は今後どんどん増え続けるばかりでなく，医療の最先端ともいうべきところで，常に最新の技術が導入されています．当然看護師もこのような技術や医療に関する勉強会が行われるなど、新しいスキルを身につけることが求められるのです．大変ですが，将来最先端医療に関わることができ，やりがいを感じやすいといえます．

基本的な知識を得たうえで，臨地実習が始まってから経験することですが，患者さんの回復を実感しやすいのも神経内科の特徴です．たとえば，脳卒中で緊急入院，t-PA という血栓を溶解するお薬を緊急投与した患者さんで，最初は体もほとんど動かせず，喋るのもままならない状態だったのが，治療やリハビリテーションを進めていくにつれて喋れるようになり，歩けるようになって徐々に元気になって退院していくのを見たとき，看護師になるモチベーションが最も高まるという人もいます．

神経内科で働く看護師になった際には，体力的にハードだったり，患者の病状の急変が起こりやすかったり，さらには，どうしても残業が多くなってしまうなどの問題が生じます．しかし，これこそが，あなた方の未来の糧となることは確実であると信じます．

本文でも述べていますが，超少子高齢化を迎えるこれからの日本で，最も重要な疾患のひとつであり，かつ最新技術がどんどん開発される神経内科疾患を学んでおくことは，日本全体の医療を見渡すだけでなく，あなた方の家族がこの病気に恐らく直面することから，絶対に重要ですので，ぜひこの教科書で学んでください．

2016 年 1 月

獨協医科大学神経内科　平 田 幸 一

目　次

I．総論

Ⅱ. 各論

a 症状

b 検査

c 診察

Ⅲ. 脳・神経疾患患者の看護

1. 神経解剖の基本

Points

- 神経解剖は神経疾患の症状と病変局在の理解とその看護に重要である.
- 神経系の構成.
- 脳脊髄液の流れ.
- 脊髄〜大脳皮質の構造.
- 伝導路.
- 末梢神経系.

神経組織の構成細胞とシナプス

神経系を構成する細胞は，以下の 2 種に分類される.

1) 神経細胞（ニューロン）: 膜電位変化により情報を伝導し，異なる細胞間のシナプスで神経伝達により情報伝達を行う．情報の受容は主に樹状突起や神経細胞体で行い，軸索の神経終末へ向かって興奮を伝導する（図 1).

2) 神経膠細胞（グリア）: 神経細胞を支持する細胞．さらに以下に分類される（図 2).
 ①星状膠細胞（アストロサイト）: ニューロン間の隙間を埋め，ニューロンへの栄養や有害物

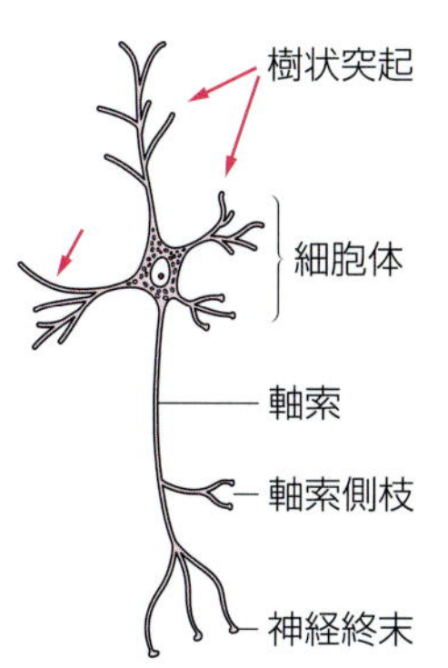

図 1 神経細胞（ニューロン）の模型図．樹状突起（矢印），神経細胞体，軸索，軸索側枝，神経終末を示す.

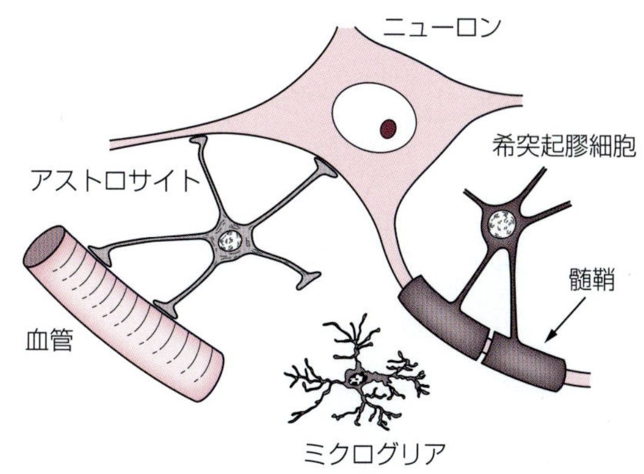

図 2 ニューロンとグリアの関係を示す．アストロサイトは血管とニューロンの間で血液脳関門を形成する．希突起膠細胞は軸索を取り巻き，髄鞘を形成する．ミクログリアは脳内で移動し，破壊された神経組織を貪食し除去する.

質の進入を防ぐ血液脳関門（blood brain barrier：BBB）を構成する．

②希突起膠細胞・シュワン（Schwann）細胞：ニューロンの軸索に巻きつき，髄鞘を形成する．
希突起膠細胞は中枢神経系で，シュワン細胞は末梢神経系で髄鞘を形成する．

③小膠細胞（ミクログリア）：異物や破壊した神経組織を貪食し除去する．

④上衣細胞：脳室周囲に存在する．

他の細胞（ニューロン，筋細胞，腺細胞）への情報伝達はシナプスの部位で行われる．神経伝達物質（ニューロトランスミッター）とその受容体を介して，神経伝達が行われる．

神経組織の区分（分類）

神経系は骨（頭蓋骨・脊柱）で守られた中枢神経系（central nervous system：CNS）と，骨から外に出た末梢神経系（peripheral nervous system：PNS）から構成され，さらに下記に区分される．

中枢神経系（図 3）……脳（頭蓋腔に存在）：大脳半球（終脳），間脳，中脳，橋，延髄，小脳．
脊髄（脊柱管に存在）：頸髄，胸髄，腰髄，仙髄，尾髄．
末梢神経系……………脳神経：脳と連絡する神経．12 対存在する．
脊髄神経系：脊髄と連絡する神経．31 対存在する．
自律神経系：内臓を支配する．交感神経系，副交感神経系から構成される．

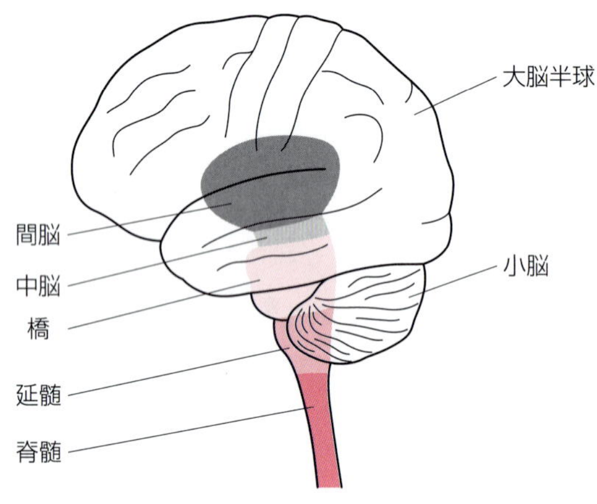

図 3 脳の区分を左外側から見た脳に投影した模型図．間脳，中脳は大脳半球に隠れて見えない．
間脳（■），中脳（■），橋（■），延髄（■），脊髄（■）．

髄膜

頭蓋腔・脊柱管のなかで，脳・脊髄は結合組織からなる 3 枚の膜で包まれて存在する．これらは髄膜とよばれ，さらに外側から内側に向かい以下の構造となる（図 4）．

①硬膜：骨膜へ移行する硬い髄膜．

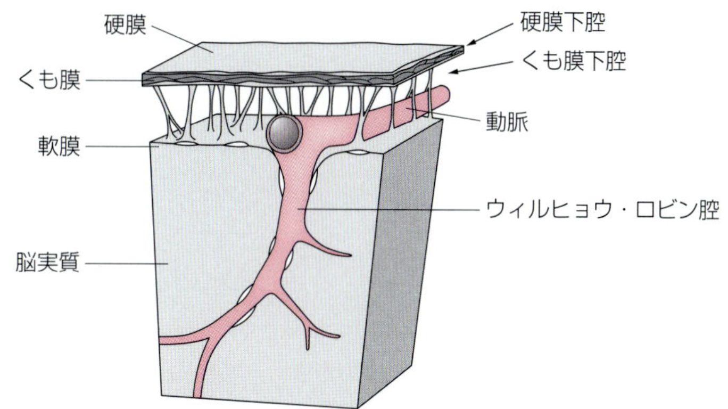

図 4 **髄膜と脳動脈の位置関係を示す模型図．くも膜と軟膜の間のくも膜下腔には脳脊髄液が存在する．脳動脈は外側から脳実質に侵入する．この時くも膜下腔の一部も入り込み，ウィルヒョウ・ロビン（Virchow-Robin）腔とよばれる．**
（Carpenter MB. Neuroanatomy through clinical cases. Baltimore: Williams & Wilkins; 1982. p.13[2] より）

②くも膜: クモの巣状の構造（くも膜小柱）が軟膜との間にある薄い膜．

③軟膜: 1 層の軟膜細胞から構成される膜．脳溝に入り込む．

くも膜と軟膜の間には，くも膜下腔があり，脳脊髄液（cerebrospinal fluid: CSF）で満たされる．軟膜，くも膜の炎症は，髄膜炎となる．

脳脊髄液と脳室系

脳・脊髄のそれぞれ部位に腔があり，脳室系を形成している．脳室系は脳脊髄液で満たされる．脳脊髄液は脳室に存在する特殊血管（脈絡叢）で産生され，脳室を表 1 の①～⑥の順に流れる．脳脊髄液は頭頂部に多く存在するくも膜顆粒を介して，上矢状静脈洞（硬膜静脈洞）へ吸収される（図 5）．脳脊髄液の産生過剰，通過障害，吸収障害は水頭症の原因となる．

表 1 **脳室系とその位置および脈絡叢**

	脳室	存在部位	CSF 産生血管
①	側脳室（1 対）	大脳半球（終脳）	側脳室脈絡叢*
②	モンロー孔（室間孔）	側脳室と第 3 脳室の間	第 3 脳室脈絡叢*
③	第 3 脳室	間脳	第 3 脳室脈絡叢
④	中脳水道	中脳	なし
⑤	第 4 脳室**	橋・延髄	第 4 脳室脈絡叢
⑥	中心管***	脊髄	なし

* 側脳室脈絡叢と第 3 脳室脈絡叢は結合している．
** 第 4 脳室にはくも膜下腔と連絡する，マジャンディー孔（1 つ）とルシュカ孔（1 対）が存在し，脳脊髄液は脳室からくも膜下腔へと流れる．
*** 終糸の末端まで続き，末端ではくも膜下腔へと連絡している．

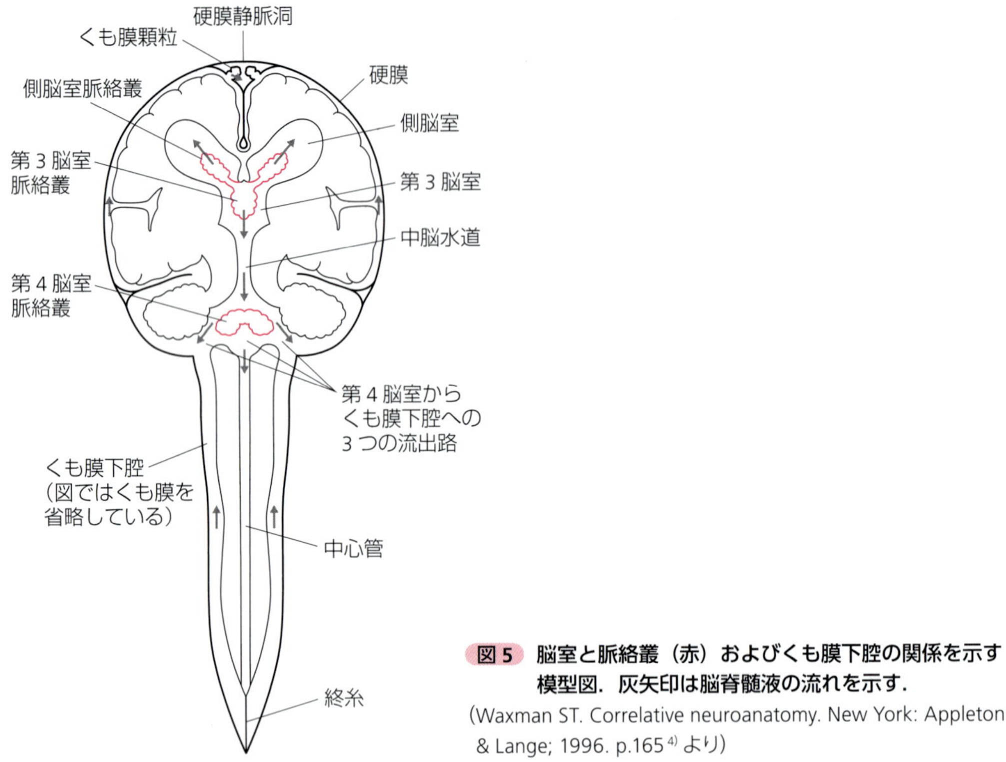

図 5 脳室と脈絡叢（赤）およびくも膜下腔の関係を示す模型図．灰矢印は脳脊髄液の流れを示す．
(Waxman ST. Correlative neuroanatomy. New York: Appleton & Lange; 1996. p.165[4] より)

中枢神経の構造

(1) 大脳皮質

外側面での大脳皮質の主な溝（脳溝）と隆起部（脳回）を示す（図 6）．大脳皮質は，前頭葉・頭頂葉・側頭葉・後頭葉・島皮質の 5 つに区分される（図 7）．

【大脳皮質の機能局在】（図 8）

前頭葉　① 1 次運動領（野），ブロードマン（Brodmann）4 野；皮質脊髄路，皮質延髄路の上位運動ニューロンが存在する．障害は皮質性運動麻痺を起こす．
② 前頭眼野，ブロードマン 8 野；障害は共同偏視を起こす．
③ ブローカ (Broca) の言語中枢，ブロードマン 44, 45 野；障害は運動性失語．
＊ロボトミー（前頭葉切除術）：自発性・自律性の消失，先見性の欠如．

頭頂葉　① 1 次感覚領 (野)，ブロードマン 3-1-2 野；障害は皮質性感覚障害．
＊左 (優位側) 頭頂葉病変による症候；ゲルストマン症候群；手指失認，左右識別障害，失算，失書．
＊右 (劣勢側) 頭頂葉病変による症候；半側空間無視；左側を無視する．

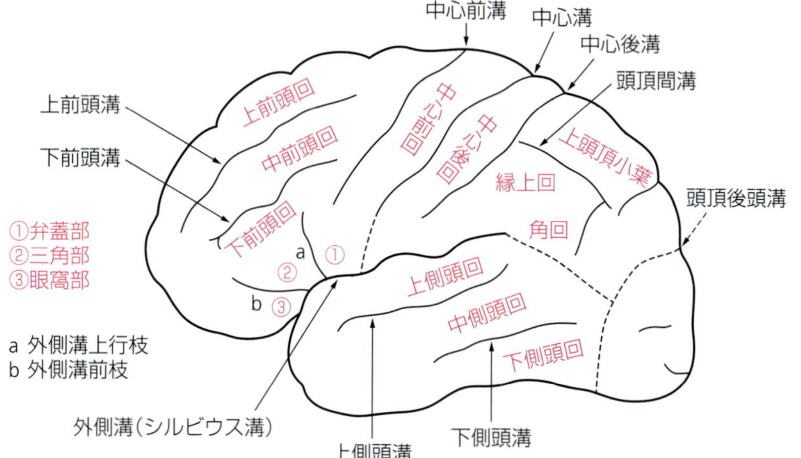

図 6
外側面から見た大脳皮質の主な脳回（赤文字）と脳溝（黒文字）.

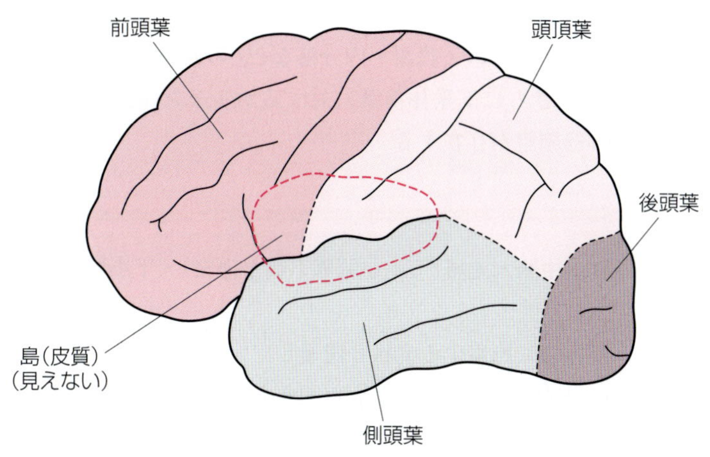

図 7
外側面から見た大脳皮質の区分を示す模型図

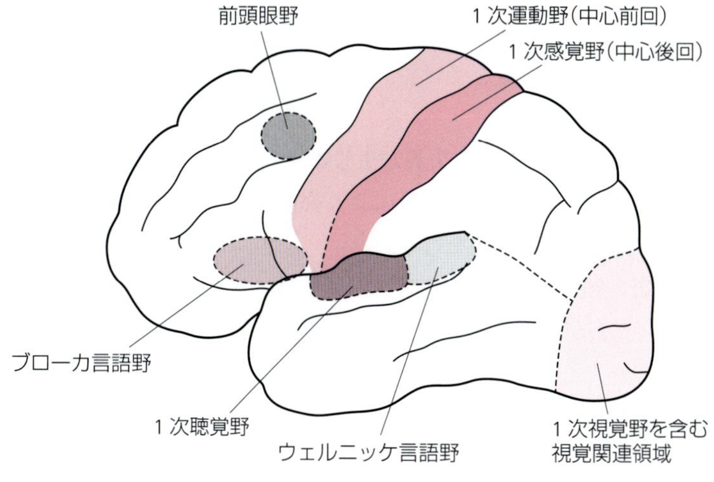

図 8
外側面から見た大脳皮質の機能局在を示す模型図

後頭葉　① 1次視覚領（野），ブロードマン17野；視覚中枢．障害は同名性半盲を起こす．

側頭葉　① 1次聴覚野（野），ブロードマン41, 42野；聴覚の中枢．

② ウェルニッケ（Wernicke）言語中枢，ブロードマン22野；障害は感覚性失語．

(2) 大脳基底核

大脳の底部に存在し，大脳白質の中に存在する灰白質（神経核群）．大脳基底核に障害があるとスムーズな運動が困難となる“不随意運動”を起こす．現在では機能的な分類から，尾状核，被殻，淡蒼球，視床下核，黒質（中脳に存在）を大脳基底核としている．

(3) 間脳

背側の視床と腹側の視床下部に区分される．

① 視床：嗅覚を除くすべての感覚の大脳皮質への中継点である．

② 視床下部：自律神経系（体温・体液バランス・代謝・内分泌など）の最高中枢．本能行動表出の中枢が存在する．さらに下垂体前葉に対するホルモン調節や後葉ホルモンを合成分泌する神経細胞が存在する．

(4) 小脳

小脳は橋の背側に位置し，上小脳脚（中脳と連絡）・中小脳脚（橋と連絡）・下小脳脚（延髄と連絡）で脳幹と連絡している．

小脳は構造と機能区分が明確で，障害時に出現する症状と関連している．

【小脳の機能的区分（解剖学的区分）とその障害】

① 前庭小脳（片葉小節葉）：体の平衡感覚と関連する．内耳前庭から平衡情報を受けて，身体の平衡調節・眼球運動の調節を行う．

障害：眼振，眼球運動障害を生じる．

② 脊髄小脳（虫部；虫部傍部）：深部感覚情報を受けて，筋トーヌスを調節し，身体の姿勢保持を行う．

障害：失調性歩行，体幹失調が生じる．

③ 橋小脳・大脳小脳（小脳半球）：大脳皮質からの信号により脊髄運動ニューロンを制御し，運動の円滑化を行う．

障害：企図振戦，測定障害（指鼻試験，指指試験），変換運動障害が生じる．

(5) 脳幹

A. 中脳（図 9）

【感覚性神経核】

① 上丘（視覚系反射などに関与）・下丘（聴覚系の中継核）；② 三叉神経中脳路核（咀嚼反射に関係，顎関節・軟口蓋からの深部感覚）

【運動性神経核】

③ 動眼神経核（内側直筋，上直筋，下直筋，下斜筋，上眼瞼挙筋の骨格筋支配）；④ エディンガー・ウェストファル（Edinger-Westphal: EW）核（動眼神経副核）（副交感神経の節前ニューロン，毛様体神経節で節後ニューロンとなり，瞳孔括約筋および毛様体筋の平滑筋支配）；⑤ 滑車神経核（上斜筋支配）は下丘のレベルで出現するので図 9 では省いている

【その他神経核】

⑥ 黒質〔ドーパミン細胞，パーキンソン（Parkinson）病で変性消失する〕；⑦ 赤核（大脳基底核，脊髄，小脳と連絡する）

【神経路およびその他部位】

① 大脳脚（下行性神経が通る．中 1/3 部位は錐体路が通過する）；② 内側毛帯（深部感覚の神経路）

B. 橋（図 10）

【感覚性神経核】

① 前庭神経核（平衡覚）；＊② 蝸牛神経核（聴覚）；③ 三叉神経脊髄路核（顔面の温度・痛覚）；④ 三叉神経主知覚核（顔面の触圧覚）；⑤ 上オリーブ核（聴覚系中継核）

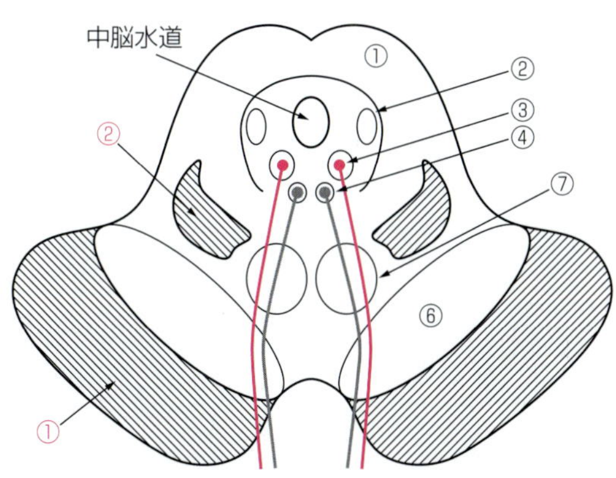

図 9 中脳の断面模型図（記号は本文と対応）．黒数字は神経核を赤数字（図斜線）は主な神経路を示す．赤丸は動眼神経（運動性）の細胞体を赤線は動眼神経線維を示す．灰丸は動眼神経副核（副交感性）の細胞体を灰線はその神経線維を示す．

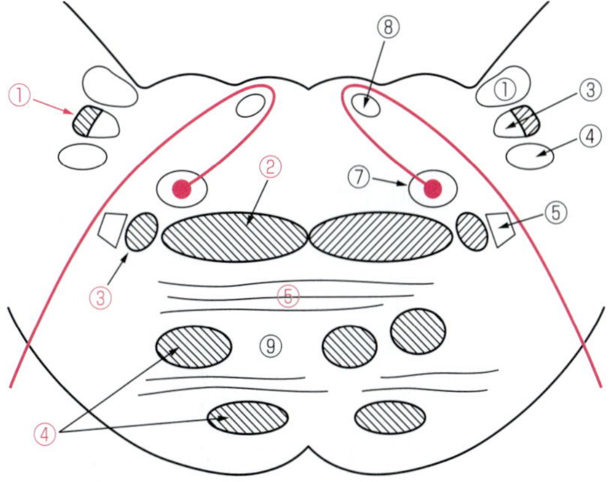

図 10 橋の断面模型図（記号は本文と対応）．黒数字は神経核を赤数字（図斜線）は主な神経路を示す．赤丸は顔面神経の細胞体を赤線は顔面神経線維を示す．＊②は図 10 と 11 の間のレベルにあり図では省いている．

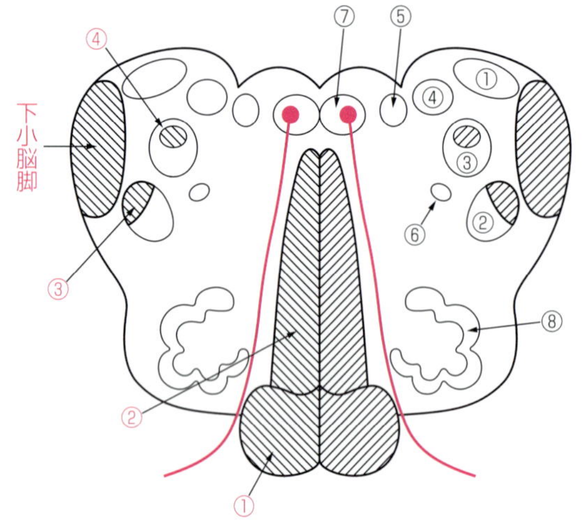

図 11 延髄の断面模型図（記号は本文と対応）．黒数字は神経核を赤数字（図斜線）は主な神経路を示す．赤丸は舌下神経の細胞体を赤線は舌下神経線維を示す．

【運動性神経核】

⑥ 上・下唾液核（副交感性，上唾液核からは顎下腺，舌下腺，涙腺へ分布，下唾液核からは耳下腺へ分布）は図 10 では省いている；⑦ 顔面神経核（表情筋支配）；⑧ 外転神経核（外直筋支配）

【その他神経核】

⑨ 橋核（大脳・脳幹–小脳を連絡）

【神経路】

① 三叉神経脊髄路（顔面の温度・痛覚）；② 内側毛帯（深部感覚の神経路）；③ 外側毛帯（聴覚の神経路）；④ 橋縦束（錐体路線維含む）；⑤ 横橋線維（小脳と橋を連絡する線維）

C. 延髄（図 11）

【感覚性神経核】

① 前庭神経核（平衡覚）；② 三叉神経脊髄路核（延髄から橋まで存在，顔面の温度・痛覚）；③ 孤束核外側部（味覚）；④ 孤束核内側部（咽頭–胸部・腹部の内臓知覚）

【運動性神経核】

⑤ 迷走神経背側核（内臓の副交感神経節前ニューロン）；⑥ 疑核（声帯筋・食道筋支配）；⑦ 舌下神経核（舌筋支配）

【その他神経核】

⑧ 下オリーブ核（小脳へ線維を送る核）

【神経路】

① 錐体路（随意運動の神経路）；② 内側毛帯（深部感覚の神経路）；③ 三叉神経脊髄路（顔面の温度・痛覚）；④ 孤束（味覚の神経路）

(6) 脊髄

脊髄は脊柱管内に存在する長さ約 42 cm，太さ平均 1 cm の柱状構造である．大人では脊柱管内にぎっしりとあるわけではなく，第 1 腰椎以下では脊髄神経（複数本）と終糸（1 本の脊髄の退化した構造）からなる馬尾となり，くも膜下腔に漂っている．腰椎麻酔や髄液の採取をヤコビー線（第 4 腰椎棘突起の高さ）で行うのはこの構造のためである（図 12）．

【脊髄の区分】……………………………………【脊髄神経】

頸髄　C1 ～ C8 ……………………………頸神経（8 対）

胸髄　T1 ～ T12 ……………………………胸神経（12 対）

腰髄　L1 ～ L5 ……………………………腰神経（5 対）

仙髄　S1 ～ S5 ……………………………仙骨神経（5 対）

尾髄　Co ……………………………………尾骨神経（1 対）

【脊髄の内部構造】（図 13）

灰白質：前角（下位運動ニューロンの細胞体が存在する）

後角（後根神経節からの感覚情報が入力する）

側角（T1 ～ L3 の中間質外側部に存在する．交感神経節前ニューロンが存在する）

白質：　側索（外側皮質脊髄路，外側脊髄視床路が通る）

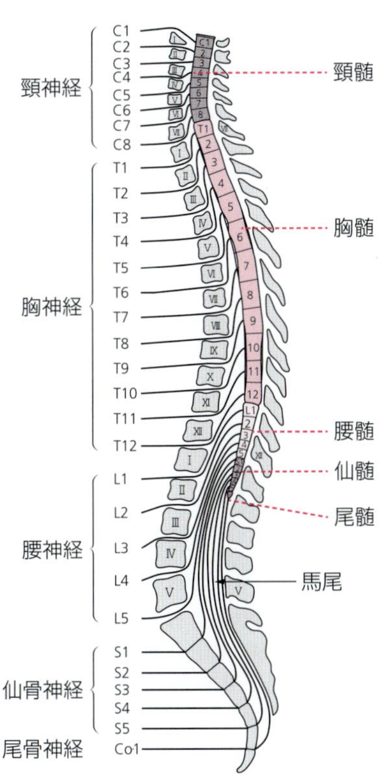

図 12　椎骨，脊髄，脊髄神経の関係を示す模型図．第 1 腰椎より下では，馬尾となり，脊髄はない．

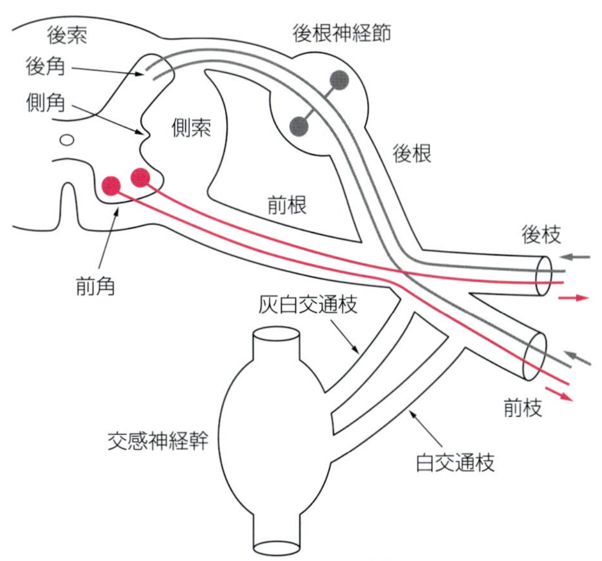

図 13　脊髄断面，前根・後根，前枝・後枝の関係を示す模型図．前角に存在する運動ニューロン（赤丸）の軸索（赤線）は前根を通り，前枝および後枝へと入り骨格筋へ分布する．感覚系ニューロンの細胞体（灰丸）は後根神経節にあり，後根を通り，後角へ入力する（灰線）．前枝は交感神経幹との間に，白交通枝と灰白交通枝をもつ．

後索(内側の薄束は下肢からの，外側の楔状束は上肢からの深部感覚を視床へ運ぶ)
前索（網様体と脊髄を結ぶ線維などが通る）

重要な神経路（伝導路）

① 外側皮質脊髄路：錐体路の一部（図 14）

【働き】随意運動

【第 1 ニューロン】1 次運動野（4 野），運動前野（6 野）の錐体細胞–内包膝・後脚前 1/3–大脳脚中 1/3(中脳) –橋縦束–延髄錐体–（錐体交叉）–外側皮質脊髄路–

【第 2 ニューロン】脊髄前角運動ニューロン–骨格筋へ

＊ 2 歳頃まで髄鞘化しない〔新生児でのバビンスキー徴候 (Babinski sign)〕

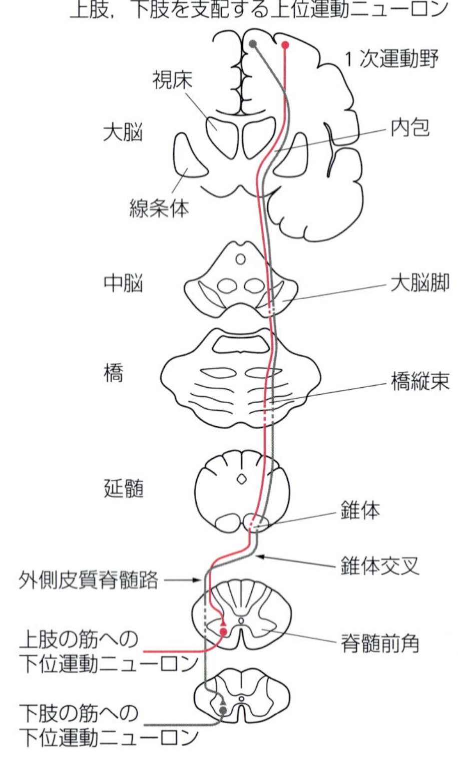

図 14　随意運動の神経路（錐体路・皮質脊髄路）の走行を示す模型図

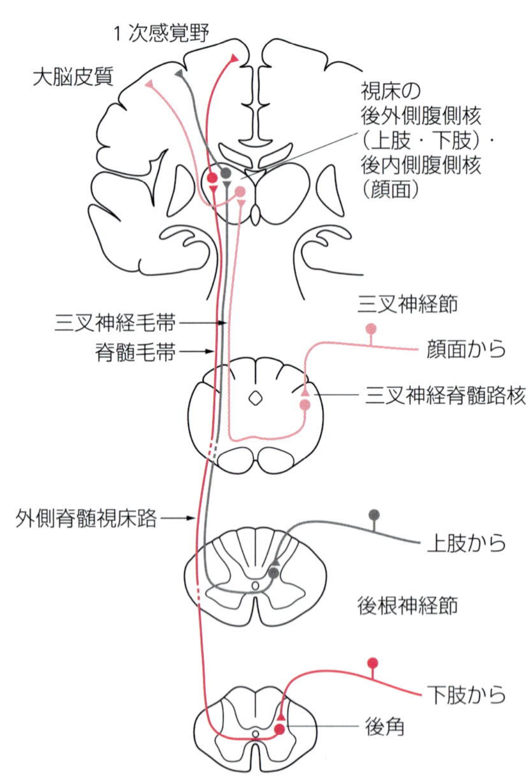

図 15　温度・痛覚の伝導路である外側皮質脊髄路（脊髄毛帯）系（灰・赤）と顔面の温度・痛覚の伝導路である三叉神経脊髄路（三叉神経毛帯）系（薄ピンク）を示す模型図．三叉神経は橋に入るが，一旦同側を下降し，三叉神経脊髄路核でシナプスを形成する．三叉神経脊髄路核からの線維は交叉し，三叉神経毛帯となり，視床の後内側腹側核でシナプスを介して大脳皮質へ投射する．

＊第 1 ニューロン系の障害では筋萎縮を伴わない痙性麻痺（筋緊張の亢進）とバビンスキー反射（Babinski reflex）の出現

＊第 2 ニューロン系の障害では時間経過に伴う筋萎縮と弛緩性麻痺

② 外側脊髄視床路（図 15）

【働き】 顔面以外の温度覚，痛覚；（受容器）自由神経終末

【第 1 ニューロン】 脊髄後根神経節−

【第 2 ニューロン】 脊髄後角ニューロン−脊髄内で交叉−側索を上行−

【第 3 ニューロン】 視床の後外側腹側核−感覚放線−1 次感覚野（3-1-2 野，中心後回）

③ 後索−内側毛帯系（図 16）

【働き】 深部知覚（関節・筋）振動覚；（受容器）パッチニ小体，マイスナー小体

【第 1 ニューロン】 脊髄後根神経節−同側後索を上行−

【第 2 ニューロン】 延髄閉鎖部の後索核（薄束核−下肢，楔状束核−上肢）−交叉−内側毛帯（反対側を上行）−

【第 3 ニューロン】 視床の後外側腹側核−感覚放線−1 次感覚野（3-1-2 野，中心後回）

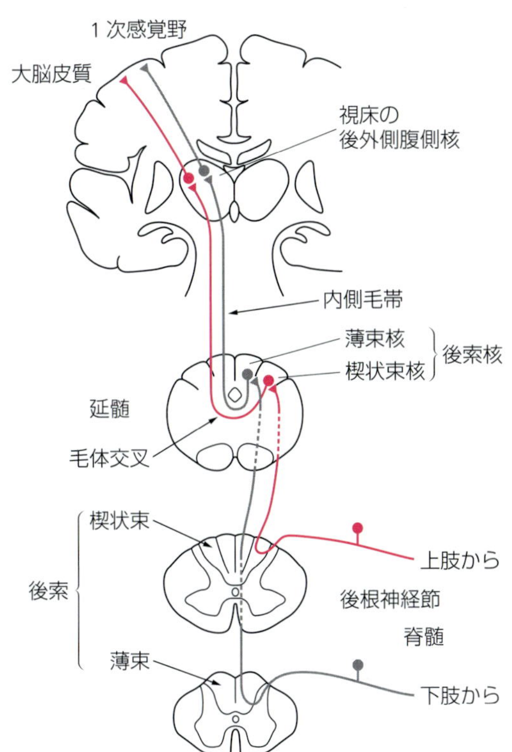

図 16 深部感覚の伝導路である後索−内側毛帯系を示す模型図．灰丸・赤丸は神経細胞体を灰線は線維の走行を示す．

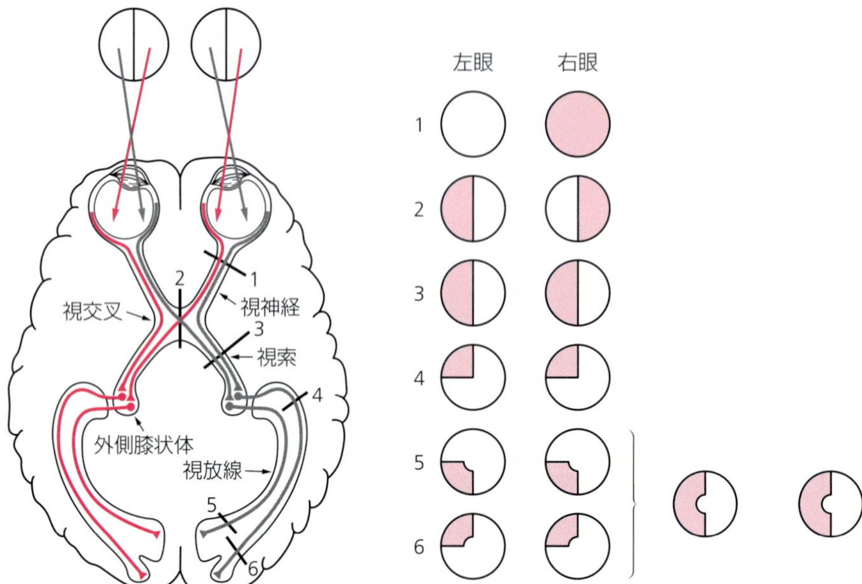

図 17 **視覚系伝導路とその障害で起こる半盲を示す模型図．水晶体が凸レンズなので，視野は交叉して網膜へ投影される．**
(Oswald S. Barlin: Springer; 2000. p.333[3] より)

④ 視覚系伝導路（図 17）

【働き】視覚

【第 1 ニューロン】網膜神経節細胞（1 次ニューロン）–視神経–視神経交叉–視索–

【第 2 ニューロン】外側膝状体–視放線–視覚領（野）

末梢神経系

【脳神経】（図 18，表 2）

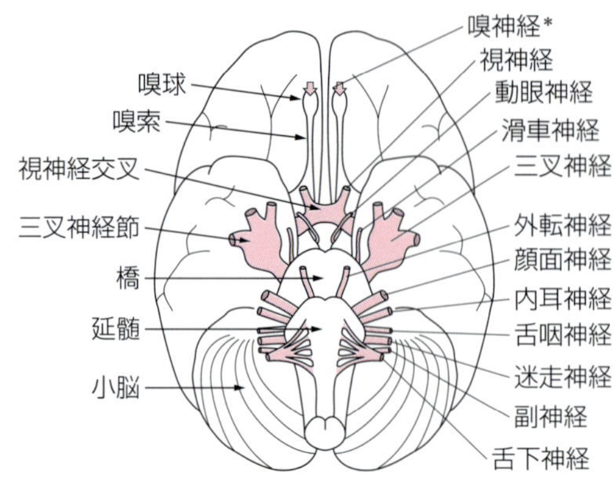

図 18 **脳底からみた脳神経（ピンク）を示す．嗅神経は嗅球に入る細い線維なので，図では矢印で示している．**

表2 脳神経系の構成

名称	成分*	効果器	中枢（中継，終末）	機能
I 嗅神経	知	嗅上皮から	嗅球，嗅三角	嗅覚
II 視神経	知	網膜から	外側膝状体（間脳） 後頭葉（1次視覚野）	視覚
III 動眼神経	運	上直筋，下直筋，内側直筋，下斜筋，上眼瞼挙筋	動眼神経核（中脳）	眼球運動
	自	瞳孔括約筋，毛様体筋	EW核（中脳）	縮瞳，焦点合わせ
IV 滑車神経	運	上斜筋	滑車神経核（中脳）	眼球運動
V 三叉神経	知	顔面・鼻腔・口腔	三叉神経脊髄路核（脊髄-橋） 三叉神経主知覚核（橋） 三叉神経中脳路核（中脳） 頭頂葉（1次感覚野）	温度・痛覚 触覚 深部感覚
	運	咀嚼筋	三叉神経運動覚（橋）	咀嚼運動
VI 外転神経	運	外側直筋	外転神経核（橋）	眼球運動
VII 顔面神経	運	表情筋	顔面神経核（橋）	表情（顔運動）
	知	舌前2/3の味蕾	孤束核（延髄），弁蓋部	味覚
	自	涙腺，顎下腺，舌下腺	上唾液核（橋）	唾液・涙分泌
VIII 内耳神経	知	蝸牛コルチ器	蝸牛神経核（橋）	聴覚
	知	膨大部稜・平衡斑	前庭神経核（延髄-橋）	平衡覚
IX 舌咽神経	知	咽頭・喉頭	三叉神経脊髄路核（脊髄-橋）	咽頭・喉頭知覚
	自	耳下腺	下唾液核（延髄）	唾液分泌
	運	咽頭・喉頭筋	疑核（延髄）	咽頭・喉頭運動
X 迷走神経	自	胸部・腹部臓器	迷走神経背側核	内臓運動
	運	咽頭・喉頭筋（声帯筋）	疑核（延髄）	咽頭・喉頭運動
	知	咽頭の味覚	孤束核（延髄），弁蓋部	味覚
	知	耳の温度・痛覚	三叉神経脊髄路核（脊髄-橋）	温度・痛覚
XI 副神経	運	僧帽筋，胸鎖乳突筋	副神経核（延髄-頸髄）	頸の運動
XII 舌下神経	運	舌筋	舌下神経核（延髄）	舌の運動

＊知：知覚神経，運：運動神経，自：自律神経

【脊髄神経】

脊髄に出入りする31対の脊髄神経（図12）は，主に骨格筋，皮膚へ分布する．上肢および下肢へ分布する脊髄神経は，それぞれ腕神経叢（C6～T1）および腰神経叢（T12～L4）となり，分節を越えて重なり合うように分布するため複雑な筋の動きが可能になる．

皮膚へ分布する皮枝はそれぞれ一定の領域に分布し，デルマトーム（皮膚分節）（図19）を形成する．

胸神経と腰神経上部には交感神経の節前線維が，仙骨神経には副交感神経の節前線維が含まれる．

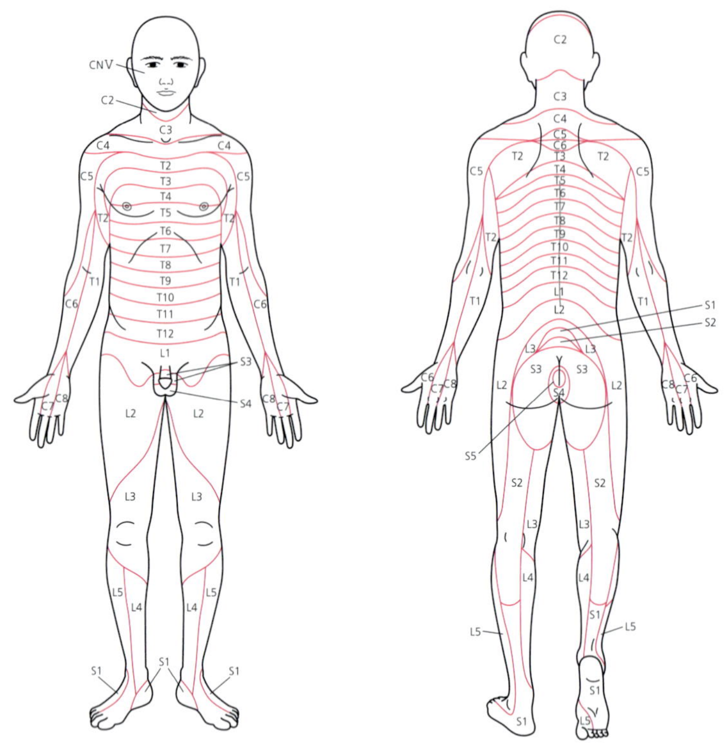

図 19　皮膚分節

(Blumenfeld H. Massachusetts: Sinauer; 2002. p.308[1] より)

【自律神経系】(図 20)

視床下部に自律神経系の最高位中枢がある．視床下部からの詳細な投射経路は不明であるが，網様体内を下行する．交感神経系と副交感神経系は相反性（拮抗性）二重支配を各臓器の平滑筋・心筋・腺へ行う．

交感神経系の節前ニューロンは，胸髄から腰髄（T1 ～ L2）の側角に存在し，心臓より上の胸部・頭部へは，上頸神経節で節後ニューロンとなり分布する．心臓・気管支・肺へは，交感神経幹で節後ニューロンとなり分布する．心臓より下の腹部・骨盤臓器へは，腹腔神経節，上腸間膜神経節，下腸間膜神経節，下下腹神経叢で節後ニューロンとなり分布する．

副交感神経系の分布は，

① 中脳動眼神経副核（EW 核）(節前ニューロン)→　動眼神経　→　毛様体神経節ニューロン（節後ニューロン）→　瞳孔括約筋，毛様体筋

② 橋・延髄の上唾液核（節前ニューロン）→　顔面神経　→　翼口蓋神経節，顎下神経節ニューロン（節後ニューロン）　→　涙腺，舌下腺，顎下腺

③ 橋・延髄の下唾液核（節前ニューロン）→　舌咽神経　→　耳神経節ニューロン（節後ニューロン）→　耳下腺

④ 延髄の迷走神経背側核（節前ニューロン）→　迷走神経　→　各臓器内の神経節ニューロン

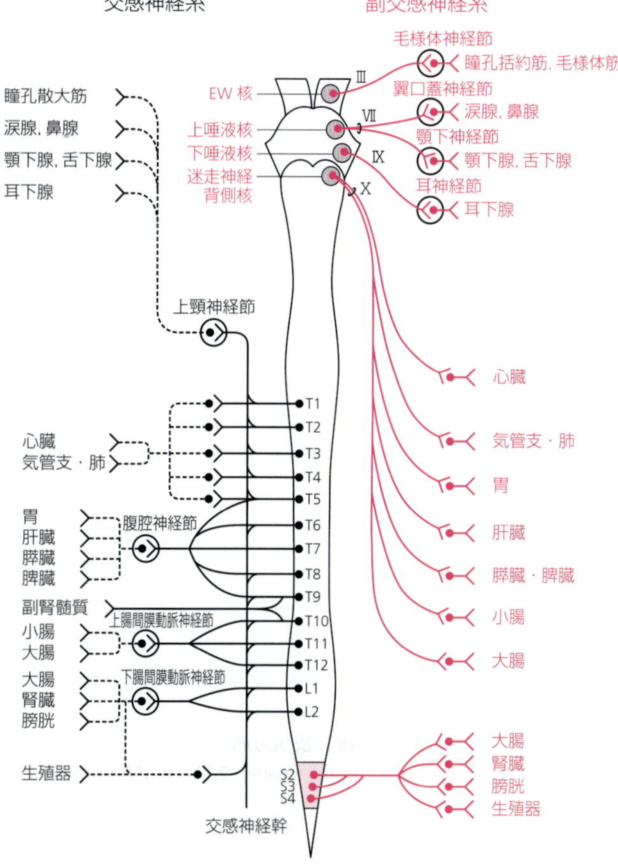

図 20 交感神経系と副交感神経系の節前・節後ニューロンの位置と線維の分布を示す模型図
（Waxman. Correlative neuroanatomy. New York: Appleton & Lange; 1996. p.165[4]より）

（節後ニューロン）→　各臓器（胸部・腹部内臓（脾弯曲部結腸まで）

⑤ 脊髄（S2～4）の側角（節前ニューロン）→　骨盤内臓神経　→各臓器内の神経節ニューロン（節後ニューロン）→　各臓器（脾弯曲部結腸以降の消化管，骨盤内臓）

■文献

1）Blumenfeld H. Neuroanatomy through clinical cases. Massachusetts: Sinauer; 2002. p.308.
2）Carpenter MB. Core text of neuroanatomy. Baltimore: Williams & Wilkins; 1982. p.13, p.260.
3）Oswald S. Functional neuroscience. Barlin: Springer; 2000. p.333.
4）Waxman ST. Correlative neuroanatomy. New York: Appleton & Lange; 1996. p.165.

〈上田秀一〉

2. 神経生理学の基本

Points

- 神経活動は電位変化を伴う．神経生理検査はこの電位変化を測定記録する．
- 神経生理検査は神経系の機能を評価する．形態異常が見出されなくとも機能障害を検出し得る．
- 神経生理検査は大脳，脳幹，脊髄，末梢神経，神経筋接合部，筋肉の機能を評価することができる．
- 看護師は患者に対して神経生理検査の手技と意義について簡単な説明ができることが求められる．

神経生理学とは

生理学とは「生体またはその器官，細胞などの機能を研究する学問」とされる．

すべての神経細胞活動は電気現象を伴う．神経細胞が発火すれば活動電位を生じ，軸索を伝導して線維連絡のある神経細胞に興奮性あるいは抑制性の電位変化を生じせしめる．また末梢運動神経の活動は神経・筋接合部を経て筋線維を興奮・収縮させ，筋由来の電位変化を生じる．神経生理学は，これら生きている神経細胞・筋線維の電気活動を観察・記録することによりその機能状態を推測判定し，神経機能の研究や病態の診断に役立てることを目的とする．ここでは，一般臨床で用いられる神経生理検査の代表的なものについてその概要と臨床的応用について述べる．

神経系は大脳，脳幹，脊髄，末梢神経，神経筋接合部，運動神経の効果器としての筋肉からなるが，神経生理検査はこれらすべての部位の機能評価に有用である（表 1）．

看護師は患者に対して神経生理検査の手技と意義について簡単な説明ができることが求められる．

表 1　神経系とその機能評価としての神経生理検査

神経系	神経生理検査
大脳	脳波
視覚路	視覚誘発電位
脳幹（聴覚路）	聴覚誘発電位
脊髄	体性感覚誘発電位
末梢神経	神経伝導速度
神経筋接合部	神経反復刺激
筋肉	針筋電図

神経生理検査の実際

(1) 脳波検査

脳波は，大脳皮質の起電力（大脳神経細胞の興奮性と抑制性シナプス後電位の総和）により生じた電位変化を捉えたものである．臨床脳波検査は，頭皮上で神経細胞から発生した微弱な電位変化を捉えるもので，周囲からの電磁波などの影響を受けにくいシールド室で行うことが理想的である．

脳波記録用の探査電極は国際 10-20 法によって配置する（図 1）．この配置法は，まず眉間と後頭隆起を結ぶ線上の中間点，および両側の耳介前点を結ぶ線の中間点から頭蓋頂電極（C_z）を定める．この C_z を通る正中線上で眉間-後頭隆起間の距離を 10-20-20-20-20-10%に分割して，それぞれの分割点を Fp_z, F_z, C_z, P_z, O_z とする．C_z を通る左右方向の線上でも同様にして左から右へ T_3, C_3, C_z, C_4, T_4 とする．次に Fp_z, T_3, O_z を通る半円弧を 10-20-20-20-20-10% に分割して前から後ろに Fp_1, F_7, T_3, T_5, O_1 とする．右も同様にして Fp_2, F_8, T_4, T_6, O_2 を定める．F_3, F_4, P_3, P_4 はそれぞれ中間点を測定して定位する．また，基準電極として耳朶に A_1, A_2 電極を置く．接地電極は一般的に前頭部に置く．ここで F は前頭 Frontal，T は側頭 Temporal，C は中心 Central，P は頭頂 Parietal，O は後頭 Occipital，A は耳 Auricle を意味している．アルファベットの次に記される数字は奇数が左半球，偶数が右半球に置かれた電極であり，z は正中部の電極であることを示す．10-20 法により，頭蓋の大きさや形に関係なく，再現性をもって脳のほぼ一定部位に電極を配置でき，頭蓋のほぼ全域をカバーすることができる．通常，記録紙は 3 cm/sec の速度で流れ，波の振幅 1 mm が 10 μV となるように設定される．

脳波はその周波数によって β（ベータ）波（14 ～ 30 Hz），α（アルファ）波（8 ～ 13 Hz），θ（シータ）波（4 ～ 7 Hz），δ（デルタ）波（0.5 ～ 3 Hz）に分けられる．β 波は速波，θ 波と δ 波は徐波とよばれる．成人の覚醒閉眼時脳波では後頭部優位に律動性 α 波が出現している．この α 波は開眼で抑制される．睡眠脳波は入眠期（I 期），軽睡眠期（II 期），中等度睡眠期（III 期），深睡眠期（IV 期），REM 睡眠期（REM 期）と 5 つの睡眠段階に分けられる．REM 睡眠とは急速眼球運動（rapid eye movement：REM）を伴う睡眠の意味である．入眠期には覚醒時にみられた α 波が不規則になり，全体が平坦化し低電位 θ 波と β 波の混在したさざなみ相を呈する．軽睡眠期には中心部誘導に頭蓋頂鋭波とよばれる 100 ～ 200 μV の先のとがった 4 Hz 前後の波が出現し，続いて紡錘波とよばれる中心部優位に 1 ～ 2 秒間持続する 12 ～ 14 Hz

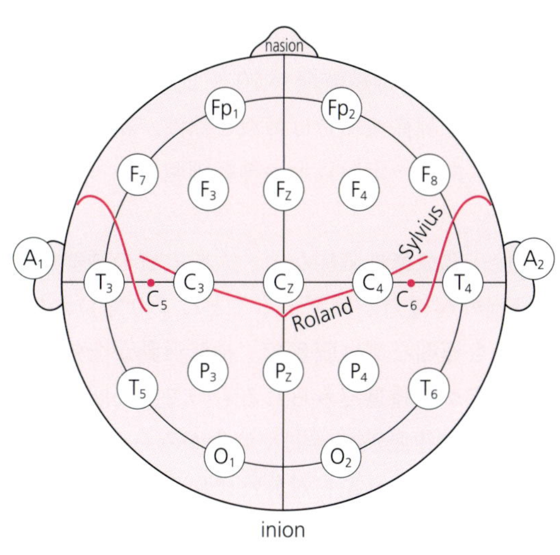

図 1　国際 10-20 電極配置法

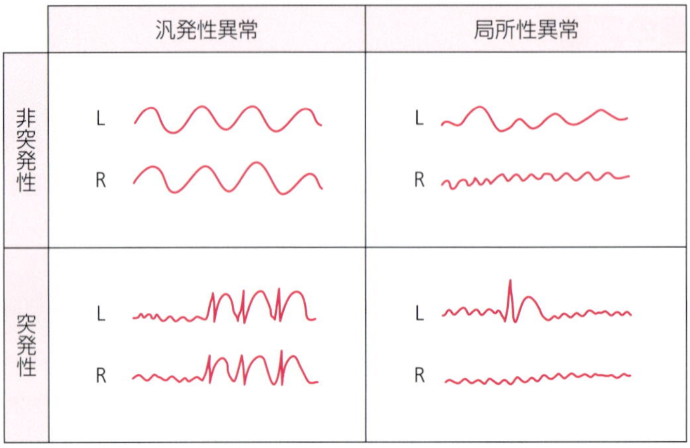

	汎発性異常	局所性異常
非突発性	L R	L R
突発性	L R	L R

図 2　異常脳波の分類

異常脳波は出現部位が汎発性か局所性か，時間的出現形式が非突発性（持続性）か突発性（一過性）かで 4 群に分けられる．

上段左：非突発性汎発性徐波異常，上段右：非突発性局所性徐波異常，下段左：突発性汎発性異常（汎発性棘徐波複合），下段右：突発性局所性異常（突発性局所性棘徐波複合）を示す．

L：左半球，R：右半球．

の波がみられるようになる．中等度睡眠期には紡錘波が次第に目立たなくなり，δ 波がみられるようになる．深睡眠期には δ 波が 50％以上を占めるようになる．REM 睡眠期脳波は入眠直後脳波と同様で低電位 θ 波と β 波が混在している．臨床脳波では 25 ～ 65 歳を成人とみなすが，それより若年または老年では健常であっても覚醒時脳波で徐波の混入や律動波の形成不良がみられる．また幼児～小児期には脳機能発達が急速でそれを反映した脳波の変化も著しい．

脳波を読む場合は，それが覚醒時脳波なのか睡眠時脳波なのかをまず確認する．脳波異常については，時間的に非突発性なのか突発性なのか，また空間的に汎発性なのか局所性なのかに注目して判別するとよい（図 2）．突発性の異常波形としては，棘波，鋭波，棘徐波複合などがあげられる．棘波は持続時間が 70 msec 未満，鋭波は持続時間が 70 ～ 200 msec でいずれも急峻な波形をとり，背景から区別される波である．棘徐波複合は棘波と徐波が結合し，背景から区別される波である．これら突発性異常波は，ある一定数以上の神経細胞がいっせいに同期して異常発火していることを示している．

非突発性・汎発性異常は脳炎や無酸素性脳症，低血糖性脳症など，大脳皮質の神経細胞機能が広範に障害された場合にみられる．神経細胞の起電力が低下することにより電位が低下し，律動波が消失し徐波がみられるようになる．最も極端な例は脳死で，神経活動が全停止して脳波は平坦となる．非突発性・局所性異常は脳梗塞や脳腫瘍でみられるもので，局所の障害により起電力が低下し，局所性の徐波が出現し，同部で律動波の減弱や消失がみられる．突発性・汎発性異常は棘徐波や徐波が左右両半球で同期性に始まり左右対称性に出現するもので，全般性てんかんの小発作にみられる両側同期 3 Hz 棘徐波群発は典型例である．突発性・局所性異常は棘波，棘徐波などが突発的に局所に出現するもので，部分性てんかんにみられる所見である．

脳波はこのように脳機能を評価する検査である．脳画像で異常がみられなくとも脳波異常があれば，脳神経細胞の機能障害があると診断される．逆にヒステリー性昏迷や詐病による無反応では正常脳波が得られるので，これらと意識障害を鑑別するのに有用である．

(2) 誘発電位

誘発電位は，一定の刺激によってそれに対応する中枢神経感覚系に誘発される電位反応である．誘発電位は小さく背景脳波活動に埋もれてしまうため，各刺激に開始時点をトリガーとしてその直後から一定時間の脳波を加算平均する方法を用いて記録する．この方法により，刺激とは直接関係しない背景脳波は相殺されて，刺激に関連した信号のみを取り出すことが可能となる．一般に陰性波は上方への振れ，陽性波は下方への振れとして記録される．記録された波は刺激提示からの潜時と，陰性波（negative wave，N と略）なのか陽性波（positive wave，P と略）なのかによって同定され，刺激から x msec（ミリ秒）後に生じた陰性波は Nx，陽性波は Px と命名される．病的状態においては，誘発波の反応欠如や不明瞭化，潜時の延長がみられる．臨床によく用いられる誘発電位は，視覚誘発電位，聴覚誘発電位，体性感覚誘発電位である．

視覚誘発電位は視覚路（網膜–視神経–視索–外側膝状体–視放線–皮質視覚野）の機能を評価する．視覚刺激には閃光刺激と図形反転刺激が用いられる．図形反転刺激のほうが，半側視野刺激が可能なこと，得られる波形潜時がほぼ一定であることから臨床的によく用いられる．しかし高度視力障害者や固視の協力が得られないときには図形反転刺激は不適で，その場合は閃光刺激が用いられる．図形反転刺激からおよそ 100 msec 後に陽性波（下方への振れ）が得られ P100 と命名されている（図 3）．P100 は大脳皮質視覚野起源とされている．球後視神経炎患者ではその急性期には眼底所見に異常を認めないが，視覚誘発電位では障害側の眼に刺激を与

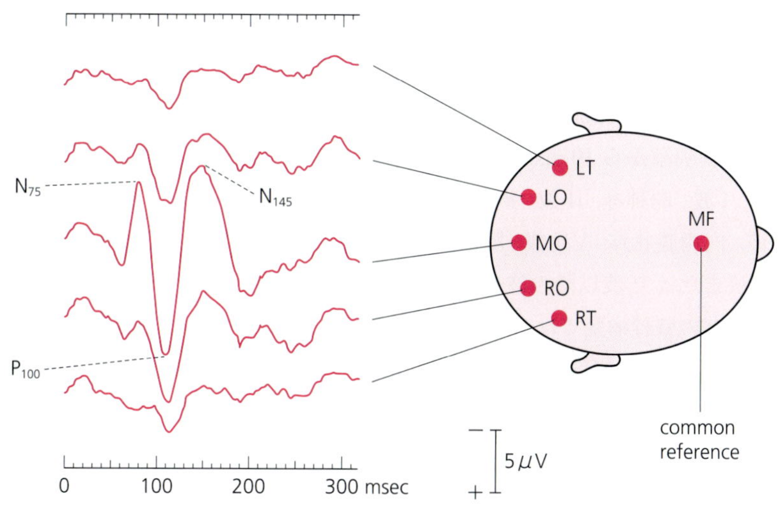

図 3 健常人における視覚誘発電位

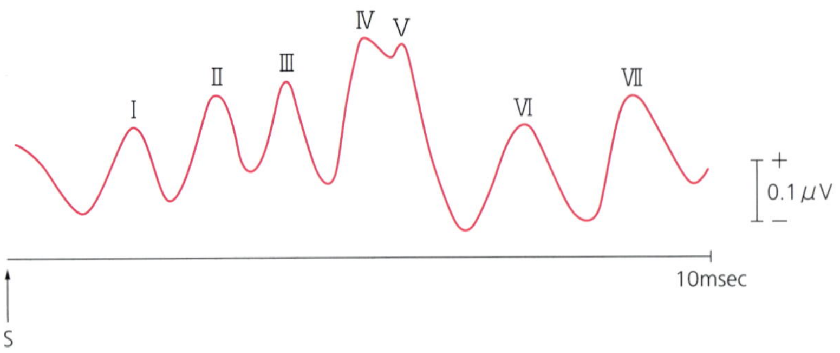

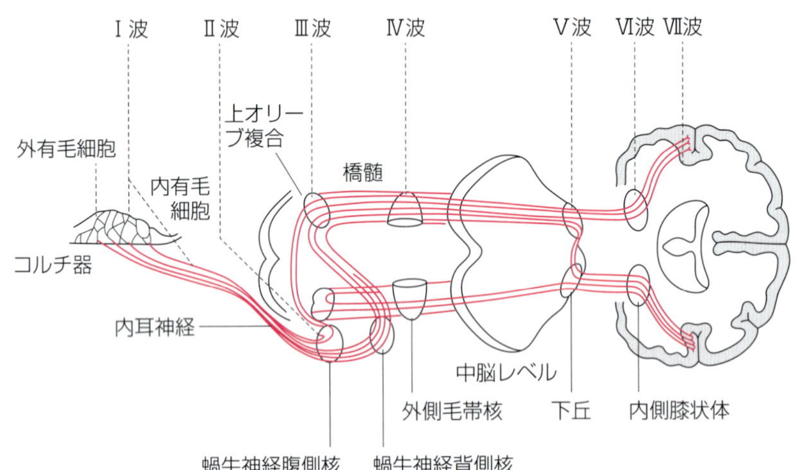

図 4　聴覚誘発電位と各頂点の推測発生源

えても P100 波形が不明瞭または無反応である．

聴覚誘発電位は聴覚路（聴神経−蝸牛神経核−上オリーブ核−橋部聴覚路−下丘−内側膝状体−聴放線−皮質聴覚野）の機能を評価する．臨床で一般に用いられるのは短潜時の聴性脳幹反応（auditory brainstem response：ABSR）である．聴覚刺激としては 10 Hz のクリック音を用いる．クリック音刺激から 10 msec 以内に 7 つの波形頂点が記録される．それぞれの発生起源については，I 波：聴神経，II 波：蝸牛神経核，III 波：上オリーブ核，IV 波：橋部聴覚路，V 波：下丘，VI 波：内側膝状体，VII 波：聴放線と推測されている（図 4）．聴神経腫瘍や小脳橋角部腫瘍では I 波または II 波以降の波形欠如，または頂点間潜時（I ～ V）の延長がみられる．多発性硬化症などの脳幹病変では IV 波以降が欠如するか，あるいは頂点間潜時（I ～ V）または（III ～ V）が延長する．ABSR は昏睡患者における脳幹機能の客観評価にも利用される．脳死の判定では脳幹機能の全廃（脳幹死）を証明することが必要だが，ABSR はその補助検査として有用である．また，後頭蓋窩手術の際に聴神経機能のモニターとしても利用される．

体性感覚誘発電位は主として深部感覚路（末梢神経−後根−脊髄後索−延髄後索核−内側毛帯−視床 VPL 核−内包−一次体性感覚野）の機能を評価する．体性感覚とは皮膚表在覚と深部感覚

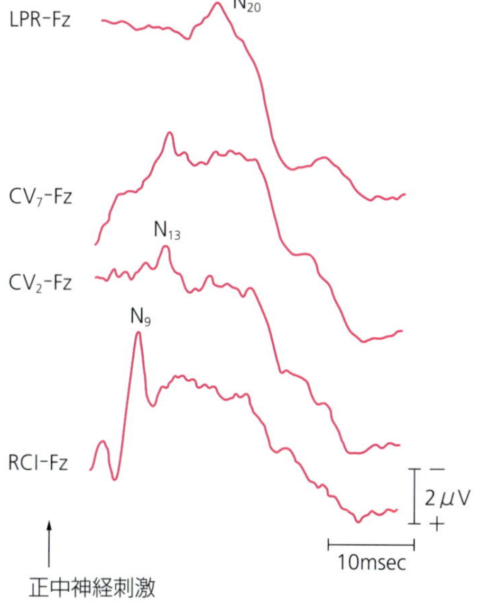

図 5　健常人における右正中神経刺激時の短潜時体性感覚誘発電位

この例では探査電極が右鎖骨上窩：RCI，第 7 頸椎棘突起：CV_7，第 2 頸椎棘突起：CV_2，左手一次体性感覚野：LPR に置かれ，基準電極は 10–20 法の F_z に置かれている．

を合わせたものである．広く臨床に用いられるのは短潜時の体性感覚誘発電位（short latency somatosensory evoked potential：SSEP）である．刺激は一般に電気刺激が用いられ，上肢刺激では正中神経，下肢刺激では脛骨神経を刺激することが多い．正中神経刺激では N_9，N_{13}，N_{20} が記録され，それぞれ腕神経叢，頸髄後角，上肢の大脳皮質体性感覚野の活動を反映する（図 5）．脛骨神経刺激では N_{23}，N_{37} が記録され，それぞれ馬尾神経から脊髄円錐部への入口部，下肢の大脳皮質体性感覚野の活動を反映する．SSEP は脊髄後索の機能評価に有用で，亜急性連合性脊髄変性症，多発性硬化症，HTLV-I associated myelopathy（HAM）などに伴う脊髄病変を検出し得る．脊髄手術の際に脊髄機能をモニターする目的で下肢 SSEP が用いられることがある．

(3) 末梢神経伝導速度

末梢神経伝導速度（nerve conduction velocity：NCV）検査は，運動神経伝導速度（motor nerve conduction velocity：MCV）と感覚神経伝導速度（sensory nerve conduction velocity：SCV）を評価する．

MCV は神経を最大閾値上で刺激して生じた誘発筋活動電位を利用する．最大閾値上の刺激とはそれ以上刺激強度を上げても誘発筋活動電位の振幅が増大しない刺激強度のことである．神経を 2 カ所で刺激し，それぞれの刺激における誘発筋活動電位の立ち上がりまでの潜時を測定する．次に刺激部位の距離を測定し，この距離を潜時の差で割って速度を計算する（図 6）．単位は m/sec を用いる．SCV では神経を刺激してそれより末梢の指に装着して得られた感覚誘発電位を用いる場合（逆行性感覚神経刺激）と，指で感覚神経を刺激してそれより近位の神経から誘発電位を記録する場合（順行性感覚神経刺激）とがある．MCV と同様の方法で SCV を計算することができる．感覚神経刺激によって得られる誘発電位の振幅は μV のオーダーで

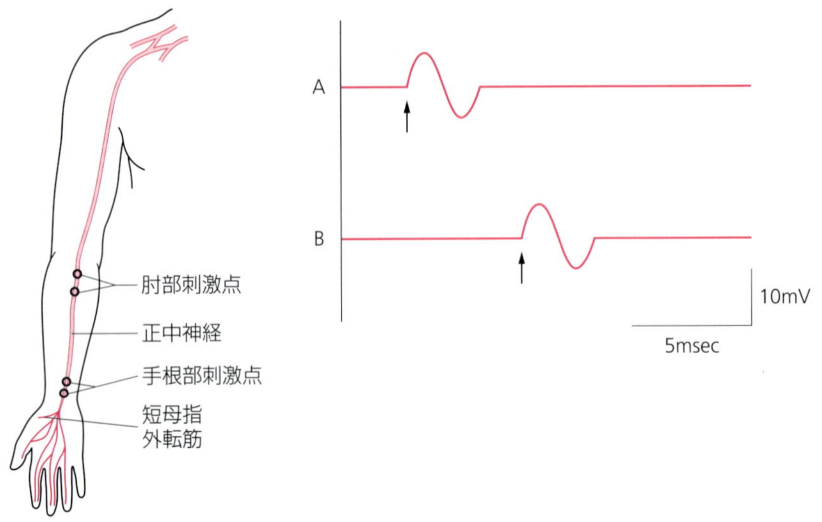

図 6　運動神経伝導速度 MCV の計算例

A：正中神経を手根部で刺激し，短母指外転筋から得られた誘発筋活動電位（M 波）．刺激からの潜時（矢印）は 3.0 msec である．

B：肘部で刺激して得られた M 波．刺激からの潜時（矢印）は 7.0 msec である．手根部と肘部の刺激点間距離を 20 cm とすると，伝導速度は 20 cm÷(7.0−3.0) msec＝50 m/sec となる．

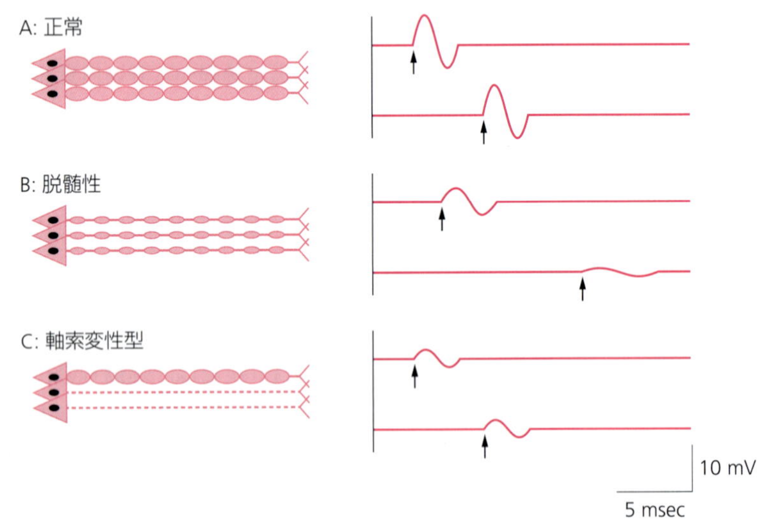

図 7　脱髄性と軸索変性型ニューロパチーの伝導速度検査模式図

A：正常末梢神経．軸索はシュワン細胞による髄鞘（図の楕円形で示されている）で覆われている．電気信号は髄鞘間を跳躍伝導するので伝導効率がよく，伝導速度も速い．

B：脱髄性神経障害．シュワン細胞が傷害されると跳躍伝導が不十分となり伝導速度が低下する．また，個々の神経の伝導速度が不ぞろいとなるために，誘発筋活動電位が減高し幅広くなる現象がみられる（時間的分散）．

C：軸索変性型末梢神経障害．軸索変性をきたした末梢神経は電気刺激に反応しない．そのため誘発筋活動電位は残存した神経のみに依存する．残存した神経は正常な髄鞘をもつために誘発筋活動電位は小さくなるが，脱髄性神経障害のような伝導速度低下は目立たない．また，時間的分散もみられない．

小さいので 8 ～ 32 回の加算を行う．

末梢神経障害（ニューロパチー）は運動性ニューロパチー，感覚性ニューロパチー，自律神経性ニューロパチーの 3 つに分類される．末梢神経伝導速度検査で評価可能なものは運動性と感覚性ニューロパチーである．また病態で分類すると脱髄性ニューロパチーと軸索変性型ニューロパチーに分けられる．神経伝導速度検査によりどの神経が障害されているか，その程度はどうか，脱髄または軸索変性いずれの機序で起こっているのかを推測することができる（図 7）．

神経への物理的圧迫による末梢神経障害（たとえば手根管症候群による手関節部での正中神経障害や肘管症候群による肘部での尺骨神経障害）では障害部位を挟んでそれより遠位部刺激では MCV は正常であるが，それよりも近位部刺激で MCV の遅延，誘発筋活動電位の振幅低下が認められる．SCV も同様に障害部位を挟んで伝導速度の低下が認められる．また多発神経炎のなかで，糖尿病性ニューロパチー，ギラン・バレー症候群（脱髄型），慢性炎症性脱髄性ニューロパチー，シャルコー・マリー・トゥース（Charcot-Marie Tooth）病などのように脱髄が主体をなす疾患では比較的早期から伝導速度が低下しやすい．一方，アルコール性ニューロパチー，脚気，アミロイドニューロパチーなどの軸索変性が主体の疾患では，病初期には伝導速度が正常であることが多い．

(4) 神経反復刺激

神経反復刺激は，運動神経を最大閾値上の刺激強度により一定の頻度で繰り返し電気刺激して誘発筋活動電位の振幅変化を記録観察する検査である．神経終末と筋肉側のアセチルコリン acetylcholine（ACh）受容体からなる神経筋接合部に病変があり，臨床的に易疲労感を呈する疾患の検査として重要である．一般に低頻度刺激（1 ～ 5 Hz）と高頻度刺激（20 ～ 30 Hz）を行う．

神経終末で ACh の遊離が障害される疾患には筋無力症様症候群（イートン・ランバート症候群）とボツリヌス中毒があり，筋肉側の ACh 受容体に抗体がついて障害をきたす疾患には

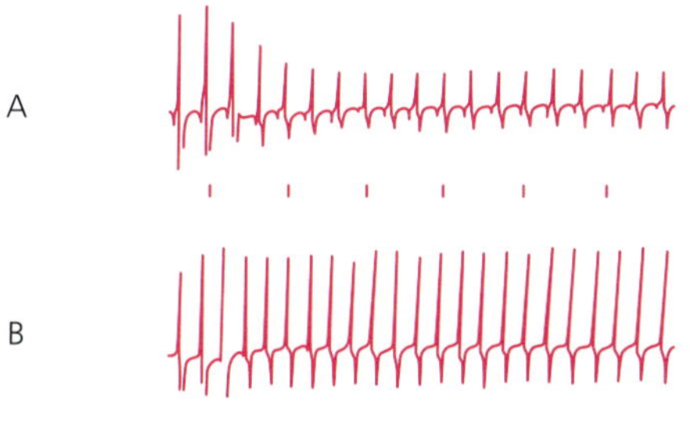

図 8　重症筋無力症と筋無力症様症候群の神経反復刺激

A：重症筋無力症患者の低頻度（3 Hz）神経反復刺激試験．4 発目から誘発筋活動電位振幅の低下（waning）が明らかである．

B：同じ患者のテンシロン（抗コリンエステラーゼ剤）注射後の反復刺激．waning がみられなくなっている．

C：重症筋無力症様症候群患者における高頻度（20 Hz）神経反復刺激．誘発筋活動電位振幅の著明な増加（waxing）がみられる．

重症筋無力症（myasthenia gravis: MG）がある．神経反復刺激検査は，これら疾患の鑑別に役立つ．MGでは低頻度刺激の第4～10発目の刺激で最も誘発筋活動電位振幅が減衰する（waning現象）．筋無力症様症候群では高頻度刺激で著明な振幅の増大がみられる（waxing現象）（図8）．

(5) 針筋電図

針筋電図は筋線維の活動を記録するもので，筋肉へ針電極を刺して検査する．刺入時，安静時，軽い筋収縮時，最大筋収縮時の4つの状態を記録する．針筋電図では筋萎縮や筋力低下が脊髄運動神経（脊髄前角細胞）や運動神経障害によるものなのか，筋肉の障害によるものなのかを鑑別することが可能である．神経障害による針筋電図の所見は神経原性変化とよび，筋肉の障害による所見は筋原性変化とよぶ．

刺入時には，筋線維に機械的刺激が加わることにより一時的な筋放電が起こる（刺入電位）．正常では300 msecほどで刺入電位は停止するが，筋強直性ジストロフィー症では筋放電が漸増・漸減を繰り返しつつ持続する．スピーカーで聴くとバイクの空ふかし音のように聴こえる．これはミオトニアによるものである．

安静時には正常では筋放電をみない．しかし筋肉の神経支配が断たれると数日後より筋線維群が自発放電をするようになり，脱神経電位を生じる．脱神経電位には線維性攣縮，陽性鋭波，線維束性電位の3種類がある．障害筋にこれらの脱神経電位が観察された場合は神経原性を疑う．

1個の脊髄運動神経細胞から出た運動神経線維は末梢で枝分かれして数本から数百本の筋線維を支配する．この1個の脊髄運動神経細胞とその支配する筋線維群をまとめて神経筋単位（neuromuscular unit: NMU）とよぶ．軽い筋収縮ではひとつひとつのNMUが重ならずに観測されるので，NMUの持続時間と振幅が計測できる．正常のNMUは持続時間が3～16 msec，振幅は0.3～5 mVで，波の形状は3相である．神経原性の筋萎縮をきたす疾患では，神経支配を断たれた筋線維が残存する神経から再支配を受け，1個の脊髄運動神経細胞の支配する筋線維数が増し，NMUの振幅が増大する．また再支配神経線維は髄鞘化が不十分で伝導速度が遅いためNMUの持続時間が延長し，多相性電位を呈する．すなわち，持続時間が10～30 msecと延長し，形状は4相以上の多相性となり，振幅は5～10 mV以上の高振幅となる．筋疾患では1つのNMUに属する筋線維が減少するため，NMUの持続時間が短くなり，振幅が小さくなる．すなわち持続は3 msec以下の短持続となり，振幅は0.5 mV以下の低電位となる（図9）．

最大筋収縮では，多くのNMUが頻回に活動して重なり合うようになる．各々のNMUが重なり合って判別できなく状態を干渉型とよぶ．神経原性の疾患ではNMUの数が減っているために干渉型が出現しないか不完全となる．

神経原性変化がみられた場合，そのひろがりを検討する必要がある．単一末梢神経障害の場合はその神経支配に一致して変化が現れる．脊髄局在病変の場合はある脊髄分節に限局して変化がみられる．筋萎縮性側索硬化症などの系統的な神経変性疾患では全身にひろがりをもった

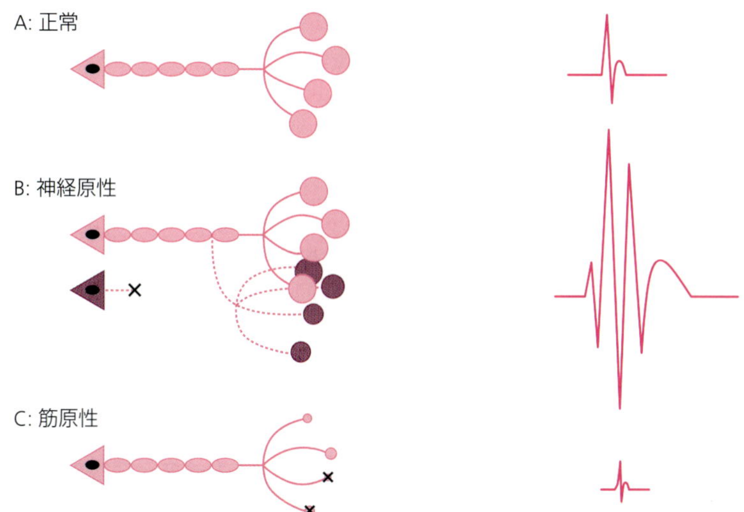

図 9 神経筋単位と針筋電図

A: 正常の神経筋単位（NMU）．針筋電図では 3 相性 NMU 波形がみられている．

B: 神経原性変化を伴う NMU．神経支配を断たれた筋線維が残存神経から再支配を受け（図の破線で示す），1 個の脊髄運動神経が支配する筋線維数が増す．再支配神経線維は髄鞘化が不十分で伝導が遅い．これらの変化はそれぞれ針筋電図の NMU 波形の振幅増大，持続時間の延長としてあらわれる．

C: 筋原性変化を伴う NMU．筋疾患では筋線維の変性脱落のため，1 個の脊髄運動神経が支配する筋繊維数が減少する．また残存する筋線維も正常に比べて萎縮している．これらの変化は針筋電図の NMU 波形の振幅減少，持続時間の短縮としてあらわれる．

変化が認められる．

■文献

1）柳澤信夫, 柴崎　浩. 神経生理を学ぶ人のために. 2 版. 東京: 医学書院; 1997. p.159.
2）柳澤信夫, 柴崎　浩. 神経生理を学ぶ人のために. 2 版. 東京: 医学書院; 1997. p.181.
3）柳澤信夫, 柴崎　浩. 神経生理を学ぶ人のために. 2 版. 東京: 医学書院; 1997. p.241.
4）栗原照幸, 石田哲朗, 鶴田和仁. 症例で学ぶ神経生理検査. 東京: 中外医学社; 2000. p.209.
5）栗原照幸, 石田哲朗, 鶴田和仁. 症例で学ぶ神経生理検査. 東京: 中外医学社; 2000. p.216.
6）栗原照幸, 石田哲朗, 鶴田和仁. 症例で学ぶ神経生理検査. 東京: 中外医学社; 2000. p.71, 73.

〈橋本律夫〉

3. 神経薬理学の基本

Points

- 病気の治療に用いることができる手段には，薬物治療，外科的治療，放射線治療などがある．このうち薬物治療は内科的の代表として，また他の治療法と併せて用いられるものとして，特に重要なものであるといえる．
- 多くの薬物が作用するとき，その薬物は受容体（レセプター）に結合することで薬物作用が起きる．薬物と受容体の関係は「カギ」と「カギ穴」の関係によってたとえられる．受容体以外の薬物作用点としては，酵素やトランスポーターなどがある．
- 薬理学的には，常用量の薬が患者に投与されたとき，治療の目的に合った有益な作用を主作用という．また，主作用以外の作用を副作用といい，特に患者に好ましくない薬の作用を有害作用という．
- 薬理学を学ぶことは，患者の有害作用をすばやく感知し，医療事故の発生を防ぐために重要である．

中枢神経系疾患に対する薬物

(1) 抗精神病薬（メジャートランキライザー）

多くの治療薬はドパミン D_2 受容体の遮断作用により主作用，副作用が起きる．抗精神病薬にはさまざまな有害作用がある．

統合失調症は，思考，感情，自我意識，意欲などに障害が認められ，精神機能疾患のなかでも重要な疾患である．その症状は，精神運動興奮，幻覚，妄想などの「陽性症状」と，自発性減退，関心の消失，感情の平板化などの「陰性症状」に分けられる．大脳辺縁系における神経伝達物質のドパミン神経の異常興奮が原因の1つと考えられ，多くの治療薬はドパミン D_2 受容体遮断作用をもっている．抗精神病薬は，化学構造の違いや作用の違い以外に，錐体外路症状の出現の有無などにより定型抗精神病薬と非定型抗精神病薬に分類できる．

A. 定型抗精神病薬（従来型抗精神病薬）

古くから用いられている抗精神病薬であり，中脳辺縁系に作用し精神症状を改善し，黒質線条体に作用して錐体外路症状（パーキンソン症候群様症状）を呈する．幻覚や攻撃行動などの陽性症状を改善する効果は強いが，意欲欠如や感覚鈍麻などの陰性症状や認知機能障害には効果がないことが多い．

①フェノチアジン誘導体（クロルプロマジンなど）

中脳辺縁系のドパミン D_2 受容体を遮断して，幻覚，妄想，思考障害などの精神症状を改善し，延髄では，化学受容器引金帯のドパミン D_2 受容体を遮断し，悪心，嘔吐を抑制する．また，中枢の α_1 受容体，ヒスタミン H_1 受容体を遮断して，不安，幻想気分，精神運動不穏・焦燥感を改善する鎮静作用をもつ．

副作用は，線条体ドパミン D_2 受容体が遮断され，パーキンソン症候群の症状（自動運動の低下，無動，安静時の振戦，筋強剛など）を示す．長期間の投与により難治性の不随意運動が起こる（遅発性ジスキネジア）．視床下部下垂体前葉のドパミン D_2 受容体が遮断されると，ドパミン D_2 によって抑制されていたプロラクチンが過剰に分泌され，女性では乳漏症，男性では女性化乳房が起きる．その他，視床下部の体温調節を抑制して体温を下げる．抗コリン作用である口渇，便秘，排尿障害などを示す．起立性低血圧や反射性頻脈を示す．

②ブチロフェノン誘導体（ハロペリドールなど）

強いドパミン D_2 受容体拮抗作用を持つ抗精神病薬である．精神運動興奮，幻覚，妄想など陽性症状に最も有効である．

③ベンズアミド誘導体（スルペリドなど）

選択的 D_2，D_3 受容体拮抗作用がある．副作用は少なく効果は弱い．少量では末梢 D_2 受容体拮抗作用により，制吐作用や胃運動促進作用があり，胃機能調節薬としても用いられる．

B. 非定型抗精神病薬（新規抗精神病薬）

新しく開発された抗精神病薬であり，中脳辺縁系や大脳前頭野などに選択的に効果がある．共通作用は，幻覚，妄想などの陽性作用だけでなく，自閉，感覚鈍麻などの陰性作用，認知機能障害にも効果を示す．

①セロトニン・ドパミン拮抗薬（リスペリドン，ペロスピロンなど）

強力な興奮性 5-HT_{2A} 受容体拮抗作用と弱い抑制性 D_2 受容体拮抗作用をもつ．

②多元性受容体作用抗精神病薬（multi-acting receptor targeted antiphychotics：MARTA）（クロザピン，クエアチピン，オランザピンなど）

5-HT_{2A}，5-HT_{2C}，D_2，D_4，M_1 ～ M_5，H_1，α_1 受容体などの多様な受容体に作用する．クロザピンはドパミン D_2 受容体遮断による副作用は少ないが，無顆粒球症など重篤な副作用がある．クエアチピン，オランザピンの重篤な副作用には，高血糖，糖尿病性ケトアシドーシスがある．

③ドパミン部分作用薬（アリピプラゾールなど）

最も新しい種類の抗精神病薬である．ドパミン D_2 受容体の部分作動薬であり，脳内でドパミンが過剰に放出されている時は抑制的に，逆に少量しか放出されていないときは促進的に作用する．副作用が少なく，長期投与が可能である．

(2) 気分障害薬

抗うつ作用にはセロトニンが関係する．感情障害ともよばれ，反応性うつ，双極性感情障害，大うつ病に分類される．

A. 抗うつ薬

うつ病の発症の原因は，カテコラミン，セロトニン欠乏といわれている．

①三環系抗うつ薬（イミプラミン，アミトリプチリンなど）

中枢神経のノルアドレナリン・セロトニンの再取り込みを阻害し，伝達物質の遊離を増やし，受容体の感受性を低下させ，抑うつ症状を改善する．抗コリン作用が強く，口渇，便秘，排尿障害などの副作用がみられる．

②四環系抗うつ薬（マプロチリン，トラゾドンなど）

三環系抗うつ薬をもとにして開発された．即効性があり，副作用は比較的軽い．

③選択的セロトニン再取り込み阻害薬（フルボキシサミン，パロキセチン）

セロトニンの神経終末に存在するトランスポーターに特異的に作用する．セロトニンの再取り込みを選択的に抑制するため，副作用が少なく使用しやすい．

④選択的セロトニン・アドレナリン再取り込み阻害薬（ミルナシプラン）

選択的セロトニン再取り込み阻害薬と同様の高い安全性と強い抗うつ作用をもつ．

⑤ノルアドレナリン作用性・特異的セロトニン作用抗うつ薬（ミルタザピン）

中枢神経シナプス前α_2受容体に対し拮抗作用を示し，ノルアドレナリン・セロトニン神経伝達を増強する．

B. 気分安定薬（抗躁薬）

炭酸リチウムが代表的な薬剤である．特徴は，作用効果発現までに1週間前後かかり，3～4週で寛解状態になる．また有効濃度と中毒濃度との差が非常に小さく副作用に注意が必要なことである．軽度の副作用は，手の微細な振戦，集中力減退，悪心，口渇，多尿などで，投与中止で軽快する．中毒量になると腎障害，意識障害，血圧低下，けいれんなどを生じる．

(3) 抗不安薬（マイナートランキライザー）

ベンゾジアゼピン誘導体のなかで抗不安作用の強い薬物を用いることが多い．大脳辺縁系のγ－アミノ酪酸（γ-aminobutyric acid：GABA）の作用を増強する．

A. ベンゾジアゼピン系抗不安薬

精神・神経疾患の治療には20種類以上ものベンゾジアゼピン誘導体が用いられている．

表1 ベンゾジアゼピン系抗不安薬の種類

	一般名	商品名	常用量	抗不安作用
短時間型	エチゾラム	デパス	1～3mg	+++
	クロチアゼパム	リーゼ	15～30mg	+
中間型	ロラゼパム	ワイパックス	1～3mg	+++
	アルプラゾラム	コンスタン	1.2～2.4mg	++
長時間型	ジアゼパム	ホリゾン	6～15mg	++
	オキサゾラム	セレナール	30～60mg	+

主な作用部位は大脳辺縁系である．中枢神経抑制性の神経伝達物質であるGABAの作用を増強し，抗不安，抗けいれん，鎮静，健忘，筋弛緩作用と多彩な神経作用をきたす．どの作用が強いかによって抗不安薬，鎮静薬，催眠薬，抗けいれん薬，筋弛緩薬として使い分けられている．表1に作用時間で分類したベンゾジアゼピン系抗不安薬を示す．

B. 5-HT_{1A} 受容体作用薬（タンドスピロン）

5-HT_{1A} 受容体のアゴニストで強い抗不安作用を示すが，催眠作用，中枢性筋弛緩作用，健忘作用はない．

(4) 催眠薬

抗不安薬と使いかたは類似しているが，より催眠作用が強い薬物を用いる．最近は短時間作用型の非ベンゾジアゼピン系催眠薬を使うことが多い．催眠薬とは睡眠と似た中枢神経抑制状態を起こす薬をいう．

A. ベンゾジアゼピン系催眠薬

抗不安薬と同様に，超短時間型，短時間型，中等時間型，長時間型と作用時間によって分類される（表2）．後述のバルビツール系睡眠薬と比較して，レム睡眠の抑制が少ない，安全域が広い，耐性の発現が少ないなどの利点がある．

B. 非ベンゾジアゼピン系催眠薬（ゾピクロン，ゾルピデム）

非ベンゾジアゼピン系 $GABA_A$ 受容体作用薬は，ベンゾジアゼピンと化学構造は異なるがベンゾジアゼピン受容体に作用してGABA神経機能を亢進させ催眠作用を生じる．

C. バルビツール系睡眠薬（フェノバルビタール，チオペンタールなど）

ベンゾジアゼピン系睡眠薬と同様に，GABA受容体に作用し，鎮静催眠作用を示すが，ベンゾジアゼピン系睡眠薬と異なり大脳皮質や脳幹網様体に作用する．強い中枢神経抑制作用を示し，レム睡眠を抑制する．また，強い依存性，過量による急性中毒などの欠点があり，現在は，抗けいれん薬，静脈麻酔薬を中心に使用され，鎮痛・催眠薬として用いる頻度は減少している．

表2 催眠薬の種類と血中半減期

	一般名	商品名	血中半減期	用量
超短時間作用型	ゾルピデム b	マイスリー	1.5 時間	5 ～ 10mg
	ゾピクロン b	アモバン	4 時間	7.5 ～ 10mg
	トリアゾラム a	ハルシオン	2.1 ～ 4.6 時間	0.25 ～ 0.5mg
短時間作用型	ブロチゾラム a	レンドルミン	3 ～ 6 時間	0.25mg
中間型	エスタゾラム a	ユーロジン	18 ～ 31 時間	1 ～ 4mg
	フルニトラゼパム a	サイレース ロヒプノール	7 ～ 30 時間	0.5 ～ 2mg
長時間作用型	クアゼパム a	ドラール	32 時間	20mg

I 総論　II 各論　III 脳・神経疾患患者の看護

D. メラトニン受容体作用薬（ラメルテオン）

松果体ホルモンであるメラトニンは睡眠・覚醒サイクルを含む概日リズムの調節に重要である．メラトニン MT_1/MT_2 受容体に作用し睡眠・覚醒サイクルを正常化して生理的な睡眠をもたらす新しい不眠治療薬である．

(5) 抗てんかん薬

発作により使う薬剤が異なる．部分発作の第1選択薬はカルバマゼピンであり，全般発作の第1選択薬はバルプロ酸である（表3）．

てんかんとは，種々の成因によってもたらされる慢性の脳疾患であって，大脳ニューロンの過剰な発射に由来する反復性の発作（てんかん発作）を特徴とする．抗てんかん薬の作用は脳のてんかん巣の反復性活動電位の抑制にある．

抗てんかん薬の作用は，(1) 脱分極を抑えて神経細胞膜を安定化する作用（Na^+，Ca^{2+} チャネルを閉じるか Cl^- のチャネルを開く），(2) グルタミン酸などのアミノ酸を神経伝達物質とする興奮性神経系を抑制する作用，(3) GABA を伝達物質とする抑制系神経系を増強する作用のいずれか，もしくは複数の作用を有する．

A. バルビツール酸系薬（フェノバルビタール，プリミドン）

GABA 神経作用を増強して中枢神経の興奮を抑制する．静脈麻酔薬や睡眠薬としても用いるが，催眠作用を起こさない低用量で，けいれん抑制作用や抗てんかん作用をもつ．大発作および皮質焦点発作に有効で，発作の予防，てんかん重積症の中断の目的で使われる．欠神発作には効果がない．熱性けいれんなどにも用いられる．前述のようにバルビツール酸系薬には副作用が多く使用には注意が必要である．

B. ヒダントイン誘導体（フェニトイン）

細胞内への Na^+，Ca^{2+} 流入抑制作用と細胞外への K^+ の流出抑制作用により，神経細胞の異常興奮を抑える．大発作に対しては大きな効果を示す一方，中毒症状を生じやすい薬剤でもある．副作用は，めまい，運動失調，構語障害，歯肉の過形成，ニキビの悪化，多毛などである．胎児性ヒダントイン症候群として，催奇形性が有名であるが，フェニトインに特有ではなく，すべての抗てんかん薬に共通する作用である．

C. サクシミド誘導体（エトスクシミド）

欠神発作の第1選択薬である．視床神経細胞の T 型 Ca^{2+} チャネル遮断作用を示す．比較的副作用は少ない薬剤であるが，複視，めまい，運動失調などが起き，長期投与で再生不良性貧血，低ナトリウム血症を起こし得る．

D. イミノスチルベン誘導体（カルバマゼピン）

GABA 神経およびノルアドレナリン神経機能の作用を増強して中枢神経の興奮を抑制する．部分発作に有効であるが，欠神発作には無効である．副作用は，めまい，複視，運動失調などの前庭・小脳症状や再生不良性貧血，低ナトリウム血症，湿疹などがある．

E. ベンズイソキサゾール誘導体（ゾニサミド）

欠神発作やミオクローヌス発作を除く全般発作，部分発作に有効である．

表3 抗てんかん薬の使い分け

分類	第1選択薬	第2選択薬
Ⅰ．部分（焦点，局所）発作		
単純部分発作（意識喪失はない）	カルバマゼピン	フェニトイン
複雑部分発作（意識喪失を伴う）		ゾニサミド
Ⅱ．全般発作（痙攣性，非痙攣性）		
欠神発作	バルプロ酸ナトリウム	エトスクシミド
強直間代発作		フェノバルビタールなど
ミオクローヌス発作		クロナゼパム
脱力発作		エトスクシミド
てんかん重積発作	ジアゼパム	フェニトイン

F. ベンゾジアゼピン誘導体（ジアゼパム，ニトラゼパム，クロナゼパムなど）

てんかん重積発作の第1選択薬であり，静脈内投与，筋肉内投与，直腸内投与などさまざまな投与が可能である．作用時間は短いが，呼吸抑制に注意が必要である．

ニトラゼパム，クロナゼパムはミオクローヌス発作，欠神発作に有効である．

G. GABA トランスアミナーゼ阻害薬（バルプロ酸ナトリウム）

GABA 分解酵素阻害薬であり，脳の GABA 濃度を増加させ細胞興奮を抑制する．全般発作に有効であるが，特に欠神発作に有効である．てんかんに伴う，性格行動障害や躁状態にも効果がある．副作用は，悪心などの消化器症状を認める．

H. 新規抗てんかん薬（ラモトリギン，トピラマート，レベチラセタムなど）

部分発作に補助薬として用いることが多いが，ラモトリギンは単剤で用いることもある．また，ラモトリギンは部分発作のみでなく，強直間代発作，レノックス・ガストー（Lennox-Gastaut）症候群にも用い適応が広い．ラモトリギン，レベチラセタムは，催奇形性も少ないなどの長所があり，適切に使用すれば，治療の幅が広がる可能性が期待できる．

(6) パーキンソン病治療薬

脳内ドパミン量が低下しているパーキンソン病では，不足したドパミンを補充することが重要である．パーキンソン病は中年以降に発症する錐体外路機能の異常を主症状とする錐体外路系疾患で，振戦，筋強剛，無動，姿勢反射障害などの症状を呈する．原因は不明である．

A. ドパミン作用薬

①レボドパ（L-dopa）

パーキンソン病で欠乏しているドパミンの補充を目的とし，前駆物質であるレボドパを薬として用いる．ドパミンは血液－脳関門により脳内に移行しないため，脳内に移行できる前駆物質を用いる．

長期の投与ではドパミンの感受性が低下し治療効果が減弱し，ウェアリング・オフ（wearing off）現象（薬の持続時間が短くなる），オン・オフ（on and off）現象（薬を服用した時間に関係なく，症状のばらつきがある），アップ・ダウン（up and down）現象（症状の良し悪しに日内変動がある）などが起きる．

副作用は，延髄のドパミン受容体を介して，嘔吐中枢が刺激され，食欲不振，悪心・嘔吐などの消化器症状，幻覚・錯乱などの中枢神経症状が出現する．

②末梢芳香族 L- アミノ酸脱炭酸酵素阻害薬（カルビドパなど）

レボドパは，芳香族 L- アミノ酸脱炭酸酵素により分解されドパミンとなる．レボドパ単剤では，末梢でドパミンに代謝されるため，脳内に到達するドパミンは1% 以下である．一方，芳香族 L- アミノ酸脱炭酸酵素阻害薬は脳内へは移行しないため，同時に投与するとレボドパの末梢での分解を抑制でき，レボドパの脳内への移行を増やすことができる．また，末梢で生成されたドパミンは悪心・嘔吐・食欲不振などの消化器系副作用，起立性低血圧，不整脈などの循環器系副作用を引き起こすが，両者を用いることで副作用も減少する．そのため，レボドパと芳香族 L- アミノ酸脱炭酸酵素阻害薬は併用して用いられる．

B. カテコール -O- メチルトランスフェラーゼ（COMT）阻害薬（エンタカポン）

末梢でのレボドパの代謝酵素は，芳香族 L- アミノ酸脱炭酸酵素の他に COMT がある．エンタカポンは芳香族 L- アミノ酸脱炭酸酵素阻害薬同様，末梢でのレボドパの代謝を抑制し，レボドパの血中濃度を上昇させ，脳内への移行を増やす．芳香族 L- アミノ酸脱炭酸酵素阻害薬と同様にレボドパと併用して用いる．

C. ドパミン受容体作用薬（ブロモクリプチン，ペルゴリド，タリペキソールなど）

ブロモクリプチンは線条体のドパミン D_2 受容体に作用して，ドパミン作動効果を発現する．効果はレボドパより弱い．

D. 中枢性抗コリン作用薬（トリヘキシフェニジル，ビペリデンなど）

脳内ドパミン量が低下しているパーキンソン病では，相対的にコリン作動性神経の働きが増加している．中枢性抗コリン薬はドパミンとアセチルコリンのバランスを保ち症状を改善させる（図 1）．副作用は強く，末梢性抗コリン作用である視調節障害，口渇，便秘，排尿障害などがあり，緑内障，尿閉には禁忌である．

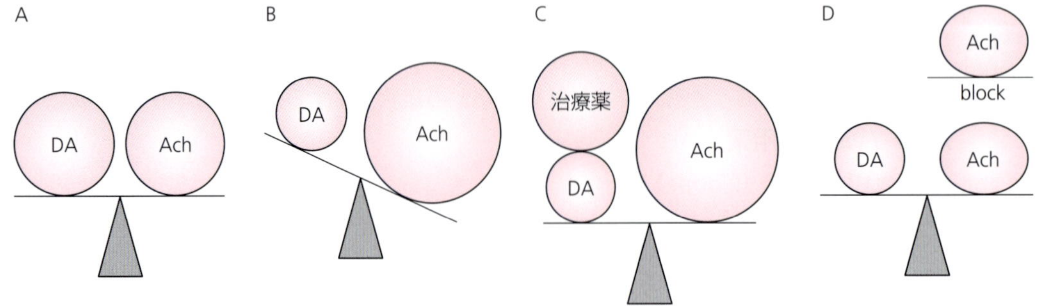

図 1　抗パーキンソン病薬の治療
黒質−線条体の機能はドパミン作動性物質（DA）とコリン作動性物質（Ach）のバランスによって保たれている．
A：正常状態，B：パーキンソン病，C：ドパミン作用薬投与，D：抗コリン作用薬投与．

E. ノルアドレナリン補充薬（ドロキシドパ）

パーキンソン病のなかにはドパミン系ばかりでなくノルアドレナリン作動神経系に異常のある場合もある．他剤での効果不十分な場合に追加投与される場合が多い．

F. B型モノアミン酸化酵素（MAO-B）阻害薬（セレギリン）

MAO-Bは遊離されたドパミンを分解し，線条体シナプス間隙のドパミン濃度を上昇させる．副作用は，せん妄，錯乱などの精神症状である．抗うつ薬との併用は，セロトニン症候群が起きることがあり禁忌である．

G. その他

①アマンタジン

黒質由来のドパミン神経終末からドパミン遊離を促進するが，機序は不明なところが多い．A型インフルエンザ治療薬でもある．

②ゾニサミド

日本で抗てんかん薬として開発され，最近，パーキンソン病に対しても有効であることが明らかになった．主たる作用機序に関しては明らかになっていない．

(7) 抗認知症薬（アルツハイマー型認知症治療薬）

アルツハイマー型認知症では，脳内のアセチルコリンの減少が起きていると推測され，コリンエステラーゼを阻害し，アセチルコリン濃度を増加することが重要であると考えられる．抗認知症薬は比較的新しい薬剤であり，今後の発展が期待される分野である．

A. アセチルコリンエステラーゼ阻害薬（ドネペジルなど）

アルツハイマー型認知症の脳では，アセチルコリン神経細胞の変性脱落とアセチルコリン合成酵素の減少が起きている．ドネペジルはコリンエステラーゼ阻害により，神経シナプスのアセチルコリン濃度を増加させ，認知障害，記憶障害，言語障害，書字障害などの改善，進行の抑制効果を認める．変性が高度な重度の認知症患者では効果は認めない．副作用は，嘔吐，食欲不振などの消化器症状，興奮，不眠，コリン作用による徐脈，低血圧，発汗過多などがある．

B. N-methyl-D-aspartate（NMDA）グルタミン酸受容体拮抗薬（メマンチン）

メマンチンは，グルタミン酸受容体の1つであるNMDA型受容体を抑制する．グルタミン酸受容体の異常な受容体の活性化のみを防ぎ，記憶形成に必要な正常なシグナルのみを伝える作用がある．特徴的な副作用はめまいであるが，頭痛，便秘，けいれん，意識消失などもある．

おわりに

医療現場では薬は年々増えていき，薬理学も膨大な量を理解する必要がある．また専門分化した今の医療分野では，看護師はさまざまな知識が求められている．薬の効果や使用方法を知らないと，患者自身を危険な目に遭わすこともある．しかし，すべての薬をひとつひとつ覚えることは難しい．

そのため，薬を理解するためには，その薬がどのカテゴリーに属するか，その作用と効果の関係を覚えることを中心に勉強すると良いと思われる．看護師となり，薬を使うときに，主作用，有害作用を正しく認識し，患者への治療，医療事故の防止に役立てば幸いである．

■文献

1）田中千賀子，加藤隆一．NEW 薬理学．6 版．東京：南江堂．2011．p.281-344．
2）野村隆英，石川直久．シンプル薬理学．4 版．東京：南江堂．2008．p.95-177．
3）山岸昌一．ナースのための読み解く薬理学．1 版．東京：メディカルレビュー社．2009．p.198-251．
4）渡邊泰秀，樋口マキヱ．コメディカルのための薬理学．2 版．東京．朝倉書店．2012．p.60-73．

〈大谷直由　大内基司　安西尚彦〉

4. 神経遺伝学の基本

Points

- 遺伝病とは，遺伝要因（遺伝子・染色体）がその発症に関係している病気をいう．
- ほとんどの病気は，その人のもともともっている遺伝要因と育ってきた環境要因の相互作用で起きてくると考えられる．
- 病気を考えるうえで，1つの遺伝子で発症が決まる病気を「単一遺伝子病」，複数の遺伝子が関与する病気を「多因子遺伝病」という．
- 神経疾患には遺伝性の病気が少なからず含まれており，その克服には分子遺伝学的理解が必須である．
- 遺伝性疾患の患者・家族またはその可能性のある人に対して，医学的な情報の提供・指示というようなことばかりでなく，心理的・精神的な援助に留意してほしい．

遺伝病とは

遺伝とは英語で inheritance, heredity というが，遺伝病とは何か，英語では通常 genetic disease である．広辞苑を引くと「遺伝する病気」と記載されているが，これは適切ではない．我々は，「両親が正常であれば遺伝病の子は生まれない」，「自分は健康なので，遺伝病は自分と関係ない」と思いがちだが，これは間違っている．「遺伝病」とは，遺伝要因（遺伝子・染色体）がその発症に関係している病気を「遺伝病，遺伝性疾患」というわけで，たとえば突然変異という現象があるので，両親の遺伝子・染色体が正常でも，精子，卵子がつくられるときに遺伝子変化が起きて，胎児に遺伝子変化を生じ，病気になるということは誰にでも起こり得る．現在は健康でも，成人発症の遺伝性疾患があるので，将来遺伝病を発症する可能性もある．したがって，遺伝の問題というのは特別の家系の問題ではなくて誰もが当事者たり得る問題，ある一定の頻度で誰にでも起こり得る健康の問題であり，社会全体の取り組みが必要である．例をあげると，すべての人が遺伝病のリスク因子を 20 前後ヘテロ（異なる組み合わせ）にもっているといわれている．ホモ（同じ組み合わせ）になっていないので発症していないだけで，近親婚をすると高頻度で劣性疾患が出現してくる，ということは広く古来から経験的に知られている事実である．

遺伝子の変化には，生まれつきの変化（生殖細胞系列変異）と，後天的に生じた変化（体細胞変異），の2通りがある（図1）．精子と卵子が受精して受精卵ができて人間の体ができるが，生殖細胞系列変異は受精卵の時点で決まった変異で，すべての細胞に共通してみられる変異である．通常一番とりやすく，患者さんに影響が少なく，高品質の DNA をとりやすいのが白血球であるので，通常採血して遺伝子の変化を調べるということになる．この変異は生殖細胞にもあるので，次世代に伝わって行く可能性がある．一方では，白血病になってしまった人の白血病のタイプを調べるために，

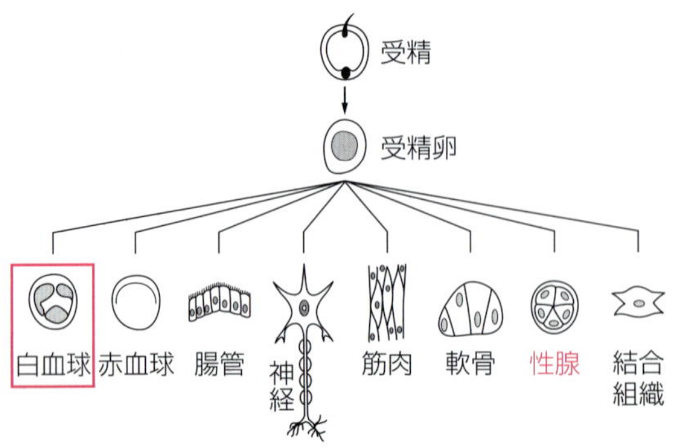

図 1　多くの遺伝学的検査は末梢血中の白血球の DNA を検体として用いる

遺伝子を調べるということがある．この，白血病細胞に起きた遺伝子変化は，体細胞変異である．他の細胞には変化がなく，次世代に伝わるわけではない．遺伝子検査といわれたときに，すべての細胞の代表として白血球を調べたのか，遺伝子変化が後天的に起きたものを調べるのか，生まれつきもっているものを調べるのか，まず理解しなければいけない．

すべての病気は，遺伝要因と環境要因からなっていて，遺伝要因がまったく関係ないという病気はほとんど存在せず，たとえば，ガス中毒や交通事故などの外傷にあったとかを除くと，普通の人が普通にかかる，ありとあらゆる病気が，その人のもともともっている遺伝要因と育ってきた環境要因（食事，運動）の相互作用で起きてくると考えられる（図 2）．そのなかで，ヒトゲノム解析研究が急速に進んできて，一人一人の遺伝要因の解明が急速に進んできている．たとえば，あなたの糖尿病はこの遺伝子 A，この遺伝子 B とこの遺伝子 C がこういう型なので，こういう糖尿病になりやすい，この型の糖尿病にはこの薬が良い，この薬を飲むと副作用が出る，こういう運動・食事療法が良いという，そういうメニューを示すことができるような時代が，近い将来実現すると思われる．個人の遺伝情報と向き合い個人の遺伝情報に最も適した環境は何か，ということを考えなければいけない必要性が出てくるわけで，遺伝要因（リスクファクター）に関する情報がこれからどんどん出てきて，一生変わらない情報とどう向き合っていくのか，すべての人が考えなければなら

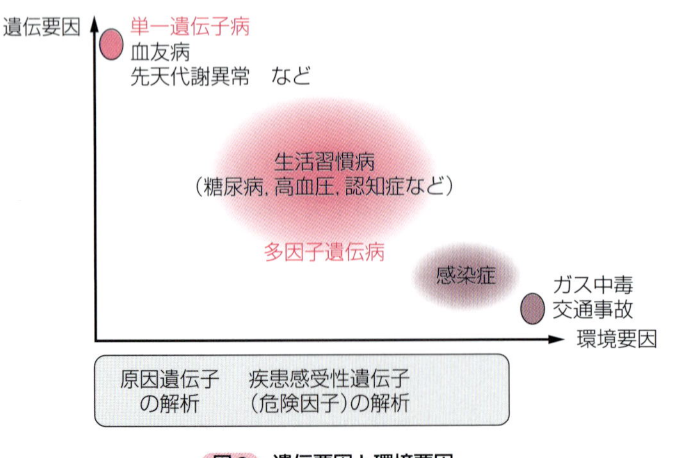

図 2　遺伝要因と環境要因

表1 遺伝性疾患の分類と頻度

多因子遺伝病	60～%
単一遺伝子疾患（メンデル遺伝病）	1%
常染色体優性遺伝病	
常染色体劣性遺伝病	
X連鎖遺伝病	
染色体異常症	<1%
ミトコンドリア遺伝病	
体細胞遺伝病	30～%

ない時代が到来しつつある．

病気を考えるうえで，1つの遺伝子だけで決まることがあれば，2つ以上の遺伝子が発症に関わることもある．前者を「単一遺伝子病」というのに対して，後者を「多因子遺伝病」とよぶ（表1）．「多因子遺伝病」は，複数の遺伝子と複数の環境因子が発症に関与し，それらの作用の総和がある閾値を超えた場合に，ある形質（病気）が起こるとされる．生活習慣病（高血圧，糖尿病，痛風など），アレルギー性疾患（気管支喘息，アトピー性皮膚炎など），精神疾患（てんかん，統合失調症など）などである．いずれも，一般集団において発症頻度が高いことから，“common diseases（ありふれた病気）”ともいわれる．その状態は，健康か病気かとはっきり割り切れるものでなく，健康から軽症，重症とほぼ連続して分布している．生活環境の影響を受けやすいことから，これらの病気の発症には人種差が生じやすいという特徴もある．

単一遺伝子病は，メンデルの法則*に従うので，メンデル遺伝病ともいう．

遺伝型とは，遺伝子の型のことだが，常染色体，あるいはX染色上の遺伝子といのうはすべて対になっているわけで，その組み合わせを指すということになる．

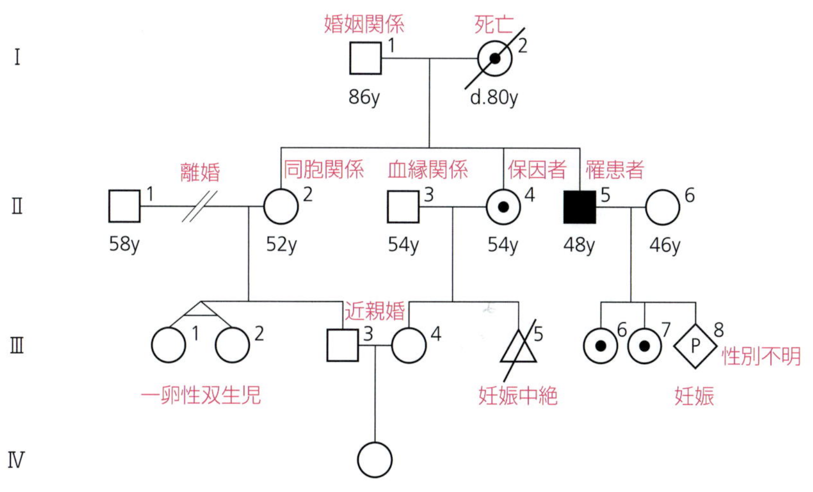

図3 家系図の書きかた（例）

もし，正常（○）と変異（●）アレル２種類のアレルが存在する場合，ヘテロ接合⦿で表現型（形質）が現れるものが優性遺伝である．常染色体上にその遺伝子座があるとき常染色体優性遺伝性疾患という．また，⦿では発症せず，ホモ接合●●と両方に変異がある場合のみに発症するものを常染色体劣性遺伝性疾患という．

男性はX染色体を１本もち，女性は２本もつ．X染色体に局在している遺伝子変異による疾患は，X連鎖性遺伝疾患とよばれ，その多くは男性（●）のみに発症する劣性遺伝疾患である．ヘテロ接合⦿の遺伝型をもつ非罹患の女性は保因者とよばれる．

そのほかの遺伝性疾患として，染色体の数・構造の異常に伴う染色体異常症，核DNAではなく，ミトコンドリアDNA遺伝子変異に起因するミトコンドリア遺伝病がある．体細胞遺伝病というのはほとんど癌ということになるが，遺伝学的には癌も遺伝病に分類されることになる（表1）．

遺伝性神経筋疾患

神経疾患には遺伝性のものが少なからず含まれているので，患者を診たときには家系内に同様な症状をもつ人がいるかどうかを問診で聞き出すことが肝要である．遺伝疾患の診断やその遺伝予後を判定するためには，詳細な家系図を作成することが必要となる（図3）．その意義としては，①正確な診断の助けとなる，②正確な予後を推定することができる，③遺伝疾患の発症前診断や発症予防が可能となる，などがあげられる．この点から遺伝性神経・筋疾患を分類すると，ハンチントン病や遺伝性脊髄小脳変性症，各種筋ジストロフィーなどのように単一遺伝子異常を原因とする「単一遺伝子病」と，アルツハイマー病，パーキンソン病，筋萎縮性側索硬化症などのように（一部にメンデル遺伝形式をとる家系が存在するが），患者の大部分は弧発性で，生活習慣病などと同様に「多因子遺伝病」と考えられる疾患に分けられる．

(1) 単一遺伝性神経筋疾患

神経・筋変性疾患は，特定の神経・筋細胞が変性し，死に至り，脱落していく病気である．無限に増殖する癌などとは対照的である．ひと昔前までは，その多くの原因は不明であり，病気のメカニズムも解明困難で，抜本的な治療となると攻略の糸口さえ見出しがたいものであった．しかし，過去二十数年間の分子遺伝学，ヒトゲノム解析の進展により，事態は一変した．従来の臨床診断学，神経症候学，神経病理学，生化学的研究では病因解明が困難なものがほとんどだったが，連鎖解析などによりまず遺伝学的に疾患遺伝子の染色体上の位置を決定し，原因遺伝子を単離して病態を考えるポジショナルクローニングの方法が開発され実用可能となったことが大きい．この方法によって，単一遺伝性神経筋疾患の原因遺伝子の解明は急速に進んだ．遺伝学上の歴史的なものとしてはデュシェンヌ型筋ジストロフィー原因遺伝子ジストロフィン，ハンチントン病原因遺伝ハンチンチンなどがあげられるが，さらに，家族性アルツハイマー病，前頭側頭型認知症，家族性パーキンソン病，脊髄小脳変性症，筋萎縮性側索硬化症，など多数の疾患も含まれる．ハンチントン病原因遺伝子の発見（翻訳領域のCAGリピート伸長変異）を契機に，複数の優性遺伝性の脊髄小脳変性症が同様の遺伝子変異により発症するこ

表2 CAG トリプレットリピート病（ポリグルタミン病）
優性遺伝性の脊髄小脳変性症は，脊髄小脳失調症とよばれる.

病名	遺伝子座	遺伝子	遺伝子変異
脊髄小脳失調症 1 型（SCA1）	6p23	*ATXN1*	CAG repeat
脊髄小脳失調症 2 型（SCA2）	12q24	*ATXN2*	CAG repeat
脊髄小脳失調症 3 型（SCA3）	14q24.3-q31	*ATXN3*	CAG repeat
脊髄小脳失調症 6 型（SCA6）	19p13.1	*CACNA1A*	CAG repeat
脊髄小脳失調症 7 型（SCA7）	3p21.1-p12	*ATXN7*	CAG repeat
脊髄小脳失調症 8 型（SCA8）	13q21	*ATXN8*	CAG/CTG repeat
脊髄小脳失調症 17 型（SCA17）	6q27	*TBP*	CAG repeat
ハンチントン病（HD）	4p16.3	*IT15*	CAG repeat
歯状核赤核淡蒼球ルイ体萎縮症（DRPLA）	12p13.31	*ATN1*	CAG repeat

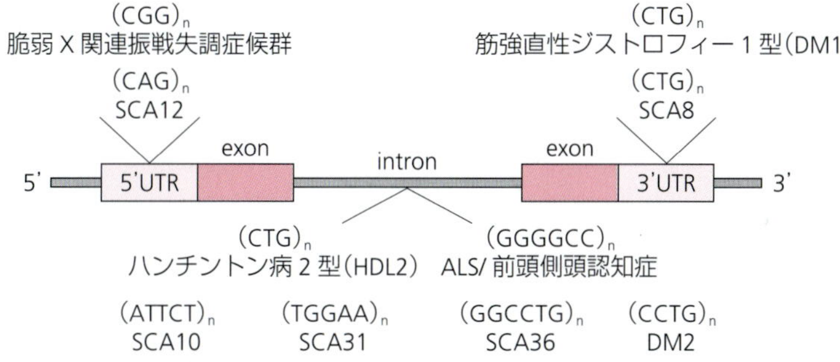

図4 優性遺伝性非翻訳領域リピート病
UTR：untranslated region（非翻訳領域），SCA：spinocerebellar ataxia（脊髄小脳失調症），ALS：amyotrophic lateral sclerosis（筋萎縮性側索硬化症）

とも判明し，CAG リピート病の概念も生まれた．CAG はグルタミンをコードするため，ポリグルタミン病とも総称される（表2）．また，タンパクに翻訳されない非翻訳領域の各種リピートの伸長変異が原因遺伝子変異である非翻訳領域リピート病も，続々と発見されつつある（図4）．

(2) 多因子遺伝性神経筋疾患

アルツハイマー病を例にあげると，アミロイド前駆体タンパク遺伝子，プレセニリン 1 遺伝子，プレセニリン 2 遺伝子のどれかに変異を生じると，常染色体優性遺伝性の家族性アルツハイマー病を発症する．このグループは特定の原因遺伝子に変異を生じればそれのみで疾患を発症するので，単一遺伝性疾患と捉えることができる．一方，圧倒的に多数を占める孤発性アルツハイマー病では，アポリポタンパク E 遺伝子の遺伝子多型（*APOE4*）が遺伝的危険因子として見出されている．すなわち，*APOE4* を有していても必ずしもアルツハイマー病を発症するとは限らないが，*APOE4* は平均して 10 年近くアルツハイマー病の発症を早める遺伝的危険因子として作用すると考えられる．すなわち，一般のアルツハイマー病はいくつかの遺伝的危険因子と環境要因などが作用して発症する多因子遺伝性疾患と捉えることができる．このように，アルツハイマー病やパーキンソン病の多くは，環境因子と遺伝因子により発症する多因子性疾患で，その疾患感受性遺伝子（危険因子）の同定が今後の重要な課題である．特にパーキンソン病は発症年齢や臨床症候，経過，薬剤の反応性が多様であることが特徴であり，患者さんの階層化と患者さん一人一人に最適なオーダーメイド医療が将来可能であることを意味している．

多くの神経筋難病の病態が今まさに分子レベルで解明されつつあり，対症療法やケアだけに留まらず，原因に迫る分子病態療法の開発が射程距離に入ったものも少なからずあり，今後の進展が期待される．

*メンデルの法則

3つの法則からなる，

①優性の法則：遺伝型がヘテロ接合体の場合，優性遺伝子の形質だけが表現型として現れる．

②分離の法則：生殖細胞を形成するときにアレルは分離して別々の細胞に入ること．

③独立の法則：別の遺伝子座位にある遺伝子は別々に独立して遺伝すること．

〈松浦　徹〉

JCOPY 498-07596

5. 神経免疫学の基本

Points

- 主な免疫担当細胞には，T 細胞，B 細胞，樹状細胞などがある．
- 自然免疫と獲得免疫の最大の違いは後者では免疫学的記憶を保持できる点にある．
- T 細胞は抗原受容体（T cell receptor：TCR）によって抗原提示細胞の発現する主要組織適合抗原（major histocompatibility complex：MHC）/ ペプチド複合体のみを認識する．
- ヘルパー T（Th）細胞には Th1 細胞，Th2 細胞，Th17 細胞がある．
- 抗体分子である免疫グロブリンは自己抗原を含めた多様な抗原に反応できる．
- 胸腺では陽性選択，陰性選択により成熟 T 細胞が選別される．
- 上記のポイントを理解することで病態への理解を深め，患者に寄り添った看護のできる看護師を目指してほしい．

神経免疫学とは

免疫系は感染因子（ウイルス，細菌など）を排除し，自己を防御するために必須の生体防御機構であるが，一方でアレルギーやアトピーなど生体にとって有害な事象を引き起こす．自己免疫とは本来は外敵に向かうべき免疫反応が，自己組織を異物と誤認して標的にすることをいう．さらに中枢および末梢神経の構成成分を標的とした自己免疫により生ずる疾患を総称して免疫性神経疾患という．

中枢神経には血液脳関門（blood-brain barrier：BBB），末梢神経には血液神経関門（blood-nerve barrier）があり，免疫担当細胞，免疫グロブリンやサイトカイン（リンパ球の分泌する液性因子の総称）などとは隔絶されている．このことより，神経系は免疫系が関与しにくいと考えられてきた．しかし近年，神経系でも多様な免疫反応がみられることがわかってきた．それに並行して，各種の免疫性神経疾患について研究する神経免疫学も急速に進歩してきている．看護師にとっても，その概略を理解しておくことで患者の病態への理解が深まり，より患者に寄り添った看護を提供することができるようになるものと思われる．

免疫系の成立

(1) 免疫担当細胞とは

細胞性免疫は T 細胞，B 細胞，樹状細胞などが担当する．T 細胞はウイルス感染細胞を排斥し，自己免疫疾患の病変形成に寄与する．B 細胞は抗体産生細胞に分化して抗体分子〔免疫グロブ

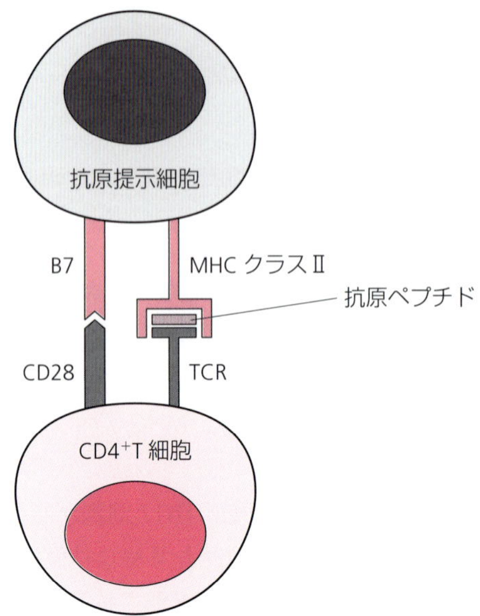

図 1　抗原提示のしくみ（概念図）
外来抗原や自己抗原に特異的な CD4⁺細胞を例にとり，MHC クラスⅡ分子に結合したペプチドを認識する状態を模式的に示している．なおウイルス抗原など細胞内で生成される抗原ペプチドの場合は，MHC クラスⅠ分子に結合したペプチドが CD8⁺細胞に提示される点に注意．

リン（Ig）〕を産生する．抗体は病原体の排斥や細胞の機能障害に関わり，補体の結合によって細胞傷害をきたす．抗原提示細胞である樹状細胞は，蛋白抗原を処理し細胞表面に主要組織適合抗原（major histocompatibility complex：MHC）クラスⅠ（あるいはクラスⅡ）分子と結合するペプチド（MHC/ペプチド複合体）を提示する．T 細胞は抗原受容体（T cell receptor：TCR）に結合した MHC/ペプチド複合体を認識すると（図 1），活性化して機能を発現する．

A. 自然免疫と獲得免疫

自然免疫には好中球，マクロファージ，樹状細胞などが関わり，Toll 様受容体などのパターン認識受容体が活性化することによって誘導される．

獲得免疫においては，病原体を識別する抗原受容体を細胞表面に発現している T 細胞と B 細胞が主な役割を担う．T 細胞や B 細胞は反応の迅速さにおいては自然免疫に劣るが，一旦分化・増殖が誘導されると非常に威力を発揮する．T 細胞や B 細胞の特異抗原に反応する能力は長期にわたり維持され，これを免疫学的記憶といい，獲得免疫の特徴である．

つまりマクロファージは免疫学的記憶が保持されないため同じ病原体に何度遭遇しても同じ強さの反応を繰り返すが，T 細胞や B 細胞は獲得免疫が成立すると，2 度目の感染に対しては強力に対処できる．幼少期に 1 度麻疹に罹患すると 2 度と罹患しないのは麻疹ウイルスに特異的な免疫学的記憶が保たれるためである．

B. T 細胞に対する抗原提示

T 細胞は免疫系の司令塔であり，ほとんどの免疫応答は T 細胞依存性である．T 細胞は

TCR によって対応抗原を認識し，活性化されると液性因子を産生する．TCR は，抗原提示細胞の発現する MHC/ペプチド複合体のみを認識するため，ペプチドそのものには結合できない．MHC クラスⅠ分子に結合したペプチドは主に $CD8^+$T 細胞（細胞傷害性 T 細胞）が認識し，MHC クラスⅡ分子に結合したペプチドは $CD4^+$T 細胞〔ヘルパー T（Th）細胞〕によって認識される．

C. Th 細胞の分類と制御性 T 細胞

Th 細胞は，サイトカインを介して，細菌や寄生虫の排斥をつかさどる．抗原と一度も遭遇したことのないナイーブ T 細胞が IL-12 の存在下で抗原刺激を受けると Th1 細胞が，IL-4 の存在下では Th2 細胞が，TGF-β と IL-6 の存在下で Th17 細胞が誘導される．Th1 細胞はインターフェロン γ を分泌し，細胞内に感染した細菌の排斥を担当する．Th2 細胞は IL-4 や IL-13 などを分泌して，寄生虫感染の排斥に関係する．Th17 細胞は IL-17 を分泌し，細胞外真菌・細菌の排斥に対応する．Th17 細胞は 21 世紀に入ってから同定されたリンパ球で，現在も研究が進められている．ナイーブ T 細胞に TGF-β のみ添加して抗原で刺激すると，制御性 T 細胞（T reg: Th1 細胞や Th17 細胞を抑制するリンパ球）が誘導され，T reg は $CD4^+CD25^+$ の表現型を呈する．疾患との関連では，Th1 細胞は炎症性疾患，Th17 細胞が自己免疫疾患の誘導に関わることや，Th2 細胞がアレルギー性鼻炎やアトピー性皮膚炎などのアレルギー性疾患の発症に関わることが明らかになっている．多発性硬化症患者の末梢血では，Th1 細胞や Th17 細胞を抑制する T reg の機能低下と病態との関連が推測されている．

D. B 細胞と自己抗体

骨髄由来の B 細胞の前駆細胞は，複雑な分化を経て抗体産生細胞（形質細胞）に分化する．TCR は MHC/ペプチド複合体しか認識しないが，抗体分子である免疫グロブリンは MHC 分子に拘束されないため，自己抗原を含めた多様な抗原に反応できる．細胞表面分子に結合する自己抗体は細胞機能を修飾し，また補体の活性化を促して細胞死を誘導する．重症筋無力症など一部の免疫性神経疾患では自己抗体が病勢を規定するため，このような病態のもとでは，血液浄化療法や抗体産生細胞を標的とする治療が有効である．

胸腺内選択と自己免疫

A. 胸腺内選択

胸腺は胸骨の裏側に位置する中心性リンパ器官で，生後間もない時期に体重比で最大となるが思春期を過ぎると退縮する．胸腺内で TCR の遺伝子再構成の結果，$CD4^+CD8^+$ の未熟な T 細胞はきわめて多様な抗原特異性をもった集団を形成するが，そのなかには自己反応性を示すものや MHC 拘束性を示さないものが含まれている．それらのなかから有用なものを残し有害なものを取り除く必要があり，それぞれを陽性選択（positive selection，MHC/ペプチド複合体に反応する T 細胞だけが残される），陰性選択（negative selection，自己抗原に反応するリンパ球が除去される）という．このようにして選択された成熟T細胞が胸腺から末梢に移動してT細胞レパートリーが形成される．

自己反応性T細胞の多くは，陰性選択により排除されるものの，一部は除かれずに胸腺から末梢に移動する．自己反応性T細胞は，自己抗原に遭遇すると活性化して自己免疫疾患を惹起し得るが，この反応はT regにより抑制されるので，健常人では自己免疫疾患を発症することはまれである．しかし遺伝的に陰性選択に必要な分子を欠失していたり，制御性T細胞に欠陥のある患者においては重篤な自己免疫疾患を発症することが知られている．

B. 多発性硬化症の病態

中枢神経の自己免疫疾患である多発性硬化症（multiple sclerosis：MS）では，動物モデルを用いた研究により病態が明らかになりつつある．現在では，MSではミエリン塩基性蛋白（myelin basic protein：MBP）などの中枢神経髄鞘ペプチドに特異的なTh1細胞や，Th17細胞が悪玉であると考えられている．MBP特異的なT細胞は末梢循環で活性化されると，脳内の血管内皮から血管壁をくぐり抜け，脳脊髄液が循環する血管周囲腔で抗原提示細胞によって提示されたMBPペプチドを認識する．その結果，脳実質内に侵入できるようになり，液性因子を分泌して炎症を起こす．するとBBBが破綻し，脳内成分に反応する自己抗体が脳内に侵入する．MSの類縁疾患である視神経脊髄炎（neuromyelitis optica：NMO）ではアストロサイトに対する自己抗体（抗AQP4抗体）がBBBの破綻部分から脳や脊髄に侵入し，アストロサイトを傷害する（アストロサイトパチー）と考えられている．

C. 免疫性神経疾患の治療戦略

MSやNMOにおいて炎症が激しい場合には，副腎皮質ステロイド大量投与にて免疫応答の終息を図る．また血液浄化療法によって自己抗体や炎症性サイトカインなどの病因物質を除去する治療も有効である．慢性期は再発予防の治療を行う．現在国内でMSに対して頻用されているIFN-β（2種類あり，IFN-β1bが2000年，IFN-β1aが2006年に認可された）は，抗原提示抑制，Th1細胞の活性制御，マトリックス分解酵素の産生抑制などが複合的に働いた結果MSの再発を抑えるといわれている．なお，NMOではTh17細胞が重要な役割を担うため，IFN-βは無効であるだけでなく，症状を悪化させることもある．その他の病態修飾治療として，経口薬であるフィンゴリモド塩酸塩が2011年から用いられている．これはリンパ球に発現するスフィンゴシン1-リン酸（S1P）受容体のサブタイプである$S1P_1$受容体に結合し，Th17細胞などの移出を抑制し，病巣形成を抑える．またBBBを越えて神経組織のS1P受容体に直接結合し，神経保護・再生促進，脳萎縮進行抑制効果を発揮すると考えられる．また2014年にはT細胞が脳の血管内皮に接着する過程を阻害する薬剤（抗インテグリン抗体：ナタリズマブ）が認可され臨床で用いられるようになってきている．また自己免疫性リンパ球を除去するモノクローナル抗体の治験なども行われている．

最後に

現在ではヒトの病気に関する免疫学の研究が盛んに行われており，それらの研究成果は自己免疫疾患に対する抗サイトカイン療法やリンパ球に対する抗体療法の開発に応用されている．本稿にて少しでもこの分野の疾患の理解を深めていただき，患者本位の看護を行う一助となれば幸いである．

■文献

1) 楠 進. わが国における免疫性神経疾患の臨床と研究の進歩. 内科. 東京: 南江堂; 2010; 105. p.751-5.
2) 山村 隆. 神経免疫学の基礎. In: 江藤文夫, 飯島 節, 編. 神経内科学テキスト. 改訂第 3 版. 東京: 南江堂; 2011. p.41-6.
3) 山村 隆: 神経系の抗原性. In: 吉田孝人, 他編. 免疫学からみた神経系と神経疾患. 第 1 版. 東京: 日本医学館; 1999. p.31-9.

〈船越 慶〉

6. 神経系の発達と加齢（老化）

Points

- 神経系の発達は，胎児期より青年期にかけて段階的に行われるが，それは情動・認知・記憶などの脳機能の発達と密接に関連している．
- 神経系の加齢（老化）は，神経細胞の生理的な変化と病的な変化により進行するが，顕在化する症状は障害された脳部位により異なる．
- 定型発達，老化で認められる年齢に応じた神経学的所見を熟知し，そのうえで異常な神経学的症候に対応していくことが重要である．

神経系は，他の身体諸臓器・器官と同様に成長（量的変化），成熟（構造的変化），発達（機能的変化）という過程を経て完成の域に達し，やがて加齢（老化）による影響を受けてその機能が低下していく．ここでは，中枢神経系の発達およびこれに伴う脳機能の変化と，加齢（老化）による影響を述べる．

神経細胞の分化

胎生初期，外胚葉から形成された神経管に神経幹細胞が出現する．神経幹細胞は神経管の内側（脳室側）で自己複製を繰り返し，次第に厚みを増していく．その一方で，神経幹細胞は神経前駆細胞を経て神経細胞に分化していき，大脳皮質の 6 層構造を形成していく．

大脳皮質の 6 層構造が形成された胎生中期以降，神経幹細胞からグリア前駆細胞が分化し，さらにオリゴデンドロサイト（乏突起膠細胞）へと分化していく．また，生直後からはグリア前駆細胞からアストロサイト（星状膠細胞）への分化が行われる．これらは，後述するシナプス形成や髄梢化に重要な役割を果たしていく．

なお，成年後における中枢神経細胞数は加齢とともに低下し，新たな増殖はわずかだが，海馬や側脳室近傍には神経幹細胞が残存しており，これが神経細胞などの新生による新たな記憶や学習に寄与しているものと考えられている．

シナプスの形成

出生時，ヒトの脳の重量は約 380 g であるが，生後 6 カ月時には 750 g，3 歳時には 1,000 g，成人では 1,300 g にまで増大する．しかし，出生時に約 150 億個とされる神経細胞の数は前述のとおり減少し，その増加はわずかである．脳の重量増加（成長）を担っているのは神経細胞数の増加ではなく，シナプスの形成と髄鞘化と考えられている．

神経細胞は，他の神経細胞へ情報を伝達する軸索，他の神経細胞からの情報を受け取る樹状突起，これら軸索や樹状突起が機能するために必要なものを生産する細胞体からなっている．シナプスとは，軸索から他の神経細胞の樹状突起へ情報を伝達する機構である．情報の伝達は，軸索側からシナプス小胞に包まれた神経伝達物質が放出され，これが樹状突起側の受容体に取り込まれることにより行われる．神経細胞は，他の多くの神経細胞にシナプスを形成して情報を伝える．同時に，他の多くの神経細胞からシナプスを介して情報を受け取る．このような多数のシナプスで形成された神経回路が，脳機能の基礎となる．そして，神経回路のシナプスが多ければ多いほど，脳の情報処理能力は向上する．シナプスの形成と安定化には，神経細胞のほか，アストロサイトが関与しているとされている．

2歳頃までに，シナプスの形成はピークを迎える．その後，シナプスは頻繁に利用された（必要な）神経回路を残して，多くは削除されてしまう．これを，刈り込みという．刈り込みが行われることで，必要な神経回路からさらにシナプスを形成していくための空間的余裕を確保することができる．このため適切な時期に，適切な刺激や経験を与えることが，健全な心とからだの発達に重要なのである．刈り込みの時期は，後頭部が3歳頃，前頭部が10歳頃と，脳部位により大きく異なる．

髄鞘化

生後，神経細胞の軸索は，オリゴデンドロサイトなどの関与により，徐々に特別な脂肪の鞘に覆われていく．これを，髄鞘化とよび，脳重量増大のもう1つの要因となっている．髄鞘化という構造的変化（成熟）により，神経伝導速度は飛躍的に上昇し，脳の情報処理能力の向上に大きく寄与する．

出生時，髄鞘化は脊髄，脳幹の一部（延髄など）にとどまる．このため，すべての行動は反射レベルで行われている．その後，生後2カ月頃には橋が髄鞘化され，追視，腹臥位での頭部挙上といった重力に対する運動が可能となる．さらに生後6カ月頃には中脳が髄鞘化されて座位が獲得できるようになる．そして1歳頃には大脳皮質の一部が髄鞘化され，反射によらない平衡反応を獲得し，歩行へと至る．1歳以降，大脳皮質各部位が髄鞘化され，より複雑・高度な運動につながっていく．このように，髄鞘化の進行に伴い，ヒトの運動能力は，本能・反射レベルの動物的段階から，徐々に随意的で高度な人間的レベルに発達していく．

情動の発達

ヒトの精神活動もまた，髄鞘化とともに発達していく．大脳辺縁系の海馬は不安や記憶を，扁桃体は快・不快に関与しており情動の中枢と考えられている．これらの髄鞘化は生後2,3カ月から10カ月に行われており，基本的な情動の分化はこの時期になされる（図1）．

情動は，自身の内外に発生した事象に対する意味を評価し，身体反応として表出するシステムで，事象に対するより良い選択を行うために重要である．出生時は身体的・生理的状態への反応のみであったのが，やがて人との関わりに対する反応が出現し，さらに記憶が関与する恐れ・驚きといっ

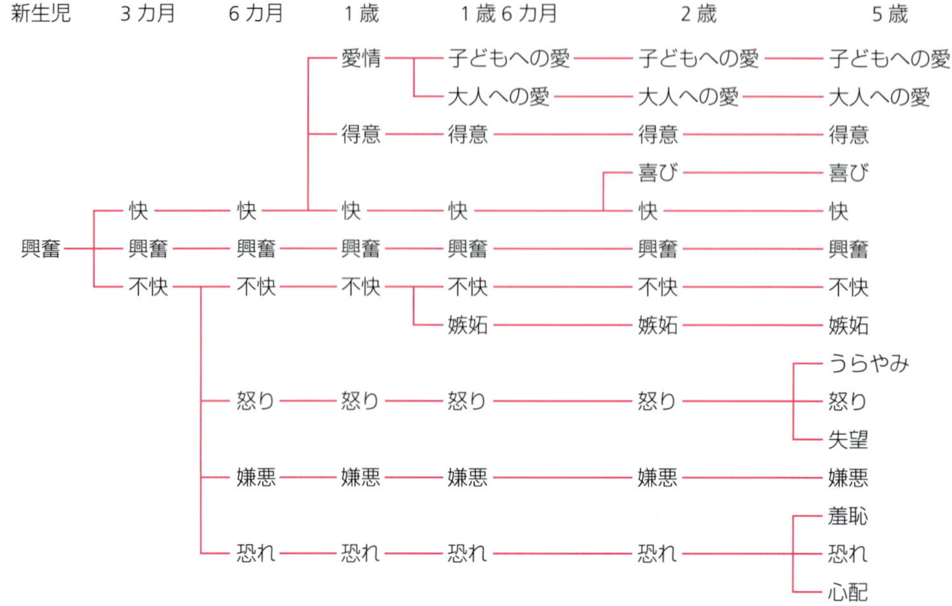

図1 Bridges（1938）により提唱された情動の分化

た反応を認めるようになる．生後2年には自己と他者の関係性から自己意識や内省が関与した嫉妬のような情動が生起するようになり，3歳頃までに社会基準の内在化や自己評価の介在により羞恥などの情動が発達する．これら情動の発達は，情報を表象，象徴化（言語化）する認知能力の発達と相互に関連している．

認知の発達

認知とは，視覚・聴覚・体性感覚といった感覚器を通して入力された情報が，認識され，保持され，意味が伝えられ，知識として使用される一連のシステムであり，知覚，表象化，象徴化，概念化の過程からなる．

知覚は，感覚情報を認識する過程であり，刺激の繰り返しにより中枢神経細胞に反応パターンが形成される．知覚に関与する脳部位は，感覚器により局在化していて，その髄鞘化も視覚系は5カ月頃，聴覚系は4歳頃と成熟時期が異なる．

表象は，既に形成された知覚の反応パターンを脳内で再生することであり，情報を保持し想起することで，生後4カ月過ぎから可能となる．情報は，海馬周辺に蓄積され，再度入力された感覚刺激から速やかに想起が行われる．

象徴は，対象を代理して意味を伝えるサインであり，言語はその代表といえる．たとえば，「りんご」という言葉が，りんごという対象の形や色，大きさや食感といった知覚や表象を，対象そのものがない状態で惹起させる合図となっているのである．この象徴化は1歳前後より認められるようになり，ことばの理解や表出といった言語の獲得につながっている．

概念化は，異なる象徴化された対象を比較し，共通する意味や規則性をまとめて抽象化することである．たとえば，「りんご」と「バナナ」は色も形も味も名称も異なる対象であるが，果物という共通点でカテゴリーができる．同様に，大小，長短，多少，左右といった比較も概念化である．概念化は2歳頃より発達し，ことばを抽象概念として使用できるようになる．

前頭葉機能の発達

前頭葉，特に前頭前野は，情動に関与する腹側経路と，認知に関与する背側経路の双方から線維連絡を受けており，情動・認知双方による相互作用を調節する中枢となっている．前頭前野の前頭

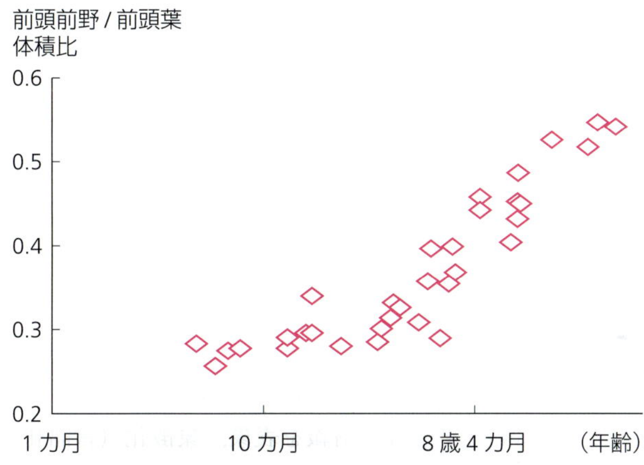

図 2　前頭前野と前頭葉の体積比の経時的変化
(Kanemura H. Brain Dev. 2003; 25: 195-9[1] より)

年齢(歳)	心の発達	神経心理学的発達	前頭葉機能の発達
1	反応の抑制 ↓	遅延反応	行動抑制
2〜4	現実の束縛から解放 ↓	情動の抑制：動機の形成	
	時間知覚 (離散性から連続性へ) ↓	非言語的表象能力 ソーシャルスキル	作業記憶
5〜6	内言語 (言語で行動をコントロールできる：自由意思の根底，自己意識の芽生え) ↓	言語的表象能力 セルフコントロール セルフモニタリング	
7〜	事実を分析し統合(真実) (混沌とした世界を脳内に取り込み自己中心性文脈を形成)	プランニング	実行機能

図 3　心の発達と前頭葉機能

葉に対する体積比は10歳前後頃より急速に増大する（図2）．これは，前述のとおり前頭葉におけるシナプス刈り込みの完了時期と一致しており，また，この脳部位で髄鞘化が完了する時期が20歳頃であることから，家庭から学校，そして社会へと活動範囲を拡大していく過程で，この時期の前頭葉機能の発達が社会性の獲得に重要な役割を担っているものと考えられている．社会性に係る前頭葉機能は，行動抑制，作業記憶，実行機能の順に萌芽する（図3）．

A. 行動抑制

行動抑制とは，ある目標の達成のために，選択しやすい行動を抑制する能力である．情動が分化した生後1歳前後頃から，ヒトは外からの刺激に対する反応を抑制できるようになり，2歳頃からは情動を抑制して動機づけが形成されるようになる．ヒトは，反応や情動を抑制することにより，同じ失敗を繰り返さないようにしたり，目前の小さな報酬に惑わされずに将来の大きな報酬を得ることが可能となる．つまり，行動を抑制することで，「認知のぜいたく」の恩恵を受けることができるのである．

B. 作業記憶

作業記憶（ワークングメモリー）とは，目標行動に必要な情報を一時的に保持しながら並列的に課題を遂行し，目標が終了した後に情報を消去する心的機能であり，5～6歳頃までに獲得されてくる．これは，必要な情報に注意を向けつつ当面不要な情報を抑制する注意の制御がその根幹となっている．たとえば，約束の時間に待ち合わせ場所へ行くには，時間や場所の情報を保持しつつ行動しなければならないが，その途中で魅力的な誘惑があったとき，これを無視できずに寄り道をしてしまうと約束の時間に遅れてしまうことになる．作業記憶はこの他に，非言語的・言語的表象を行う際や文章を読みながらの理解，筆算の繰り上がり・繰り下がりといった教科学習，約束を守るといったソーシャルスキルなど，多くの場面で重要な役割を果たしている．

C. 実行機能

実行機能とは，既に学習された知識・経験，新たに知覚されたさまざまな情報を統合して，目標に向けた思考や行動を組み立てて意思決定する能力であり，学童期頃より獲得される．交響楽団の指揮者，企業の最高責任者（CEO）などにたとえられており，その統括範囲は計画性，注意，覚醒，情動調節，記憶，自己監視と多岐にわたっており，認知・情動を調節する前頭葉機能の最上位に位置している．

これら前頭葉機能の障害は，いわゆる発達障害の病態との関連が示唆されている．

発達障害

発達障害とは，「自閉症，アスペルガー症候群その他の広汎性発達障害，学習障害，注意欠陥・多動性障害（attention deficit/hyperactivity disorder：AD/HD）その他これに類する脳機能の障害であってその症状が通常低年齢において発現するもの」（発達障害者支援法）であり，その発生頻度の増加と社会的影響から近年注目されている．さまざまな検討から，その病態に前頭葉機能の障害が関与していることが明らかとなりつつある．ここでは，広汎性発達障害（自閉症スペクトラム障害）と注意欠陥・多動性障害について示す．

A. 広汎性発達障害

言語・非言語コミュニケーション障害，対人相互反応（共感性）・社会性の障害，想像力の障害とそれに基づく行動の障害（興味関心の限局性・常同的行動）を症状とする．その病態として，実行機能障害や心の理論の障害が想定されている．心の理論とは，自分以外の他者にも自分と同じような心というものがあることを前提としたうえで，他者の心の状態について想像する能力であり，その遂行には，作業記憶が関与している．定型発達児では遅くとも6歳までには獲得される心の理論課題が，広汎性発達障害児では10歳頃まで通過できないと報告されている．

B. 注意欠陥・多動性障害（AD/HD）

不注意，多動，衝動性を主症状とする．その病態として，行動抑制の障害，報酬遅延の嫌悪，時間感覚の問題などが想定されている．前述したように，行動抑制は前頭葉の基本的な機能の1つであり，この障害により非言語的・言語的作業記憶，情動制御，実行機能までもが影響を受け，注意欠陥・多動性障害（AD/HD）の症状に関与しているものと推測される．

生理的老化

神経系もまた，加齢（老化）の影響を免れ得ない．運動能力や記憶力の低下として顕在化する老化の背景は，神経細胞数やシナプスの減少である．神経細胞の脱落により，脳重量は20歳から90歳までの間で10％程度低下する．脳領域別では，前頭葉や基底核における重量低下が著しく，後頭葉は比較的保たれる．このため，作業記憶，実行機能が統括する注意の分配や記憶検索といった前頭葉が関わる流動性知能は老化に伴い低下しやすい一方，長年の経験や文化的習慣が蓄積されながら形成される結晶性知能は老化の影響を受けにくい．

神経系の病的変化

さらに神経系は，加齢に伴い病的な変化をきたす．アルツハイマー病，脳血管障害性変化，レビー小体病，前頭側頭葉変性症などでありこれらは認知症を呈する．ここでは，アルツハイマー病と前頭側頭型変性症について示す．

A. アルツハイマー病

認知症の背景疾患として最も頻度が高い．病理的には，アミロイドβ蛋白などの異常蛋白が神経細胞に蓄積し，脱落に至らしめる．病初期は海馬を中心とした側頭葉内側を侵し，次第に側頭頭頂葉へ進行し，最終的には脳全体のびまん性萎縮をきたす．症状としては，初期には近時記憶障害を認め，次いで見当識障害，意欲の低下，妄想などが出現する．その一方で，病初期では心の理論や共感性が保たれており，短時間の会話では異常に気づかれないことも多い．

B. 前頭側頭型変性症

病初期より高度の反社会的行動，注意障害，常同行動，言語障害といった，発達障害に類似した行動障害が出現する．その一方で，記憶は比較的保たれており，幻覚や妄想もまれである．病理学的には前頭葉，側頭葉前方部の非アルツハイマー型脳萎縮を認めており，臨床症状は前頭葉機能低下による心の理論障害，実行機能障害などを反映したものと思われる．

■文献

1) Kanemura H, Aihara M, Nakazawa S, et al. Development of the prefrontal lobe in infants and children: a three-dimensional magnetic resonance volumetric study. Brain Dev. 2003; 25: 195-9.

〈青柳閣郎　相原正男〉

7. 神経筋疾患とリハビリテーション

Points

- 神経筋疾患とリハビリテーション：治療法が難しい神経筋疾患においてもリハビリにより改善する障害も多く，リハビリでのADLの改善とQOLの向上を支援する．
- 神経筋疾患の障害の特徴：神経筋疾患の患者は身体的，心理的な課題が大きく，家族も介護によるいろいろな負担を強いられていることを理解する．
- 神経筋疾患のリハビリとは：患者，家族の価値観，生きかた，考えかたを重視して，その人らしいQOLの向上を目指して支援する．
- 神経筋疾患のリハビリの考えかた：発症の年齢，これまでの経過，現在の病状の適切な評価，今後の予後予測に基づいて考え，総合的な看護を行う．
- 神経筋疾患のリハビリの実際：主な神経筋疾患の病態，症状，障害を理解し適切な看護を行う．特に生命予後に関わる障害を適正に評価し的確に対応する．
- 回復期リハビリ病棟と神経筋疾患：回復期リハビリ病棟はもちろん一般病棟でも24時間のリハビリマインドをもって看護を行う．

神経筋疾患とリハビリテーション

「神経筋疾患」は，脳血管障害，感染症や外傷などの外部からもたらされた原因ではなく，脳・脊髄，末梢神経あるいは筋肉自体の病変により運動，感覚や認知・高次脳機能に障害をきたす疾患である．代表的なものとしては，中枢神経の疾患にはパーキンソン病，脊髄小脳変性症，多発性硬化症などがあり，末梢神経，神経筋接合部，筋肉疾患の疾患にはそれぞれギラン・バレー症候群，重症筋無力症，筋ジストロフィーなどがある．

神経筋疾患の多くは確立した治療法がないいわゆる難病である．難病は「難病の患者に対する医療等に関する法律」(難病法)[1]で，「発病の機構が明らかでなく，かつ，治療方法が確立していない希少な疾病であって，当該疾病にかかることにより長期にわたり療養を必要とすることとなるものをいう」と定義されている．難病法では81疾患が「神経難病」に指定されているが[2]，指定外の神経筋疾患も治療困難な障害により長期にわたる療養が必要となる点では神経難病に指定された疾患と変わらない．神経筋疾患の患者では確立した治療法がないこともあり，運動機能と日常生活動作（activities of daily living：ADL）の改善，生活の質（quality of life：QOL）の向上にリハビリが果たす役割は大きい．

神経筋疾患の障害の特徴

神経筋疾患ではいろいろな組織に病変があり，その症状も多彩である．中枢神経の錐体路系の障害では麻痺や嚥下障害，呼吸障害をきたし，錐体外路系の障害ではパーキンソン症状（パーキンソニスムス），小脳系の障害では運動失調を認める．これらの運動障害の他に，視覚・聴覚を含む感覚障害，平衡機能障害，自律神経障害，さらに認知症，高次脳機能障害，精神症状など，いろいろな症状がみられる．末梢神経や筋疾患も全身の機能障害の原因となり，そのなかでも呼吸障害，嚥下障害は生命予後に大きく影響する．

神経筋疾患での種々の機能・能力の障害は，これらの１次的な障害と廃用による２次的な障害の複合的なものである．

神経筋疾患の障害の特徴をまとめると，①その多くは確立された治療法がない，②中枢および抹消神経，筋肉などいろいろな組織に病変がある，③運動障害，感覚障害，精神障害，認知症・高次脳機能障害，自律神経障害など多彩な障害を呈する，④進行性の経過をとることが多く，長期にわたる療養が必要となる，⑤廃用による２次的な障害を併せ持つことが多い，があげられる．

看護のポイントとして，神経筋疾患の患者は身体的な負担に加えて，病気や障害の受容など心理的な課題も大きく，家族も長期にわたる介護によりいろいろの負担を強いられていることを理解する必要がある．

神経筋疾患のリハビリとは

臨床的には，リハビリにより神経筋疾患を根本的に治したり，疾患の進行を止めるといった１次的（直接的）な治療効果は疑問視されている．一方，動物実験では運動によるの脳の機能的，構造的な変化の能力への働きかけによる神経組織や機能の修復効果があることが示されており[3, 4]，リハビリによる直接的な神経障害の改善の可能性もある．

リハビリテーション（rehabilitation）は，re（再び）habilis（適する）を語源とし，単なる運動機能の回復訓練ではなく，心身に障害をもつ人々の全人的復権を理念として，家庭や社会への復帰を目指す包括的な概念である．神経筋疾患では，このようなリハビリの基本的な理念の実践が重要である．つまり，神経筋疾患のリハビリの目的は「日常生活活動」(ADL)の改善による「生活の質」(QOL)の向上を図り，その人らしい人生を取り戻すことである．

最近は神経筋疾患の病態の解明が進み，新しい治療薬や治療方法が開発され，その生命予後（寿命）は大きく改善している．しかし，それに伴うべき機能的な改善は必ずしも十分でなく，健康寿命の観点からはさらなる ADL と QOL の改善が必要であり，リハビリの果たすべき役割は大きい．

看護のポイントとして，患者，家族の価値観，生きかた，考えかたを重視して，その人らしいQOL の向上を支援することがリハビリ看護の理念として重要である．

表1 バーセルインデックス（機能的評価）

	点数	質問内容	得点
1　食事	10 5 0	自立，自助具などの装着可，標準的時間内に食べ終える 部分介助（たとえば，おかずを切って細かくしてもらう） 全介助	
2　車椅子からベッドへの移動	15 10 5 0	自立，ブレーキ，フットレストの操作も含む（非行自立も含む） 軽度の部分介助または監視を要する 座ることは可能であるがほぼ全介助 全介助または不可能	
3　整容	5 0	自立（洗面，整髪，歯磨き，ひげ剃り） 部分介助または不可能	
4　トイレ動作	10 5 0	自立（衣服の操作，後始末を含む，ポータブル便器などを使用している場合はその洗浄も含む） 部分介助，体を支える，衣服，後始末に介助を要する 全介助または不可能	
5　入浴	5 0	自立 部分介助または不可能	
6　歩行	15 10 5 0	45m 以上の歩行，補装具（車椅子，歩行器は除く）の使用の有無は問わず 45m 以上の介助歩行，歩行器の使用を含む 歩行不能の場合，車椅子にて 45m 以上の操作可能 上記以外	
7　階段昇降	10 5 0	自立，手すりなどの使用の有無は問わない 介助または監視を要する 不能	
8　着替え	10 5 0	自立，靴，ファスナー，装具の着脱を含む 部分介助，標準的な時間内，半分以上は自分で行える 上記以外	
9　排便コントロール	10 5 0	失禁なし，浣腸，坐薬の取り扱いも可能 時に失禁あり，浣腸，坐薬の取り扱いに介助を要する者も含む 上記以外	
10　排尿コントロール	10 5 0	失禁なし，収尿器の取り扱いも可能 時に失禁あり，収尿器の取り扱いに介助を要する者も含む 上記以外	

神経筋疾患のリハビリの考えかた

適切なリハビリを行うためには，患者の「障害の正確な評価」と「重症度，病期の把握」が大切である．

筋力の評価には徒手筋力テスト（manual muscle testing: MMT），バランスの評価にはベルグバランス評価（Berg balance scale: BBS），総合的な ADL の評価には機能的自立度評価表（functional independence measure: FIM）[5] やバーセルインデックス〔Barthel index: BI（表1）〕などが用いられることが多い．また，それぞれの疾患に特徴的な障害の評価にはパーキンソン病のパーキンソン病統一スケール（unified Parkinson's disease rating scale: UPDRS）[6] のような，それぞれの疾患に適した評価方法を用いることが推奨されている．こうした評価に基づいた適切なリハビリプログラムの作成と施行が望ましい．

また，神経筋疾患の多くは症状や障害が進行する疾患であり，それぞれの患者に適したリハビリを行うには「重症度，病期の把握」が欠かせない．神経筋疾患では，経過の違いから多発性硬化症，ギラン・バレー症候群などの「急性増悪・再発型」とパーキンソン病，筋萎縮性側索硬化症や筋ジストロフィーなどの「慢性進行型」に分けて考える．「急性増悪・再発型」では急性期〜回復期のなるべく早期からの集中的なリハビリが有効であり，その後の経過での廃用の予防も重要である．一方，「慢性進行型」では長期経過に沿った継続的なリハビリと合併症による症状の悪化への対応が必要となる．

看護のポイントとして，発症の年齢，これまでの経過，現在の病状の適切な評価，今後の予後の予測に基づいて考え，総合的なビジョンに立った看護をすることが望まれる．

神経筋疾患のリハビリの実際

いずれの疾患にも共通する基本的な運動療法としては以下のものがある．①筋力増強訓練，持久力訓練（筋力の増強や筋持久力の向上を図る，ベンチプレスや腕立て伏せなどの等張性の運動，同じ姿勢で制止しているような等尺性の運動を目的に応じて選ぶ，運動強度が高く繰り返し回数が少ない訓練により筋力が，運動強度が低く繰り返し回数が多い訓練により筋持久力が発達する），②関節可動域訓練（関節拘縮などに対して，関節の動く範囲やスムーズさを維持，改善する），③巧緻運動訓練（箸使いなどの手指の動作の協調性や器用さを改善する），④嚥下訓練（マッサージやリラクゼーションなどによる間接嚥下訓練，訓練用のゼリーや実際の食べ物を使う直接嚥下訓練および食事動作訓練などを行い，食事動作全般の改善を図る），⑤呼吸訓練（呼吸に必要な筋力や胸郭

表2 パーキンソン病治療ガイドラインにおけるリハビリの推奨グレード

推奨グレード	内容
A	・運動療法が，身体機能，健康関連 QOL，筋力，バランス，歩行速度の改善に有用である ・外部刺激，特に聴覚刺激による歩行訓練で歩行は改善する
B	・理学療法で運動機能と日常生活動作が改善する ・理学療法で上肢の機能的なリーチが改善する ・リズム刺激を主とした理学療法で歩行速度，歩幅，バランスの向上と転倒回数の減少を認めた ・転倒に対する運動療法で転倒の頻度が減少する ・外界からのキューを用いた訓練がすくみ足からの解放に役立つ
C	・歩行障害に対して視覚刺激や音刺激を利用した歩行訓練が有効である ・構音障害に対して，短期的には言語療法が有効である ・すくみ足に対しては補助的用具の使用を勧める ・教育と健康増進プログラムは運動する頻度を増加させ，運動症状改善に有効である

A：強い科学的根拠があり，行うよう強く勧められる
B：科学的根拠があり，行うよう勧められる
C：科学的根拠はないが，行うよう勧められる
「パーキンソン病治療ガイドライン」作成委員会 2011

表3 ホーエン・ヤールの重症度分類

分類	特徴
Ⅰ度	症状は一側性で，機能障害はないか，あっても軽度.
Ⅱ度	両側性の障害があるが，姿勢保持の障害はない．日常生活，就業は多少の障害はあるが行い得る.
Ⅲ度	立ち直り反射に障害がみられる．活動はある程度は制限されるが職種によっては仕事が可能であり，機能障害は，軽ないし中程度だがまだ誰にも頼らず1人で生活できる.
Ⅳ度	重篤な機能障害を有し，自力のみによる生活は困難となるが，まだ支えなしに立つこと，歩くことはどうにか可能である.
Ⅴ度	立つことも不可能で，介助なしにはベッドまたは車椅子につききりの生活を強いられる.

の柔軟性を維持し，胸郭の変形を予防することで呼吸機能を改善したり，排痰を容易にする)，⑥高次脳機能訓練(失語，注意障害，遂行機能障害などに治療的，代償的アプローチを行う).

なお，神経筋疾患のなかには，重症筋無力症のように運動負荷による症状の増悪の危険から廃用の予防，改善を除いた一般的なリハビリに適さない疾患もある.

ここでは，いくつかの新しい知見も含めてリハビリ医療の観点から，代表的な神経筋疾患であるパーキンソン病，脊髄小脳変性症，筋萎縮性側索硬化症，多発性硬化症・視神経脊髄炎，ギラン・バレー症候群，筋ジストロフィーのリハビリについて述べる.

(1) パーキンソン病 (Parkinson's disease：PD)

黒質を中心とした大脳基底核に病変の首座がある神経変性疾患である．広くいろいろな神経系の障害を併せ持ち，運動症状に加え精神症状，自律神経障害などの非運動症状を呈し，慢性進行性の経過を辿る．これらの症状のほとんどがリハビリの対象となる.

数多くの医学論文の科学的な根拠に基づいて作成された治療指針が，日本神経学会によるパーキンソン病ガイドライン(表2)や，オランダのKNGF Guidelines for physical therapy in patients with Parkinson's disease (2004)などに記載されている．基本的にはPDのリハビリは投薬や外科的治療と合わせて調整する必要がある．リハビリだけでは十分な機能改善は得られず，一方で投薬や外科的治療の効果を十分発揮するためにはリハビリを併せ行うことが欠かせない.

以下に，症状と病期・重症度の2つの視点からPDのリハビリについて述べる.

PDの総合的な障害の評価は一般にUPDRSを用い，症状の程度(重症度，病期)はホーエン・ヤール(Hoehn-Yahr：HY)の重症度分類(HY- Ⅰ～Ⅴ)(表3)を用いて評価し，生活機能障害は生活機能障害度分類で示す．PDでは1日の時間帯によって症状の変動(日内変動)がみられることは少なくない，この場合，基本的に症状の軽い時間帯を中心にリハビリを行う.

A. パーキンソン症状(パーキンソニズム)に対するリハビリ

代表的な運動症状として，振戦(手や足のふるえ)，無動(自発的な動作の減少)，固縮(筋肉のこわばり)，姿勢反射障害(体のバランスの障害)などがあり，主要なこの4つの症状を「PDの4大徴候」という．これらの1次的な機能障害を改善する訓練方法はないとのレビューもあるが，一方でリハビリの有効性を示す論文も増えつつある．以下にそれぞれのパーキンソニズムに対するリハビリの効果について述べる．なお，振戦に対するリハビリの1次的効果は乏しいので省略する．

①無動

無動の原因は複雑でその評価も難しいが，動作の量，スピード，大きさに影響している．大きく速い動作を心がけたリハビリによる動作の改善の視点に立ったリー・シルバーマン療法（Lee Silvermann voice treatment: LSVT）によってUPDRS，リーチ，歩行速度の改善を認めている[7]．LSVTは声量や動作の大きさに注目した訓練法であり，その後，発声訓練主体の訓練をLSVT Loud，PT領域中心の訓練をLSVT BICと称するようになった．

②固縮

筋緊張の亢進である固縮が四肢，頸部・体幹にみられ，運動障害，廃用症候群やバランス障害の増悪の要因となる．固縮そのものへのリハビリの効果のエビデンスは示されていないが，臨床的にはリハビリで固縮の改善が認められることがあり，その効果はリーチ機能の改善などとして認められている[8]．

③姿勢反射障害，バランス障害

PDのADL，QOLの低下の最も大きな要因の1つが転倒である．前傾前屈姿勢によりバランスが悪くなるとともに姿勢反射障害による立ち直りの障害が起こる．中期以降では後方突進現象が目立つようになり，さらに増悪すると前方や側方にも倒れやすくなる．バランス障害は抗パーキンソン病薬による治療が難しく，リハビリの効果も得られにくいとされているが，筋力増強訓練による平衡機能・バランスの改善が報告されており[9,10]，脊柱の柔軟性の改善，腰帯部の支持性の向上によるバランスの改善が認められる．

④歩行障害，すくみ

前傾前屈姿勢で狭い歩幅で腕の振りがないいわゆるパーキンソン歩行はパーキンソン病の象徴的な臨床症状である．すくみも姿勢反射障害と同様に薬剤やリハビリによる改善が難しく，時に抗パーキンソン病薬の増量による増悪もみられる．動作のリズム障害が歩行障害やすくみの1つの要因であり，床に一定間隔で線を引く，メトロノームのリズムに合わせて歩く，リズム音楽を聴かせる（音楽療法）などの視覚，聴覚への外部刺激を用いたリハビリは歩行速度の向上，歩幅の改善，転倒予防に有効である[11]．さらに，外部刺激とトレッドミルとの複合的なリハビリにより効果の増強が認められる[12]．

⑤音声障害

声量の低下，抑揚の減少，発語のすくみ，ふるえなどがみられ，コミュニケーションを阻害する．通常の発話訓練でも効果はみられるが，先にあげたLSVT LOUDでは明らかな声量，発話速度，明瞭度の向上が示されている[13]．ただし，LSVTの実践には厳格なプロトコールとパテントの問題があって自由に行うことができないこともあり，まだ一般的には普及していない．

上記に加えて，嚥下障害，呼吸障害，高次脳機能障害に対するリハビリも重要である．これらは一般的な訓練方法であり詳細は他項を参照されたい．

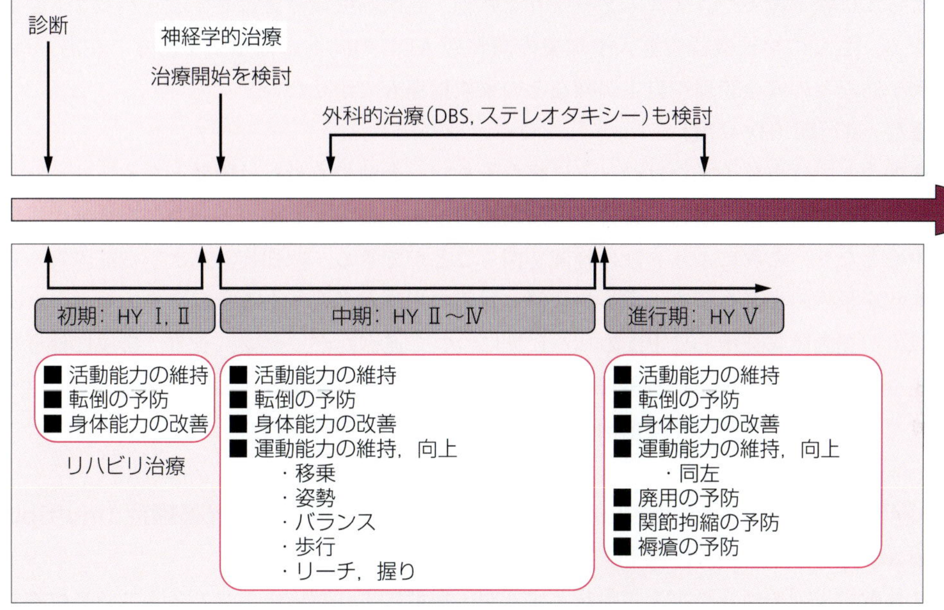

図 1　PD の経過に応じたリハビリ
(Keus SH, et al. Mov Disord. 2009; 24: 1-14[14] より)

B. 病期・重症度によるリハビリ

PD の進行速度は個人差が大きいが，一般に適切な薬剤治療下で，5 年で HY 重症度が 1 度進み，大まかには 20 年で HY- Ⅴ度に至り，全介助の状態となる．

ホーエン・ヤール (HY) の重症度分類に応じた，初期，中期，進行期の重症度に即したリハビリプログラムが必要である (図 1)[14]．次に重症度別のリハビリについて述べる．

①軽症 / 初期 (HY- Ⅰ，Ⅱ度)

このステージでは歩行障害などの運動障害はあるが，基本的には明らかな姿勢反射障害がなく転倒のリスクも比較的少ない．積極的な社会参加活動，就労レベルの維持が重要であり，筋力の増強，バランスの向上の訓練を行い，自主トレーニングの継続やスポーツへの積極的な参加を指導する．太極拳には転倒予防効果があり[15]，トレッドミルトレーニングによる歩行の改善を認める[16]．先に紹介した LSVT BIG と LSVT LOUD もこの段階の適応が中心となる．

②中等症 / 中期 (HY- Ⅲ，Ⅳ度)

この頃から，姿勢反射障害による転倒が ADL に大きく影響を与えるようになる．このステージでは障害の種類により異なる軽度～高度のいろいろの程度のパーキンソニスムスを認めるが，歩行は介助なしで何とか可能であり，転倒を予防しながら活動性を保つことを目指す．バランス訓練や歩行訓練だけでなく，すくみや固縮などのパーキンソニスムスに対してリハビリは有効であり，歩行の改善，転倒の予防は ADL の改善に有用である．また，2 次的な廃用性の障害を改善することで ADL が向上することも少なくない．患者によっては嚥下障害やコミュニケーション障害，高次脳機能障害に対するリハビリも必要となる．さらに福祉機器の導入や環境の調整もADLの向上には重要である．在宅では，転倒予防などの安全管理や自主訓練などの家族指導も欠かせない．

③重症 / 進行期（HY-V 度）

介助なしでは車椅子またはベッドに寝たきりで，介助でも歩行は困難となる．リハビリは廃用の改善と予防，筋力の維持，関節拘縮の予防，誤嚥や褥瘡の予防など合併症の予防が中心となり，これにより介護の軽減を図ることができる．認知症，高次脳機能障害や精神症状を呈する患者も多く，家族の理解・対応の指導が必要である．

以上，運動障害を中心にPDのリハビリについて述べたが，起立，食事，排尿に伴う低血圧や排尿障害などの自律神経障害はADLの大きな障害となる．これらの症状は，リハビリだけでの治療は難しく薬剤治療に加え生活指導が必要である．

(2) 脊髄小脳変性症（spinocerebellar degeneration：SCD）〔多系統萎縮症（multiple system atrophy：MSA）を含む〕

四肢・体幹の失調や構音障害を主症状とするが，病型によりパーキンソニスムス，自律神経障害，精神症状，麻痺など多彩な症状がみられる．最近では，小脳系だけでなくいろいろな神経系の障害を併せ持つことから多系統萎縮症小脳型（MSA-C）として理解されている．

失調の評価には小脳失調の国際的な評価スケールであるICARS（International Cooperative Ataxia Rating Scale）などが用いられ，バランスの評価にはバーグ・バランス・スケール（Berg balance scale：BBS）が用いられる．

失調のリハビリとしては，静的・動的バランス障害，四肢・体幹の共調運動障害，構音障害などに対して訓練を行う．失調のリハビリは比較的効果が得られやすく[17, 18]，その機序としては脳の機能の再編成などが想定されている．次に主な失調のリハビリについて述べたい．

a) 重錘負荷では，上肢（200～400g），下肢（500～1,000g）に重りのついたバンドを着けることで運動の制御の改善を図る．

b) フレンケル（Frenkel）体操は，視覚や固有感覚による運動制御の訓練を単純なものから複雑なものへと反復することで，症状の改善を図る．

c) 弾性緊縛帯による訓練では，四肢の近位部や体幹に弾性包帯などを巻くことにより，巧緻性や失調の運動制御の改善を図る．

d) 固有受容性神経筋促進法（proprioceptive neuromuscular facilitation：PNF）は関節の圧縮・牽引，筋の伸張，運動抵抗などを科することにより巧緻性や失調の運動制御の改善を図る．

SCDでは多くの場合，運動失調に加えて，他の運動障害や2次的障害に対しても包括的なリハビリを行う必要がある．

(3) 筋萎縮性側索硬化症 (amyotrophic lateral sclerosis: ALS)

大脳皮質の運動野の1次運動ニューロンと脳幹・脊髄にある2次運動ニューロンの両方が傷害され，急速に筋力低下と筋萎縮が進み，平均的には2～4年で胸郭，横隔膜の障害による呼吸不全で人工呼吸器が必要となる．ALSのリハビリは基本的には筋力の増強でなく維持を目指し，過度の筋力増強訓練は過用症候群をきたし病状を増悪させる危険があるので避ける．どの程度の運動負荷が適切か有害であるかは科学的には明らかにされていないが，一般的には翌日に疲労や筋肉痛が残らない程度の負荷を目安とする．また，リハビリによる廃用性の筋力低下，拘縮などの2次性の障害の改善によりADLが改善する場合もあり，適切な包括的リハビリを行うことでQOLの向上が期待できる．発語困難などによるコミュニケーション障害はQOLを大きく阻害し，呼吸障害は生命予後を大きく左右するので，その進行の予測と適切な機器の導入や環境の設定がQOL向上の重要なポイントとなる．

(4) 多発性硬化症 (multiple sclerosis: MS) と視神経脊髄炎 (neuromyelitis optica: NMO)

MSとNMOは，疾患の障害発現の機序は異なるが，大脳や脊髄の障害によるいろいろな障害が寛解増悪を繰り返す症状の時間的，空間的な多発性を特徴としている．あらゆる中枢神経系の障害をきたし，精神症状，認知症・高次脳機能障害，運動障害，視力障害・感覚障害，自律神経障害などの多彩な障害を呈するなど共通する点が多い炎症性脱髄性疾患である．それぞれの障害に対して一般的なリハビリを行うが，急性の障害の増悪で発症し再発を繰り返す経過はこれまで述べた変性疾患の慢性進行性の経過とは異なり急性期，回復期と慢性期の2種類のリハビリを状態に応じて繰り返し行う必要がある．急性期～回復期には，易疲労性に配慮し，高体温やストレスによる再発のリスクの軽減を図り，過用症候群の予防に配慮しつつ，麻痺，痙性，失調などの運動障害に対してリハビリを行う．急性期から回復期では疾患の自然寛解もあり，確定的なリハビリのプログラムの作成が難しい．慢性期には過用や再発に注意しながら，2次的な運動障害の予防と改善を目的にリハビリを行う．

(5) ギラン・バレー症候群 (Guillain-Barré syndrome: GBS)

自己免疫機序により末梢神経の髄鞘や軸索の障害が起こり，四肢や脳神経の麻痺をきたし，時に呼吸障害や嚥下障害を伴う．従来，予後良好であり多くは自然回復すると考えられてきたが，必ずしも長期予後が良好でなく後遺症を残すケースも少なくないことがわかってきた[19]．神経の損傷の程度により，回復の程度や時期が異なるため，筋電図検査による障害の評価が重要である．急性期のリハビリは神経の回復までの関節可動域の維持が大切である．神経の回復に応じて筋力増強訓練，巧緻動作訓練を行うが，過用症候群への注意が必要であり，疲労の残存や筋肉痛を指標として，低負荷，短時間の訓練を休息を入れながら頻回に行う[20]．一方で長期的には強度が強いリハビリのほうがFIM，QOLの改善が大きいことが知られている[21]．

(6) デュシェンヌ型筋ジストロフィー (Duchenne muscular dystrophy：DMD)

遺伝子の異常に基づく筋疾患で小児期に発症し，慢性進行性の経過をとり，全身の筋力低下と筋の短縮に伴う変形を認め，平均約 9 歳で歩行不能となる．近年，原因遺伝子の診断の進歩で正確な診断と予後予測が可能となった．さらに非侵襲的人工呼吸法の進歩は患者の予後の改善に大きく寄与しており，QOL を配慮したリハビリの必要性が高まっている．DMD は進行性の経過をとり，筋力低下と筋の短縮に伴う変形を認め，平均約 9 歳で歩行不能となる．

積極的な筋力増強は行わず廃用による筋力低下の予防を目的にリハビリを行う．一方，関節拘縮や筋の短縮に対しては積極的な介入を行う．ストレッチや関節可動域訓練は重要だが完全な予防は困難であり，経過に従って体幹装具などの外的アプローチと手術による内的な矯正のアプローチが必要となる．障害の進行に合わせて，次のようなリハビリを行う．

①初期には動揺性の歩行に対するリハビリや各種筋肉の短縮に対するストレッチを行う．一方で積極的運動負荷は筋破壊，病勢の進行を早める危険がある．

②中期には歩行能力の低下が顕著となり補装具や車いすの導入が必要となる．体幹，脊柱，胸郭の変形予防は重要である．

③進行期ではベッド上での生活となるため残存機能の維持と 2 次的障害の予防が中心となる．心肺機能の維持が生命予後に大きく影響する．また，残存機能によるコミュニケーションの維持にも留意したい．

以上，主な神経筋疾患に対するリハビリについて述べた．

看護のポイントとして，特に重要な神経筋疾患の病態，症状，障害について理解することで適切な看護を行う．特に生命予後に関わる障害を適正に評価し的確に対応することが重要である．

回復期リハビリ病棟と神経筋疾患

一般に神経筋疾患の診断や治療はその性質から大学病院や総合病院の専門科で行われることが多いが，こうした医療機関では急性期の医療が充実している状況に比べて十分なリハビリを提供することが難しい．

これまで述べたように神経筋疾患患者の機能改善には包括的なリハビリを集中的，継続的に行う必要がある．現在の医療システムのなかで，このための十分な人員，設備，体制を最も備えているのは「回復期リハビリ病棟」である．一方で医療保険・診療報酬で「回復期リハビリ病棟の入院対象疾患」とされているのは基本的には急性発症疾患に限定されており「慢性進行型」神経筋疾患の多くは回復期リハビリ病棟での入院リハビリの対象外とされている．最近，回復期リハビリ病棟での神経筋疾患に対する適切なリハビリの提供について検討されつつある．

看護のポイントとして，回復期リハビリ病棟はもちろん一般病棟でもリハビリ以外の時間も 24 時間のリハビリマインドで看護を行うことを目指す．

まとめ

神経筋疾患のリハビリでの看護の役割は，患者の不安をしっかり受け止め，前向きに楽しくリハビリに取り組めるような意識づけを行うことが基本である．そのうえで，原疾患の症状や障害，合併症への看護，日常生活の障害に対する看護，QOL 向上のための看護を行う．さらに 2 次的な合併症や障害の予防，早期発見と適切な対応が受けられるように配慮する必要がある．

神経筋疾患のリハビリの目的は，単なる運動や精神の障害の修復に留まらず，ADL の改善による QOL の向上を図り，その人らしい人生を取り戻すことであり，そのために看護の果たすべき責任は大きい．

■文献

1) 厚生労働省　難病の患者に対する医療等に関する法律(平成 26 年法律第 50 号). http://www.mhlw.go.jp/seisakunitsuite/bunya/kenkou_iryou/kenkou/nanbyou/dl/140618-01.pdf
2) 厚生労働省　指定難病一覧. http://www.mhlw.go.jp/stf/seisakunitsuite/bunya/0000084783.html.
3) Tillerson JL, Caudle WM, Reverón ME, et al. Exercise induces behavioral recovery and attenuates neurochemical deficits in rodent models of Parkinson's disease. Neuroscience. 2003; 119: 899-911.
4) Faherty CJ, Shepherd RK, Herasimtschuk A, et al. Environmental enrichment in Adulthood eliminates neuronal death in experimental parkinsonism. Molecular Brain Research. 2005; 134: 170-9.
5) Uniform Data System for Medical Rehabilitation. http://www.udsmr.org/WebModules/FIM/Fim_About.aspx
6) Movement Disorder Society. http://www.movementdisorders.org/MDS-Files1/PDFs/MDS-UPDRS-Rating-Scales/MDS-UPDRS_Japanese_official_translation.pdf
7) Ebersbach G, Ebersbach A, Edler D, et al. Comparing exercise in Parkinson's disease--the Berlin LSVT®BIG study. Mov Disord. 2010; 25: 1902-8.
8) Schenkman M, Cutson TM, Kuchibhatla M, et al. Exercise to improve spinal flexibility and function for people with Parkinson's disease: a randomized, controlled trial. J Am Geriatr Soc. 1998; 46: 1207-16.
9) Smania N, Corato E, Tinazzi M, et al. Effect of balance training on postural instability in patients with idiopathic Parkinson's disease. Neurorehabil Neural Repair. 2010; 24: 826-34.
10) Toole T, Hirsch MA, Forkink A, et al. The effects of a balance and strength training program on equilibrium in Parkinsonism: A preliminary study. NeuroRehabilitation. 2000; 14: 165-74.
11) Nieuwboer A, Kwakkel G, Rochester L, et al. Cueing training in the home improves gait-related mobility in Parkinson's disease: the RESCUE trial. J Neurol Neurosurg Psychiatry. 2007; 78(2): 134-140.
12) Frazzitta G1, Maestri R, Uccellini D, et al. Rehabilitation treatment of gait in patients with Parkinson's disease with freezing: a comparison between two physical therapy protocols using visual and auditory cues with or without treadmill training. Mov Disord. 2009; 24(8): 1139-43.
13) Spielman J, Ramig LO, Mahler L, et al. Effects of an extended version of the lee silverman voice treatment on voice and speech inParkinson's disease. Am J Speech Lang Pathol. 2007; 16: 95-107.
14) Keus SH, Munneke M, Nijkrake MJ, et al. Physical therapy in Parkinson's disease: evolution and future challenges. Mov Disord. 2009 ; 24: 1-14

15) Li F, Harmer P, Fitzgerald K, Eckstrom E, et al. Tai chi and postural stability in patients with Parkinson's disease. N Engl J Med. 2012 ; 366: 511-9.
16) Kurtais Y, Kutlay S, Tur BS, et al. Does treadmill training improve lower-extremity tasks in Parkinson disease? A randomized controlled trial. Clin J Sport Med. 2008; 18: 289-91.
17) Ilg W, Brötz D, Burkard S, et al. Long-term effects of coordinative training in degenerative cerebellar disease. Mov Disord. 2010; 25: 2239-46.
18) Miyai I, Ito M, Hattori N, Mihara M, et al. Cerebellar ataxia rehabilitation trial in degenerative cerebellar diseases. Cerebellar Ataxia Rehabilitation Trialists Collaboration. Neurorehabil Neural Repair. 2012; 26: 515-22.
19) Bernsen RA, Jager AE, Schmitz PI, et al. Long-term sensory deficit after Guillain-Barré syndrome. J Neurol. 2001; 248: 483-6.
20) Hughes RA, Wijdicks EF, Benson E, et al. ; Multidisciplinary Consensus Group. Supportive care for patients with Guillain-Barré syndrome. Arch Neurol. 2005; 62: 1194-8.
21) Khan F, Pallant JF, Amatya B, et al. Outcomes of high- and low-intensity rehabilitation programme for persons in chronic phase after Guillain-Barré syndrome: a randomized controlled trial. J Rehabil Med. 2011; 43: 638-46.

〈杉田之宏〉

1. 意識障害・失神

Points

- 意識清明とは，開眼し自分や周囲に対して十分な認識をもち，種々の刺激や周囲の状況に対応できる状態を指す．
- 失神とは脳幹や大脳皮質全体の血流が瞬間的に低下して起こる一過性の意識障害である．
- 臨床上の意識障害の分類には，ジャパン・コーマ・スケールとグラスゴー・コーマ・スケールが汎用される．
- 意識障害は，脳血管障害や脳炎など脳自体の障害に起因するものと，心・循環器疾患や代謝・内分泌疾患，中毒など脳以外の原因によるものに大別される．
- 意識障害患者をみたら，呼吸状態の確認（必要により気道確保），バイタルサインの確認と全身状態の評価を行う．
- 意識障害の原因検索では既往歴や発症状況から推測される原因を最初に調べる．患者情報がない場合，あらゆる原因を想定して各種血液検査，生理検査，放射線学的検査，脳脊髄液検査などを行う．
- 脳に重篤な障害が起こった後に意識障害が長期化し数カ月以上にわたり意識障害が続くものを遷延性意識障害とよぶ．
- 脳死の診断は，患者の臓器提供をする意志が確認され臓器移植を前提とする場合に限り実施される．
- 看護師は意識障害の患者をみたら，まずジャパン・コーマ・スケールまたはグラスゴー・コーマ・スケールで意識レベルを評価し，バイタルサインを確認し医師，他のスタッフに報告する．

意識とは？

意識障害を考えるとき，まず頭に浮かぶのが意識とは何か，という疑問であろう．しかし，この問題は古代ギリシア哲学にまでさかのぼる重要なテーマで哲学，心理学，精神医学，神経学などさまざまな分野で議論され多くの定義が提唱されてきた．しかし，眼前の意識障害の患者を診るとき，こうした難しい意識の定義を考えている余裕はない．臨床医学ではまず生物学的に患者の意識の状態を確認しその障害の重症度を評価することが要求される．この作業の過程で，意識障害を評価することで逆に正常な意識というものが定義できる．たとえば，救急室に眼を閉じて呼びかけにも応答せず，刺激を加えても開眼せず手足をまったく動かさない状態の患者が搬送されてきたとしよう．この状態は深い昏睡である．では，この反対の状態はどのように表現できるだろうか．「開眼し，自分および周囲に対して十分な認識をもち，呼びかけやさまざまな刺激，周囲の状況に対応できる状態」，これが医学的に定義した意識が清明な状態といえよう．

意識を司る脳

意識を保つためには，大脳皮質が常に活動していることが必要である．このための機構が上行性網様体賦活系である（図 1）．この回路は，脳幹被蓋（背側）にある網様体から始まり視床下部，視床を経由し大脳皮質へ広範に覚醒信号を投射する．もし，脳幹，視床下部，視床に上行性網様体賦活系を遮断する血管障害などの病変ができた場合，あるいは大脳皮質が代謝障害や酸素欠乏により広範囲に障害された場合，意識障害が発生する．

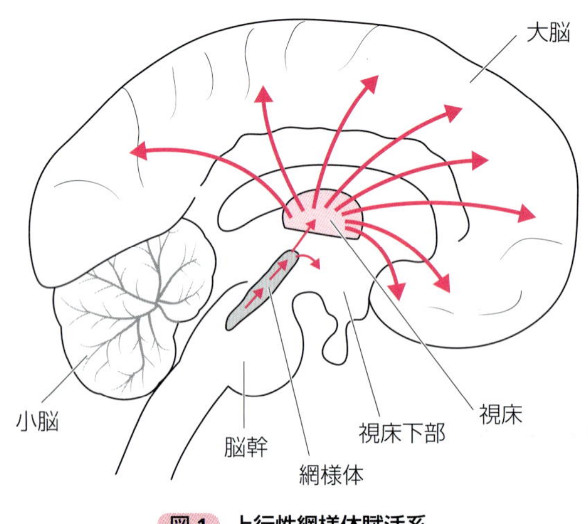

図 1　上行性網様体賦活系

失神

失神は脳幹や大脳皮質全体の血流が瞬間的に低下して起こる一過性の意識障害である．通常は数分以内に意識が回復し，後遺症をのこさない．

表 1　失神の原因

病態の区分	原因疾患
心原性失神	洞不全症候群，房室ブロック（アダムス・ストークス症候群）， 上室性頻拍，心室性頻拍，徐脈など
神経起因性失神	血管迷走神経失神 起立性失神（起立性低血圧） 状況性失神（排尿，排便，咳嗽）
脳血管性失神	椎骨脳底動脈循環不全 脳底動脈型片頭痛
血管性失神	大動脈解離，大動脈炎症候群，肺塞栓症など

このような一過性の意識障害を起こす原因としては表1のようなものがある．なお，てんかんでも一時的な意識障害を起こすことがあるが，その場合はてんかん発作による意識障害とし，失神とは区別する．

意識障害の分類

意識が障害されている場合，原因を問わず重篤な病態が背景に存在し生命が脅かされている可能性が高い．このため，緊急に障害の程度を分類し，原因検索と治療を進める必要がある．この際に医療従事者の間で共通した評価スケールを使用することにより効率よく診療を進めることができる．

(1) ジャパン・コーマ・スケール (Japan Coma Scale：JCS，別名 3-3-9 度方式：)

現在わが国では本スケールが全国的に使用されている (表2)．このスケールでは意識の状態を開眼している (覚醒している) 状態と閉眼している (眠っている) 状態に大別する．開眼しているが，自分や周囲の状況がわからない軽度の意識障害をⅠの段階としその詳細を1桁の数字 (1，2，3) で細別する．閉眼しているが刺激で開眼 (覚醒) し，刺激を止めると再び閉眼する (眠り込む) 状態をⅡの段階とし詳細を2桁の数字 (10，20，30) で細別する．閉眼したままで刺激を与えても開眼 (覚醒) しない状態をⅢの段階とし詳細を3桁の数字 (100，200，300) で細別する．たとえば，閉眼しているが身体を揺さぶりながら大声で呼びかけると開眼し，呼びかけを止めるとまた閉眼する状態をⅡ-20と表記する．

表2 ジャパン・コーマ・スケール

Ⅰ　刺激しないでも覚醒している状態
1：だいたい意識声明だが，今ひとつはっきりしない． 2：見当識障害 (自分がなぜここにいるのか，ここはどこなのか，今は何時なのか，といった状況が理解されていない状態) がある． 3：自分の名前，生年月日がいえない．
Ⅱ　刺激すると覚醒するが刺激を止めると眠り込む状態
10：普通の呼びかけで容易に開眼する． 20：大きな声または体を揺さぶることにより開眼する． 30：痛み刺激を加えつつ呼びかけを繰り返すと、かろうじて開眼する．
Ⅲ　刺激をしても覚醒しない状態
100：痛み刺激に対し，払いのけるような動作をする． 200：痛み刺激で少し手足を動かしたり，顔をしかめたりする． 300：痛み刺激に反応しない．

(2) グラスゴー・コーマ・スケール (Glasgow Coma Scale：GCS)

古くから世界で使用されているスケールで，頭部外傷や脳外科的疾患に適応される (表3)．このスケールでは，開閉眼の状態 (E)，言葉の反応 (V)，運動の反応 (M) の3項目を観察し，それぞれ反応の程度により点数がつけられている．判定は合計点数で示され，正常では15点，

表3 グラスゴー・コーマ・スケール

観察項目	反応	点数
E．開眼	自発的に開眼する	4
	呼びかけに開眼する	3
	痛み刺激により開眼する	2
	まったく開眼しない	1
V．言葉による最良の応答	見当識あり	5
	混乱した会話内容	4
	不適切な言葉づかい	3
	言葉にならない発声	2
	まったくなし	1
M．運動による最良の応答	命令に従う	6
	痛み刺激部位に手をもってくる	5
	痛み刺激から逃避する	4
	痛み刺激に対する異常な屈曲	3
	痛み刺激に対する異常な伸展	2
	まったく動かない	1

判定は合計得点で示す．
注）臨床の現場では E3，V4，M5 というように項目別に表記することもある．

最重症では 3 点で，通常，7 点以下が重症とされる．しかし，合計点数のみでは内容の詳細がわからず，たとえば同一点数の患者間でも言葉の反応が低得点の場合と運動の反応が低得点の場合で異なる状況が起こり得る．そのため，臨床の現場では，E3，V4，M5 で 12 点などと各項目の点数を示すことが多い．

意識障害の原因（表 4）

意識障害は，脳自体の障害に起因するものと脳以外の原因によるものに大別される．

脳自体の障害では，脳幹網様体，視床下部・視床といった覚醒に必要な上行性網様体賦活系に障害のある場合と，大脳に広範な障害が起きた場合が考えられる．代表的なものとして脳血管障害，腫瘍，感染症などがあげられる．

脳以外の原因としては，心臓・血管系の疾患，代謝・内分泌疾患，感染症，中毒などがある．

意識障害の対応

意識障害患者をみたら，まず呼吸状態を確認し必要により気道を確保する．次いでバイタルサインを確認し全身状態の評価を行う．合わせて，意識障害に至る経緯を知る家族や友人から発症したときの状況やその後の経過を聴取する．近親者であれば本人の既往歴，特に心臓疾患，糖尿病などの代謝疾患，脳卒中やてんかんなどの脳疾患の有無も併せて尋ねる．

看護師はまず CS や GCS（表 2，3）で意識レベルを評価し，バイタルサインを確認し速やかに医師および他のスタッフに報告する．

表4 意識障害の原因

疾患の区分	原因となる疾患
脳疾患	
血管障害	脳梗塞，脳出血，くも膜下出血，慢性硬膜下血腫
外傷	脳挫傷，急性硬膜下出血
腫瘍	原発性脳腫瘍，転移性脳腫瘍
感染症	脳炎，髄膜炎，脳膿瘍
代謝障害	ウェルニッケ脳症
発作性疾患	てんかん
心・循環器疾患	
不整脈	発作性心室細動
心不全	慢性・急性心不全
血圧低下	ショック
血管狭窄	内頸動脈狭窄症，大動脈炎症候群
代謝・内分泌疾患	
糖尿病	低血糖，高血糖
甲状腺疾患	甲状腺機能亢進症（バセドウ病）クリーゼ，甲状腺機能低下症
副腎疾患	副腎皮質機能低下症（アジソン病）クリーゼ
電解質異常	低ナトリウム血症，低カルシウム血症
中毒	一酸化炭素中毒，ふぐ中毒，ボツリヌス中毒，アルコール中毒，サリン
肝疾患	肝不全（肝性脳症）
腎疾患	尿毒症
肺疾患	CO_2 ナルコーシス，肺塞栓症

失神，意識障害の検査

(1) 失神

失神は，不整脈などの心疾患や起立性低血圧，血管迷走反射など一過性の血圧低下に起因している場合が多い（表1）．このため，問診で心疾患の既往の有無や学生時代に朝礼で倒れた経験がないかを尋ねる．検査ではまず心電図や体位変換に伴う血圧の変化を確認する．診察室で異常を認めない場合は，24時間ホルター心電図，ホルター血圧計で日常生活における異常の有無を確認する．また，脳血管性の原因を検索するため頭部CTやMRI，MRA（MR血管撮影）を行う．さらにてんかんを除外するため脳波検査も行われる．

(2) 意識障害

意識障害は表4に示すようにその原因は多岐にわたる．家族や友人から既往歴や発症状況に関する情報を得ることができれば，まず関連する原因を推測し直ちにその項目を検査する．たとえば，患者が糖尿病の治療中であれば低血糖を疑い血糖測定を，数日前から発熱のため職場を欠勤していた経緯があれば脳炎，髄膜炎を疑い脳脊髄液検査を施行する．

情報提供者がおらず，患者が単独で救急搬送されてきた場合，表4の各種の原因を検索するために，血液検査，酸素飽和度，動脈血液ガス分析，心電図，胸部X線撮影，頭部CTや

MRI，必要により脳脊髄液検査を行う．この間，常に呼吸，血圧，脈拍，体温などのバイタルサインをモニターし全身状態の管理に留意する．

遷延性意識障害と脳死

脳血管障害や低酸素脳症など脳に重篤な障害が起こった後に意識障害が長期化し数カ月以上にわたり意識障害が続くものを遷延性意識障害とよぶ．このなかで，睡眠覚醒のリズムがあり日中は覚醒するものの，周囲に対する認識はなく，問いかけに応答したり自発的に発言したり目的をもって動いたりすることがない状態を持続的植物状態とよぶ．一酸化炭素中毒や低酸素により広範に大脳皮質が障害された場合や重篤な脳血管障害により間脳や大脳が損傷された場合にこうした状態が起こる．

遷延性意識障害と明確に区分することが難しい病態として以下のものがある．

A. 無動性無言

時々開眼することがあるが，意図的な眼球運動はなく，明らかな麻痺はないものの自ら話したり動くことがない状態である．両側の前頭葉の広範囲な障害や脳幹網様体の部分的な障害でみられる．

B. 閉じ込め症候群

一見，遷延性意識障害のようにみえるが，実は意識は清明で周囲の状況を認識しており，話しかけられれば理解もできている．しかし，高度の四肢麻痺，球麻痺のため動作や言語で自らの意思を示すことができない状態をさす．かろうじて眼球運動は可能で眼の動きで意思疎通ができる．健全な精神が完全麻痺に陥った肉体に閉じ込められた状況にあるためこのような名称になった．脳血管障害などにより橋腹側の錐体路が両側とも障害された場合に起こる．

C. 失外套症候群

低酸素脳症などにより大脳皮質が全体に障害された場合に起こるもので，全身が硬直（除脳硬直）しまったく動かない．生命を維持する脳幹部や意識を司る上行性網様体賦活系は残存するものの，それを受けて活動する大脳皮質の細胞が壊死しているため何も考えていない状態である．

脳死と臓器移植

患者が不幸にして亡くなる場合，医師は呼吸停止，心停止を診察やモニター機器で確認し，瞳孔の対光反射の消失を確認して死亡宣告をする．これは，身体も脳も機能を停止したことをもって死亡と判断するもので，わが国では伝統的に実施されてきた死亡の確認方法である．ところが，近年医学の急速な進歩とともに臓器移植が可能になり状況が異なってきた．患者に臓器を移植する場合，その臓器は可能な限り健康なものであるほうがよい．一方，臨死において，血圧低下や心停止が起こると臓器への血液供給が途絶え，その臓器は急速に劣化する．したがって，移植臓器は心拍が残るうちに摘出する必要がある．そこで，わが国では患者の臓器提供をする意志が確認され臓器移植を前提とする場合に限り，脳のすべての機能停止が確認された時点で心肺停止を待たずに「死亡」と診断し，臓器を摘出することが許されている．脳死は，移植医療と無関係な２人以上の専門医師により法令で定められた５項目（①深い昏睡，②瞳孔の散大と固定，③脳幹反射の消失，④平坦な脳波，⑤自発呼吸の停止）を６時間空けて２回確認し確定される．

〈栗田 正〉

2. 頭痛

Points

- 頭痛は一次性頭痛（頭痛自体が疾患）と二次性頭痛（原因疾患により頭痛が二次的に起こる）に分けられる．
- 急性の頭痛は，生命に危険なことがあるくも膜下出血や脳梗塞，髄膜炎などの二次性頭痛を見逃さないことが重要である．
- 慢性の頭痛は，片頭痛（日常生活に支障をきたすことが多い）と緊張型頭痛が多い．
- 頭痛の診断プロセスは，マインドマップを用いて理解を深めていく．
- 一次性頭痛（片頭痛，緊張型頭痛，群発頭痛）の症状・治療を把握する．
- 代表的な頭痛疾患（くも膜下出血，髄膜炎，片頭痛，緊張型頭痛，群発頭痛）を症例でイメージする．

頭痛の分類

世界保健機構（WHO）が行った診療実態に関する調査結果によると，プライマリー・ケア（初期診療）で遭遇する神経の症状は頭痛が第1位であるため，頭痛についての幅広い知識は必要不可欠である．

頭痛の診断は，国際頭痛分類第3版（beta版）の診断基準に従って行われる[1]．頭痛は大きく一次性頭痛と二次性頭痛に分けられる（図1）．一次性頭痛は，片頭痛，緊張型頭痛，群発頭痛などで頭痛自体が疾患の頭痛である．二次性頭痛は，くも膜下出血，脳梗塞，脳出血，脳腫瘍，髄膜炎な

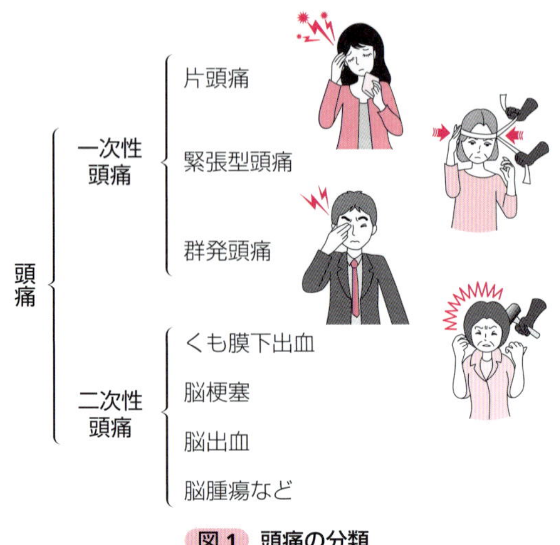

図1 頭痛の分類

どの疾患が原因となり二次的に頭痛が起こる頭痛である.

急性の頭痛

急性の頭痛は,生命に危険なことがある二次性頭痛を一次性頭痛と鑑別し,見逃さないようにしなければならない.緊急性の高い二次性頭痛は,「これまでの人生で最もひどい頭痛」,「頻度と程度が増していく頭痛」,「50歳以降に新しく出現した頭痛」,「神経症状を有する頭痛」,「癌や免疫不全を有する患者の頭痛」,「精神症状を有する患者の頭痛」,「発熱・項部硬直を有する頭痛」といった特徴がみられる.それらの頭痛が出現したときは,緊急で画像検査(頭部CT・MRI)や腰椎穿刺などを実施する.

慢性の頭痛

慢性の頭痛で多いのは片頭痛と緊張型頭痛だが,特に片頭痛は日常生活に支障をきたすことがあるため重要である.慢性頭痛の治療は,「慢性頭痛の診療ガイドライン2013」が日常診療に役立つ[2].慢性の頭痛で受診する場合は,この2つの疾患に加えて,群発頭痛や薬剤の使用過多による頭痛(薬物乱用頭痛)などがある.

マインドマップによる頭痛の診断プロセス

マインドマップという思考ツールは,頭痛の診断プロセスをわかりやすく理解するために有用である.マインドマップによる頭痛の診断プロセスは,まず,発症形式別に分類をしていく(図2)[3].頭痛・発症形式の中央の図から枝が伸び,突然発症(1日以内),急性発症(1週以内),亜急性(不定),慢性の4つに分けられる.そこから疾患の特徴である症状と検査のキーワードから診断を導き出していく.

突然発症(1日以内)は,激しい痛みとふらつきに分けられる.激しい痛みで「かなづちで殴られたような痛み」の①くも膜下出血(図2,40～50代女性に多い)は頭部CTにて多数例が診断することができる.後述の症例でも呈示するが,一般的には激しい痛みで歩けない状態で受診することが多いが,時々ひどい頭痛が一時的にあったが外来受診時には消失しているため普通に歩いて受診することもあるので注意が必要である.軽微なくも膜下出血を見逃すことにより,不幸な転帰(死亡もしくは植物状態など)を辿ることもある.後頸部痛の場合は,頭部MRI・MRAでないと診断できない②脳動脈解離がある.日本においては椎骨動脈の解離のことが多い.ふらつきに血圧上昇を伴い,上昇の程度が高度のときは③脳出血,中程度のときは④脳梗塞を考慮する.

急性発症(1週以内)は,疾患の特徴で5つに分けられる.発熱,嘔吐を伴い,頭を振ると痛みが増強し,腰椎穿刺を行うのは⑤髄膜炎である.ウイルス性髄膜炎以外の髄膜炎は診断が遅れると死亡に至る場合もあるので見逃さないようにしなければならない.鼻汁,膿,副鼻腔の圧痛があり,副鼻腔CTが必要なのは⑥副鼻腔炎である.皮膚分節に沿って皮膚がピリピリ痛み,数日後に皮疹

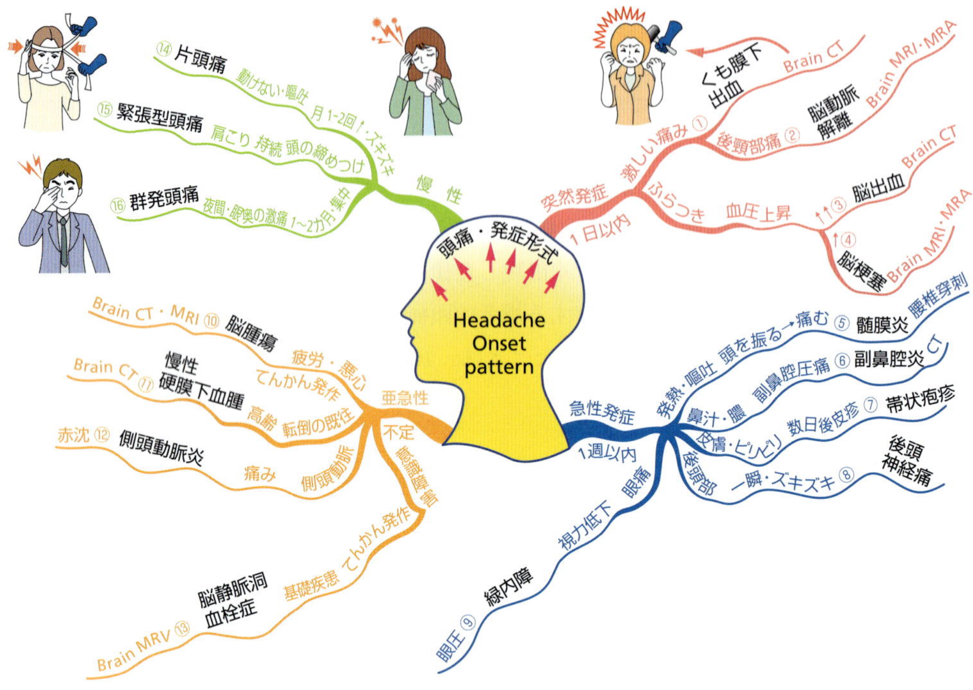

図2 頭痛全般における診断のマインドマップ

が出現するのは⑦帯状疱疹である．後頭部が一瞬だけズキズキするのは⑧後頭神経痛で，症状は数週間で消失する．眼痛と視力低下を伴い，眼圧測定を行うのは⑨緑内障である．

亜急性（不定）は，疾患の特徴により4つに分けられる．疲労，悪心，てんかん発作などさまざまな症状が出現する疾患は⑩脳腫瘍（部位により症状は異なる）である．高齢で転倒の既往がある（もしくは不明）のときは⑪慢性硬膜下血腫が疑われるので頭部CTは必須である．側頭動脈に痛みがあるときは⑫側頭動脈炎を疑い赤沈を確認する．意識障害やてんかん発作があり基礎疾患（手術，外傷，妊娠，産褥，抗リン脂質抗体症候群，悪性腫瘍など）がみられるときは⑬脳静脈洞血栓症を疑い，頭部MRVで静脈洞の血栓を調べる．

慢性は，慢性頭痛の代表的な3疾患の特徴を示す．月1，2回以上，ズキズキした拍動性の頭痛をこめかみに認め，頭痛時に動けなくなったり，嘔吐したりするのは⑭片頭痛（図2，20～40代女性に多い）である．頭の締めつけ感が持続し肩こりを伴っていることが多いのは⑮緊張型頭痛（図2，40～60代女性に多い）である．夜間に眼の奥に激痛が起こり，1～2カ月間集中して起こる疾患は⑯群発頭痛（図2，20～40代男性に多い）である．

看護師による頭痛の診断

慢性頭痛患者の初診時に，看護師が問診用に作成したマインドマップを用いることにより，医師と同等の診断を行うことが可能であった．実際に活用したマインドマップは，32歳女性の症例である（図3）[4]．問診から頭痛の性状は「ズキズキした頭痛」で，頭痛回数は「月15回未満」で「頭

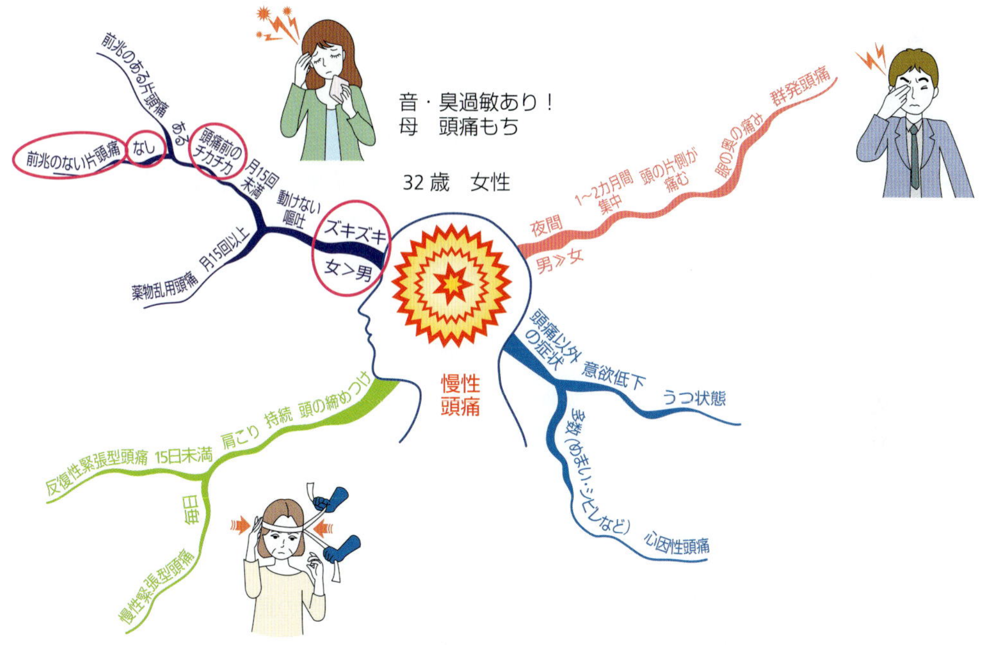

図 3 慢性頭痛における診断のマインドマップ

痛前にチカチカした前兆がなし」のため，「前兆のない片頭痛」と診断することができた．加えて，問診で音・臭過敏があり，母が頭痛もちであったことも記載しており，その情報も片頭痛の診断に役立っている．

片頭痛の症状・治療

片頭痛は，主に頭の片側（こめかみ）に脈打つような拍動性の痛みが起こる疾患でひどくなると動けなくなって吐くこともある．頭痛は数時間から 3 日間持続し，発作的に月に 1 ～ 2 回から週 2 回程度みられる．日本における片頭痛の有病率は 8.4％で男性（3.6％）と比べて女性（12.9％）に多いのが特徴で，特に月経のみられる成熟期（30 歳代，20％）がピークとなる[5]．片頭痛は，前兆のある・ない片頭痛，慢性片頭痛の 3 つの主要なタイプに分類される．随伴症状として嘔吐や過敏症（光，音，臭）を伴い，患者の多くは日常生活や社会生活に支障をきたしている．誘発因子には，ストレス，疲れ，緊張，睡眠不足，月経周期，天候変化などがあげられる．

治療は，急性期治療と予防療法に分けられる．急性期治療は，軽症の場合，鎮痛薬か非ステロイド系消炎鎮痛薬（NSAIDs，ロキソプロフェンなど）を用いる．吐き気を伴う中等症の頭痛には，経口のトリプタン（エレトリプタンなど）を使用する．吐き気や嘔吐がある重度な頭痛が月に 2 回以上ある重症には，点鼻もしくは皮下注のトリプタン（スマトリプタン）を検討する．予防療法は，頭痛発作の頻度が多い場合（月 6 ～ 8 回以上）や発作の程度が重症な場合などに行う．予防薬は，ロメリジンは副作用がほとんどないため第 1 選択薬として使いやすい．バルプロ酸も有効な薬剤であるが，妊娠可能な女性には禁忌のため注意が必要である．

緊張型頭痛の症状・治療

緊張型頭痛は，頭の両側に鈍い，締めつけ感，圧迫感といった非拍動性の痛みが起こる疾患である．患者は，はちまきやヘアーバンド，帽子で頭を圧迫されるとか，頭や肩に重いものがのっているとかいわれる．緊張型頭痛の痛みは軽度から中等度で，同じ姿勢で長時間いると午後になって痛みが増悪するといった訴えが聞かれる．また，精神的に緊張したり，筋緊張が高まったりするによっても痛みが増悪することもある．緊張型頭痛は，反復性緊張型頭痛（稀発・頻発）と慢性緊張型頭痛の3つのタイプに分類される．

治療は，急性期治療と予防療法に分かれる．急性期治療は，鎮痛薬とNSAIDsおよび筋弛緩薬が用いられる．予防療法は，非薬物療法である頭痛体操，マッサージなどがあるが，慢性緊張型頭痛では三環系抗うつ薬（アミトリプチリン）などを用いる．

群発頭痛の症状・治療

群発頭痛は，一側の眼窩部に短時間（15～180分）持続する重度の頭痛発作が1日に数回起こる疾患である．通常，頭痛発作が起こる群発期（数週～数カ月続く）と寛解期（数カ月～数年）があるのが特徴である．発症年齢は20～40歳で，男性の有病率が女性の3倍である．最悪の頭痛発作時における患者の多くは横になることができずに歩き回る．群発期にはアルコールにより頭痛が誘発されるので，いつもアルコールを飲んでいる患者も群発期にはアルコールを控えている．群発頭痛は，反復性群発頭痛と慢性群発頭痛の2つのタイプに分類される．

治療は，急性期治療と予防療法に分かれる．急性期治療は，皮下注射や点鼻のトリプタン（スマトリプタン），純酸素投与が有効である．予防療法は，ベラパミルや副腎皮質ステロイドの一時的使用が行われている．

症例呈示

【症例1】急性の頭痛（くも膜下出血）

55歳，女性

主訴：激しい頭痛，意識障害

既往歴：高血圧

家族歴：母　くも膜下出血

現病歴：急にこれまでに起きたことのない激しい頭痛が起きたため，家族の車で病院へ向かったところ，途中で意識レベルが低下した．救急外来を受診時の意識レベルはジャパン・コーマ・スケールⅢ-200，脳神経は，左瞳孔散大がみられ，左の対光反射が消失していた．

検査：頭部CTは左側頭葉にくも膜下出血，3D-CTAは左中大脳動脈に脳動脈瘤

治療：緊急で脳動脈瘤クリッピング術を施行した．

【症例 2】急性の頭痛（髄膜炎）

35 歳，女性

主訴：発熱，動くと痛む頭痛，嘔吐

既往歴：後腹膜腫瘍

家族歴：特記なし

現病歴：数日前から 39℃の発熱とこれまでに経験したことのないガンガンする頭痛があり，階段の上り下りなど体動により頭痛が悪化し，嘔吐もするため受診した．

神経所見：項部硬直あり

検査：髄液　細胞数 300/μL（単核球優位）（基準 0 ～ 2），糖 60 mg/dL（基準 50 ～ 75），蛋白 80 mg/dL（基準 15 ～ 45）

診断・治療：診断は髄膜炎のマインドマップ（図 4）の細胞数増加の枝（黄色）を使って鑑別を行っていく．単核球優位で，糖低下がなく，意識障害もないため，ウイルス性髄膜炎の診断となる．治療は，補液，安静にて経過観察したところ，症状は軽快した．

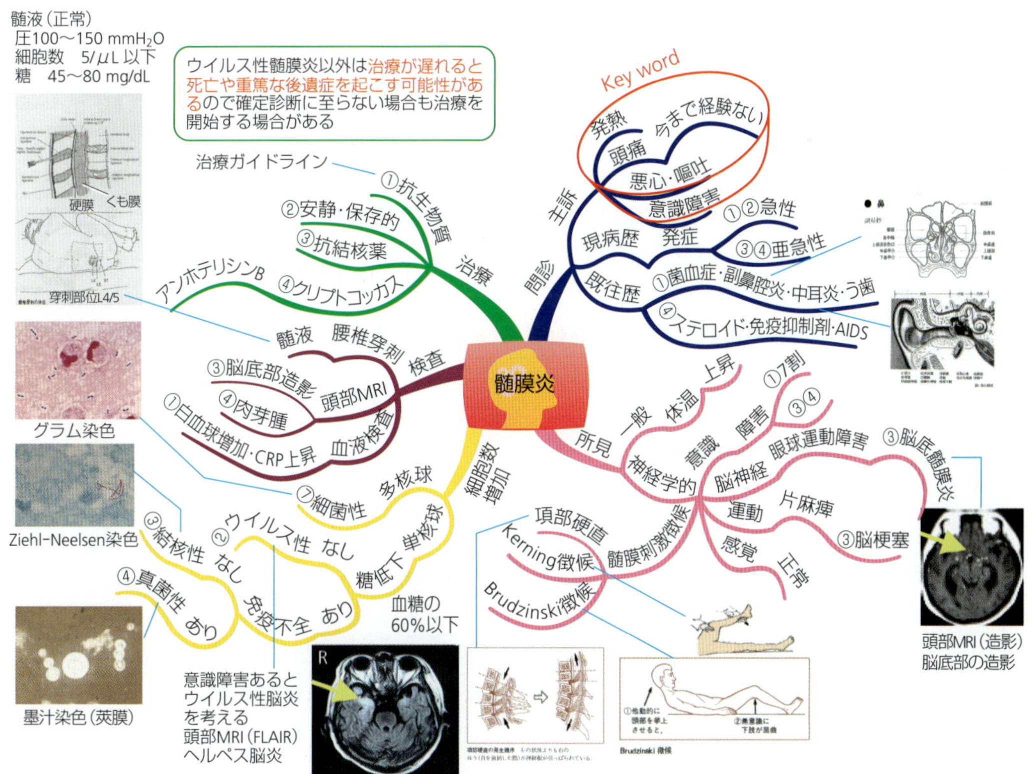

図 4　髄膜炎のマインドマップ

【症例 3】慢性の頭痛（片頭痛）

28 歳，女性

主訴：頭痛の悪化

既往歴：特記なし

家族歴：母　頭痛もち（ポイント：母親が片頭痛だと子どもも片頭痛であることが50%以上）

現病歴：小学校高学年頃から拍動性の頭痛が月に 1，2 回程度みられていたが，最近頭痛が悪化して日常生活に影響が出てきたため受診した．片側に拍動性の頭痛を認め，月に 6 回程度の頭痛発作がみられる．頭痛がひどいと吐いて，会社を休んでしまう．前兆はなく，光・音過敏があり，月経に頭痛が関連している．生活状況は，毎日 8 ～ 20 時頃まで仕事（美容師）をしていて疲れが蓄積していた．特に日中が忙しいため，昼食が夕方になることもしばしばあった．

治療：前兆のない片頭痛の診断で，治療は急性期の頭痛発作時はエレトリプタンの服用を指示し，頭痛回数が多いため予防療法（ロメリジン）を開始した．治療により，頭痛回数が月 3 回程度に減少し，頭痛の程度も軽減された．

【症例 4】慢性の頭痛（緊張型頭痛）

57 歳，女性

主訴：夕方に後頭部が重くなる

既往歴：十二指腸潰瘍

家族歴：特記なし

現病歴：数カ月前から夕方になると後頭部が重くなるため心配になり来院した．以前から肩こりも伴っていた．職業は事務職で，朝から夕方までパソコン画面を同じ姿勢で使っていた．

治療：反復性緊張型頭痛の診断で，筋弛緩薬の投与と頭痛体操の指導を行い，危険な頭痛でないと説明したところ，患者は安心し帰宅した．

【症例 5】慢性の頭痛（群発頭痛）

41 歳，男性

主訴：左眼の刺されるような痛み

既往歴：変形性腰椎症

家族歴：特記なし

現病歴：35 歳頃から，朝方に左眼の奥が刺されるような痛みが起こり，数年に 1 度，1 カ月程度集中的に起きていた．3 日前の深夜から以前と同様の痛みが起こり，我慢できないため外来を受診した．

検査：頭部 MRI・MRA 異常なし

治療：群発頭痛と診断し，頭痛発作時には，スマトリプタン点鼻を用い，予防療法としてベラパミルと副腎皮質ステロイドの短期投与を行い，症状の軽減がみられた．頭痛発作は約 1 カ月間持続し消失した．

まとめ

頭痛を訴えて受診する患者は多く，その原因疾患も多岐にわたる．まず，発症形式が急性か慢性かを把握し緊急性の有無を確認する．急性の場合は二次性頭痛の鑑別を緊急に行い，慢性の場合は丁寧な問診で頭痛の原因を探っていくことが望まれる．

■文献

1）日本頭痛学会・国際頭痛分類委員会. 国際頭痛分類第 3 版 beta 版. 東京: 医学書院; 2014. p.1- 205.
2）慢性頭痛の診療ガイドライン作成委員会. 慢性頭痛の診療ガイドライン 2013. 東京: 医学書院; 2013. p.1-349.
3）辰元宗人. マインドマップで診断しよう「フックワード」から記憶をたどり診断へ. レジデントノート. 2011; 12: 2888-92.
4）野中ゆみえ, 辰元宗人, 宮堀奈津子, 他. 看護師による頭痛患者に対する問診時のマインドマップの活用. ブレインナーシング. 2013; 29: 259-63.
5）Sakai F, Igarashi H. Prevalence of migraine in Japan: national wide survey. Cephalalgia. 2007; 17: 15-22.

〈辰元宗人〉

3. めまい，難聴，耳鳴り

Points

- 脳に原因がある中枢性めまいは，めまい以外の神経症候（眼球運動障害，構音障害，手足の麻痺や感覚障害，手足の小脳性運動失調，体幹失調のいずれか）を伴う．
- 耳に原因がある末梢性めまいは，特徴的な眼振（右下または左下懸垂頭位での回旋性眼振，または右下頭位と左下頭位で方向が逆転する方向交代性眼振，または方向が逆転しない方向固定性水平性眼振）を伴う．
- 中枢聴覚伝導路に障害が生じれば，耳に異常がなくても難聴や耳鳴りを生じる．
- めまいや難聴，耳鳴り患者では，中枢疾患の鑑別のために，看護師もほかの神経症候の有無に気をつけていたほうがよい．

めまい

平衡感覚は，前庭感覚，視覚，深部感覚の3種類の感覚情報を中枢神経系で統合することで得られており，めまいは，これらの感覚情報間のミスマッチや統合異常で生じる異常感覚である（図1）．したがって，理論的にはどの感覚情報の伝達ないし統合経路に障害があってもめまいは生じ得るが，実際は，内耳の障害に起因する前庭感覚入力異常（末梢性めまい）が圧倒的に多い．一方，脳の障害に起因するめまい（中枢性めまい）は，数は少ないながら重篤な疾患が原因であることが多い．

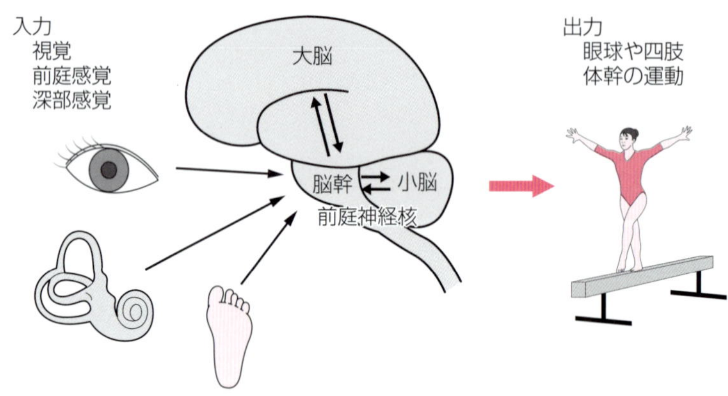

図1　身体の平衡維持の仕組みのシェーマ

(1) めまいの診断

A. 中枢性めまいの特徴

中枢性めまいは，脳幹や小脳の障害で生じることが多い．原疾患の代表は脳血管障害で

表1 中枢性めまいの特徴（めまい以外の神経症候を伴う）

障害部位	特徴
脳幹	眼球運動障害や構音障害，上下肢や顔面の運動障害，上下肢や顔面の感覚障害を伴う
小脳上部	構音障害や上下肢の小脳性運動失調を伴う
小脳下部	体幹失調（起立・歩行障害）を伴う

表2 中枢性めまいに伴うめまい以外の神経症候のスクリーニング

問診	診察
ものが二重に見える（複視） 呂律が回らない（構音障害） 四肢や顔面の動きにくさ 四肢や顔面のしびれ感	視標（指）の追視 構音障害のチェック（「パタカ」の繰り返し） バレー徴候の確認 反復拮抗運動または指鼻試験の確認 起立・歩行障害の確認

ある．脳幹の障害によるめまいは，ほぼ例外なく，めまい以外の神経症候（眼球運動障害，構音障害，顔面ないし手足の麻痺や感覚障害など）を伴う．脳幹は範囲が狭いので，近接する感覚や運動の神経機構が一緒に障害されるためである．

小脳の上部が障害されためまいは，構音障害や手足の小脳性運動失調を伴う．一方，小脳の下部が障害されためまいは，体幹失調が唯一の神経症候になることが多い．小脳下部障害の体幹失調は，視覚や深部感覚による補正が効きづらい（表1，2）．

B. 末梢性めまいの特徴

末梢性めまいは，良性発作性頭位めまい症（後半規管型と外側半規管型）と急性一側末梢前庭障害（メニエール病や前庭神経炎など）を念頭におき，眼振により診断する．後半規管型良性発作性頭位めまい症は，座位から右下または左下懸垂頭位にした際に，どちらかで回旋性眼振が出現することが特徴であり（図2A），外側半規管型良性発作性頭位めまい症は，右下頭位と左下頭位で方向が逆転する方向交代性眼振が特徴である（図2B）．良性発作性頭位めまい症以外の末梢性めまいは，頭位によらない方向固定性水平性眼振（水平回旋混合性眼振）が特徴である（図2C，表3）．

(2) 中枢性めまい

A. 脳血管障害

中脳に生じた血管障害では，しばしば眼球運動障害，それも特に垂直性の眼球運動障害が生じる．橋の血管障害では，めまいとともに水平性の眼球運動障害をきたすことがある．延髄外側の血管障害では，めまいとともに構音障害，嚥下障害，患側の運動失調，健側の温痛覚低下などをきたす（ワレンベルク症候群）（図3A ～ D）．

小脳は，上小脳動脈（superior cerebellar artery：SCA），前下小脳動脈（anterior inferior cerebellar artery：AICA），後下小脳動脈（posterior inferior cerebellar artery：PICA）により，灌流されている．SCA領域やAICA領域の梗塞によるめまいでは，患側の上下肢

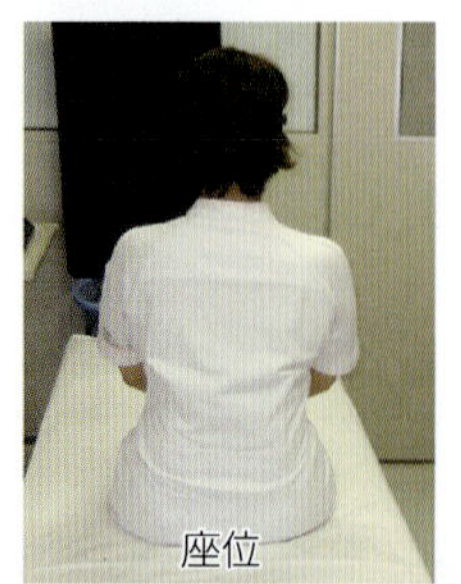

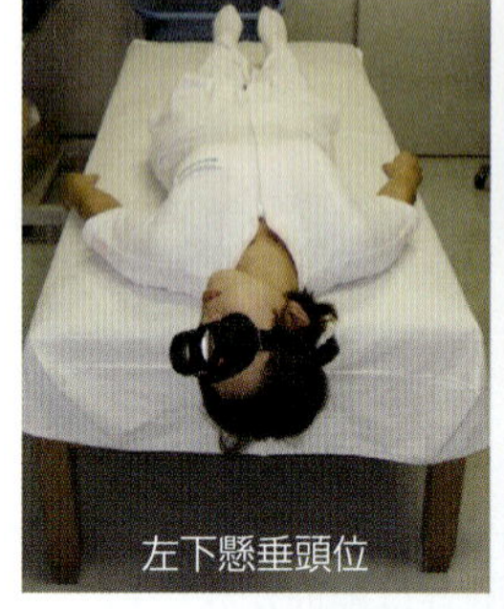

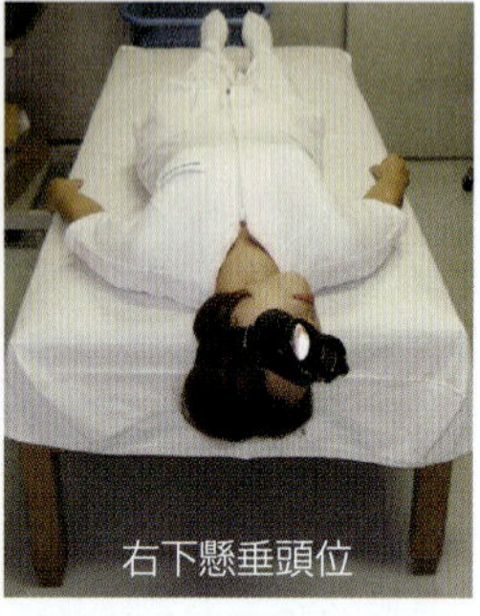

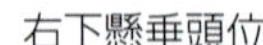

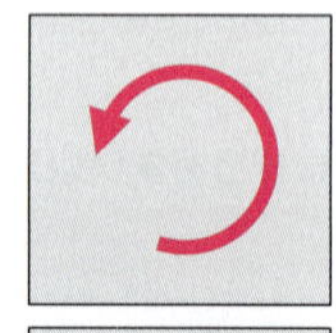

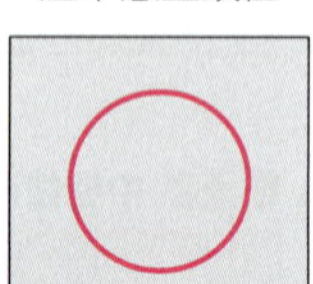

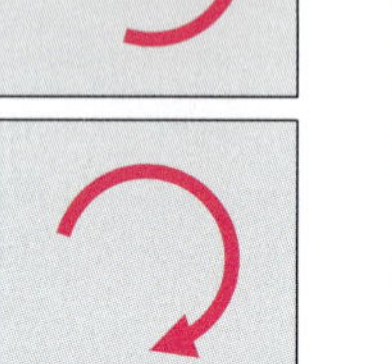

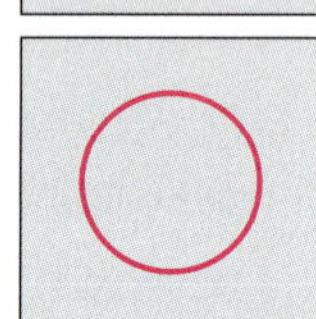

図 2A　後半規管型良性発作性頭位めまい症の眼振
右後半規管型良性発作性頭位めまい症では，座位から右下懸垂頭位にした際に，右向き（眼球の上極が患者の右耳へ向かう方向に回旋する）回旋性眼振がみられる．座位に戻すと眼振の向きは逆転する．なお，患側が左であれば，左下懸垂頭位での左向き回旋性眼振がみられる．

の小脳性運動失調や構音障害をきたす．AICA 領域の梗塞では，橋外側や内耳が一緒に障害され，患側の顔面麻痺や難聴を伴うこともある（AICA 症候群）．PICA 領域の梗塞では，めまいとともに顕著な体幹失調をきたす．小脳の出血は，多くの場合歯状核近傍に生じるので，めまいとともに明らかな小脳性運動失調がみられることが多い．また，しばしば頭痛も伴う（図 4A，B）．

脳血管障害が疑われた場合には直ちに画像検査を行い，原因（梗塞ないし出血）に応じた対処をする．

B. その他

脳血管障害以外の疾患でも，病変の局在診断は脳血管障害の場合と変わりはない．脳幹や小脳に生じた腫瘍は，多くの場合，数週から数カ月かけて徐々に悪化する経過をとるが，時に経過中の腫瘍内出血や局所の循環障害，浮腫などにより，急性めまいで受診することもある（図 5）．多発性硬化症（MS）も，脳幹や小脳に脱髄が生じればめまいをきたす．脳卒中よりは若年層に多く，症状完成までの時間も脳卒中よりは長い（亜急性）．ちなみに MS による核間性眼筋麻痺はよく知られているが，わが国における核間性眼筋麻痺の原因は，MS よりも脳梗塞のほうが多い．他にも脳幹脳炎や小脳炎，代謝性脳症，脊髄小脳変性症（図 6）などが，めまいやふらつき，歩行障害の原因になる．

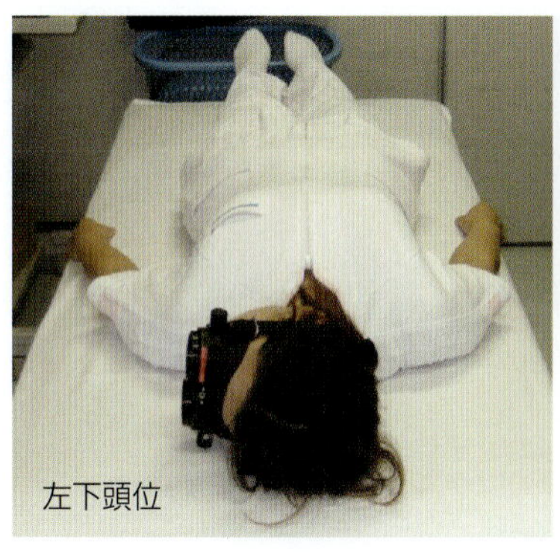

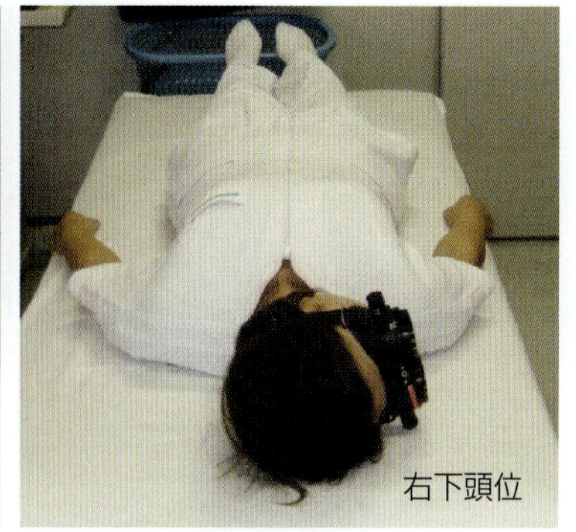

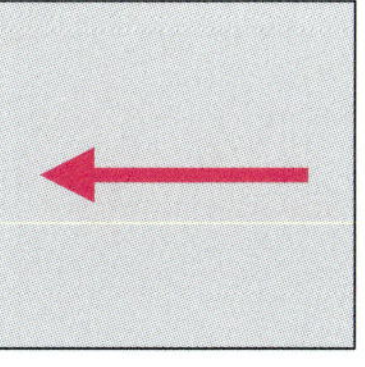
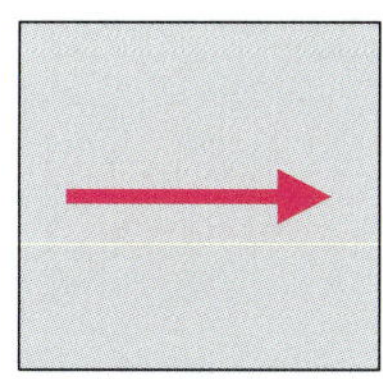

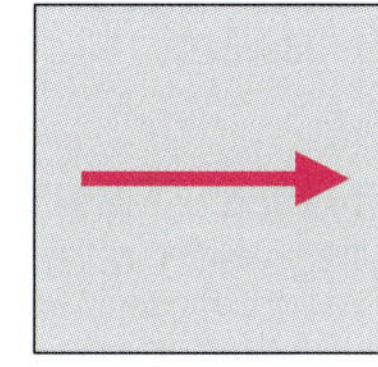
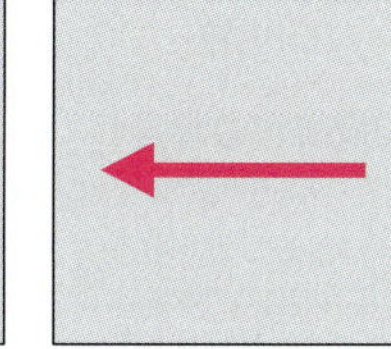

図 2B　外側半規管型良性発作性頭位めまい症の眼振

外側半規管型良性発作性頭位めまい症では，右下頭位と左下頭位で方向が逆転する方向交代性眼振がみられる．眼振の向きは，カナル結石症なら下向性（向地性），クプラ結石症なら上向性（背地性）である．ちなみに，カナル結石症は，右下頭位と左下頭位を比べたときに，眼振（下向性眼振）が目立つほうの頭位で下になった側が患側で，クプラ結石症は，眼振（上向性眼振）が目立つほうの頭位で上になった側が患側である．

(3) 末梢性めまい

A. 良性発作性頭位めまい症

良性発作性頭位めまい症は，卵形嚢から脱落した耳石の一部が半規管内に迷入することで生じる．めまいの原疾患のなかで最も頻度が高い．典型的な症状は，特定の頭位や頭部変換で誘発される，持続が 1 分以内の回転性めまいだが，持続性のめまいや浮遊感を訴えることもある．自然に軽快する場合も多いが，迷入した耳石を排出すれば短時間で治癒するため，積極的にエプリー法やランパート法などの耳石置換療法を行うことが望ましい．

後半規管に耳石小片が迷入した後半規管型は，回旋性眼振が出現する懸垂頭位で下になった側が患側である（図 2A）．一方，外側半規管に耳石小片が迷入した外側半規管型は，方向交代性下向性眼振であれば耳石小片が半規管内を浮遊しているカナル結石症であり，方向交代性上向性眼振であれば耳石小片がクプラに付着したクプラ結石症である．カナル

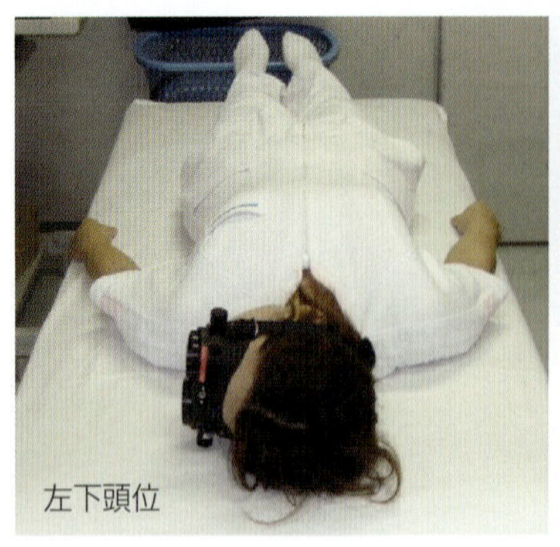

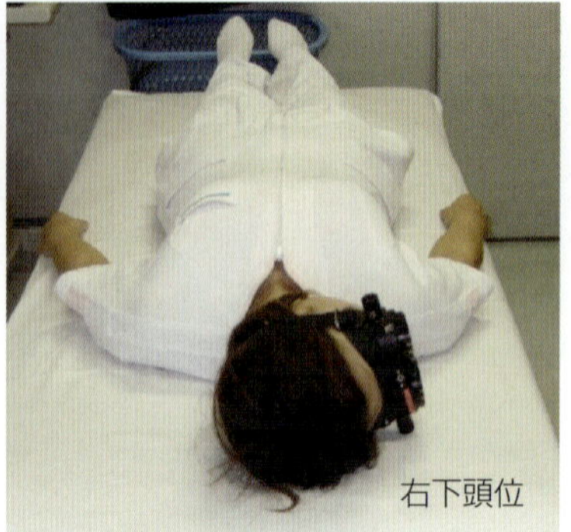

右末梢前庭障害

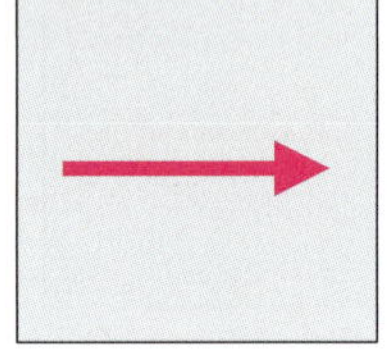

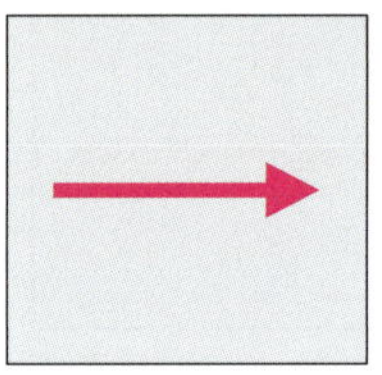

右下頭位　左下頭位

図 2C　急性一側末梢前庭障害の眼振
前庭神経炎のような一側末梢前庭障害では，右下頭位と左下頭位で方向が変わらない方向固定性水平性眼振がみられる．眼振の向きと逆側が患側である．

表 3　末梢性めまいの特徴（めまい以外の神経症候を伴わない）

原疾患	眼振
良性発作性頭位めまい症（後半規管型）	右下または左下懸垂頭位での回旋性眼振
良性発作性頭位めまい症（外側半規管型）	右下頭位と左下頭位での方向交代性眼振
急性一側前庭障害（前庭神経炎など）	頭位によらない方向固定性水平性眼振

結石症では眼振が強く出る頭位で下になった側が，そしてクプラ結石症では眼振が強く出る頭位で上になった側が患側である（図 2B）．前半規管に耳石小片が迷入することはほとんどない．

B．急性一側末梢前庭障害（前庭神経炎，メニエール病，突発性難聴，その他）

前庭神経炎は，比較的急性に発症する蝸牛症状を伴わない末梢性めまいで，日常生活に支障をきたす強いめまいが 2 ～ 3 日継続した後，2 週間程度で徐々に軽快する．めまいの 7 ～ 10 日前に先行感染（感冒）を経験している場合もある．原因として，神経へのウイルス感染や血流障害が想定されている．急性一側末梢前庭障害なので，健側向き方向固定性水平性眼振（正確には水平回旋混合性眼振）が特徴である（図 2C）．

メニエール病（Ménière's disease）は，難聴や耳鳴り，耳閉感などの蝸牛症状を伴うめまいを反復する疾患で，病態は内リンパ水腫と考えられている．頻度は少なく，めまい全体の数％に過ぎない．女性に多く，30 ～ 40 歳代に発症のピークがある．メニエール病も

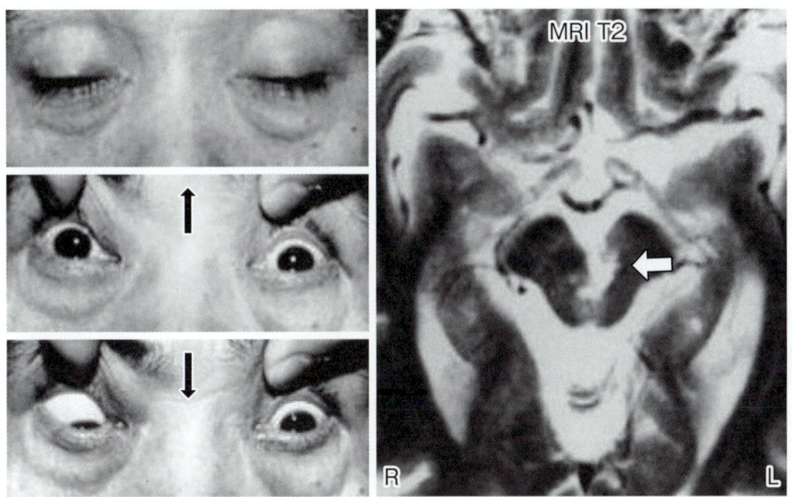

図 3A　中脳病変による両側眼瞼下垂と垂直性眼球運動障害
めまいとともにものが見えにくくなった 57 歳男性．両側眼瞼下垂，上方注視麻痺，左眼の下転障害を認めた．MRI（T2 強調画像）で，中脳に梗塞巣が確認できる．

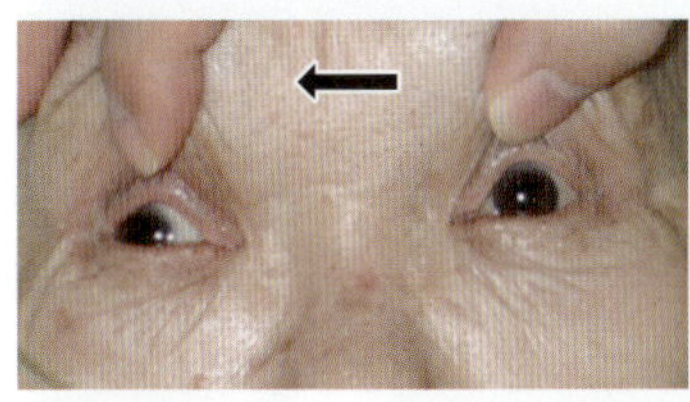

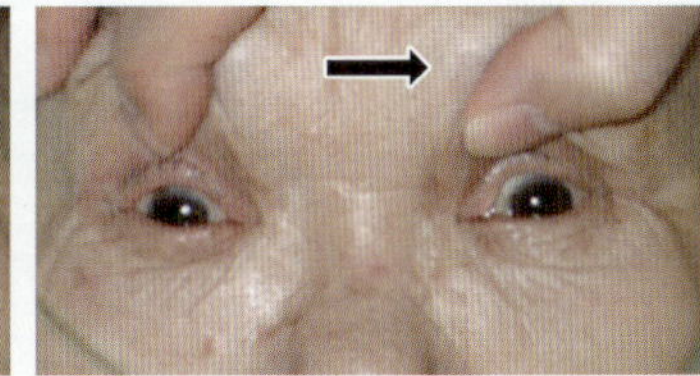

図 3B　橋被蓋部病変による水平性眼球運動障害
めまいと複視で来院した 75 歳女性．左眼の内転障害と左方注視麻痺（ワンアンドハーフ症候群）を認めた．MRI（拡散強調画像）を施行したところ，左傍正中橋被蓋部に梗塞を認めた．

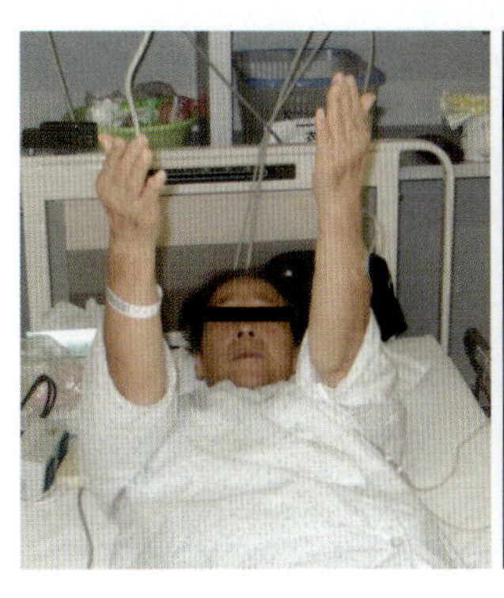

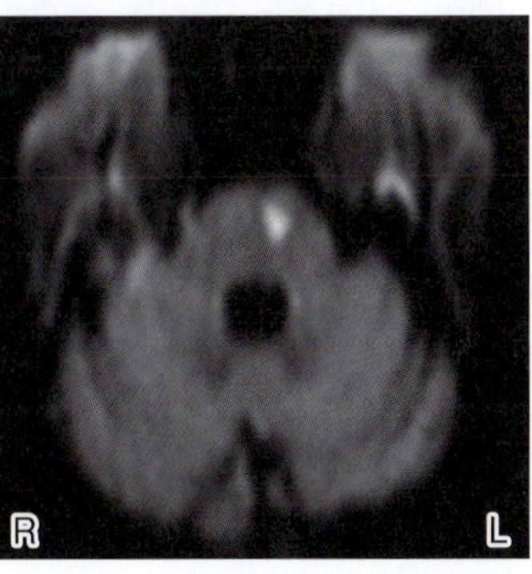

図 3C　橋底部病変による不全片麻痺
めまいと右手の使いづらさで搬送されてきた 75 歳女性．右手が軽度回内し，下垂することから不全片麻痺が確認できる（バレー徴候陽性）．MRI（拡散強調画像）で右橋底部に梗塞を認めた．

一側の急性末梢前庭障害なので，前庭神経炎と同様に健側向き方向固定性水平性眼振がみられる（麻痺性眼振）．ただし，前庭神経炎と異なり，急性期には一過性に患側向き眼振が出現する（刺激性眼振）．めまいの持続は数十分から数時間程度で，聴力低下は一般に低音域に強く生じる．

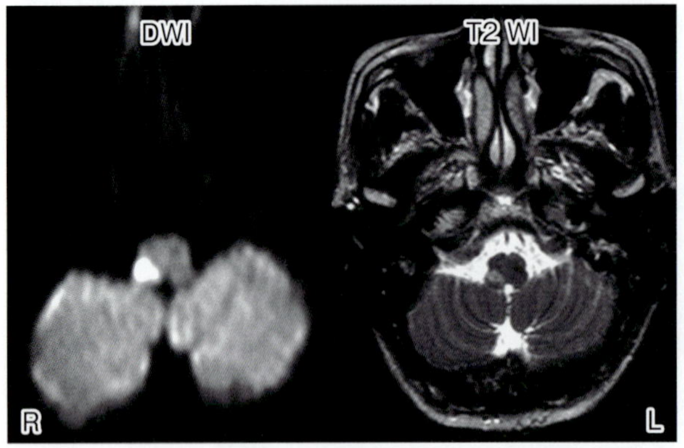

図 3D　延髄外側病変によるワレンベルグ症候群

めまいのほかに，構音障害，嚥下障害，左半身感覚低下（しびれ感）のある 72 歳男性（ワレンベルグ症候群）．MRI（拡散強調画像）（左）で右延髄に梗塞を認めた．同部はT2 強調画像でも既に高信号となっていた（右）．

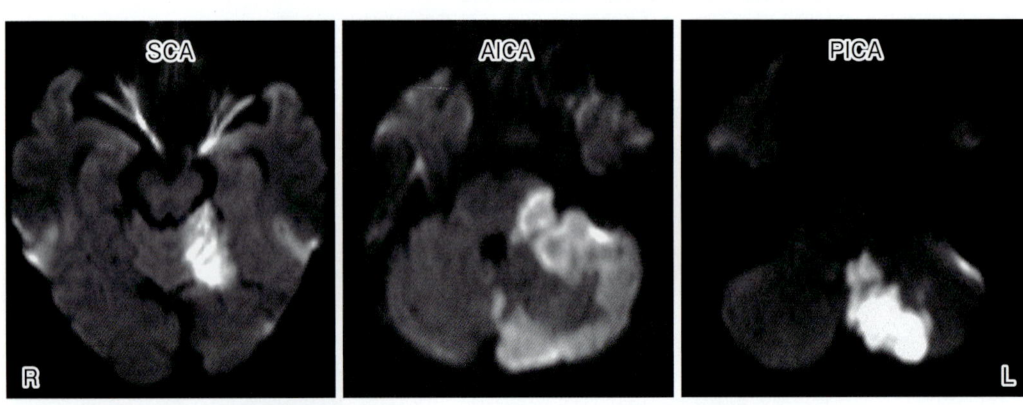

図 4A　小脳の各動脈領域の梗塞

上小脳動脈（SCA），前下小脳動脈（AICA），後下小脳動脈（PICA）領域の梗塞の MRI 拡散強調画像．SCA 領域の梗塞では，患側の上下肢の小脳性運動失調と構音障害をきたす．AICA 領域の梗塞も，患側の上下肢の小脳性運動失調をきたす．AICA は同側の橋外側や内耳も灌流しているため，画像に示すように橋の外側にも梗塞が及び，患側の顔面麻痺や難聴を伴うこともある．PICA 領域の梗塞では顕著な体幹失調をきたすが，四肢の小脳性運動失調や構音障害は目立たない．なお，ここでは示していないが，PICA 領域の梗塞では延髄外側に梗塞が及ぶことも多い．

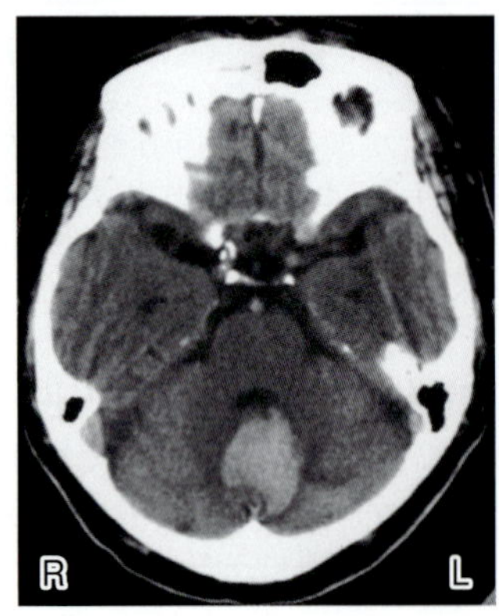

図 4B　小脳出血によるめまい

めまい，嘔吐，歩行障害で来院した 63 歳男性．小脳性の構音障害や左側優位の四肢の運動失調も明らかであった．CT で小脳出血を確認した．

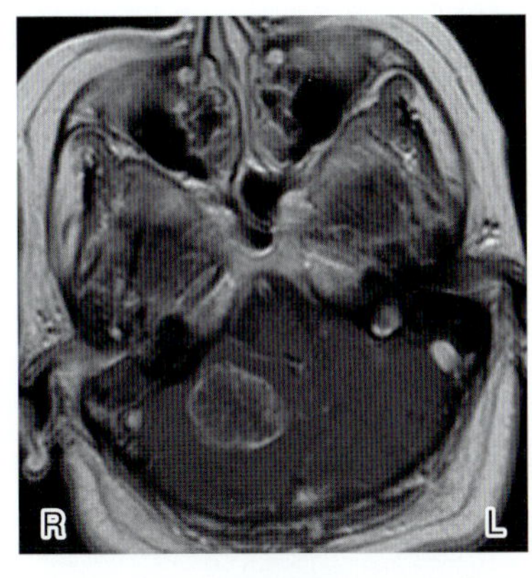

図 5　小脳腫瘍によるめまい
めまいと歩行障害で来院した 59 歳女性．ガドリニウム増強 T1 強調 MRI 画像で大腸癌の小脳転移が判明した．

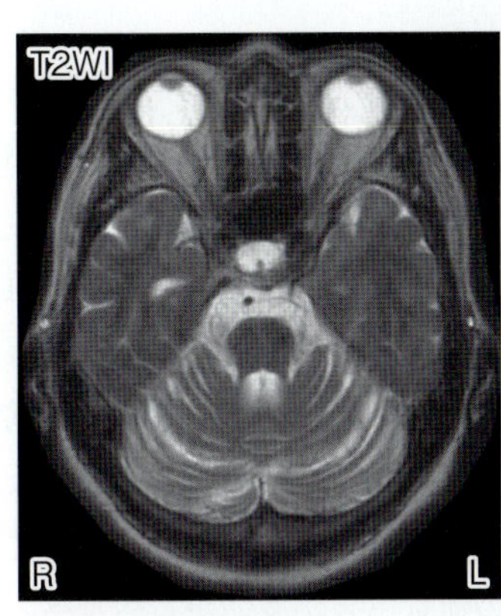

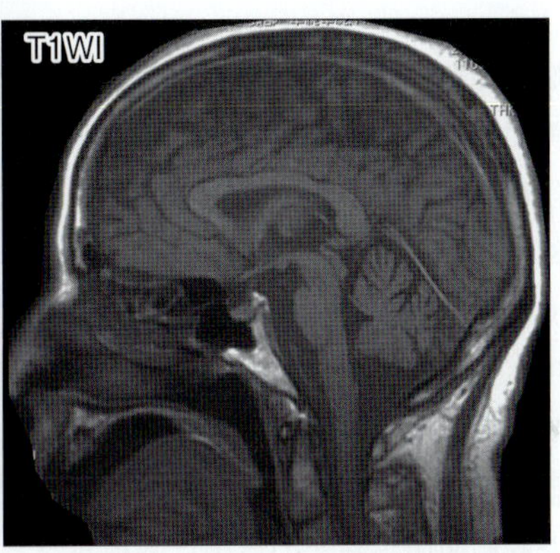

図 6　脊髄小脳変性症
オリーブ橋小脳萎縮症（多系統萎縮症小脳型：MSA-C）の 63 歳の女性．数年の経過でふらつき，歩行障害，構音障害が徐々に進行した．MRI で小脳と脳幹の萎縮が目立つ．よくみると T2 強調画像で橋に特徴的な横走線維の変性（十字サイン）も認める．診察上は小脳性運動失調が明らかであった．

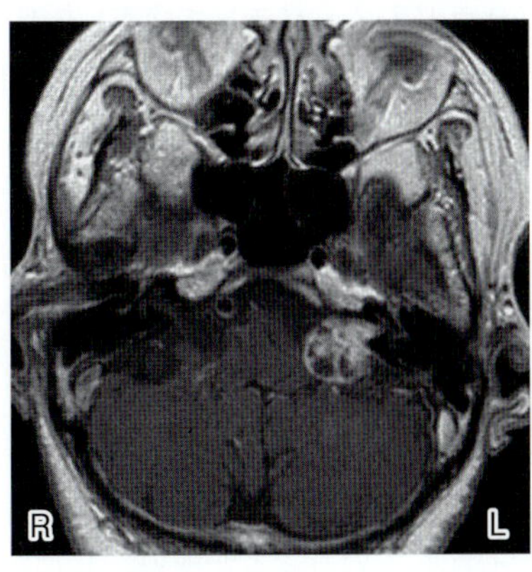

図 7　神経鞘腫によるめまい
左の難聴とめまいをきたした 76 歳女性．ガドリニウム増強 T1 強調 MRI 画像で左蝸牛神経を障害する神経鞘腫を認めた．

突発性難聴は急性発症する感音性難聴で，3～5割にめまいを伴う．内耳の循環障害やウイルス感染などが原因として推測されている．中耳炎や中耳真珠腫などの中耳炎症性疾患も，難聴とともにめまいをきたすことがある．

難聴，耳鳴り

難聴や耳鳴りは，耳鼻咽喉科で扱われることが多いが，中枢神経系の疾患による難聴や耳鳴りも存在する．中枢神経障害による難聴や耳鳴りは，めまいの場合と同様に，ほかの神経症候を伴うことで鑑別できる場合が多い．

(1) 難聴

音は，内耳から蝸牛神経，蝸牛神経核，上オリーブ核，外側毛帯，下丘，内側膝状体を経て，側頭葉の一次聴覚野に伝えられる．難聴の多くは，耳疾患が原因であるが，耳に異常がなくても，この中枢聴覚伝導路に病変があれば，難聴は生じ得る．

蝸牛神経には，神経鞘腫や髄膜腫といった腫瘍が発生する．こうした腫瘍は難聴の原因となる（図7）．髄膜炎や髄膜癌腫症も，蝸牛神経がくも膜下腔で障害されるため，難聴をきたすことがある．脳幹に生じた腫瘍（神経膠腫など）や脱髄（多発性硬化症など）も，中枢聴覚伝導路に障害が及べば難聴の原因になり得る．側頭葉の一次聴覚野の障害も，難聴の原因になる．一次聴覚野は左右の側頭葉にあるため，通常側頭葉病変による難聴（皮質聾）は，両側性の障害で生じる．こうした両側側頭葉病変の原因は脳梗塞などの血管障害が多いが，ヘルペス脳炎などでも生じることがある．

(2) 耳鳴り

耳鳴りは他覚的に確認できる所見に乏しいため，正確な評価が難しい．実際の音との比較から類似する周波数（ピッチ・マッチ検査）や大きさ（ラウドネス・バランス検査）を調べたり，耳鳴りを抑制できる最少ノイズの大きさ（マスキング検査）を調べたりする評価法はあるが，再現性は必ずしも高くはない．

耳鳴りは，実際に体内に音源がある場合もあれば，聴覚神経系の異常活動が原因のこともある．難聴をきたす疾患はすべて耳鳴りの原因になり得るが，それ以外にも，頭頸部の動脈狭窄や動静脈奇形，動静脈瘻，聴神経への血管圧迫，聴覚伝導路に生じた腫瘍などが耳鳴りをきたす．

(3) めまい，難聴，耳鳴りで，看護師が何をすべきか

めまいや難聴，耳鳴りの患者は，中枢神経系疾患を心配していることが多い．したがって看護師も，中枢疾患の鑑別の鍵である他の神経症候を確認する必要がある．他の神経症候がなければ耳の疾患の可能性が高いので患者を安心させることができるし，他の神経症候があれば脳の疾患にいち早く気づくことができる．

〈城倉　健〉

4. 認知症

Points

- 認知症とは，正常に発達し，獲得された記憶・理解・言語などの知的能力が後天的に何らかの原因で障害され，日常生活や社会生活に支障をきたすようになったものである．
- 高齢者人口の増加に伴い，認知症罹患患者数が増加している．
- 認知症の診断は，治療可能な疾患を鑑別することが第一であり，診断には，詳細な問診や神経学的所見を含めた診察，血液検査，画像診断が必要である．
- 認知症のなかで最も多い疾患はアルツハイマー病である．
- 看護師は認知症の人・家族に寄り添い，患者の意志を尊重した支援を行う．

認知症の概念

認知症（以前は dementia が使用されていたが DSM-5 から major neurocognitive disorder と訳されるようになった）とは，正常に発達した知的能力が，ある時期に後天的な器質性障害によって持続的に低下し，日常生活や社会生活に支障をきたす状態をいう．意識障害を伴わない（図 1）．

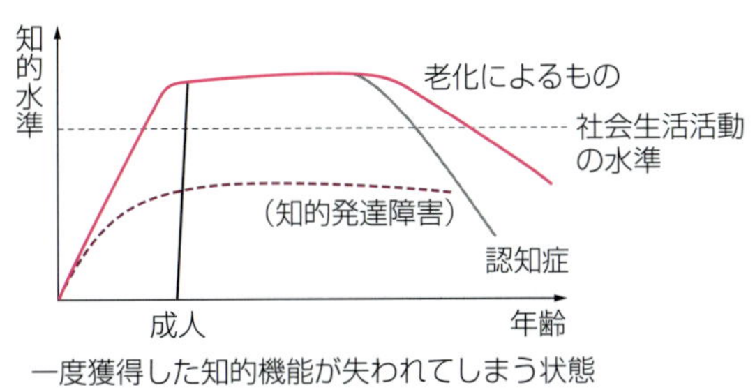

図 1 認知症とは
（知的発達障害は含まれない）

疫学

(1) 日本の高齢社会

内閣府の「高齢社会白書（平成 22 年度版）」によると，わが国の総人口は今後，長期の人口減少過程に入り，そのなかで 65 歳以上の人口の割合を意味する高齢化率は上昇を続け，2035 年に 33.7%となり 3 人に 1 人となる（図 2）．世界のなかでも急激に高齢社会が進んでいる．

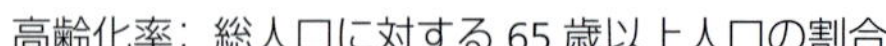

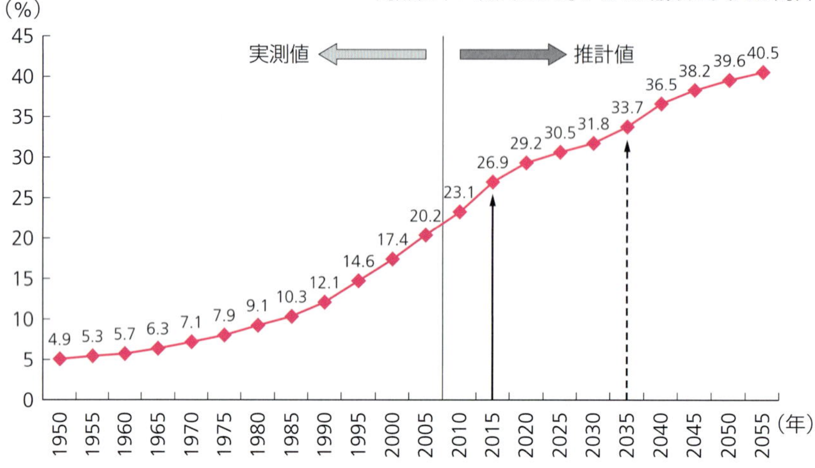

図 2　日本の高齢化率の推移と将来推計
〔高齢社会白書（平成 22 年度版）内閣府より〕

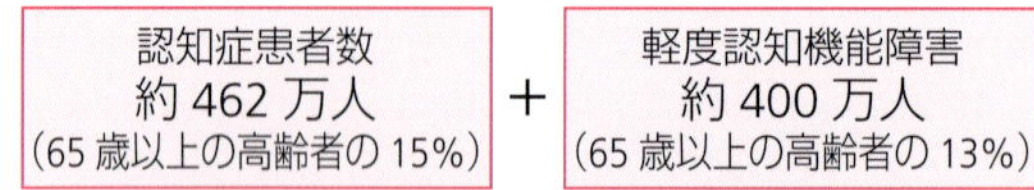

図 3　認知症の有病者数，軽度認知機能障害の人数
（平成 25 年 8 月 22 日 第 79 回厚生科学審議科学技術部会資料
「認知症予防のための戦略研究」より）

(2) 認知症患者の増加

高齢者人口の増加に伴い，認知症罹患率も年々増加し，最近の疫学調査では，認知症患者数は 462 万人（高齢者の 15%），認知症の前段階である軽度認知機能障害は 400 万人（高齢者の 13%），両方合わせると約 800 万人と推定されている（図 3）．ライフスタイルの多様化により，単独世帯が増え，認知症患者の介護者が高齢者，いわゆる「老々介護」や認知症患者の独居も増え，患者を取り巻く社会環境は介護者が不在，孤立しやすいなどの問題もある．急増する認知症に対応するための施策として，認知症施策推進総合戦略として「新オレンジプラン」が提案され，認知症の人の意思が尊重され，できる限り住み慣れた地域の良い環境で自分らしく暮らし続けることができる社会の実現を目指す取り組みがなされている．

認知症の原因

認知症，認知症様症状を呈す主な疾患を表 1 に示す．認知症をきたす疾患には，アルツハイマー病が圧倒的に多く過半数を超え，それ以降は，脳血管性認知症，レビー小体型認知症，前頭側頭葉変性症が続く（図 4）．

表 1　認知症や認知症様症状をきたす主な疾患

神経変性疾患	アルツハイマー病，レビー小体型認知症，前頭側頭葉変性症，進行性核上性麻痺，大脳皮質基底核変性症，ハンチントン病，その他
脳血管性認知症	脳梗塞，脳出血，慢性硬膜下血腫，ビンスワンガー病，その他
脳腫瘍	原発性脳腫瘍，転移性脳腫瘍，癌性髄膜腫
正常圧水頭症 頭部外傷 無酸素低酸素症	
神経感染症	急性ウイルス性脳炎，HIV 感染症，クロイツフェルト・ヤコプ病，神経梅毒，その他
臓器不全	腎不全，透析脳症，肝不全，慢性呼吸不全，その他
内分泌機能異常症	甲状腺機能低下症，下垂体機能低下症，反復性低血糖
欠乏性疾患，中毒性疾患，代謝性疾患	慢性アルコール中毒，一酸化炭素中毒，ビタミン B_{12} 欠乏症，葉酸欠乏症，薬物中毒，金属中毒，その他
自己免疫疾患	多発性硬化症，急性散在性脳脊髄炎，ベーチェット病，その他
蓄積症	糖原病，その他
その他	ミトコンドリア脳筋症，進行性筋ジストロフィー，その他

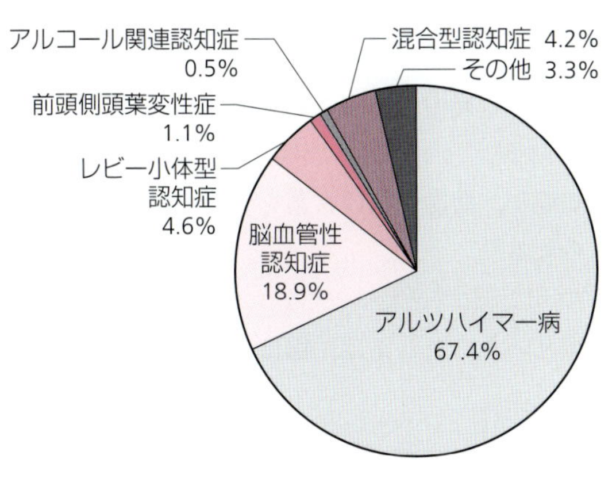

図 4　認知症のタイプの割合（宮城県栗原市，茨城県利根町，愛知県大府市，島根県海士町，大分県杵築市，佐賀県黒川町，新潟県上越市の調査より）

(Ikejima C, et al. Psychogeriatrics. 2012; 12: 120-3[1] より)

認知症の症状

認知症の経過は，最初の頃は，物の名前が出てこない，置き忘れやしまい忘れが目立つ，同じことを何度も聞いたり話すようになる，といった記憶障害が目立ち，進行すると季節に合った洋服が選べない，誰かがお金を盗んだという妄想が出現する，近所で迷子になる，怒りっぽくなったり暴力を振るうなどの症状が出現し，重度になると，洋服の着かたがわからない，家族のことがわからなくなる，自発語が減り質問しても答えなくなる．認知機能低下や，精神症状が悪化するに従い，運動機能としても廃用性の筋力低下が加わり，嚥下障害で経口摂取ができなくなったり，誤嚥性肺炎などを併発し，発症から 10 年弱で最後は寝たきりとなって死亡する．

認知症の症状は，「中核症状」と「行動・心理症状（behavioral and psychological symptoms of

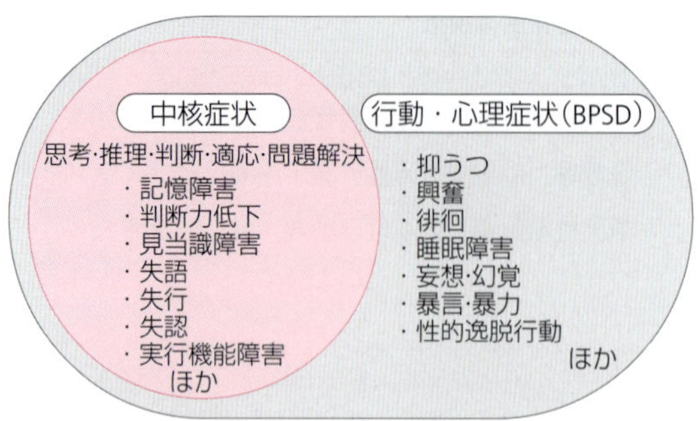

図5 中核症状と行動・心理症状(BPSD)

dementia: BPSD)」とに分けられる(図5).

(1) 中核症状

A. 記憶障害

記憶は，内容，時間によって分類される(表2). アルツハイマー病の場合，過去にあった体験がすっぽりと抜けてしまうといったエピソード記憶障害と，比較的最近の出来事が忘れてしまう近時記憶障害が多いとされる.

B. 見当識障害

自分がいる場所や日付，季節などを判断する能力が障害される.

C. 失語

単語の意味が理解できない意味性認知症や，助詞が抜け言葉をうまく話せない進行性非流暢性失語といった言語障害などがみられる.

D. 失行

うまく動作ができなくなることを失行という. たとえば，櫛は手元にないが,「櫛を使っ

表2 記憶障害の分類(内容・時間)

			例
記憶内容	1. 陳述記憶		
		a. エピソード記憶	「今朝，何を食べたか」,「どこへでかけたか」
		b. 意味記憶	「橋は川にかかる」,「箸は食事に使う」
	2. 非陳述記憶		
		a. 手続き記憶	「自転車に乗る」,「泳ぐ」
		b. プライミング	「ブドウ，イチゴ，パイナッフル，きゅうり」. このなかで，1つだけ間違いはきゅうりでなく，パイナップルである. 言葉の流れで間違いを見落とす.
記憶時間	即時記憶		電話番号をその場で覚える.
	近時記憶		昨日の朝食のメニューをいえる.
	遠隔記憶		何十年前の歌が歌える.

JCOPY 498-07596

て，髪の毛をとかす真似」をしてもらう．これができない場合には観念運動失行という．

E．実行機能障害

実行機能とは，目的をもった一連の行動を自立して有効に成し遂げるために必要な機能であり，前頭葉に関連するとされる．例をあげると野菜を使ってカレーライスを作るといった，計画や順序をたてて行動することができないことを指す．

(2) 認知症の行動・心理症状（BPSD）

中核症状以外の認知症にみられる症状で，アルツハイマー病の場合は，比較的進行すると，妄想や幻覚，徘徊，抑うつ，暴言，暴力，昼夜逆転，性的逸脱行動などの症状が出現するようになり，認知症介護者を疲弊させる原因になっている．

認知症の評価スケール

認知症の評価スケールには，質問式のスクリーニング検査として，改訂長谷川式簡易知能評価スケール（HDS-R）（表 3）や Mini-Mental State Examination（MMSE）（表 4）がある．HDS-R はわが国で最も広く使用されているもので，時間の見当識，場所の見当識，単語の再生と遅延再生，計算，数字の逆唱，物品の視覚記銘，言語の流暢性の 9 つの質問で構成されており，30 点満点で 20 点以下が認知症となる．一方，MMSE は国際的に最も使用されているもので，11 の質問で構成されており，文を読んで指示に従い動作をさせたり，文章を書かせたり，五角形が重なった図形の模写が組み込まれており，HDS-R とは少し内容が異なる．30 点満点中 23 点以下が認知症となる．その他，スクリーニング検査としては使用されないが，経過や治療効果などを判断するためにアルツハイマー病評価尺度（Alzheimaer's Disease Assessment Scale：ADAS）の日本語版（ADAS-J cog）が使用される．

認知症の鑑別診断（血流検査，画像検査）

認知症をきたす疾患には，表 1 に示すような多くの疾患があげられる．これらのなかで，慢性硬膜下血腫や，頻回の低血糖，甲状腺機能低下症など認知症様の症状をきたす疾患は，症状出現時に適切な検査・治療を受ければ，認知症状が改善または治癒するため，まずはじめにこれらの治療可能な疾患を鑑別することが重要である．詳しい問診や，神経学的所見のほか，血液検査，画像検査は必須である．画像検査には，頭部 CT（出血に有用），頭部 MRI（脳梗塞や脱髄性疾患，中毒性疾患，脳腫瘍などの脳疾患の大部分の鑑別に有用），脳血流 SPECT（放射性同位元素を用いて脳の血流分布を評価），PET（脳の代謝機能，アルツハイマー病の原因となるアミロイドや，タウ蛋白の沈着を評価する）などの評価法がある．アルツハイマー病患者の頭部 MRI では（図 6），両側側頭葉内側（海馬傍回）の萎縮と，側脳室下角の拡大の特徴がみられる．現在のところ，アルツハイマー病に特異的なバイオマーカーはなく，研究段階である．

表3　長谷川式認知症スケール（改訂長谷川式簡易知能評価スケール，Hasegawa's Dementia Scale Revised; HDS-R）

日本で広く用いられている改訂長谷川式簡易知能評価スケール (HDS-R) では，総得点が 30 点で，認知障害が高度になるほど得点が低くなり，一般に 20 点以下を認知症の疑いとします．
この検査には動作をしてもらう項目が含まれていないため，運動障害のある方でも検査が可能です．

No.	質問内容		配点	記入
1.	お歳はいくつですか？（2 年までの誤差は正解）		0 1	
2.	今日は何年の何月何日ですか？何曜日ですか？ (年月日，曜日が正解でそれぞれ 1 点ずつ)	年	0 1	
		月	0 1	
		日	0 1	
		曜日	0 1	
3.	私たちが今いるところはどこですか？ 自発的に出れば 2 点，5 秒おいて，家ですか？　病院ですか？　施設ですか？ のなかから正しい選択をすれば 1 点		0 1 2	
4.	これからいう 3 つの言葉をいってみてください．あとでまた聞きますのでよく覚えておいてください． (以下の系列のいずれか 1 つで，採用した系列に○印をつけておく) 1：a) 桜　b) 猫　c) 電車　　2：a) 梅　b) 犬　c) 自動車		0 1 0 1 0 1	
5.	100 から 7 を順番に引いてください． (100－7 は？　それからまた 7 を引くと？　と質問する．最初の答えが不正解の場合，打ち切る)	(93)	0 1	
		(86)	0 1	
6.	私がこれからいう数字を逆からいってください． (6-8-2，3-5-2-9)（3 桁逆唱に失敗したら打ち切る)	2-8-6	0 1	
		9-2-5-3	0 1	
7.	先ほど覚えてもらった言葉をもう一度いってみてください． (自発的に回答があれば各 2 点，もし回答がない場合，以下のヒントを与え正解であれば 1 点) a) 植物　b) 動物　c) 乗り物		a：0 1 2 b：0 1 2 c：0 1 2	
8.	これから 5 つの品物を見せます．それを隠しますので何があったかいってください．(時計，鍵，ハサミ，鉛筆，硬貨など必ず相互に無関係なもの)		0 1 2 3 4 5	
9.	知っている野菜の名前をできるだけ多くいってください． 答えた野菜の名前を右欄に記入する． 途中で詰まり，約 10 秒待っても出ない場合にはそこで打ち切る． 5 個までは 0 点，6 個＝ 1 点，7 個＝ 2 点，8 個＝ 3 点，9 個＝ 4 点，10 個＝ 5 点		0 1 2 3 4 5	

(加藤伸司, 他. 老年精神医学雑誌. 1991; 2: 1339-47[2] より)

認知症の代表的疾患

A. アルツハイマー病（Alzheimer's disease）

認知症の代表的疾患である．病理学的には，大脳皮質の神経細胞脱落である．アミロイド β 蛋白が脳に沈着し老人斑を形成し．タウ蛋白で構成される神経原線維変化がみられる．これらの病理変化は，症状が出現する数年前には既にみられ，臨床的に認知症状が発現す

表4 Mini-Mental State Examination (MMSE) (http://minds.jcqhc.or.jp/n/med/4/med0038/G0000352/0071 より)

内容	教示	回答	得点
見当識(時間)(まず時間を隠す)	今年は何年ですか (平成, 西暦などいわない).	年	/1
	今の季節は何ですか.		/1
	(腕時計を見ないでお願いします) 今, 何時くらいですか (±1時間までを正答とする).		/1
	今日は何月何日ですか (±1日までを正答とする).	月	/1
		日	/1
見当識(場所)	ここは都道府県でいうと, どこですか.		/1
	ここは何市ですか.		/1
	ここは何病院ですか.		/1
	ここは何階ですか.		/1
	ここは何地方ですか. たとえば東北地方.		/1
3単語記銘	今から, いくつかの単語をいいますので覚えておいてください. (短期間に2回行う場合は, 他の組み合わせから) 検者は1秒に1語ずつ. 被験者に繰り返させ, 3語すべていうまで繰り返し, 要した回数を記録. 後でまた聞くので覚えておいてください (強調). (①〜④のどの系列を行ったかを○で囲んで明記すること)	① 桜 猫 電車 ② 梅 犬 自動車 ③ テレビ うどん 太陽 ④ 山 テニス 新聞	/3
Serial 7	100から7ずつ引き算をしてください. 被験者の理解が悪い場合は再度「100から7ずつ引き算をしてください」と伝える. 途中で7を引くことを忘れても, 教えてはいけない. 再度, 上記指示を繰り返す. 最初の回答から連続的に正答した部分までに得点を与える.	93 86 79 72 65	/5
復唱	今から読む文章を語尾まで正確に繰り返してください.「みんなで, 力を合わせて綱を引きます」.		/1
3段階命令	大小の紙2枚を被験者の前に置く. 今から私がいうとおりに紙を扱ってください. ①小さいほうの紙を取って, ②それを半分に折って, ③大きいほうの紙の下に入れてください. (①②③を続けて読む)		/3
図形模写	次の図形を描いてください. 交点が正しい, 2つの五角形が描かれていれば正解とする.		/1
書字作文	何か文章を書いてください. 検者が文章を提示してはいけない. 被験者自らが文章を考え出せなければ得点は与えられない. 漢字の間違いは誤答としない.		/1
読字理解	これを読んでこのとおりにしてください. →「目を閉じなさい」,「これを読んでこのとおりにしてください」と指示し, 読むだけで何もしない場合は, 再度「このとおりにしてください」と指示する. これで正答すれば1点, この指示でも目を閉じない場合は0点とする.		/1
遅延再生	先ほど, いくつかの単語を覚えていただいたのですが, それは何でしたか. 「3つの単語をいってください」というように単語数をいってはいけない.		/3
物品呼称	(時計を見せながら) これは何ですか. (鉛筆を見せながら) これは何ですか.		/2
		合計	/30

【重要】患者の様子や反応を, すべて記載すること!

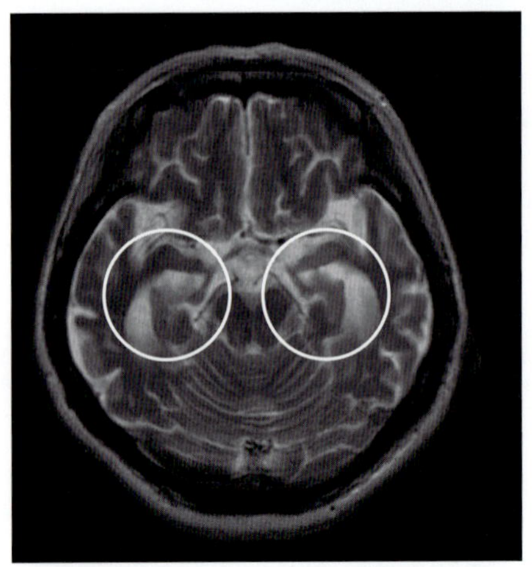

図 6 アルツハイマー病患者の頭部 MRI
側頭葉内側の萎縮，側脳室下角の拡大が認められる．○で示したところ．

る頃には，海馬の萎縮が進み，頭部 MRI でも確認できる．臨床症状は，最近にあった出来事を忘れ，会話では取りつくろいがあり，もの盗られ妄想がみられ，病識がない．認知症発症の促進因子として，糖尿病や高血圧，脂質異常症や，過度のアルコール摂取との関係が指摘されている．

B. 脳血管性認知症

脳血管性認知症とは，脳血管障害に関連し出現した認知症をいう．脳血管障害が起こる度に進行する階段状進行が特徴である．認知機能障害が血管障害部位により異なるため，まだら認知症ともいわれる．アルツハイマー病と比較し，病識があることが多い．他の脳血管性認知症には，階段状進行を呈しないビンスワンガー病がある．ビンスワンガー病は脳室周囲の大脳の深部白質の虚血性変化がびまん性に広範囲にみられ，進行性の高度認知症を呈する．

C. レビー小体型認知症

病理学的には大脳皮質や脳幹にびまん性にレビー小体が出現する疾患で，認知機能障害とパーキンソニズム（パーキンソン病あるいはパーキンソン病様の運動症状を呈する）を特徴とする疾患である．数分から数時間，数週から数カ月に及ぶ，認知機能の著明な変動を呈し，鮮明な幻視が繰り返す．幻視は具体的で本人にとっては現実的であり「窓の枠に数人の大人がのぞいている目が見える」，「子どもの耳が落ちている」，「ベッドの脇に子どもと大人が寝ている」，「床に川が流れている」という患者もいる．また，認知症やパーキンソニズムに先行して，レム睡眠時に大声をあげたり，手で殴る，蹴るといった症状が現れるレム睡眠行動異常（RBD）がみられる．抗精神病薬に過敏性が強く，少量の使用でも症状が悪化したり，意識障害になることがある．また，排尿障害や便秘，起立性低血圧などの自律神経障害を認める．

D. 混合型認知症

アルツハイマー病と脳血管性認知症が混合した認知症をいう．高齢になると脳の虚血性変化が進み，両方の特徴をもつ症例が多くなる．

E. 前頭側頭葉変性症〔古典的ピック病（Pick's disease)〕

比較的初老期に発症する，記憶障害は前面に目立たず，運動機能が比較的保たれるため，病初期には気づかれない．頭部 MRI では，前頭葉の限局的萎縮がみられる．名前のとおり，前頭葉の機能が障害され，「病識の欠如」，「行動異常」，「易刺激性」，「社会に対する関心の喪失」，「反社会的脱抑制」がみられる．病院に通院することを嫌がり，診察室から出てしまう「立ち去り行動」や，質問してもまともに答えてくれない「考え無精」といった症状もみられる．いつも同じ行動をとったり，いつも同じものしか食べないといった「常同行動，常同食行動」がみられる．精神症状や行動異常により，患者への対応が最も困難な認知症とされる．

F. クロイツフェルト・ヤコプ病（Creutzfeldt-Jakob disease：CJD）

感染性の異常プリオン蛋白が脳に蓄積することによって，進行性の神経障害，認知症状をきたすプリオン病による認知症である．動物では，羊のスクレイピーや，ヒトに感染した変異型 CJD のウシ海綿状脳症がある．ウシの異常プリオン蛋白は中枢神経，眼球，回腸に蓄積されやすく危険部位とされている．

古典型 CJD は，第 1 期は起立歩行障害，記憶障害，第 2 期は，認知症状の急速な進行（日単位），歩行困難，体がピクつく（ミオクローヌス）発作が出現，第 3 期は，無動性無言となり約 1 年で死に至る．頭部 MRI では，拡散強調像で基底核や皮質の高信号を認めたり，脳波では周期性同期性放電（PSD）といった特徴的な所見がみられる．わが国では硬膜移植後の CJD が多い．

認知症の治療

アルツハイマー病を中心とする認知症に，根本的治療薬は現在のところない．現在使用されている抗認知症薬は，認知症の症状を改善させ，症状進行を遅らせる目的で使用されている．

(1) 中核症状改善のための治療薬

アルツハイマー病の治療には，「薬物療法」と「非薬物療法」がある．薬物療法には，中核症状の進行を遅らせる治療と行動・心理症状（BPSD など）に対する治療に分けられる．中核症状改善のための治療薬には，アセチルコリン仮説に基づいたアセチルコリンエステラーゼ阻害薬（ドネペジル，ガランタミン，リバスチグミン）と，グルタミン酸仮説に基づいた NMDA 受容体拮抗薬（メマンチン）がある．アセチルコリンエステラーゼ阻害薬の副作用には，徐脈や下痢，吐き気などがある．NMDA 受容体拮抗薬の副作用には，めまい，眠気などがある．

(2) 行動・心理症状に対する薬物療法

周辺症状に対する薬物療法は，非薬物的な対応で効果が不十分な場合や，行動・心理症状が著しく，患者や周囲に危害が及ぶ危険性がある場合に対症療法として使用される．漢方薬である抑肝散や，非定型抗精神病薬（心疾患などにより死亡率が高まる恐れがあるため，FDA の勧告がある．通常は使用しないことが望ましいが治療上やむを得ない場合のみ使用）がある．

(3) 非薬物療法

非薬物療法には，パーソンセンタードケア（患者を画一的に診るのではなく，その人らしさ，生い立ち，趣味，仕事，家族，宗教を理解しケアする），ユマニチュード（見つめる，話しかける，触れる，立つ），リアリティーオリエンテーション（患者の生活状況を繰り返し確認し，現実見当識を高める），回想法（さまざまな話題を提供してそれに関して想起する），音楽療法，芸術療法，アニマルセラピー，アロマテラピーなどがある．

認知症患者看護・介護の問題点

認知症患者は，認知機能障害のため状況理解が困難であることもあり，入院したり，環境の変化により，不安の増強，徘徊や昼夜逆転，夜間せん妄，介護の抵抗，暴言などの症状の 1 次的な増悪，不可逆的な進行が認められることがある．これらにより治療，看護の継続が困難になることが多く，入院診療が必要となる前にできる限り外来診療で対応することが望まれる．高齢認知症患者に対する介護の姿勢として，看護・介護者は，個々の認知症患者に合わせ，患者に対して常に尊重した対応をとることを心がける（表 5）．看護師は専門的な知識や高度の看護技術を用いて，認知症の人の権利を守り，生活環境の質を高め，自己決定を支援し，家族を支援する役割を担う．

表 5 介護者が認知症患者に対する姿勢（米国精神医学会）

① 患者の能力の低下を理解し，過度に期待しない．
② 急速な進行と新たな症状の出現に注意する．
③ 簡潔な指示や要求を心がける．
④ 患者が混乱したり怒り出したりする場合は要求を変更させる．
⑤ 失敗につながるような難しい作業を避ける．
⑥ 障害に向かい合うことを強いない．
⑦ 穏やかで，安定した，支持的な態度を心がける．
⑧ 不必要な変化を避ける．
⑨ できる限り詳しく説明し，患者の見当識がたもたれるようなヒントを与える．

認知症の人が安心して地域で生活できるための社会環境，社会資源

【地域包括ケアシステム】

高齢者が住み慣れた地域で安心して暮らし続けられる社会を実現するため，医療や介護の公的な保険サービスに加え，住民の自発的な活動など，必要なときに必要なサービスを誰もが継続的に利用できることを目指す仕組みである（図 7）．

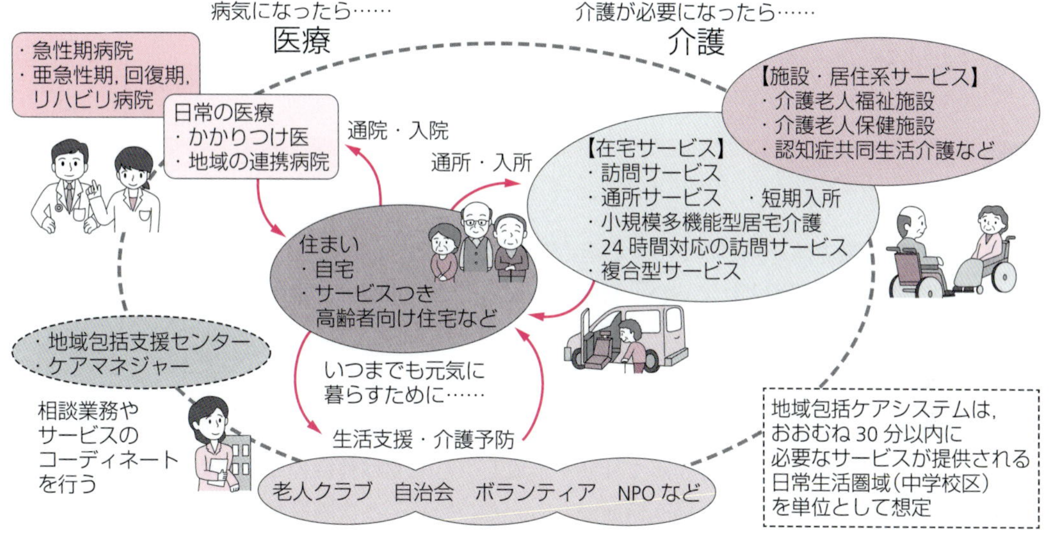

図 7　地域包括ケアシステム（厚生労働省資料より改変）
住まい・医療・介護・予防・生活支援が一体的に提供される．地域包括ケアシステムの実現により，重度な要介護状態となっても，住み慣れた地域で自分らしい暮らしを人生の最後まで続けることができる．

【地域包括支援センター】

介護予防，地域支援事業を行う組織で，地域で認知症の人たちを支えるチームの要の機関である．相談者がセンターに相談する場合，電話や自宅に訪問して対応し，相談内容に応じた適切な情報や対応機関の紹介をしたり，認知症の人やその家族にとって介護に関することを気軽に相談できるところでもある．

【成年後見制度】

認知症の人が，後見人を選出し，判断能力が低下した状況になっても．個人の自己の意思を尊重し，後見人が本人に代わって，財産管理，身上監護，介護，生活維持などを行う制度である．

文献

1) Ikejima C, Hisanaga A, Meguro K, et al. Multicentre population-based dementia prevalence survey in Japan: a preliminary report. Psychogeriatrics. 2012; 12: 120-3.
2) 加藤伸司，下垣　光，小野寺敦志，他．改訂長谷川式簡易知能評価スケール（HDS-R）の作成．老年精神医学雑誌．1991; 2: 1339-47.

〈渡邉由佳　星野雄哉　田中秀明〉

5. 高次脳機能障害

Points

- 高次脳機能障害では一見できそうなことができなくなる.
- 高次脳機能障害は理解されにくい. 看護にあたっては, 想像力を働かせて障害とその苦痛を理解できるようになることが肝要.

高次脳機能は言語や学習と記憶, 注意, 行為など高度で複雑な脳の機能を指す. 高次脳機能は他者と高度なコミュニケーションをとって社会を形成し, もしくは社会のなかで個人の役割を果たしていくための基礎となっているという側面がある. そのため, 高次脳機能が障害されると社会的への参加が本質的に難しくなる. 身体的には外見上何の問題がないにもかかわらず, 社会的な要請に応えることに困難が生じている状態は, 医学的知識がないと理解・判断が難しい場合も少なくはない. ここでは, 高次脳機能に関して理解するとともに, そうした問題によって生じる困難, 苦痛の質についても理解を深め, 適切な看護を行えるようになることを目標とする. なおここで障害と脳の部位の関連を記載する際は, 右利きにおける典型的な脳を基準にしている.

言語とその障害: 失語

言語は社会に参加し, 役割を果たしていくうえで重要である. 脳は言葉を作り出すことができ, 理解することもできる. こうした機能を外傷や疾患によって失ってしまうことを失語という. 脳が作り出した言葉は声にすること, 筆談などの記述, 手話などの身ぶりなどのよって他の人に伝えることができる.

なお, 喉頭そのものの障害, 喉頭をつかさどる神経機能の問題などから生じる発声障害, および喉頭より上部にある器官の障害で発声がうまくできなくなる構音障害は言葉をうまく発することができなくなる原因となるが, 脳が言葉を作り出す能力が障害されているわけではなく, こうした状態は失語とは分けて考えなければならない. 実際に障害をもつ人と接する場合, 言葉を作り出す能力と言葉を発する能力の両方が障害されている場合も珍しくはないが, 脳が言葉を作り出せないのか, 作り出した言葉を伝えることができないのかを区別することは, 接しかたを工夫していくうえで大切なことである. また, 聴力の障害と言葉の理解そのものの障害も区別して考える必要がある.

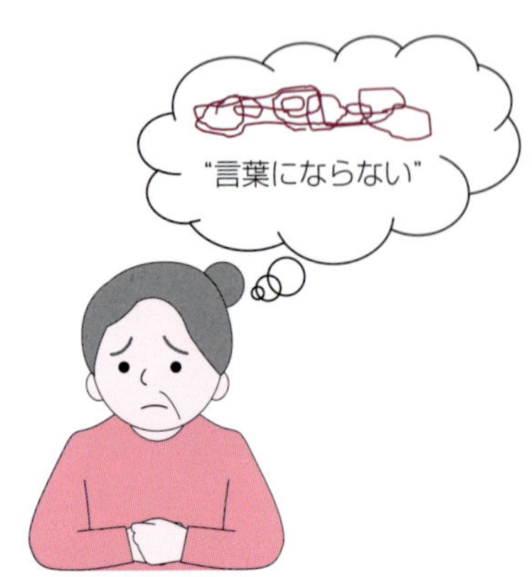

図1 発声障害や構音障害と失語とは違う.

表1 失語の見分けかた

	流暢性	聴覚による理解	復唱
ブローカ失語	不良	軽度	不良
超皮質性運動失語	不良	軽度	良
ウェルニッケ失語	良	重度	不良
超皮質性感覚失語	良	重度	良
全失語	不良	不良	不良
混合型超皮質性失語	不良	不良	良
伝導失語	良	軽度	不良
失名辞失語	良	軽度	良

難聴と思っていたが，実は言葉の理解に問題がある場合やその逆の場合もある．もう1つ注意すべき点として，失語は言葉を作り出すことや理解する能力が損なわれるが，その人の意思自体がなくなるわけでないことを十分理解して接するようにしなければならない（図1）．

次に具体的な失語の分類を示す．流暢に話ができるのかどうか，復唱ができるのか，聴覚からの理解ができるのかで分けることは理解の助けになる（表1）．

A. ブローカ失語

言葉を流暢に作り出せないので，会話は流暢でなく，話す量は少なく文章は短くなる．復唱は障害される．話すときは苦しそうに努力しているようにみえ，プロソディー（音の調子や強弱，長さ，リズムなどの総称）は障害されている．左前頭回脚部〔ブローカ（Broca）野〕とその周辺の障害により生じ，そのため右片麻痺を伴うことが多い．ブローカ失語では話し言葉の理解が多少悪い場合もある．特に読むこと，書くこと，聞いて理解することにまったく問題がなく，純粋に話すことが障害されていることもあり，この場合には純粋語唖とよばれる．

B. 超皮質性運動失語

ブローカ失語に似ている．発語に困難があり努力して話しているようになり，プロソディーは障害されるが，復唱が可能な点がブローカ失語との大きな違いで，話し言葉の理解が良好な失語である．原因となる部位としては前頭葉の外則や背側の障害と関連が指摘されている．

C. ウェルニッケ失語

流暢に話すことができるが，時に早口で，話が長くてまとまりが悪く，同じことを何度も話す．言い間違いが多かったり，言い換えがうまくできなくなり，話が長いが，内容は少ない．復唱は障害される．障害部位は左上側頭回の後半部分〔ウェルニッケ（Wernicke）野〕を含む障害で生じる，その深部にある視放線への障害のために左同名半盲をしばしば伴う．さまざまな言い間違いが多くなってくると発語の意味がまったく分からなくなり，ジャルゴン失語とよばれる場合がある．

D. 超皮質性感覚失語

ウェルニッケ失語に似ている部分があり，言い間違いが多い．復唱はできるが内容を理解できず単純に復唱する状態となる．聞いた言葉をおうむ返しに繰り返して話す反響言語が特徴的である．相手の話し言葉の続きを自動的に補う補完現象（例:「花より」という言葉を聞いて自動的に「団子」と話してしまう）がよく認められる．中側頭回から下側頭回の病変と関連するとの報告もある．

E. 全失語

言語能力がすべて失われている状態で，ブローカ野，ウェルニッケ野の両方が障害される．左中大脳動脈領域，左シルビウス裂周囲全体の障害で生じるが，時に右片麻痺が生じない例もある．

F. 混合型超皮質性失語

超皮質性失語の特徴である復唱の保持がみられるが，自発語が減少し，反響言語がみられて，話し言葉の理解は悪い．補完現象も認められる．

G. 伝導失語

話し言葉の流暢性，理解に問題はないが，復唱に障害がある．左弓状束の障害によってウェルニッケ野で理解した言語をブローカ野に伝えられないために生じると考えられており，言葉の一部を間違え，繰り返して発語することで正しい語に到達するような発語がみられる（じでうしゃ→じでしゃ→じどうせ→じどうしゃ，のような形）．

H. 失名詞失語（健忘失語，失名辞失語）

ものの名前などを思い出せず，言い換えもできずに代名詞が多くなる．話している内容は乏しくなる．高齢者では加齢によって多少の健忘は出現するため，失名辞失語の過剰な評価には注意が必要であると同時に，アルツハイマー型認知症でみられる失語は失名辞失語で始まることが多いのも事実である．

失行

麻痺や失調，失認や理解力の低下がないにもかかわらず指示された動作や物の使用がうまくできない状態．接する際には意識的・無意識的に行動することを拒否しているのではないことを理解する必要がある．以下に分類される．

A. 観念運動失行

歯ブラシで歯を磨く真似，狐の形などの手指の模倣など，指示に従って身振りや手振りを行うことができない症状である．日常生活のなかでは意図せず自然にそうした行為ができるが，そうしたいときにはできない状態となる．左半球頭頂部の障害と関連する．

B. 観念失行

物や道具が何であるかわかっているが，うまく使用できない状態である．単純ではない，より複雑な操作のみできない場合を指す場合もある．アルツハイマー型認知症で比較的認められる．左頭頂葉から頭頂葉にかけての病変に関連すると考えられている．

C. 肢節運動失行

指示や命令時だけでなく普段から右手または左手がうまく使えない状態．左または右の中心溝を挟む前後の領域の障害で，病変と反対側の上肢に症状が生じる．

D. 他の失行

- 口・顔面失行 ………… ブローカ失語などに合併する．普段の意図しない状態での運動は正常ではあるが舌打ちをするなどの指示に従って行為を行うことができない．
- 着衣失行 ……………… 日常生活で衣服が着られない障害．観念失行や左右失認など複雑に関連して生じる．
- 構成失行（構成障害）… 絵を模写したり，積み木を組み立てることができなくなる状態．

失認

意識障害や感覚機能障害はないにもかかわらず五感のうち１つの感覚を通して対象を認知することができない状態．他の感覚では認知が可能である．視覚性失認ではいくつかの分類があるが，リッサウアー（Lissauer）の分類では，統覚型と連合型に分かれる．前者では対象物を統合して捉えることができないために，模写や複雑な形を区別することができない．びまん性で脳後部を侵す疾患，一酸化炭素中毒後などで認められる．後者では対象物をひとまとまりとしてみることはできるが，その意味とのつながりが障害されている．後大脳動脈流域の脳血管障害として生じることがある．また，よく知っている道順を間違える，自室に戻れないといった地誌的障害といわれる症状も失認に分類され，両側後頭葉，右半球後方部などの障害で生じるといわれている．

他に色の違いが認知できなくなる大脳性の色彩失認や，よく知っている人の相貌を認識できず，声によってはじめて認識できるような状態である相貌失認がある．また，中枢性に聴覚の障害が生じる聴覚失認では，皮質性聴覚障害（聴覚聾），読み書きや話すことはできるが話す言葉を理解することができない純粋語聾，言語や音楽を除く有意味な聴覚の障害（狭い意味での聴覚失認）が認められることがある．

失認は一見非常に不思議な状態で，外見上，感覚器の異常はないが，実際には外界をうまく認識できなくなっている．障害がある人と接する際は，そうした状態が実際に生じることを知識として理解し，看護にあたっては患者はそうした状態をどのように感じているのか想像してみることが必要である．

注意障害

ヒトは多くの外的刺激のうちから，必要なものを取り出してより深く観察したり，よりよく記憶にとどめたりする．このように，雑多なものからある特定のものを取り出す機能を注意という．注意はすべての高次脳機能が適切に機能するための基礎になっている．注意は正常な状態では必要な刺激を選択して，その注意を持続する．また，必要に応じて別の刺激に注意を転動すること，2つ以上の物事に注意を分配できるが，こうした機能が障害されると，日常社会機能に悪影響を及ぼすこととなる．また，注意が正常に働くには意識がはっきりとしていることが重要であることは当然であるが，日常の業務では忘れがちになるため，常に意に留めておくことが必要である．

注意の障害では消去現象が生じると考えられている．体性感覚の消去現象では，閉眼して手に触れる場合，左右どちらかを触れば正答できるが，両側同時に触れると片一方しか触れられていないと誤答する．こうした現象は右頭頂葉や皮質下の病変で認められることが知られている．大脳半球損傷で反対側に提示された刺激に気がつかない半側空間無視といわれる現象では，注意の障害が生じているとの考えかたがある．

バリント（Balint）症候群では視野にあるもののうち1つのものにしか注目せず，複数の物品を提示されても1つのものしか答えない（視覚性注意障害）．また指示したものに正しく視線を向けることができず（精神性注視麻痺），見えているものをうまく掴むことができない（視覚失調）．両側後頭から頭頂部を含む病変で生じるこの状態を，バリントは注意の障害（注意の随意性）が関連すると考えた．

前頭葉の機能

前頭葉はヒトで最も発達した部分であり，ヒトを他の生物を区別するうえで最も重要な部位である．前頭葉はヒトだけが作り上げることができる社会の根源となっているといえるのかもしれない．そのため前頭葉が障害を受けると，社会での役割を果たすうえでより根源的な問題を生じることとなる．前頭葉の障害によっていかなる問題が生じるのかを概観する．

(1) 人格（パーソナリティ）の変容

前頭葉腹側内側部の障害では感情変化が減少して発動性が低下するといわれている．逆に主に眼窩面の障害では抑制欠如，社会性の低下，衝動性の亢進，焦燥感などが認められるようになる．また一度思い込むと意識を他に移すことができず柔軟性がなくなる場合もある．こうした情動面の変化は社会適応機能を著しく低下させるが，薬物療法によっても焦燥をある程度軽減させることができる程度であり，特に意欲低下への働きかけは非常に困難である．こうした障害は社会機能を著しく障害するため，その対処が常に大きな問題となっている．

(2) 遂行機能の障害

ヒトは多くの情報を入手し，それらを分析することで現状評価して未来への予測を立て，計画を作って行動する．こうした行動ができなくなる状態を遂行機能の障害とよぶ．日常的には料理を作ることから，仕事を実際にこなしていくことまでさまざまな場面での不適応が生じることとなる．前頭葉でも特に背外側部の障害と関連していると考えられている．

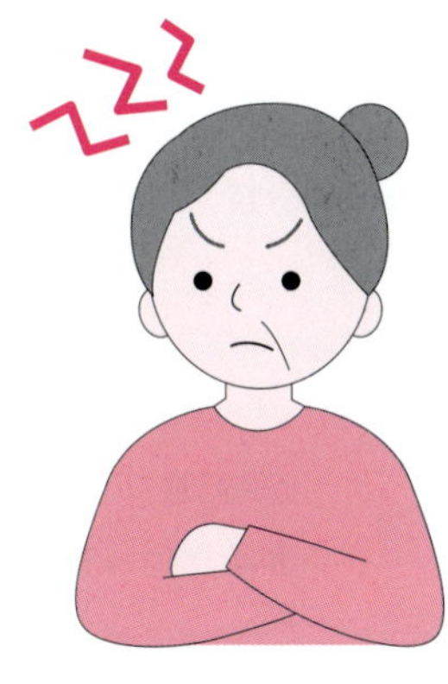

図2 社会的にダメなことだとうまく理解できない場合も，わかっているけれど抑えられない場合もある．

(3) 社会行動障害

前頭葉機能の障害のみで生じるものではないが，前述の人格の変容やもともとの人格の問題ある部分が顕著になること，遂行機能の障害・注意障害・記憶障害などの問題，また，これら機能低下から生じるストレスを受け止められなくなる，などの理由から社会的な行動に障害が出る場合がある．食事を過度にとるなど自己内で完結するような行動のみならず，些細なことに強くこだわることで機能を妨げたり，場合によっては万引きをするなどの反社会的行動がみられる場合もある．全体として欲求のコントロールが苦手になり，社会の規範にうまく適応できなくなる場合がある．こうした状態に対しては目標を自ら管理できるようにする訓練や計画をうまく立てる訓練などのリハビリテーションが必要になる場合があり，薬物による情動コントロールなども合わせて，多職種による長い関わり，援助が必要になる (図2).

記憶

記憶は日常生活を送るうえで非常に重要な機能の1つである．記憶が障害される原因としては認知症がよく知られているが，健忘症候群などそれ以外の原因でも記憶の障害は生じる．また，意識が軽く障害されていたりうつ病のように集中力が低下している場合には，記憶する能力が一見低下しているように感じられるが，実際にその人がもっている本来の記憶の能力は失われていないことには注意が必要である (図3).

記憶は保持時間の違いと内容による分類がある (表2)．記憶を保持しておける時間による分類は，研究分野によって用語などに違いがある．認知神経心理学では，感覚記憶，短期記憶，長期記憶に分類さる．感覚記憶は感覚器官に保持される記憶で1秒以下，短期記憶は数十秒間の記憶，長期記憶は短期記憶の一部が保持され固定化されたもの，さらに，長期記憶は数分から数日の間保持される近時記憶と数十年間にわたって記憶される遠隔記憶に分ける分類もある．また，提示された数字の羅列を反対から答えるような作業では一旦数字の羅列を記憶し，並べ替えの作業を行うようなものもあり，こうした作業 (情報の処理) と記憶が一体化したものを作業記憶 (ワーキングメモリー) とよぶ．記憶の内容による分類では，陳述記憶と非陳述記憶に分けられ，陳述記憶は個人の出来事に関する記憶 (時間や場所など) であるエピソード記憶と，一般的な知識や情報の記憶である意味

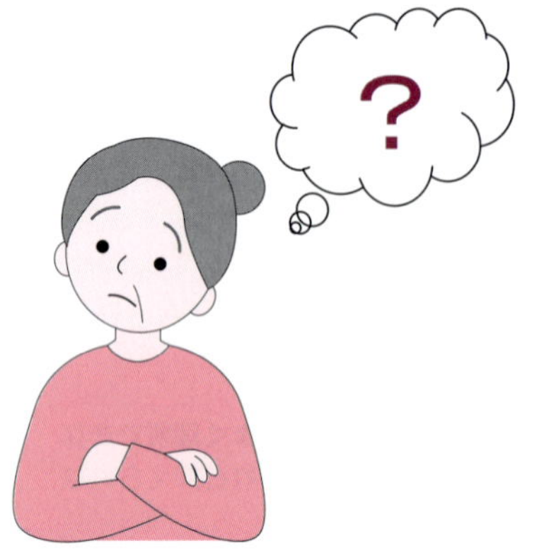

図 3 記憶の障害の原因は“認知症”だけではない.

表 2 記憶の分類

		保持時間
感覚記憶		1 秒以下
短期記憶		数十秒
長期記憶	近時記憶	数分〜数日
	遠隔記憶	数十年

記憶に分類される. 非陳述記憶には, 手続き記憶, プライミングなどがある. 手続き記憶は自転車の乗りかたなど技術的な記憶のことで, プライミングはいわゆる勘違いなどと関連していて, たとえば,「あいちけん」という言葉をあらかじめ示しておくと「あ□□けん」という語の□のなかに文字を入れる試験では,「あいちけん」との答えが「あきたけん」と答える答えよりも多くなることで示される記憶の一種である[1). たとえば, アルツハイマー型認知症では手続き記憶が比較的保たれるなど, それぞれの記憶は互いにある程度独立して存在し, お互いが合わさって人の記憶する能力を作り出している.

おわりに

高次脳機能障害の症状は直観では理解しにくい場合も少なくない. 皆が日常動作として行っていることや当たり前のことを「できない」と訴えられると「ふざけている」,「できるのにわざとしない」などと受け止めてしまう恐れもある. 看護を行っていくうえではこうした病像があることを理解し, そうした問題を補うように心がけたい.

■文献

1) 武田克彦. ベッドサイドの神経心理学. 東京: 中外医学社; 2009.

〈尾関祐二　下田和孝〉

6. 精神発達遅滞

Points

- 全般性知的機能が同年齢より低く，適応機能の制限あり，18 歳未満に発症することで診断される．
- 多くの原因があり，原因疾患の検索が重要である．
- トータルライフ（療育，教育，就労，福祉）でみた長期の支援が必要であり，看護サイドでの家族のサポートが重要である．

定義

精神遅滞とは全般的知的機能が同年齢の平均よりも明らかに低く，適応機能の明らかな制限がある状態をいう．精神遅滞は発達期に生じ，長期にわたってみられる．発達期とは通常，出生前の胎生期からおおむね 18 歳までと定義される．

この定義は，2000 年に出されたアメリカ精神医学会の DSM-IV-TR（精神疾患の分類と診断の手引き）から引用されることが多く，そのなかで A：明らかに平均以下の知的機能（知能指数：IQ 70 以下），B：現在の適応機能の欠陥または不全が，以下のうち 2 つ以上の領域で存在する（意思伝達，自己管理，家庭生活，社会的・対人的技能，地域社会資源の利用，自律性，発揮される学習能力，仕事，余暇，健康，安全），C：発症は 18 歳未満である，とされている．一方，2013 年に DSM-5 に改訂され，精神遅滞の名称が知的能力障害（知的発達症 / 知的発達障害）に変更され，IQ による分類が撤廃された．すなわち，心理検査などの IQ でのみ判断されるのでなく，個々のプロフィールを参考にして，適応機能の明らかな制限があるのかによって診断されるべきである．

重症度

知的機能の水準により，4 段階の重症度に分類することができる．さらに，IQ レベルが 70 ～ 75 からおよそ 84 である場合，境界知能レベルと評価することもある．

A. 軽度精神遅滞（IQ 50 ～ 55 からおよそ 70）

学童期，および青年期には，読字，書字算数，時間または金銭などの学習技能を年齢相当に身につけることが困難であり，1 つ以上の領域で支援を要する．対人関係，社会的判断について未熟であり，そのため他人に操作される（だまされやすい）危険性がある．身の回りの世話は年齢相当だが，複雑な課題については支援を要する．支援があれば，技能を要する仕事をうまくこなすことも可能である．

B. 中等度精神遅滞（IQ 35 〜 40 から 50 〜 55）

就学前の言語機能としては，明らかに遅れ，ゆっくり発達する．学習能力としては，成人期を通して，小学校水準を超えることは難しい．意思決定能力は限られており，人生の決断には支援者の手助けが必要となる．身の回りのことを行うのは可能であるが，長期の支援が必要である．社会的，職業訓練により，多少技能を要する就労を行うことができる人もいる．

C. 重度精神遅滞（IQ 20 〜 25 から 35 〜 40）

言語理解はあるが，語彙は限られており，書字，数，時間，金銭などの学習課題は，ほとんど理解できない．単純な会話と身ぶりによるコミュニケーションを理解している．日常生活上の行動すべてにおいて援助を必要とする．すべてにおける技能の習得には，長期の教育と支援を要する．自傷行為を含む不適応行動が，少数ではあるが存在する．

D. 最重度精神遅滞（IQ 20 〜 25 以下）

一般にコミュニケーション能力や運動能力に制限が著しい．会話や身ぶりによるコミュニケーションも非常に限られている．日常生活上の行動のほとんどにおいて他者に依存する．また，呼吸器系，消化器系などの医療的ケアを要する例も多い．

疫学

精神遅滞の発生頻度は約 1%前後と考えられる．男女比はおよそ 1.5：1 である．

原因

精神遅滞をきたす疾患を表 1 に示す．精神遅滞の多くは，原因を特定することができない．しかし，遺伝学の進歩などにより，以前よりは診断できるケースも増えている．最近では，代謝性疾患など治療も可能な疾患もあることから，表 1 のような疾患を考慮し，病歴，他の合併症などから原因について詳細に検討する必要がある．

出生前要因のほとんどは遺伝要因である．染色体異常のほか，トリプレットリピート病など新しいタイプの遺伝病なども明らかになっている．また奇形症候群は，身体的奇形や他の合併症などから診断に至ることもある．脳形成異常についても，画像診断技術の進歩などにより，早期に診断できるケースが増えている．周産期の要因は，大部分が子宮内発育遅延，新生児仮死に関与するもので，その他，先天風疹症候群やサイトメガロウイルス感染など妊娠中のウイルス感染症などがある．出生後の要因としては，頭部外傷，脳炎などの感染症，難治のてんかん症候群，変性疾患などがある．

表1 精神遅滞の原因疾患

(加賀佳美. 小児神経学. 東京: 診断と治療社. 2008. p.425-32[1] より)

Ⅰ. 出生前要因
　A 染色体異常
　　1. 常染色体異常（ダウン症候群, 18 トリソミープラダー・ウィリー症候群）
　　2. 性染色体異常（脆弱 X 症候群）
　B 先天性奇形症候群
　　1. 神経皮膚症候群（結節性硬化症）
　　2. 筋疾患（福山型筋ジストロフィー症）
　　3. 頭蓋と顔の疾患（アペール症候群）
　　4. 骨疾患
　　5. その他の症候群（ソトス症候群）
　C 先天性代謝異常
　　1. アミノ酸代謝異常（メープルシロップ尿症）
　　2. 糖質代謝異常（糖原病）
　　3. リソゾーム代謝異常（ムコ多糖症）
　　4. 脂質代謝異常（脳腱黄色腫症）
　　5. 有機酸代謝異常（メチルマロン酸尿症）
　　6. 銅代謝異常（ウィルソン病）
　　7. ミトコンドリア病（ミトコンドリア脳筋症）
　　8. ペルオキシゾーム病（ツェルウェーガー症候群）
　D 脳形成異常
　　1. 脳形成不全（全前脳胞症）
　　2. 皮質形成異常（滑脳症, 裂脳症）
　　3. 後天性脳障害
　　4. 原発性小頭症
　E 自閉症を含む自閉症スペクトラム障害
　F 環境の影響
　　1. 子宮内発育不全
　　2. 薬物, 毒物, 催奇物質
　　3. 母親の疾患
　　4. 妊娠中の放射線照射

Ⅱ. 周産期の要因
　A 子宮内の異常
　　1. 急性胎盤機能不全
　　2. 慢性胎盤機能不全（胎児性アルコール症候群）
　　3. 異常分娩
　　4. 多胎性妊娠
　B 新生児期の障害
　　1. 虚血性低酸素性脳症
　　2. 頭蓋内出血
　　3. 出血後水頭症
　　4. 脳室周囲白質軟化症
　　5. 新生児けいれん
　　6. 感染症
　　7. 出生時の頭部外傷
　　8. 栄養障害

Ⅲ. 出生後の要因
　A 頭部外傷
　　1. 脳震盪（びまん性軸策損傷）
　　2. 脳挫傷あるいは脳裂傷
　　3. 頭蓋内出血
　　4. くも膜下出血
　B 感染症
　　1. 脳炎・脳症, 髄膜炎（インフルエンザ脳症）
　　2. 寄生虫の侵襲
　　3. 遅発性ウイルス感染症（亜急性硬化性全脳炎）
　C 脱髄性疾患
　　1. 感染後疾患（急性散在性脳脊髄炎）
　　2. 免疫後疾患
　D 変性疾患
　　1. 白質変性症（副腎白質ジストロフィー）
　　2. 灰白質変性症（セロイドリポフスチン症）
　　3. 基底核変性症（ハラーフォルデン・シュパッツ病）
　　4. レット症候群
　E てんかん
　　1. 大田原症候群
　　2. ウエスト症候群（点頭てんかん）
　　3. 乳児重症ミオクロニーてんかん
　　4. レンノックス・ガストー症候群
　　5. てんかん重積状態による脳損傷
　F 中毒性代謝障害
　　1. 急性の中毒性脳症
　　2. ライ症候群
　　3. 中毒
　　4. 新陳代謝異常
　G 栄養障害
　　1. 蛋白カロリー栄養失調症
　　2. 長期経静脈栄養
　H 環境剥奪
　　1. 心理社会的不利益
　　2. 児童虐待とネグレクト
　　3. 慢性的社会感覚遮断

Ⅳ. その他（原因不明の精神遅滞）
　　1. 家族性
　　2. 低文化群
　　3. 特発性

診断とスクリーニング

(1) 診断

一般的には，①知的能力が低いこと，②社会生活への適応能力が低いこと，③発達期（満18歳未満）における発症であること，の3点を基本としているので上記項目を満たしているかどうか確認する．知的能力の評価には標準化されている知能検査（ビネー式，ウェクスラー系など）を用いる．ウェクスラー系の検査としては，3歳10カ月～7歳1カ月までの小児に適応されるWPPSI知能検査（Wechsler preschool and primary scale of intelligence），5～16歳11カ月のWISC-Ⅲ知能検査（Wechsler intelligence scale for children-third edition），WISC-Ⅳ知能検査，成人用のWAIS-R知能検査（Wechsler adult intelligence scale-revised）がある．ビネー式では，鈴木・ビネー式知能検査と田中・ビネー式知能検査がある．適応年齢が2歳から成人までで，単語の知識，文章の完成，直接記憶などの120の問題から構成され，やさしい問題から難しい問題の順に並べられている．

幼少児や重度の精神遅滞では使用できないため，発達指数（DQ）を算出する，遠城寺式乳幼児分析的発達検査，日本版デンバー発達スクリーニング，新版K式発達検査などが有用である．発達指数とは，項目ごとに発達年齢（DA）を算出し，発達年齢を暦年齢で割って100を掛けた値が発達指数（DQ）である．正常は100 ± 10である．社会適応能力も，S～M社会生活能力検査，ABS適応行動尺度などの検査で，どの部分が劣っているかを評価することは療育においても重要である．

(2) スクリーニング

幼児健診がスクリーニングの中心となる．1歳6カ月健診では独歩の有無がポイントとなるが，中等度以上の精神遅滞児では，歩行ができないなど粗大運動の遅れがみられることから発見できるケースも多い．軽度精神遅滞児では言語発達の遅れ（発語，理解とも）がみられることから，3歳児健診で2語文レベルの表出ができない，言語理解が悪いなどの状態からほとんどがスクリーニング可能である．また不器用などの微細運動障害がみられることも多く，社会的習慣の獲得の有無や，手の運動などの遅れもポイントとなる．軽度難聴症例では言語発達遅滞をきたすことがあり注意が必要である．また社会性の有無や多動，落ち着きのなさなどがみられる場合は自閉症とその周辺群を合併する可能性もあり，広範にスクリーニングを行い，2次健診の場で詳細に鑑別を行うことが肝要である．

治療

原疾患の診断がついている場合には，原因疾患の治療を行う．しかし，代謝疾患などは補充療法などがあるが，多くの疾患では，直接的治療法がない場合が多い．基本的には，療育，教育，リハビリテーション，対症療法が中心となる．

A. 育児指導，カウンセリング，生活指導

乳幼児期から育児指導，生活指導が必要である．多くの場合健常児に比べて育てにくいことが多く，母親が直面する問題は計り知れないものがある．病気に対する問題，育児の問題，障害を受け入れられないことによる家庭，社会との問題などがあり，地域の保健師，医師，看護師，助産師，ケースワーカー，保育士，臨床心理士，理学療法士などが連携してサポートすることが重要である．

B. 運動発達遅滞に対する理学療法

軽度精神遅滞児でも程度の差はあるが運動発達遅滞を合併することが多く，理学療法も同時に行い発達を促す必要がある．理学療法のなかでも発達学的側面に立った運動療法が主である．

C. ADL の遅れに対する作業療法

精神遅滞児では，不器用な子どもたちが多く，次第に ADL の遅れが目立つようになる．特に身の回りのことを自分でできるように，幼児期より介入が必要なケースもある．

D. 言語発達遅滞に対する言語療法

精神発達遅滞児では言葉の遅れとして症状が気づかれることが多い．一般的な言語療法と異なり，言葉の機能訓練というよりは生活のなかで言葉を育む恒常的な努力を優先させるべき状態が多い．自分の力で自然に覚えてしまう力が弱いので，周囲からの働きかけが重要である．健常児より遅れながらも長期間にわたって発達していくことが多く，地道な努力が必要である．訓練プログラムも生活のなかで言葉を覚えさせるのでなく，理解させるような手法を用いる．

E. 薬物投与

てんかんの合併に対しては抗けいれん剤の投与により認知レベルが向上し，障害の程度が軽くなることがある．また多動，興奮，不安，固執などの精神症状に対する精神安定剤，睡眠障害に対する睡眠薬などを用いることによって行動異常が改善し，集中力が増すなどして同様の効果を期待できることがある．重度精神遅滞児で，自傷行為がみられることがあり，環境療法の他，時に薬物療法は効果的である．

精神遅滞にみられる合併症

A. てんかん

中等度から重度の精神遅滞児の 20 ～ 30％にてんかんを伴う．重症心身障害児病棟の 50 ～ 70％に合併するともいわれている．

B. 精神・行動の問題

精神遅滞には，一般の人たちよりも精神障害や行動異常を伴いやすい．中枢神経障害の一部として発現するものもあるが，周囲の環境や対人関係に対応できない場合や，周囲の扱いが不適切で本人が心理的な防御反応として行動に表す場合もまれではなく，環境を見直し，行動療法などが必要になるケースもある．またパニックや不穏状態が続く場合には

抗精神病薬の投与が行われる．

C. 肥満

プラダーウィリ症候群などでは肥満が知られているが，ダウン症でも代謝の低下などから肥満を起こすことが多い．肥満の原因として，固執癖や食行動の異常による食生活の問題，家族が食事量をコントロールできないなどの環境要因，学校を卒業した後の運動の低下，行動範囲の縮小などがあげられる．生活習慣病の予防のため，介入が必要である．

D. 骨折

高度運動障害を伴う重症心身障害者では，骨粗鬆症をきたし，病的骨折がみられる．関節拘縮や，筋の弛緩性麻痺なども一因と考えられ，介助者は病状を理解して，移乗や着衣の介助を行うべきである．

E. 歯科的疾患

口腔ケアが難しい症例では，う歯や歯肉炎が問題になる．歯科治療を拒むなど，治療がままならないこともあり，普段からの口腔ケアの教育が必要である．療育施設などで発達障害者専門の歯科が併設され，専門の歯科医師が歯科治療にあたっているところもある．

トータルライフ

精神遅滞児は，療育，教育，就労支援，生活支援といった一生を通した支援が必要である．

A. 就学前

重度障害児についても早期療育できる通園施設が整備されており，就学前に専門の施設で生活の基本を学ぶことができる．また，ノーマライゼーションの考えかたから総合保育の考えかたが広がり，障害児も受け入れる保育園，幼稚園が増えてきており，障害の程度や施設の状況に合わせて選択することが重要である．

B. 就学後学校教育

子どもの学ぶ場所としては大きく分けて3つあり，①通常学級，通級指導教室，②特別支援学級，③特別支援学校がある．就学前に市町村の教育委員会で就学相談が行われ，その適正をアドバイスしてくれる．地域の状況やサポート体制などを確認し，実際に見学して，保護者も納得したうえで選択することが必要である．

C. 卒後の進路，就労

支援学校高等部卒業生では社会福祉施設や医療入所が半数を超えるが，進学者，就職者も3割程度みられる．知的障害者の就労・雇用は，①一般雇用，②福祉的就労，③自営業などに3つに大別される．単に就労・雇用の場の獲得を最終目標にするのでなく，知的障害者にとっての職業生活の質の向上をめざし，豊かで意義のあるものにする必要がある．

■文献

1）加賀佳美．精神遅滞．有馬正高，監．加我牧子，稲垣真澄，編．小児神経学．東京: 診断と治療社; 2008. p.425-32.

〈加賀佳美　相原正男〉

7. 運動機能障害

Points

- 直接運動系は，一次運動ニューロン→二次運動ニューロン→神経筋接合部→筋で構成される．
- 小脳路と錐体外路は，運動を統御・調節するシステムである．
- 運動システムのいずれかで障害が起こると，それぞれに特徴のある運動機能障害が生じる．
- 運動障害の特徴を知り，患者さんの状態を的確に把握することが求められる．

運動のシステム

身体の運動は，外界からのさまざまな感覚情報に反応して，あるいは定められた目的に応じて，神経の支配下にある筋肉が収縮することにより生じる．

身体の運動に関わる直接経路は，大脳皮質から脳幹や脊髄に至る皮質延髄路と皮質脊髄路（＝錐体路）である．両者をあわせて，一次運動ニューロン（上位運動ニューロン）ともよぶ．

皮質延髄路は，大脳皮質運動野から内包後脚の最前部を下行し，中脳では大脳脚の内側を通過する．橋の腹側を下行した運動神経線維は脳幹の各レベルにおいて交叉して脳幹の運動神経核（顔面神経核や舌咽神経核，疑核舌下神経核など）に連絡するものと，非交叉のまま連絡するものとがある．

皮質脊髄路は，大脳皮質運動野から徐々に収束して内包後脚・脳幹を下行し，大部分は延髄と脊髄の境界付近で交叉し，対側の脊髄前角細胞と介在ニューロンに至る（図1）．

脊髄前角からは二次運動ニューロン（下位運動ニューロン）がそれぞれの支配する特定の筋肉に神経線維を伸ばし，筋内で多数の終末軸策に分岐する．運動神経終末からはアセチルコリンが放出され，筋細胞のアセチルコリン受容体に受け取られる．その後，筋細胞に活動電位が発生し，最終的に筋肉が収縮する．

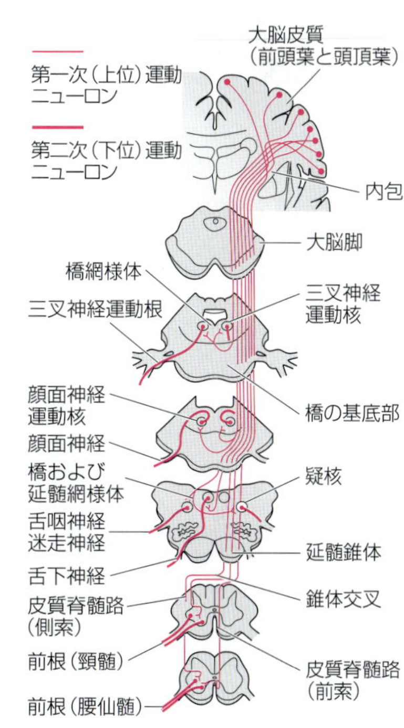

皮質橋路，皮質延髄路，皮質脊髄路（錐体路）の上位運動ニューロンと下位運動ニューロン

図1 運動神経（一次および二次運動ニューロン）の走行

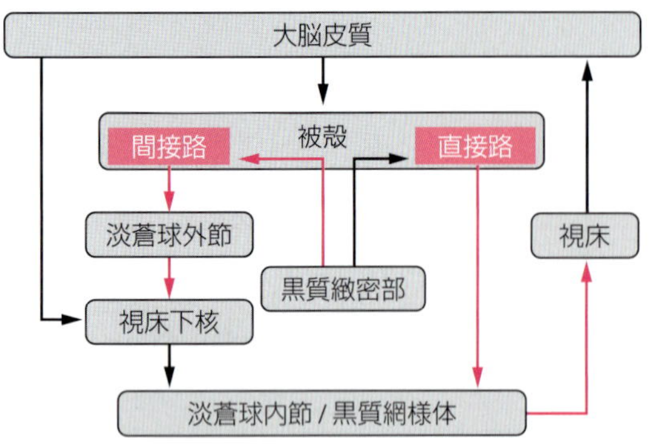

図2 基底核回路（灰色は興奮性の神経放射，ピンク色は抑制性を示す）

また，運動を統御・調節するシステムとして，小脳路と錐体外路がある．

小脳は，知覚と運動機能の統合をつかさどる．視覚系，前庭（平衡感覚）系および脊髄後索からの感覚入力や大脳皮質からの入力を受けて，フィードバック信号を視床や大脳皮質・脳幹に送り，身体のバランスや，筋緊張・随意筋運動の微調節を行う．

錐体外路系は，大脳基底核（尾状核・被殻・淡蒼球・黒質・視床下核），視床，大脳皮質を中心としたサーキットを構成している．黒質緻密部から線条体（尾状核・被殻）にはドーパミン神経が投射しており，線条体からは黒質網状部にγ-アミノ酪酸（GABA）作動性の抑制性の神経投射を送る直接回路と，淡蒼球・視床下核を経由して黒質網状部に投射する間接回路がある．これらの回路のバランスによって筋肉のトーヌス（固さ・緊張度）や運動のスムースさが維持されている（図2）．

障害部位と運動機能

上記の運動システムのいずれかで障害が起こると，それぞれに特徴のある運動機能障害が生じる．

(1) 大脳

大脳皮質での障害では，病変と反対側の運動麻痺が生じるが，大脳皮質運動野は広範囲に分布しているため（図3），障害の範囲によっては単麻痺（一肢のみの麻痺）や上肢遠位のみの麻痺などを生じ得る．

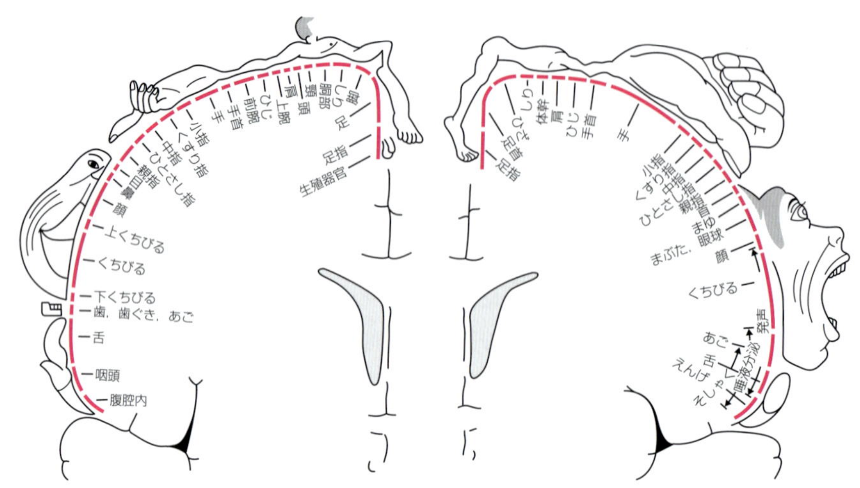

図3 ペンフィールドのホムンクルス．大脳皮質感覚野（左）と運動野（右）における体節分布を示す．

 JCOPY 498-07596

大脳白質では一次運動ニューロンが狭い範囲に集中するため，比較的小さな病変でも高度の対側の片麻痺を生じ得る．麻痺側の腱反射は亢進し，バビンスキー（Babinski）反射などの病的反射が出現する（錐体路徴候）．特に，視床と線条体の間に位置する内包後脚は脳血管障害の好発部位である．ここでは前方から後方にかけて，顔面・腕・手・体幹・下肢に相当する上位運動神経線維が走行するため，病変が小さいと，麻痺が上半身もしくは下肢に偏る不全片麻痺を呈することもある．内包後脚後ろ 1/3 に病変が及ぶと，感覚障害を伴った運動麻痺を起こす．

(2) 脳幹

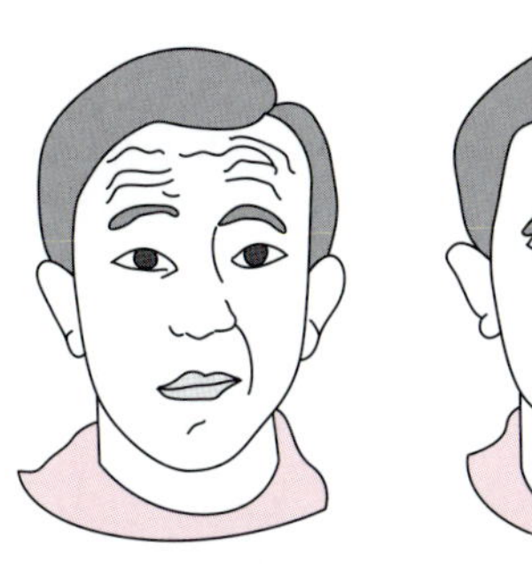

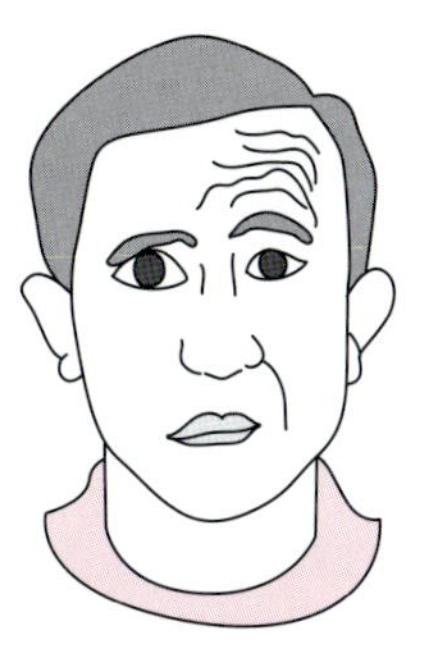

図 4　左は中枢性障害による右顔面麻痺．右は顔面神経障害による右顔面麻痺．

中脳のレベルでは一次運動ニューロンは大脳脚を走行する．上丘レベルでは動眼神経が大脳脚の内側を走行しているため，障害側の動眼神経麻痺＋反対側の顔面を含む片麻痺が生じることがある．また，下丘レベルでは大脳脚の背内側に小脳と視床を結ぶ歯状核視床路が走行しているため，片麻痺に加えて麻痺側もしくは反対側に運動失調や企図振戦を認めることもある．

橋のレベルで障害が生じた場合は，病変側の顔面麻痺と反対側の上下肢麻痺を呈することがある（交叉性片麻痺）．顔面の上部への上位運動ニューロン支配は両側性なので，橋より上のレベルでの障害では額のしわ寄せは障害されない（図 4）．また病変が小さい場合は，必ずしも脳神経麻痺を伴わない片麻痺を呈する．

延髄病変では病変の反対側の上下肢麻痺を認めることが多いが，延髄下方で錐体交叉が障害されると四肢麻痺を呈する．また延髄の錐体路の近くを舌下神経線維が走行しており，舌は病側に曲がって萎縮し，対側は片麻痺を呈することがある．

(3) 脊髄と神経根

錐体路は延髄で大多数が交叉した後，脊髄側索の外側皮質脊髄路を走行する．一部は交叉せずに同側の前皮質脊髄路を下行する．外側皮質脊髄路では，脊髄の外側に近い部分を下部脊髄に連絡する線維が走行し，内部ほど上部脊髄への運動神経が走行している（図 5）．このため，脊髄の外側からの腫瘍などの圧迫性病変の場合，運動麻痺（感覚障害も）は下肢遠位から始まり，圧迫の悪化に応じて徐々に上行することになる．髄内からの圧迫病変の場合は病変のレベルの脊髄支配に一致した運動障害・感覚障害から始まり徐々に下降する傾向がある．

脊髄内部が障害されると，障害部位以下の同側性の痙性麻痺を呈する．脊髄は両側性に障害されることが多く，胸髄では痙性対麻痺（両下肢麻痺），上部頸髄では四肢麻痺を呈する．急速な障害の場合，初期には弛緩性麻痺のこともある．時間の経過とともに，障害脊髄の支配域の筋萎縮が出現する．まれに脊髄の半側だけが障害されることがあり，ブラウン・セカール症

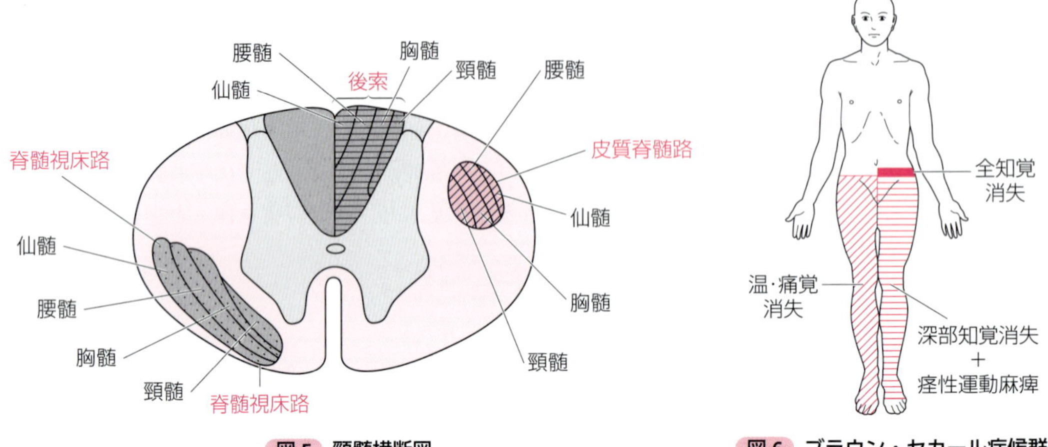

図 5 頚髄横断図

図 6 ブラウン・セカール症候群

候群という特徴的な症状を認める（図 6）.

神経根障害は，圧迫や炎症によって生じることが多く，椎間板ヘルニアが典型的である．障害神経根の支配する筋に萎縮と筋力低下を認め，デルマトーム（皮膚分節知覚帯）に一致した感覚障害や疼痛を伴う．ただし多くの筋は複数の神経根から支配を受けているので，1 つの神経根障害では高度の筋力低下をきたすことはまれである．例外として第 5 腰髄支配の長母趾伸筋は単独で高度の筋力低下をきたし得る．

(4) 末梢神経

末梢神経障害には，神経がびまん性に障害されるポリニューロパチーと，1 本の神経が単独に障害されるモノニューロパチーがある．モノニューロパチーが複数の神経に生じれば多発性モノニューロパチーである．ポリニューロパチーの場合，運動障害は遠位側優位の左右ほぼ対称性の筋力低下・筋萎縮として現れる．また線維束れん縮を認めることがある．感覚障害を伴うことが多いが，ギラン・バレー症候群など運動神経にのみ障害をきたす疾患もある．モノニューロパチーでは，それぞれの神経の支配領域に筋力低下と筋萎縮，感覚障害が認められる．

(5) 神経筋接合部，筋

神経筋接合部が障害される疾患は，重症筋無力症やランバート・イートン（Lambert-Eaton）症候群，ボツリヌス中毒やフグ中毒，有機リン系薬物中毒がほとんどである．安静時の筋力は比較的保たれていても，繰り返し動作の後や夕方に筋力が低下する「易疲労性」が特徴である．筋萎縮が出現することは少なく，腱反射は保たれることが多い．

筋自体に障害が生じる疾患では，一般的に近位筋優位の筋力低下が出現する．また，左右対称的に筋力が低下することが多い．ただし疾患によっては（遠位型ミオパチーや筋緊張性ジストロフィーなど）遠位筋優位に筋力低下を認める疾患もあり，注意が必要である．筋萎縮は病初期には目立たないが，時間の経過とともに著明になる．筋緊張も低下し，腱反射は低下～消失する．

(6) 小脳

小脳が障害されると，運動失調（運動の正確さ・スムースさの障害）が出現する．小脳中央（虫部）上部の障害では，歩行失調が特徴的である．足は横に開き，ふらふらした酔っ払いのような歩行となる．小脳中央下部に障害が及ぶと体幹のバランス障害を生じ，立位やひどくなると座位でも体幹が動揺する．小脳半球の障害では，障害側の運動失調と筋緊張低下が出現する．小脳歯状核や上小脳脚に障害が及ぶと，運動失調に加えて，動作時や一定の姿勢をとったときに障害側の振戦が出現する．

(7) 錐体外路

錐体外路では，どの基底核が障害されたかによって症状が大きく異なる．黒質が障害される代表的な疾患はパーキンソン病であるが，筋肉は歯車様固縮を呈し，安静時振戦が出現する．動きも遅くなり（無動），前屈姿勢異常や姿勢反射障害，小刻み歩行などが認められる．線条体（被核＋尾状核）は脳血管障害や変性疾患，代謝異常などで障害されやすい部位である．被核病変では筋緊張が亢進（歯車様もしくは鉛管様固縮）するが，尾状核病変では筋緊張は低下する．線条体の多発性小梗塞では無動や前屈姿勢を認め，血管性パーキンソニズムとよばれる．変性疾患や代謝異常で線条体が障害されると，逆に多彩な不随意運動が出現する．ジストニアやアテトーシスというねじれるような不随意運動の責任病巣は被核と考えられている．また，舞踏病を呈するハンチントン病では尾状核が障害されている．視床下核の血管障害では，ヘミバリスムという激しい片側性の不随意運動の出現が特徴的である．

視床は身体の感覚を統合するセンターであり，視床単独の障害では運動麻痺を呈さないが，腹外側の障害（歯状核視床路）で運動失調を認めることがある．

実際の臨床現場で要求されること

神経疾患の患者さんは，意識がなかったり，自分の状態を伝えることができないことも多い．したがって，運動障害の特徴を知り，患者さんの状態を的確に把握することはきわめて重要である．

〈小川朋子〉

7. 運動機能障害　A. 運動麻痺

Points

- 運動麻痺には片麻痺，交叉性片麻痺，単麻痺，四肢麻痺，対麻痺がある．臨床上，最も多くみられるのは一側の上下肢が麻痺する片麻痺で，脳梗塞や脳出血などの脳血管障害によるものが多い．痙性麻痺を呈し，腱反射は亢進し病的反射がみられる．歩行や食事動作などの日常生活動作を注意深く観察することにより，運動麻痺の有無を知ることができる．早期に運動麻痺の存在を明らかにし，その種類と程度を正確に評価することが重要である．

四肢・体幹の運動機能障害は，神経系（脳・脊髄・末梢神経）だけでなく筋や骨・関節の障害によっても起こるが，ここでは神経系特に脳と脊髄の障害による運動機能障害（運動麻痺）について説明する．末梢神経ならびに神経筋接合部，筋の障害による麻痺についてはそれぞれの項を参照されたい．

上位および下位運動ニューロンの障害

運動神経は大脳皮質運動野のベッツ（Betz）の大細胞に始まる．そこからの運動神経線維は同側の大脳深部の内包後脚[*1]を通り，中脳大脳脚，橋腹側を経て，延髄まで下行する．延髄下部でその大部分が対側へ交叉し（錐体交叉），その後は脊髄側索を下行し，脊髄前角にある運動細胞とシナプス[*2]を形成し信号を伝達する（図 1）．そのため，たとえば右大脳の運動神経を障害する病変では左半身の運動麻痺をきたす．大脳皮質から脊髄前角までを上位運動ニューロンといい，その経路を錐体路（皮質脊髄路）という．脊髄前角の運動神経細胞から筋までの運動神経を下位運動ニューロンという．上位運動ニューロンの障害は，大脳皮質から脊髄までのどこで障害されるかによって麻痺の様相は異なってくる．上位運動ニューロン障害と下位運動ニューロン障害では，麻痺の様相は大きく異なる（表 1）．上位運動ニューロン障害では筋緊張が亢進し痙性麻痺（痙直）[*3]を呈し，腱反射が亢進しバビンスキー徴候[*4]などの病的反射が陽性となる．筋萎縮は廃用とならない限りみられない．一方，下位運動ニューロン障害では著明な筋萎縮を伴った弛緩性麻痺となる．腱反射は減弱ないし消失し，病的反射はみられない．

運動麻痺の種類と特徴

A. 片麻痺

一側（障害側の反対側）の上下肢の麻痺をいう（図 2）．まったく動かないものは完全片

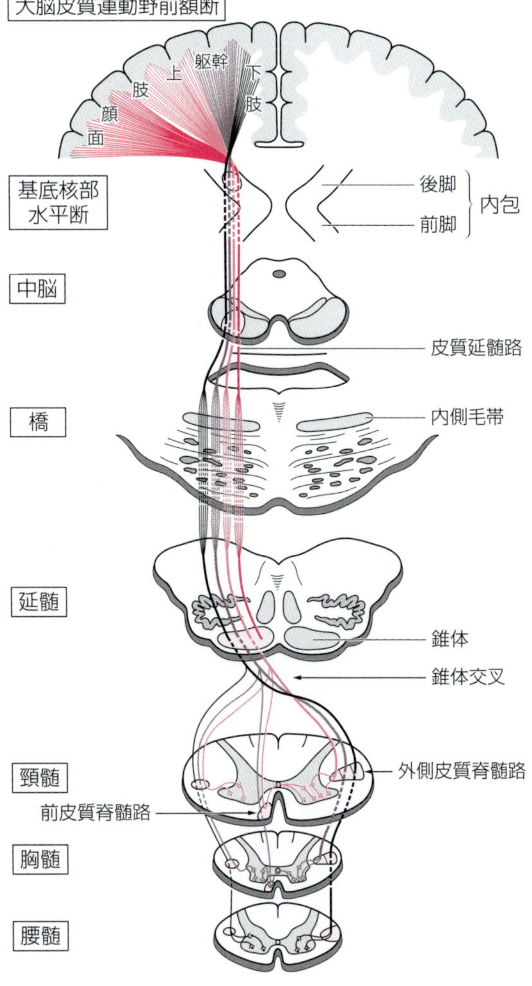

図1 錐体路（皮質脊髄路）の走行
（後藤文男, 他. 臨床のための神経機能解剖学. 東京: 中外医学社; 1992. p.3[1] より）

表1 上位運動ニューロン障害と下位運動ニューロン障害の特徴

	上位運動ニューロン障害	下位運動ニューロン障害
筋萎縮	廃用性萎縮にならない限りなし	著明
筋緊張	亢進	低下
腱反射	亢進	低下
病的反射（バビンスキー徴候）	陽性	陰性
線維束性収縮	あり	なし

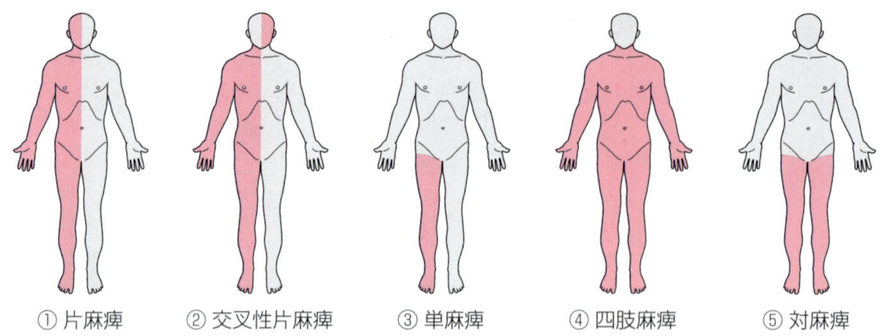

図 2　運動麻痺の種類
（竹村信彦, 他. 系統看護学講座 脳・神経 成人看護学講座 7. 東京: 医学書院; 2008. p.78-80[2] より）

表 2　徒手筋力テスト

5	筋力正常．麻痺なし．
4	正常より劣るが，ある程度の抵抗に逆らって動かせる状態．
3	抵抗を加えなければ，正常可動域の運動が可能な状態．
2	重力の影響を除外すれば，正常可動域の運動が可能な状態．
1	わずかに動かせるが，関節は動かない状態．
0	完全麻痺．筋の収縮がまったくない状態．

麻痺，筋力が低下した状態を不全片麻痺という．臨床的に最も多くみられる麻痺で，脳梗塞や脳出血などの脳血管障害によるものがほとんどである．筋緊張は亢進，麻痺側の腱反射（筋伸張反射）は亢進し，バビンスキー徴候などの病的反射を伴う．障害部位によって上下肢麻痺と同側の顔面の麻痺を伴うことがある．麻痺の程度の判定には，徒手筋力テスト（manual muscle testing: MMT）による 6 段階分類（0 ～ 5）が汎用されている（表 2）．

B. 交叉性片麻痺

一側片麻痺と対側の脳神経麻痺を呈するものをいう（図 2）．脳幹部の障害による．

C. 単麻痺

一肢だけが麻痺した状態である（図 2）．大脳皮質運動野や脊髄～末梢神経の障害による．後者による単麻痺では筋萎縮や線維束性収縮*5 がみられる．

D. 四肢麻痺

四肢すべてが麻痺した状態である（図 2）．両側の大脳障害や脳幹部障害，脊髄（頸髄），末梢神経，筋，神経筋接合部のいずれの障害でも起こり得る．大脳の両側性障害では両上肢は屈曲，両下肢を伸展させた痙性四肢麻痺を呈する除皮質硬直となる．脳幹部の障害では四肢を伸展した痙性四肢麻痺（除脳硬直）を呈する．いずれも予後不良の徴候である．頸髄障害による四肢麻痺は腫瘍，血管障害，外傷，椎間板ヘルニアなど多様な病態が原因となる．

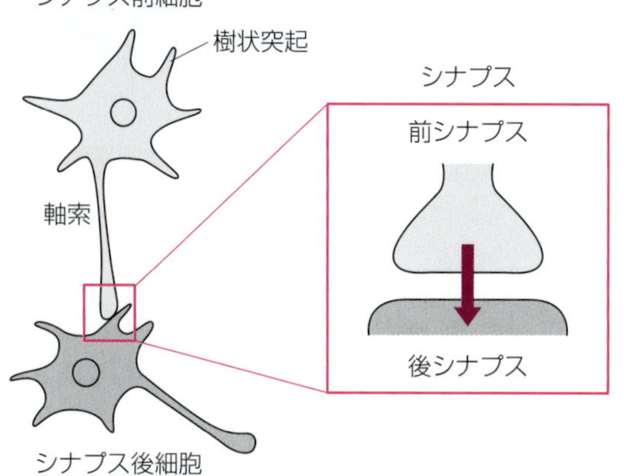

図3 シナプスの構造

E. 対麻痺

両下肢が麻痺した状態をいう（図2）．外傷による脊髄障害，脊髄の血管障害や腫瘍，ギラン・バレー症候群などでみられる．

さまざまな疾患で入院している患者が，入院中に脳梗塞を発症し片麻痺をきたすこともまれではない．あるいは脳梗塞の治療を開始したにもかかわらず，麻痺が悪化・進行することもしばしば経験される．また，認知症や日常生活動作が低下している高齢者などでは，運動麻痺の合併に気づくことが遅れることも多い．運動麻痺の存在を見逃さず，かつ早期に発見し，運動麻痺の種類と程度を正確に評価することが患者の機能予後の改善につながる．歩行や起居動作，食事動作などの日常生活動作を注意深く観察することが重要である．

＊1 内包後脚：脳梗塞や脳出血の好発部位である被殻と視床に挟まれた部位．内包後脚に障害が及ぶと対側の麻痺をきたす．

＊2 ニューロンとニューロンの接合部構造．神経細胞から伸びた軸索が次の神経細胞との間にわずかな隙間（シナプス間隙）をつくっている．ニューロンに信号が伝わると，シナプスから神経伝達物質を放出し，それが次の神経細胞に結合して信号を伝達していく（図3）．

＊3 筋力低下とともに筋の緊張が亢進し，四肢が突っ張った状態となる．下肢の痙性麻痺では膝は伸展し，つま先は垂れている状態になる．

＊4 足の裏の外縁を，鍵先などで踵から足趾のほうへゆっくりとこすり，先端で母趾のほうへ曲げる．正常では母趾は足底のほうへ屈曲するが，錐体路障害（上位運動ニューロン障害）がある場合は母趾が背屈し，典型的には他の4趾が開く現象．錐体路徴候として最も重視される徴候（反射）．

＊5 筋肉が不随意に収縮する現象．皮膚の上から肉眼で観察することができる．また，「筋肉が勝手にピクピクする」と自覚することもある．

■文献

1）後藤文男，天野隆弘．臨床のための神経機能解剖学．東京：中外医学社；1992．p.3．
2）竹村信彦，北上順子，岩崎美和，他．系統看護学講座 脳・神経 成人看護学7．東京：医学書院；2008．p.79-80．

〈山﨑 薫〉

7. 運動機能障害　B. 筋萎縮

Points

- 筋萎縮を筋力低下に伴う症状として自覚し訴える場合が多い.
- 筋萎縮がわかりやすい部位（手掌の母指球，前脛骨筋など）がある.
- 筋自体が障害されることによる筋原性筋萎縮と，筋を支配している神経が障害されることによる神経原性筋萎縮がある.
- 原則として筋原性筋萎縮では近位筋優位，神経原性筋萎縮では遠位筋優位の筋萎縮がみられる.
- 体重減少を伴う全身的な“やせ”とは異なり，看護師は患者の病的な筋萎縮とそれに伴う筋力低下に留意する必要がある.

筋萎縮とは一旦正常に発達した筋の体積が，病的に減少することである．筋萎縮が明らかなときは触診や視診でもわかる．萎縮のある筋肉は触ってみると柔らかく，力を入れても筋肉が固くならない．視診では左右差，顔面・頭頸部あるいは近位筋（肩甲部や骨盤部）と遠位筋（手足の筋）を比較するとわかりやすい（図 1）.

体重減少を伴う全身的な“やせ”との鑑別も重要であり，こちらは筋に萎縮がある割に筋力が保持されていることが多い．一方で筋萎縮の患者では筋力低下も伴っていることが多く，転倒リスクなどを念頭に十分に注意しながら看護をする必要がある.

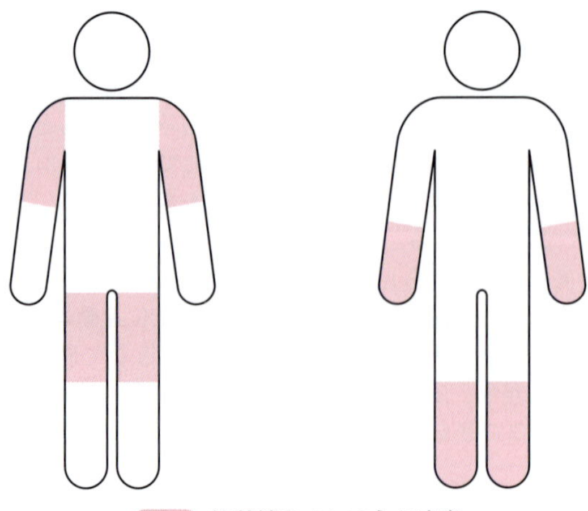

図 1 筋萎縮をきたす主な疾患

自覚症状

一般的に筋萎縮のみを訴えることはまれで，筋力低下に伴う症状として気づかれることが多い．逆に筋力低下の自覚に乏しい場合は単なる“やせ”として自覚し，神経筋疾患の発見が遅れることがある．

また発症の仕方も重要で，外傷などが誘引で突発する場合，炎症性疾患にように急性～亜急性の経過をとるもの，神経変性疾患などのように慢性の経過を示すものがあり，診断する際の助けになる．

筋萎縮の分布

筋萎縮がどこにみられているかがポイントになる．全身性か局所性か意識しながら，顔面・頭頸部，体幹，四肢帯，四肢近位部，四肢遠位部を観察する．これらのどこに主にみられているか，さらには左右対称性かどうかも確認する．

大まかには，全身性かあるいは図1に示したように体幹からみて近位部あるいは遠位部のどちらが優位かを判断する．筋萎縮がわかりやすい部位としては舌，手掌の母指球，小指球，第一背側骨間筋，前脛骨筋があげられる．

障害部位別の筋萎縮

筋を支配している神経が障害されることによる神経原生筋萎縮と筋自体が障害されることによる筋原性筋萎縮がある．原則として，筋原性では近位筋優位，神経原生では遠位筋優位の筋萎縮が観察される．ただし例外もあり遠位型ミオパチーや斧様顔貌が特徴的な筋強直性ジストロフィーは筋疾患でありながら遠位筋優位，球脊髄性筋萎縮症（ケネディ・オルター・ソン症候群），脊髄性筋萎縮症は神経原生疾患でありながら近位筋優位に筋萎縮がみられる．代表的

表1 筋萎縮をきたす主な疾患

	萎縮筋	主な疾患
筋原性筋萎縮	近位筋優位	進行性筋ジストロフィー 先天性ミオパチー 薬剤性ミオパチー（ステロイド剤など） 多発性筋炎
神経原生筋萎縮	遠位筋優位	筋萎縮性側索硬化症（ALS） シャルコー・マリー・トゥース病（CMT） 慢性炎症性脱髄性多発根ニューロパチー（CIDP） ギラン・バレー症候群 圧迫（手根管症候群，橈骨神経麻痺など）

例外
筋原性なのに遠位筋優位の筋萎縮：筋強直性ジストロフィー，遠位型ミオパチー
神経原生なのに近位筋優位の筋萎縮：球脊髄性筋萎縮症（ケネディ・オルター・ソン症候群），脊髄性筋萎縮症

疾患とともに表1に示す.

また左右差については変性疾患などで多少みられるが，進行とともに目立たなくなる．極端な左右差がみられる場合は外傷，変形性脊椎症や腫瘍なども考える.

神経原生筋萎縮

代表的な疾患として筋萎縮性側索硬化症（ALS）やシャルコー・マリー・トゥース病（CMT）があげられる．遠位筋優位の筋力低下に加えALSでは舌の萎縮（図2），CMTでは大腿の下1/3以下から下腿にかけての筋萎縮が特徴的で，逆シャンパンボトルと形容されている．CMTでは下垂足による鶏歩をきたすことが多い.

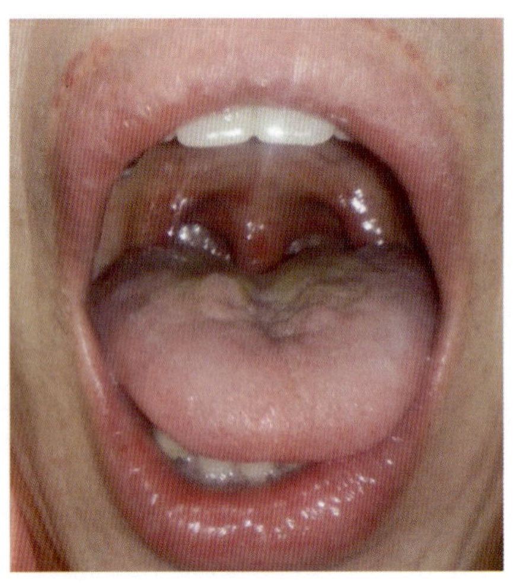

図2 筋萎縮性側索硬化症患者の舌萎縮

筋原性筋萎縮

筋疾患のなかでも進行性筋ジストロフィーは筋萎縮をきたす代表的な疾患である．デュシェンヌ型では4歳頃に発症し，10歳頃には歩行不能となりさらに呼吸筋も侵され20～30歳で死亡する．肢体型では四肢帯から四肢近位部に筋萎縮がみられ，顔面肩甲上腕型もその名のとおり，顔面筋や肩や首の筋肉が好んで侵される筋ジストロフィーである．肢体型，顔面肩甲上腕型では，壁に向かって手で押すような動作をしたときに，肩甲帯の筋萎縮・筋力低下のために肩甲骨が翼のように浮き上がってみえる（図3）.

筋萎縮と診断の進めかた

筋萎縮をもとに診断する際の進めかたを図4に示す．詳細な病歴，既往歴（外傷の有無など），家族歴をもとに各種検査を加え鑑別していく．感覚障害（感覚低下，しびれなど）を合併すると疾患が絞りやすい.

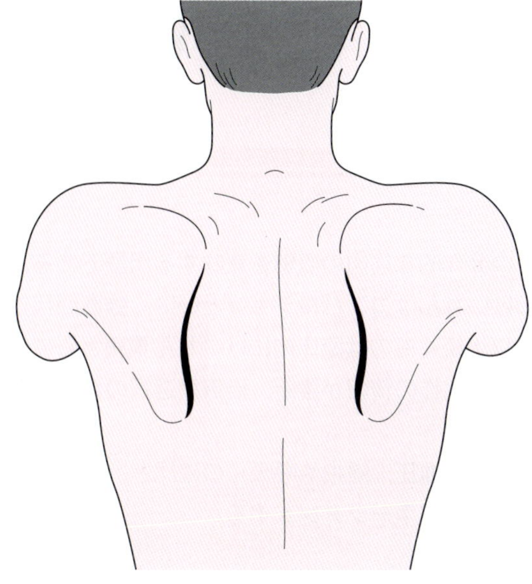

図3 翼状肩甲：肩甲帯の筋力低下，筋萎縮のため翼のように肩甲骨が浮き上がってみえる．

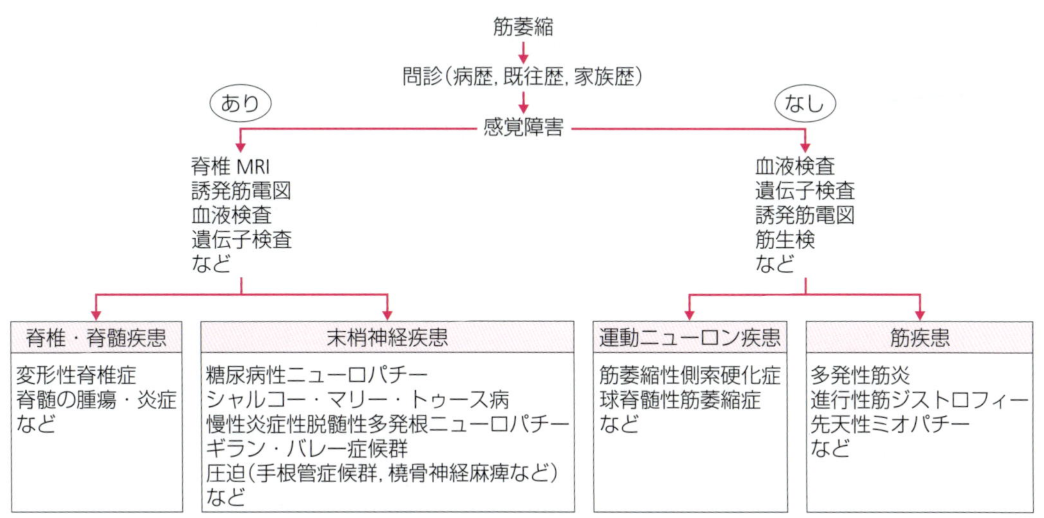

図4 筋萎縮と診断の進めかた

■文献

1）桑原宏哉, 横田隆徳. 筋萎縮. In: 井上智子, 佐藤千史. 緊急度・重症度からみた症状別看護過程. 1版. 東京: 医学書院; 2011. p.1040-4.

2）水澤英洋, 宇川義一. 神経診察: 実際とその意義. 1版. 東京: 中外医学社; 2011.

〈狩野 修　澤田雅裕　岩崎泰雄〉

7. 運動機能障害　C. けいれん

Points

- けいれんは，不随意かつ発作的な筋肉の収縮を意味する用語である．
- てんかん発作としてのけいれんはコンバルジョンといい，強直間代性発作が多い．
- コンバルジョンが 5 分以上続くものは臨床的にけいれん重積として緊急対応する．
- けいれん発作の診療では，発作の情報が診断，治療薬選択のために重要であり，目撃した情報を適切に記録する．
- 発作の現場では，生命徴候（血圧，脈拍や呼吸）の確認と，安全の確保（吐物による誤嚥や外傷の予防）に留意しマネージメントする．

けいれんとは

けいれんとは，種々の原因に起因する，不随意かつ発作的な筋肉の収縮である．発作は局在性のことも全身性のこともある．けいれんという名称は多くの状態を包括し（表 1），それぞれに原因，病態が異なる．けいれんを現す用語を正しく理解し，正確に記録することは臨床上きわめて重要である．

一方，「てんかん」は病名であり，脳を原因として，反復する種々の臨床発作をきたす「病気」を指す用語であるため，けいれんとは明確に区別する．「てんかん発作」はてんかんという病気による「発作」を指し，けいれんだけではなく意識減損や自動症などの非けいれん性発作を含めて使われる用語である．

表 1 けいれんの種類と発作様式

種類	様式	訴えかたの例
コンバルジョン 強直性けいれん 間代性けいれん	 持続性の筋収縮 筋収縮と弛緩が交互に反復	 ぐーっと力が入っている ぴくんぴくんと震える
ミオクローヌス	瞬間的で，不規則な筋収縮	ぴくっぴくっと動く
スパスム	小刻みな収縮	ぴくぴくする．ひきつる
クランプ	有痛性の筋収縮	ぎゅーっと痛く

(1) コンバルジョン

てんかんの代表的なけいれん発作がコンバルジョンである（図 1）．

コンバルジョンのうち，強直性けいれんは，異常な筋収縮が持続して固く強ばった状態になるものである．間代性けいれんは，筋肉の収縮と弛緩が交互に反復するものであり，一般の人

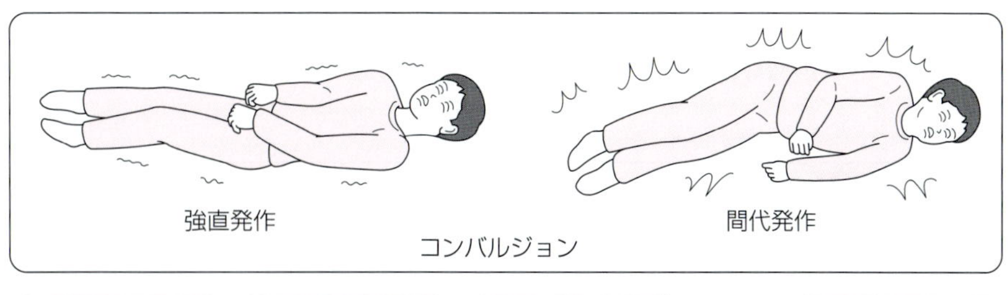

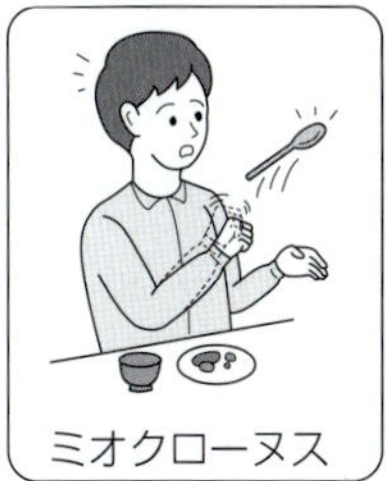

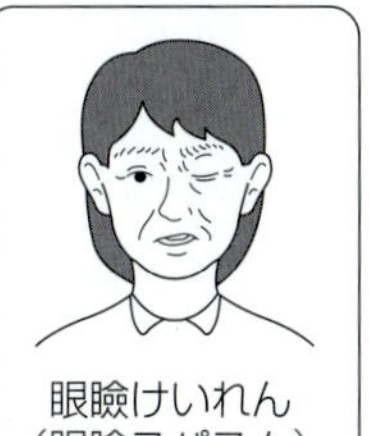

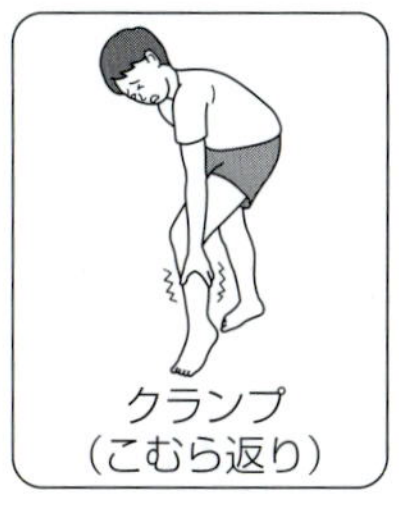

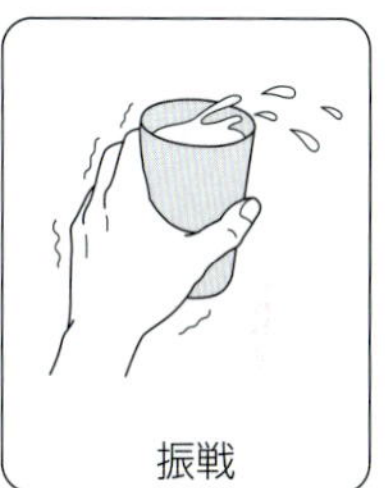

図1 種々のけいれん

がいうてんかん発作としてのけいれんはこれを指すことが多い．発作は四肢をびくんびくんと大きく動かし，全身に及び，意識障害を伴いやすい．てんかんでは，強直発作から連続して間代発作につながる「強直間代発作」の型をとるものが多い．その間代期では，筋収縮は通常大きく広汎なものから，徐々に振幅を小さくし，発作の間隔を延ばしていき収束する．

(2) ミオクローヌス

ミオクローヌスは，瞬間的，電撃的と称される，素早く不規則な筋収縮である．病因別に，①生理的ミオクローヌス，②特発性ミオクローヌス，③てんかん性ミオクローヌス，④症候性ミオクローヌスに分類される．原因となる病巣，疾患は多岐にわたり，不随意運動としてのミオクローヌスとてんかん性ミオクローヌスとの鑑別が時に問題となる．運動症状に随伴する，意識障害の有無や他の神経症状が重要であり，特に症状の変動があるものや，コンバルジョンなど他の発作を併発するときはてんかん性のものを考慮する．

(3) スパスム

スパスムは一般に，眼瞼けいれんや血管攣縮などの一部の疾患で使われることが多い用語である．てんかんでは特異的な発作に限定して用いられ，ウエスト（West）症候群の発作型であるてんかん性スパスムがこれにあたる．体幹および四肢近位筋の，約1秒前後の急激な筋収縮であり，群発する傾向がある．

(4) けいれんと誤りやすい運動症状

振戦やジストニアなどの不随意運動，レム睡眠行動異常症などの睡眠障害，非てんかん性心因性発作，チックなどは，一般にはけいれんと訴えられることがあり注意する．過換気症候群発作中の振戦様運動もけいれんと訴えて受診することがある．けいれんと紛らわしい運動症状との鑑別は，注意深い発作の観察と病歴の確認によってなされる．

以下，ここでのけいれんはコンバルジョンを主として述べる．

けいれんの原因

けいれんの原因となる疾患を表2に示す．

特発性てんかんは若年者を主としてみられ，脳に器質的異常が確認されないものである．発作様式は再現性が高く，特定の誘発因子などをもつものが多い．

症候性てんかんは，脳にてんかん発作の原因となり得る器質的異常（てんかん源）があって，てんかんをきたしたものである．また，てんかん源が脳の局在性器質異常に起因するものを，局在関連てんかん（部分てんかん）という．

急性症候性発作の原因は，一部症候性てんかんと重複する．急性の全身性疾患，代謝性疾患，中毒性疾患，中枢神経疾患などと時間的に密接に関連して起こる発作を指し，多くは急性疾患における急性期合併症として捉えられる．必ずしもてんかんへは移行しない．心原性失神や低血糖，アルコール中毒など緊急性のあるものを早急に鑑別する必要がある．初回発作では特に，脳血管障害や急性の脳炎・脳症など重篤な原因に注意を払う．

熱性けいれんは，ある意味で症候性発作であるが，一般人口の3.4～11％という有病率の高さとその後の管理の重要性から独立したカテゴリーとして述べられる．その定義は「乳幼児期（主に生後6～60カ月）に起こる，通常38℃以上の発熱に伴う発作性疾患」であり，中枢神経感染症，代謝異常，その他の明らかな発作の原因がみられないものである．この定義での「発作」は，けいれんと非けいれん性発作を含む．てんかんの既往があるものは除外される．多くは単回の予後が良い発作であるが，両親いずれかの熱性けいれん家族歴，1歳未満の発症，発熱から短時間での発作（概ね1時間以内），発作時体温が39℃以下であるものは再発率が高い．

表2 けいれんの原因疾患

1. 特発性てんかん	各種のてんかん症候群など
2. 症候性てんかん	頭部外傷，脳血管障害，炎症性/感染性疾患，脱髄性疾患，脳腫瘍，先天性奇形など
3. 急性症候性発作	頭部外傷，脳血管障害，炎症性/感染性疾患，代謝性，中毒，離脱，脱髄性，多因性など

けいれん発作時の対応

(1) 発作観察の要点

けいれんは医療機関を受診するときには停止していることが多い．てんかん診療は発作の情報が最も重要であり，当事者であるならば発作を詳しく観察し，そうでない場合は発作観察者からの目撃情報を，忘れないうちになるべく詳細に聴取，記録しておく．

発作に出会ったら，まずは脈と意識状態をみて，異常に気づいた時間をみておく．発作がどの部位からどのような動きで始まるか，他の部位へどう広がっていきどのような動きの変化が

表3 発作観察の要点

発作中に確認すること	
1. 生命徴候と自律神経	脈拍，血圧，瞳孔径，顔色，発汗，唾液などの分泌
2. 発作中の症状	意識の状態　見当識，反応性 運動徴候　開眼していたか，瞬目，眼球の偏位，眼振，頭部の回旋，四肢の肢位，けいれんの様式（強直・間代・ミオクローヌスなど）発声，自動症（これらの進展様式も確認する）
3. 発作の持続時間	瞬間的，数秒，数十秒，分単位，時間〜日単位
4. 発作後の状態	神経学的異常［麻痺，感覚障害や高次脳機能（失語など）］，精神・行動異常の有無 もうろう状態の有無と持続時間，発作後鼻ぬぐいの有無 外傷・口咬舌・尿失禁の有無，頭痛・筋肉痛などの有無 体温，感染徴候の有無
発作後に確認しておくこと	
5. 発作直前の症状	前兆（感覚や自律神経の症状，既視感，未視感，精神症状など）があったか
6. 意識障害の起始と停止	何をしているところで記憶が途切れたか，発作後どこから記憶があるか
7. 発作の誘因	飲酒後，睡眠不足，月経，特定の行動（光，TVゲーム，計算，音など）の有無
患者および発作の目撃者から聴取すべき情報	
8. 発作の頻度	日・週・月・年単位かどうか，群発するか
9. 発作と覚醒・睡眠との関係	好発時間帯（覚醒後まもなくか覚醒中，入眠時，睡眠中）
10. その他	a. 既往歴 b. 初発年齢 c. 最終発作 d. 家族歴

あるか確認する（表3）．けいれんが身体の一部から始まり全身に波及するような様式は，局在したてんかん波が二次性に全般化したことを示し，症候性・局在関連てんかんにおいて重要な証拠である．頭部回旋や，フェンシングの肢位など側方徴候という特徴的な動きは，特定の脳部位とてんかん源との関連を疑える根拠となる．

発作後は通常意識が悪く，完全に覚醒するまでの時間を確認する．てんかんによる意識障害は意識減損といい，通常のジャパン・コーマ・スケールなどで判定する意識障害とは異なる．ここでいう意識とは，「外的刺激に対する認識および，または反応性の程度」と定義されるものであり，名前や見当識などの通常の意識判定同様に，こちらからの呼びかけや指示を適切に認識し反応できるかをみる必要がある．明らかなけいれんがないときは，間欠的に色や物品などの名称を伝え，後で記憶に残っているかどうかをみることも有効である．

覚醒後は，前兆があったかを確認する．心窩部不快感などの自律神経症状や，精神症状，既視感，未視感，幻臭など問わなければ自発的には訴えないものもある．何をしているときの発作か，意識障害がどの時点で発生したかを聴取し，発作前の状況で誘因となりそうなものを記録する．

(2) プライマリケア

発作の現場では，上記の対応をするとともに，助けを呼び，なるべく人手を集める．理想は

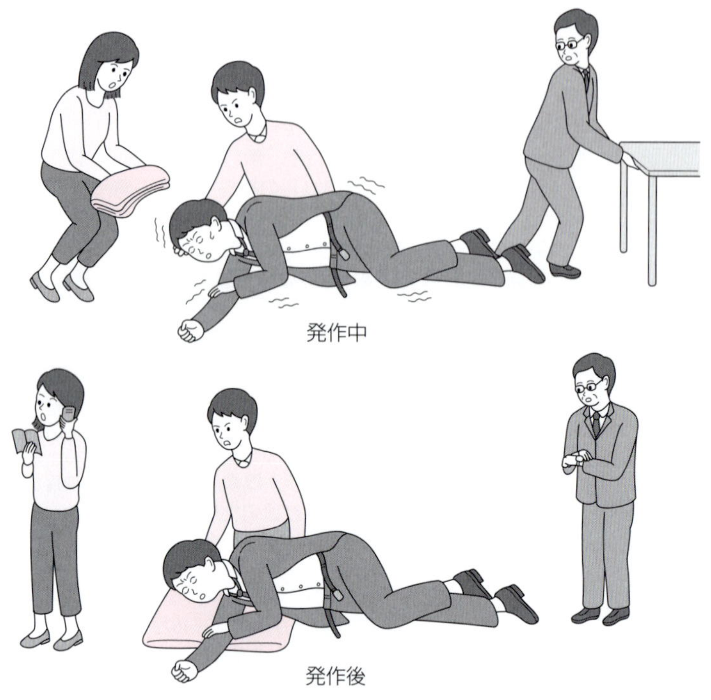

図2 発作時のケア

3人以上であり，直接のケア，発作観察と発作時間の記録，身元の確認と縁者や医療機関との連絡を，手分けできるとよい．

患者に対しては，脈拍，血圧が触れるかを確認し，心原性の発作を第一に鑑別する．けいれんが起きているならば，外傷を予防し安全を確保するため，危険物をどかすなど患者周辺の環境を整える．必要に応じて，危険が少ない広い平地に移動する．少なくとも頭部下に柔らかい衣類やクッションなどを敷く．呼吸の妨げにならないよう衣類がきつければ緩める（図2）．けいれん発作中に，口腔内に指や異物を入れることはせず，抑えつけたり強い刺激を与えたりしないようにする．

発作後は，発作中にたまった唾液や嘔吐したときの吐物などで誤嚥・窒息しないよう，側臥位として顔を横に向け，下顎を軽く挙上し気道を確保する．

持参の手帳や同伴者などから，てんかんの診断と頓服薬指示などの情報が得られれば対応する．また利用可能であれば，酸素を投与し静脈路の確保を行う．失禁があれば布を掛ける，仕切りを利用するなど，発作終結後に患者の精神的負担を軽減するためのプライバシーの保護も考慮する．

緊急性の高いけいれん

てんかんの診断が確認され，本来の発作と同様の様式であり，短時間（おおむね数分以内）

で完全に回復した場合には，一般に救急要請の適応ではない．問題となるのは，発作が持続する，もしくは繰り返す可能性が高い場合と，発作による合併症のリスクが高いものである．

A. 重積発作

従来は30分以上を重積と定義されていたが，30分以内でも経時的に発作予後は悪化することが明らかとなってきており，現在は5分以上けいれんが続くものはけいれん重積として緊急対応の適応となっている．けいれんが持続するものだけではなく，発作が短時間のうちに2回以上繰り返すもの，発作後も意識が回復しないもの，神経症状を持続させるものなどは，けいれんがおさまった後にも非けいれん性のてんかん重積状態となっている可能性がある．

B. 高リスク者

妊娠中は胎児への影響を確認する必要がある．発作後に疼痛があれば骨折などの外傷を疑う．初めての発作であるときや，てんかん患者でも元来の発作様式と異なる場合には，急性症候性発作や新規に出現したてんかん源（脳卒中など）がある可能性を精査すべきである．元来の発作であっても，発熱など全身状態の変化がある場合には，発作閾値が下がり再発リスクが高くなっている可能性を考える必要がある．

看護師が何をすべきか

けいれん発作の現場では，非医療従事者は動揺し適切な対応ができないことが多い．落ち着いて生命徴候の確認を行い，心原性発作によるけいれん性失神などの緊急疾患をまず鑑別し，必要な処置と安全確保を行うこと．発作後に適切な医療が受けられるよう，発作の情報を整理して関係者に伝えることを留意したい．

〈永島隆秀〉

7. 運動機能障害　D. 不随意運動

Points

- 不随意運動とは自分の意志とは無関係に生じる異常な運動である．最も頻度が多いのは振戦である．
- 規則正しく一定のリズムで繰り返す動きは振戦かミオクローヌスである．
- 原因として神経変性疾患か脳血管障害による器質的疾患か，薬物性や全身疾患にみられる不随意運動が多い．
- 不随意運動を示す患者は，他人に見られたくない気持ちが強いので，精神的支持が大切である．
- 転倒による骨折や外傷を防止するため，環境整備や日常生活指導が必要である．

不随意運動とは

不随意運動は患者の意志とは無関係に起こる骨格筋の異常な運動である．心因性障害（ヒステリー）においても種々の不随意運動がみられるため注意を要する．けいれんも自分の意志によらない運動であるが，通常は不随意運動の分類には入れないことが多い．

不随意運動の種類には振戦，舞踏運動，アテトーゼ，ジストニア，バリスム，ミオクローヌス，チック，ミオキミアなどがある．攣縮（スパスム）は骨格筋の不随意な筋収縮を意味し，特定の異常運動を不随意運動とすることがある．不随意運動を示す患者は，症状を他人に見られたくない気持ちが強いので，患者の気持ちを理解し，精神的支持が大切である．環境整備や日常生活指導を行い，転倒による骨折や外傷を防ぐことが重要である．

不随意運動の種類

A. 振戦

振戦とは比較的一定のリズムで動く不随意運動の代表である（表1）．

①静止時（安静時）振戦：随意的収縮のない状態で，体肢を安静にしたときにみられる振戦．パーキンソン病にみられる振戦である．

②姿勢時振戦：体肢を一定に保った状態で現れる振戦．本態性振戦，パーキンソン病にみられる振戦である．

③運動時振戦：随意運動時にみられる振戦．

このほか，企図振戦は運動時振戦の一型で，運動失調による測定障害のために，目標物

表1 振戦の病型

名称	症状	原因となる疾患	治療
生理的振戦	5～10 Hz前後の細かなふるえであり，疲労，感情的興奮，寒冷によりみられる．	なし	
静止時振戦	4～6 Hzで規則正しくふるえ，丸薬丸め運動がみられる．随意運動で一時的に抑制される．精神的緊張や興奮で増加する．頭部や頸部にみられることがある．	パーキンソン病	各種抗パーキンソン病薬
姿勢時振戦	一定の姿勢で4～10Hzの規則正しいふるえで姿勢時に手指に目立つ．	本態性振戦，パーキンソン病	本態性振戦の場合，β遮断薬，プリミドン，ベンゾジアゼピン誘導体，クロナゼパムを用いる．
運動時振戦	運動時にみられる振戦で，細かい動作の際に目立つ．	本態性振戦	
老年性振戦	上肢，頭部，下顎，口唇，舌のふるえにみられるが，パーキンソン症状は通常みられない．	本態性振戦	
小脳性振戦	企図振戦の場合には，目標物に近づくとふるえが増強する．小脳性失調に伴う協調運動障害によるふるえであり，接触するとふるえは止まる．	脊髄小脳変性症，多系統萎縮症（オリーブ橋小脳萎縮症）	姿勢時振戦の治療に準じる．
羽ばたき振戦（アステリクシス）	両側上肢を水平挙上させると，筋の緊張が一瞬低下し，手指がパタリと下がり，もとに戻る動作が繰り返される．	肝性脳症，ウィルソン病，尿毒症，CO_2ナルコーシス，低Na血症，ジフェニルヒダントイン中毒，脳梗塞・出血（視床）など	原疾患の治療
中毒性振戦	10 Hz前後の細かなふるえであり，尿毒症やせん妄では粗大で不規則な動きがみられる．	甲状腺機能亢進症，慢性アルコール性中毒症，水銀中毒，尿毒症，コカイン中毒，喫煙など	原疾患の治療

に近づくと増強し，接触すると停止する．

終末振戦も動作時振戦の一型であるが，姿勢時振戦が運動によって増強する本態性振戦であることが多い．

B. 舞踏運動

舞踏運動は左右非対称に起こる無目的，無秩序な比較的に速い動きであり，上下肢があたかも踊っているかのような動きである．アテトーゼはゆるやかな，絶え間のない運動であり，手指や手関節が過伸展，過屈曲したり，ねじれたりするようなグロテスクな動きを示す．舞踏病アテトーゼは舞踏病とアテトーゼの総称として用いられる場合と，両者が混在する場合を指すことがある．

C. アテトーゼ

アテトーゼは上下肢にのみ（軽度では手足のみ）に出現する持続が長い不随意運動である．ゆっくりくねるような動きで，手指が奇妙な姿位を示す．重症例では顔面，頸部，体幹にも出現する．偽性アテトーシスは閉眼し両側上肢を伸展させると患指が不規則な動きをする状態をいう．

D. ジストニア

ジストニアは筋に異常な緊張が高まり，異常な姿勢と体位を呈する．体幹および体幹に近い部位ではひねるような姿勢をとることが多い（捻転ジストニア）．また胸郭の過屈曲・伸展，頸部の捻転，肘の過伸展，手首の過屈曲，指の過伸展などを示す．痙性斜頸（攣縮性斜頸），メージュ（Meige）症候群，書痙，口下顎ジストニアなどのように体の一部にみられるジストニアは限局性ジストニアといわれている．後天性ジストニアには種々の疾患に伴い発生する（表2）．遺伝性ジストニアは遺伝形式により分類されているが，DYT5（瀬川病，ドパ反応性全身性ジストニア），DYT10（paraxysmal kinesigenic choreoathetosis：PKC）は有名である．

E. バリズム

バリズムは一側性（ヘミバリズム）で上下肢にみられる，体幹や上下肢を投げ出すような，粗大で激しい動きである．

F. ジスキネジア

ジスキネジアは自分の意志とは無関係に体が動いてしまう状態という．口部ジスキネジアなど特定の身体部位や原因による症候を示す場合が多い．口舌ジスキネジア，パーキンソン病にみられるレボドパ誘発性ジスキネジア，抗精神病薬による遅発性ジスキネジアが有名である．

G. チック

チックは習慣性攣縮ともよばれ，体の一部や全身に，素早い動きを不規則に周期的あるいは反復してみられるものである．瞬目，顔しかめ，舌出し，舌打ち，頸部の傾け，肩すくめ，手足の素早い動きを認める．トゥレット（Tourrette）症候群はチックの重症型で，汚言症，けいれんを伴う．

H. ミオクローヌス

ミオクローヌスは，電撃的な筋収縮が不規則なリズムで反復するものである．多くのミオクローヌスは安静時にみられるが，動作開始時または動作中にだけにみられることもあり，動作性ミオクローヌスという．低酸素脳症の患者にみられるミオクオーヌスはランス・アダムス（Lance-Adams）症候群とよばれる．口蓋ミオクローヌスは同側の小脳歯状核と反対側の赤核，下オリーブ核を結ぶギラン・モラレ三角の線上にある病変で発生するといわれている．

I. 半側顔面スパスム

半側顔面の素早く引きつるような動きを繰り返す．眼輪筋に最もよくみられやすいが，スパスム時には眼裂が狭小化してみえる．誘因なく発生する場合と末梢性顔面神経麻痺の回復期にみられることがある．脳底動脈あるいは後下小脳動脈が顔面神経に触れて生じることがある．

表2 振戦以外の不随意運動

	名称	病型・原因疾患	特徴
1	舞踏運動	A. 小舞踏病（シデナム舞踏病）	リウマチ熱により学童期に出現する．顔と手に目立ち，顔歪め，舌出し，手の落ち着かない動きがみられる．
		B. ハンチントン病	常染色体優性遺伝の疾患で，中年期以降に発症する（若年期発症例もあり）．上下肢・顔面（しかめ面）・口舌・体幹に舞踏病運動がみられ，構音障害，認知症や性格変化もみられる．ハロペリドールが有効とされる．
		C. 有棘赤血球舞踏病	常染色体劣性遺伝で10歳代の発症が多い．自咬症がみられ，性格変化，認知症がみられる．
		D. 妊娠舞踏病	妊娠期間中に一過性にみられる．
		E. 老年舞踏病	高齢者の上下肢，顔面にみられるが，ほかの神経症状はみられない．
		F. 内科疾患に伴う舞踏病	脳炎，膠原病（SLE），ベーチェット病などが原因になる．
		G. 薬剤性舞踏病	フェノチアジン系薬剤，ジフェニルヒダントイン，水銀，リチウムなどが原因になる．
		H. 脳血管障害に伴う舞踏病	赤核（ベネディクト）症候群，視床症候群，視床下核・淡蒼球の病変が原因になる．
2	アテトーゼ	A. 先天性アテトーゼ	出産時仮死，核黄疸などの脳性麻痺によることが多い．
		B. 後天性アテトーゼ	ウィルソン病，肝性脳症，脳血管障害，フェノチアジン中毒，レボドパ中毒，一酸化炭素中毒，変性疾患（DRPLA，歯状核赤核橋ルイ体萎縮症）が原因になり得る．
		C. 偽性アテトーゼ	閉眼し上肢を挙上させると，手指が緩やかにピアノを弾くような動きをする．時には上肢全体が偏位する．深部感覚障害により発生し，脳血管障害（視床），深部感覚ニューロパチー，ミエロパチーでもみられる．
3	ジストニア	A. 捻転ジストニア（変形性筋ジストニア）	5～15歳で発症し，四肢・体幹を侵す．はじめは間欠性のねじるような動きであるが，やがてねじれる姿勢が持続的になる．
		B. 痙性斜頸（攣縮性斜頸）	20～60歳で始まり，胸鎖乳突筋，後頸筋の収縮のために，頸部が側方や後方，前方へ偏位する．ボツリヌス筋注治療が有効．
		C. メージュ症候群	中年期以降に始まり，両側の眼瞼攣縮に加え，開口し，舌を出したり引っ込めたりする．
		D. 職業性ジストニア	楽器演奏家，キーボード操作者，スポーツ選手にみられる．
		E. 書痙	書字の際に，手・指が異常肢位をとり，正常な書字ができない状態．通常，ほかの動作を行うことはできる．
		F. 項部ジストニア	進行性核上性麻痺（PSP）では頸部筋の固縮により，頸部は後方へ後屈位を示す．
		G. 後天性ジストニア	ウィルソン病，脳血管障害，脳腫瘍，脳炎後パーキンソニズム，フェノチアジン中毒，レボドーパ中毒でみられる．
		H. 遺伝性ジストニア	DYT5（瀬川病，ドパ反応性全身性ジストニア），DYT10（PKC）などがある．

表2 つづき

	名称	病型・原因疾患	特徴
4	バリズム	ヘミバリズム	急速で，粗大な動きが持続性にみられる．上下肢を投げ出すような激しい動きを示す．対側の視床下核（ルイ体）が原因病変として有名であるが，線状体，淡蒼球，視床，頭頂葉の報告もある．
5	ジスキネジア	A. 口ジスキネジアまたは口舌ジスキネジア	口唇を動かし，モグモグ噛む，舌をこねて突き出すような動きで，高齢者に多くみられる．
		B. 遅発性ジスキネジア	フェノチアジン系薬物の長期使用により生じる．口ジスキネジア，四肢・体幹のアテトーゼやジストニアがみられ，薬物を中止しても続くことが多い．
		C. レボドパ誘発性ジスキネジア	パーキンソン病治療薬のレボドパの血中濃度上昇に伴い，ジスキネジアが出現する一相性ジスキネジアと血中濃度が低下する際にもみられる二相性ジスキネジアがある．
6	チック	A. 本態性チック	学童期にみられ，顔面チック，頸部チックから全身的なもの（多発性チック）まであり．
		B. 疼痛性チック（けいれん性チック）	三叉神経痛のために顔面けいれんが起こる．
		C. トゥレット症候群	小児期に部分的なチックが始まるが，次第に全身に及ぶ．同語反復や汚言症もみられる．
7	ミオクローヌス	A. てんかん性ミオクローヌス	ウンフェルリヒト・ルントボルク病（ULD），点頭てんかん，レノックス・ガストー症候群，小発作などにみられる．
		B. 感染症・炎症性疾患	クロイツフェルト・ヤコブ病（CJD），亜急性硬化性全脳炎（SSPE），オプソクローヌス・ミオクローヌス症候群，感染性脳炎
		C. 代謝性疾患	ラフォラ病（家族性ミオクローヌスてんかん），リピドーシス（GM1，GM2 ガングリオシドーシス，セロイド・リポフスチン症，Gaucher 病，シアリドーシス），ミトコンドリア異常症（MERRF），ウィルソン病，低酸素脳症（ランス・アダムス症候群），尿毒症
		D. 変性疾患	歯状核赤核橋ルイ体萎縮症（DRPLA），進行性核上性麻痺（PSP），アルツハイマー病，パントテン酸関連神経変性症（PKAN），ハンチントン病，多系統萎縮症など
		E. 中毒性	一酸化炭素中毒，有機水銀，リチウム（抗うつ薬），臭化メチル（除草剤），ビスマス（抗うつ薬），レボドパなどの中毒
8	半側顔面スパスム		半側顔面筋の素早い引きつりを繰り返す動きである．眼輪筋によくみられやすい（眼瞼スパスム）．ボツリヌス筋注療法が有効．

J. ミオキミア

ミオキミアは大きな筋線維束の収縮で発生する不随意運動である．筋収縮が漣（さざなみ）のようにゆっくり動いて行くのが特徴であり，運動神経の核性，核上性，核下性のいずれの病変でも起こり得る．

K. 意図動作時運動過多

安静時にはなく，上肢挙上などの姿勢を保持したときや指鼻運動などの随意運動の際に誘発されるきわめて激しい動きで，上肢を大きく震わせるような不随意運動である．

■文献

1）平井俊策, 編. 神経内科入門. 東京: ヒューマンティワイ社; 1990.
2）岡本幸市, 編著. 図解神経内科学テキスト. 東京: 中外医学社; 2003.
3）田崎義昭, 斎藤佳雄. 坂井文彦, 改訂. ベッドサイドの神経の診かた　改訂 17 版. 東京: 南山堂; 2010.
4）水野美邦, 編. 神経内科ハンドブック　鑑別と治療　第 4 版. 東京: 医学書院; 2010.

〈池田将樹〉

7. 運動機能障害　E. 運動失調

Points

- 運動失調の定義を理解する.
- 運動失調の責任病変部位の見分けかたを理解する.
- 運動失調についての神経診察法を理解する.
- 小脳性運動失調の原因疾患について理解する.
- 脊髄小脳変性症・多系統萎縮症の看護の要点を理解する.

運動失調とは

運動失調とは運動を円滑に行うために，多くの筋が調和を保って働くことができなくなった状態をいう．筋力の低下がないにもかかわらず随意運動がうまくできずに，手が思うように使えなくなったり，起立や歩行が障害されたり，呂律が悪くなったりする症状が中心となる．臨床的には，運動失調の原因となる病巣として小脳障害に遭遇する機会が多いが，それ以外の病巣による運動失調もあるため，神経診察結果を踏まえて責任病変を検討する必要がある．

運動失調の責任病変部位の見分けかた

運動失調の責任病巣としては，小脳以外に末梢神経性，脊髄後索性および前庭性がある（図 1）．

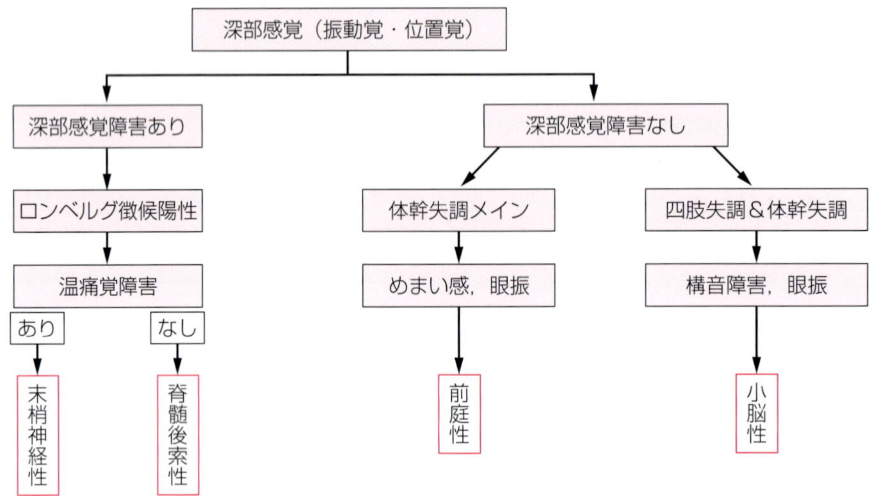

図 1 運動失調の責任病変の鑑別のためのフローチャート

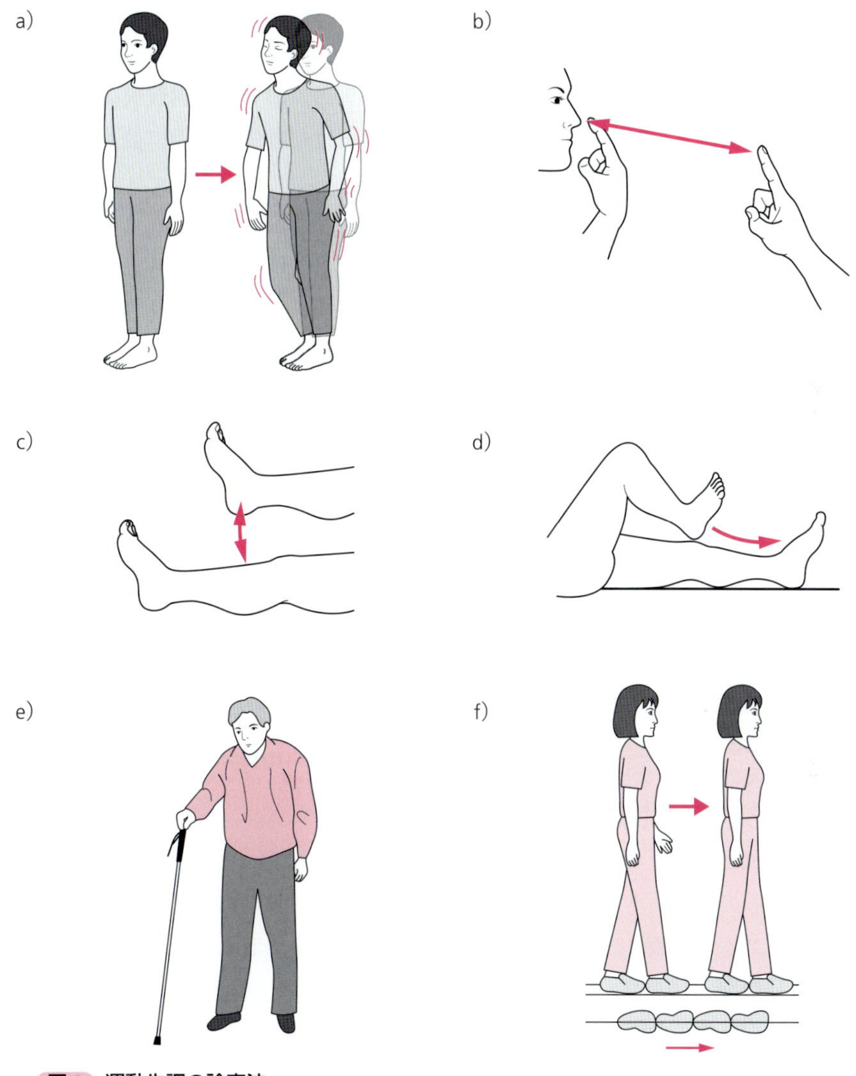

図 2　運動失調の診察法
a) ロンベルグ徴候，b) 指鼻指試験，c) 向こう脛叩打試験，d) 踵膝試験，
e) 開脚歩行（失調性歩行），f) つぎ足歩行

末梢神経性および脊髄後索性の場合は，患者の下肢の深部感覚（振動覚や位置覚）障害を伴い，自身の足の空間的位置情報に関するフィードバックが乏しくなるために足元が不安定になり，ロンベルグ（Romberg）徴候が陽性となる．ロンベルグ徴候をチェックする際には，両足を揃えて（閉足位で）起立させ，体幹の安定性を見た後，閉眼させて体幹の動揺に変化が生じるかを見る．閉眼に伴って動揺が著明に大きくなり，倒れそうになる場合に陽性と判定する（図 2a）．さらに温痛覚障害を伴って，靴下型の異常感覚を認める場合は糖尿病性末梢神経障害などの多発ニューロパチーを，温痛覚障害を伴わない場合は脊髄後索障害による運動失調と判定する．

また，深部感覚障害を伴わず，体幹失調を主とし，めまい感を伴う場合はメニエール病などの前庭性運動失調を疑う．臨床的に遭遇する頻度の高い小脳性運動失調では体幹失調に加えて四肢失調（協調運動障害）と構音障害を伴う点が大きな特徴である．これは小脳性運動失調と責任病巣を推定するのに最も重要な3大徴候である．逆に前庭性運動失調においては四肢失調と構音障害を伴わない点が小脳性運動失調との鑑別点である．ここでは小脳性運動失調の際に認められる神経徴候を中心に述べる．

小脳性運動失調の診察の仕方

A. 手回内・回外試験（反復拮抗運動）

肘を屈曲した状態で，前に出した両手の回内・回外をできるだけ早く繰り返させる．小脳性運動失調ではリズムが遅く不規則になり，運動の範囲も一定しない．

B. 指鼻指試験（図2b）

患者の示指の先端を，自身の鼻尖部と検者の示指の先端とを交互に接触させる動作を繰り返させる．検者は自身の指を，患者が手を伸ばすとようやく届く程度の距離に置く．また，1回ごとに検者の指の位置を移動させる．小脳性運動失調では運動の軌跡が不規則となり，指先が到着すべき目的より手前になったり（測定過小），逆に行き過ぎてしまったり（測定過大）する．このため患者は軌道修正しながら指先の往復を繰り返すため，その運動は振戦様にふるえ，目的に近づくほど顕著になるのを企図振戦とよび，小脳性振戦の特徴である．

C. 向こう脛叩打試験（図2c）

患者は仰臥位になり，一側下肢を挙上し，挙上した踵で反対側の膝から5cmくらい下の向こう脛の上を「トントンと正確に繰り返し叩く」ように指示する．小脳性運動失調では叩くリズムが不整となり，上下運動の幅も一定せず，着地点も毎回ずれる．

D. 踵膝試験（図2d）

患者は仰臥位になり，足関節を少し背屈させた状態で踵を反対側の膝の上へ正確にのせ，そのまま反対側の脛に沿って真っすぐ足首へ向けて滑らせるように指示をする．小脳性運動失調では踵はうまく膝に着地せず，脛の上を正しく円滑に動かすことができない．さらに運動速度が一定せず，軌跡が左右に動揺する運動になる．

E. ホームズ・スチュワート（Holmes-Stewart）反跳現象

検者は患者の手首を持ち，患者には拳を自身の胸に近づけるように強く肘を屈曲するように指示をする．その後，検者は手を放していきなり抵抗を取り除く．正常では自身の拳で胸を打つことはないが，小脳性運動失調では筋トーヌスの低下と測定障害のため自身の胸を打ってしまう．この場合，本試験陽性と判定する．このため，検査時に検者は患者の胸部の前に検者のもう一方の手を置いて，患者の手を受け止められるように準備をしておく．

F. 歩行状態の観察

小脳性運動失調では起立時の不安定性があるため，体幹の支持を安定させるように左右の足間隔を広げて歩くようになる（開脚歩行，図 2e）．さらに体幹動揺が強くなると，歩行時に膝を曲げずに歩くようになる．また，軽度の体幹失調を発見するためには，つぎ足歩行（図 2f）を行わせると歩行障害が顕著になるので臨床的有用性が高い．

G. 運動失調性構音障害

小脳性運動失調では特徴的に，前後の音節がつながって言葉の区切りが不鮮明になったり（不明瞭言語），意図しない音節で途切れ途切れになったり（断綴性言語），また声量のコントロールができず突然大きな声になったり（爆発性言語）する．「パ・タ・カ，パ・タ・カ，パ・タ・カ……」とパ・タ・カを繰り返させると，発語の流暢さ，リズムや抑揚の異常が明らかになるので有用である．

小脳性運動失調の原因疾患

前述したように，運動失調の原因疾患については責任病巣レベルに応じてさまざまな疾患が存在する．ここでは臨床的に頻度の高い小脳障害を原因とする疾患について解説を行う．まずは症候性

表 1　脊髄小脳変性症の診断基準

診断基準
Definite，Probable を対象とする．
【主要項目】
脊髄小脳変性症は，運動失調を主要症候とする神経変性疾患の総称であり，臨床，病理あるいは遺伝子的に異なるいくつかの病型が含まれる．臨床的には以下の特徴を有する． ①小脳性ないしは後索性の運動失調を主要症候とする． ②徐々に発病し，経過は緩徐進行性である． ③病型によっては遺伝性を示す．その場合，常染色体優性遺伝性であることが多いが，常染色体劣性遺伝性の場合もある． ④その他の症候として，錐体路症候，パーキンソニズム，自律神経症候，末梢神経症候，高次脳機能障害などを示すものがある． ⑤頭部の MRI や X 線 CT にて，小脳や脳幹の萎縮を認めることが多いが，病型や時期によっては大脳基底核病変や大脳皮質の萎縮などを認めることもある． ⑥以下の原因による二次性脊髄小脳失調症を鑑別する． 脳血管障害，腫瘍，アルコール中毒，ビタミン B_1，B_{12}，葉酸欠乏，薬剤性（フェニトインなど），炎症〔神経梅毒，多発性硬化症，傍腫瘍性，免疫介在性小脳炎（橋本脳症，グルテン失調症，抗 GAD 抗体小脳炎）〕，甲状腺機能低下症など
診断確度の分類
・Definite：脊髄小脳変性症に合致する症候と経過があり，遺伝子診断か神経病理学的診断がなされている場合 ・Probable： (1) 脊髄小脳変性症に合致する症候があり，診断基準の主要項目①，②，⑤および⑥を満たす場合 または (2) 当該患者本人に脊髄小脳変性症に合致する症状があり，かつその家系内の他の発症者と同一とみなされる場合（遺伝子診断がなされていない場合も含む） ・Possible：脊髄小脳変性症に合致する症候があり，診断基準の主要項目①，②，⑤を満たすが，⑥が除外できない場合

に運動失調を呈し得る基礎疾患の有無について検討する．甲状腺機能低下症，アルコールや特定の薬物による中毒，ビタミン欠乏症（B_1・B_{12}・E），傍腫瘍性小脳失調症，脳血管障害，多発性硬化症，中枢神経系感染症，脳腫瘍などではいずれも運動失調を呈することがあるので注意が必要である．小脳性運動失調が亜急性に進行する場合には，肺小細胞癌や卵巣癌，乳癌などに伴った傍腫瘍性小脳失調症のことがあるが，しばしば悪性腫瘍が顕性化する前に神経症状が出現することがあるので，特に高齢発症の運動失調患者においてはその可能性を念頭におく必要がある．症候性運動失調が鑑別により否定された場合，神経変性疾患である脊髄小脳変性症や多系統萎縮症を考慮する（表 1）．

脊髄小脳変性症の分類

脊髄小脳変性症（spinocerebellar degeneration：SCD）は大きく遺伝性と孤発性（非遺伝性）に分類され，神経変性疾患のなかでは遺伝性の割合が全 SCD の約 30%と高いことを特徴とする．孤発性 SCD には多系統萎縮症（multiple system atrophy：MSA）と皮質性小脳萎縮症（cortical cerebellar atrophy：CCA）があり，ともに中年期以降の発症が多い．遺伝性 SCD には常染色体優性遺伝，常染色体劣性遺伝および伴性劣性遺伝形式の病型があり，常染色体優性遺伝性 SCD は原則的に脊髄小脳失調症（spinocerebellar ataxia：SCA）とよばれ，発見された遺伝子座もしくは遺伝子の順に番号がつけられ，現在まで脊髄小脳失調症 1 型から 40 型（SCA 1 ～ SCA 40）が確認されている．遺伝性 SCD では常染色体優性遺伝性がもっと多く，常染色体劣性遺伝性および伴性劣性遺伝性 SCD の頻度は少ない．本邦における各 SCD 病型の頻度について図 3 に示す．

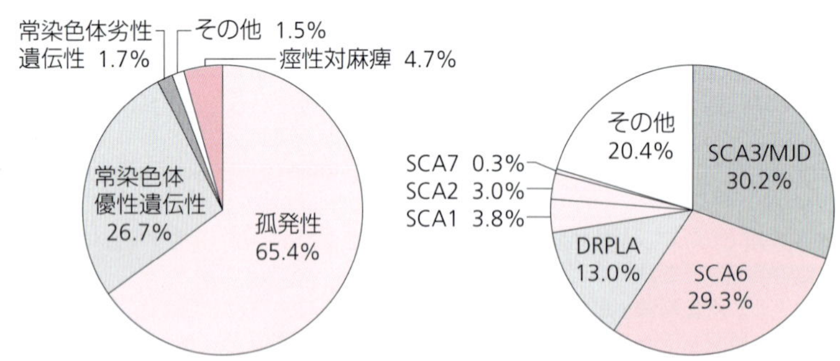

図 3 わが国における SCD の病型別頻度および常染色体優性遺伝性 SCD の疾患別頻度

遺伝性脊髄小脳変性症（SCA）の病態

遺伝性 SCD のなかで頻度の高い病型は，いわゆる CAG リピート病である．CAG リピート病とは遺伝子内に存在する CAG の 3 塩基繰り返し配列が異常に伸長することにより発症する遺伝性疾患を指し，この CAG リピート数は世代間で変化することから，本遺伝子変異は動的変異ともよばれている．常染色体優性遺伝性 SCD においては，SCA1，SCA2，マシャド－ジョセフ病 /SCA 3，SCA 6，SCA 7，SCA 17，DRPLA といった病型がこの様式の変異をもつことが明らかになった

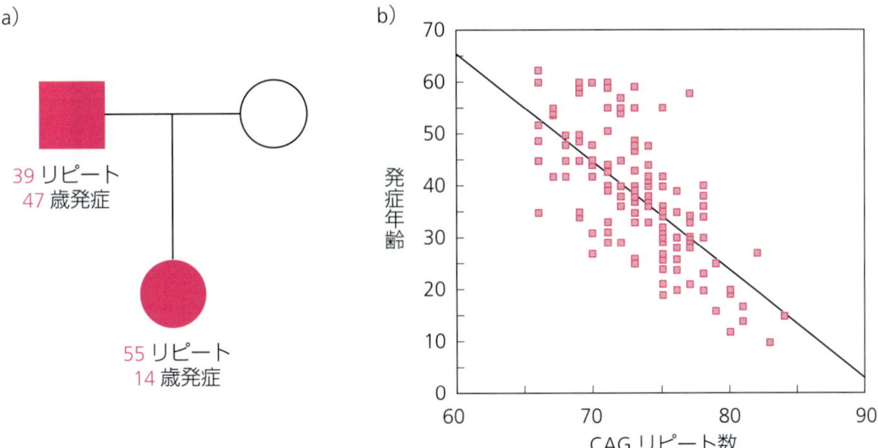

図 4　CAG リピート病に特徴的な遺伝現象
a）SCA2 における表現促進現象（世代を経て CAG リピート数が伸長し，発症年齢が若年化する）
b）マシャド-ジョセフ病/SCA3 患者における CAG リピート数と発症年齢の関係（CAG リピート数が長いほど，発症年齢が低い傾向がある）
（Maciel P, et al. Am J Hum Geuet. 1995; 57: 54-61[1] より）

(CAG リピート病)．各々の原因遺伝子内のタンパク翻訳領域にある伸長 CAG リピートはポリグルタミンにコードされる．

CAG リピート病家系にみられる遺伝現象の臨床的特徴としては，各病型の原因遺伝子内 CAG リピート数が世代を経て親から子へ伝達される際に多くの場合はさらに伸長し，明らかな発症年齢の若年化と臨床症状の重症化が認められ，これは表現促進現象とよばれている（図 4a）．また，CAG リピート病患者における CAG リピート数の伸長度と発症年齢の間には負の相関が認められている（図 4b）．

小脳性運動失調の検査

小脳性運動失調を認めた場合は，頭部 CT や頭部 MRI などの画像検査が必須であり，小脳や脳幹の萎縮の有無や程度，また他の部位の萎縮や異常信号の有無について検討をする．MSA の頭部 MRI では小脳・脳幹の萎縮に加え，大脳萎縮，橋の十字徴候や被殻領域の萎縮や異常信号といった特徴的変化がみられることがあり（図 5），CCA では小脳萎縮のみを認めることが多い．また遺伝性 SCD が疑われる場合，正確な病型診断とそれぞれの病型に応じた遺伝カウンセリングを行うために遺伝子診断も考慮する．

脊髄小脳変性症・多系統萎縮症の薬物療法と看護の要点

SCD・MSA においてはいまだ病態修飾療法とよべる治療は存在しない．よって現時点で可能な薬物療法に関しては対症療法が中心となる．運動失調に対しては 2 つの甲状腺刺激ホルモン放出ホ

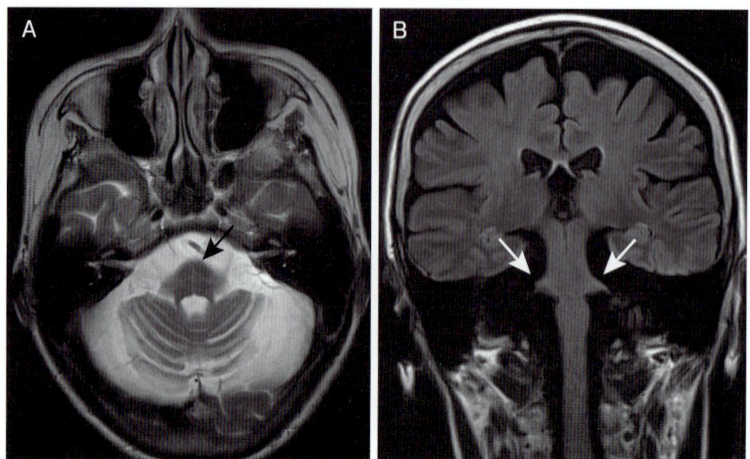

図5 多系統萎縮症（MSA-C）における十字サイン（hot cross bun sign）（A：T2 強調画像）および中小脳脚萎縮（B：FLAIR 画像）

ルモン（thyrotropin releasing hormone：TRH）製剤が保険適応である．また，各病型の SCD に付随して出現する神経症状に対する対症療法として，パーキンソン症状については抗パーキンソン病薬を，痙縮については抗痙縮薬を，自律神経障害に関しては，起立性低血圧や排尿障害に対する各種の薬剤を用いて加療する．

また，進行期 SCD・MSA の療養と看護に関連して，歩行障害の進行期には転倒防止のために杖や歩行器，車椅子などの活用が奨められ，これには歩行不自由に伴う戸外活動低下の予防効果もある．自宅においては手すりの設置やトイレ・浴室の改装などが ADL 維持の観点からも有効である．病状の進行と共に嚥下障害が顕著になってきた場合には経口摂取が困難となるが，その際には胃瘻造設や経鼻経管栄養などが必要になる．尿排出障害が進行し，薬剤による改善が認められなくなった際に生じる恒常的な残尿は難治性尿路感染症の原因にもなり得るため，清潔間欠導尿が適応になる．しかし上肢の失調が高度になると，自力では導尿施行不能になる場合もあるので，その際には介護者の助けが必要となる．

おわりに

運動失調の定義と診察のポイント，また，代表疾患である SCD について療養，看護のポイントを概説した．運動失調の病態をよく理解して，より良い看護を提供することが重要である．

■文献

1) Maciel P, Gaapar C, DeStefano AL, et al. Correlation between CAG repeat length and clinical features in Machado-Joseph disease. Am J Hum Genet. 1995; 57: 54-61.

〈池田佳生〉

7. 運動機能障害　F. 歩行障害

Points

- 歩行障害をきたす病巣は，大脳・脊髄，錐体外路系，小脳，末梢神経（運動系，感覚系），筋肉に分けられ，これらの病巣を考えながら問診，観察する．
- 「いつから」歩きにくいのか，発症様式を考えながら問診，観察する．

「歩きにくい」を主訴に受診する患者は多い．しかし，なぜ「歩きにくい」のだろうか？　正常な歩行には多くの機能，たとえば筋力，感覚，協調運動などが高度に組み合わさって構成されている．なぜ「歩きにくい」のかを調べるには，問診，診察はもとより「歩きかた」を観察することが最も重要である．患者によっては，自身が「歩きにくい」ことを自覚していない場合もあり，歩行を実際に観察することで早期診断につながる．

神経内科の診察は，患者が診察室に入室するところから始まる．独歩，付き添い歩行，杖使用，歩行器，車いすを使用しているのか．歩く様子から，服装，履物まで，診察が開始されるまでの短時間であっても得られる情報は多い．また多くの患者は実際の診察時には緊張しており，普段より上手に歩いてしまうことがある．そのため，歩行障害を確認しようと診察室内で観察しても，普段より上手に歩くことができることもしばしば見られる．また，狭い診察室内では十分に観察できないこともある．以上を踏まえたうえで，歩行障害について，病巣や発症様式に分けて述べる．

歩行障害をきたす病巣はどこ？

神経系の病変部位を決定するうえで，“どこの”障害によってうまく「歩けない」のかを考えるのは非常に重要である（図 1）．

(1) 大脳・脊髄

私たちは通常，一度歩き始めた後の歩行は，特に意識することなく姿勢や歩行を維持することが可能である．それは意図して行っている際には大脳皮質の関与が大きいが，加えていわゆる歩行中枢とされる小脳，脳幹部が重要な役割を担う．

大脳皮質，特に一次運動野の障害は痙性歩行をきたす．これは脊髄の前角細胞より上位の運動系路（錐体路）が障害されても生じる歩行である．臨床的には一側性の病変では片麻痺歩行になり，代表的な疾患は脳血管障害である．麻痺のある側の上下肢は関節が十分に動かず，下肢全体は突っ張ったまま，足先は垂れてしまっているため，引っかからないように，股関節を中心に突っ張った足を外側からブンッと回して弧を描くように歩く．

両下肢が痙性対麻痺の場合は，はさみ足歩行といわれる．両足が突っ張ったままであるため，

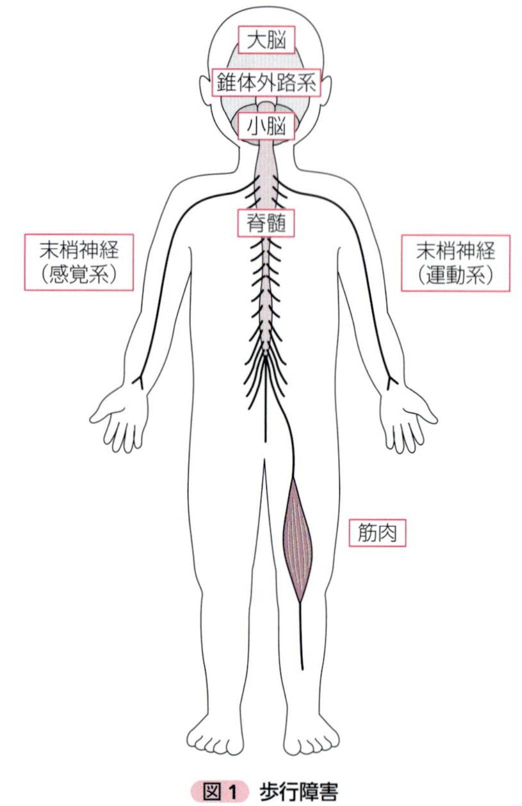

図 1 歩行障害

腰から回して両下肢で弧を描くように歩く．

前頭葉が広く障害されると，やや前傾姿勢でゆっくり小刻みな“ちょこちょこ歩き”になる．高齢者に多く，動脈硬化に伴う両側多発ラクナ梗塞によることが多い．足は肩幅ほど開き，足底を地面から離さずに少しずつすりすり歩く．正常圧水頭症でもこの歩行になる．後に述べるパーキンソン病に伴う小刻み歩行とは異なる．

(2) 錐体外路系

運動神経の経路である錐体路とは異なり，大脳基底核から脊髄への下行性の経路を錐体外路とよぶ．大脳基底核は，一度獲得した熟練した運動パターン（意識しないでもその運動の順序を素早く，間違いなく行える）を保持しておくことに重要な役割[1)]をもっており，この病変で筋緊張の異常や不随意運動，麻痺を伴わない運動減少などの症状が出現する[2)]．大脳基底核機能異常の代表が，錐体外路系疾患のパーキンソン病である．パーキンソン歩行とは，前屈姿勢で手振りが少なく，膝を曲げて小刻みにちょこちょこ歩き，時に歩き始めるとトトトと止まらなくなってしまう突進現象や，方向転換時に足が前に出なくなってしまうすくみ足などが加わる．

(3) 小脳

小脳は，大脳皮質からの指令と，動作の結果生じた感覚情報を比較・照合し，運動出力の調節や修正の役割を果たす[3)]．運動失調性歩行の特徴は，歩きかたが不安定なことである．本人が自覚している場合もあるが，自覚していない場合には，自分で歩行時の足幅を広く保って歩くように補正していることもあり，直線上やつぎ足歩行をさせて初めて歩行障害を確認することもある．歩行時は，両足を肩幅ほど広く保ち，歩幅は不規則でリズムも乱れ，フラフラしながら歩く．

(4) 末梢神経（運動系・感覚系）

末梢神経障害による歩行障害は，運動障害・感覚障害によって異なる．

A. 運動系

下肢遠位筋の筋力低下により歩行障害を認める．本人が自覚していない場合は，足先が上がらないため「スリッパが脱げやすい」,「歩行時，階段を昇る時に足先が引っかかる」,「ブレーキペダルが踏めない」などが主訴になることもある．足先が引っかからないことを代償するために足を高く持ち上げて，つま先からぺたんと下ろすように歩く．これを鶏歩という．

B. 感覚系

下肢の深部感覚障害によって感覚性失調性歩行をきたす．深部感覚には位置覚，振動覚があり，これらは身体各部位の位置や運動状態を把握するために必要である．前述の運動性失調性歩行と同様に足幅を開いてフラフラしながら歩行するが，感覚性運動失調の場合は視覚補正が可能である．暗い場所や閉眼時に症状が増悪する徴候を認める（ロンベルグ徴候）．

(5) 筋肉

筋疾患の場合，多くは体幹に近い下肢近位筋の筋力低下を認める．特に骨盤を固定する腰帯筋の筋力が低下している場合は，体幹を左右に揺らしながら，お腹を突き出して歩く動揺性歩行をきたす．進行性筋ジストロフィーなどに特徴的な歩行である．

歩行障害はどうやって始まる？

「歩きにくい」とひと言でいっても，“いつから”,“どのように始まり”,“どのように進んだのか”によって考える病巣や疾患は異なる．そのため歩きかたの診察はもとより問診が非常に重要になり，問診から得られる情報は大きい．

(1) 急性の発症様式

“ある日突然”,“何時頃から急に”という突発発症の歩行障害は，脳・脊髄の血管障害を考える．片麻痺，一側性下肢の単麻痺は脳血管障害を示唆し，めまいや嘔吐も伴ってフラフラするときは小脳障害の可能性を考える．腰痛を伴った対麻痺は脊髄の血管障害を考える．重要なのは歩行障害のほかに随伴症状があるかどうかについても問診，診察を行うことである．麻痺とともに感覚障害や言語障害，めまい，嘔吐，複視などの巣症状がないか，脊髄障害の場合は膀胱直腸障害がないかどうか．これらは質問や診察を行って初めて患者が自覚する場合もあるので，きちんと確認する必要がある．

1週間程度の経過で，比較的急に症状が出現することもある．下肢遠位筋筋力低下のため垂れ足になり，鶏歩となる場合は末梢神経障害を考え，筋把握痛や筋肉痛，発熱などの全身症状を伴って下肢近位筋筋力低下を認める場合は筋疾患を考える．

(2) 慢性の経過

歩行障害を主訴にする患者の多くは，“いつ何時から”は正確には不明で，“そういえば3年前頃から”，“半年前くらい”，“妻にいわれて受診した”など，発症時期は明確でないことが多い．徐々に進行する歩行障害も，病歴を聴取することで末梢性感覚性失調歩行を考えるようなアルコール多飲，胃摘出後のためビタミン欠乏を示唆するエピソードを認めること，また歩行障害のほかに安静時振戦や仮面様顔貌などのパーキンソン病を示唆する所見を認めるなど注意深い観察と問診が重要である．また，家族とともに受診した場合は，本人のみならず家族にも，いつ頃からなのか，他に気がつくことはなかったか聞くことも大切である．

おわりに

歩行障害について，責任病巣と発症様式に分けて述べた．歩行障害に限らず神経内科診察においては注意深い観察と問診，診察を要するが，とりわけ歩行障害は，患者が自ら訴えなくても，注意深く観察することで得られる情報は多い．正しい診断によって，看護や介護を行う際の適切な助言が可能になるため，日頃からよく患者を観察し，必要なときは積極的に問いかけるようにしたい．

■文献

1) 下 泰司. 大脳基底核機能障害. Clinical Neuroscience. 2015; 33: 808-10.
2) 南部 篤. 大脳基底核疾患の病態生理. 高橋良輔, 他, 編. アクチュアル　脳・神経疾患の臨床. パーキンソン病と運動異常. 1版. 東京: 中山書店; 2013. p.14.
3) 望月仁志. 姿勢・歩行の病態. Clinical Neuroscience. 2015; 33: 745-9.

〈伊崎祥子　野村恭一〉

7. 運動機能障害　G. 構音障害

Points

- 言語を形成するのに必要な筋や神経の異常により，発語が正常に行えないのが構音障害である.
- 正常の構音に関与する神経機構としては，大脳の言語中枢である前頭葉のブローカ野とウェルニッケ野を中心とした領域とその線維連絡が重要である.
- 言語中枢から大脳皮質運動野にどのような言語をつくるかの命令が伝わり，さらに錐体路を介して顔面神経，舌咽神経，迷走神経，舌下神経の運動核にどの筋をどのように動かして言語を発声するかの命令が伝わる.
- 延髄の運動神経核である，疑核と舌下神経核およびその核以下の舌咽・迷走神経や舌下神経の 3 つの脳神経が障害されて嚥下障害，構音障害がみられることを球麻痺とよぶ.
- 延髄の運動核より上位の錐体路である皮質延髄路の障害による同様の障害は仮性球麻痺とよぶ.
- さまざまな神経筋疾患においては，球麻痺や仮性球麻痺の症状が単独または重なり合って種々の構音障害が認められる.
- 患者の病態を把握したうえで，コミュニケーション方法を工夫する必要がある.

言語コミュニケーションに関連するすべての障害を言語障害とよび，言語中枢の障害による失語症と構音障害に分けられる．言語を形成するのに必要な筋や神経の異常により，発語が正常に行えないのが構音障害である．失語症については本書の高次脳機能障害の項を参照いただき，耳鼻科的および歯科口腔外科的な疾患についての解説は紙面の都合により省略した．ここでは，主に神経筋疾患における構音障害について述べる．

正常の構音に関与する神経機構（図 1）

人は聴覚機能に異常がなければ，言葉を聞き取り，内容を理解して，どのような言語を発声するかの判断を瞬時に行って，口から言葉を発声することができる．神経機構としては，大脳の言語中枢である前頭葉のブローカ野とウェルニッケ野を中心とした領域とその線維連絡が重要である．そこから大脳皮質運動野にどのような言語をつくるかの命令が伝わり，さらに錐体路（放線冠，内包，脳幹）を介して顔面神経，舌咽神経，迷走神経，舌下神経の運動核にどの筋をどのように動かして言語を発声するかの命令が伝わる．実際には，生まれてからの成長に伴う言語機能の習得過程において，小脳にプログラムとして蓄積された運動のセットを利用するために，どのような言葉を話す

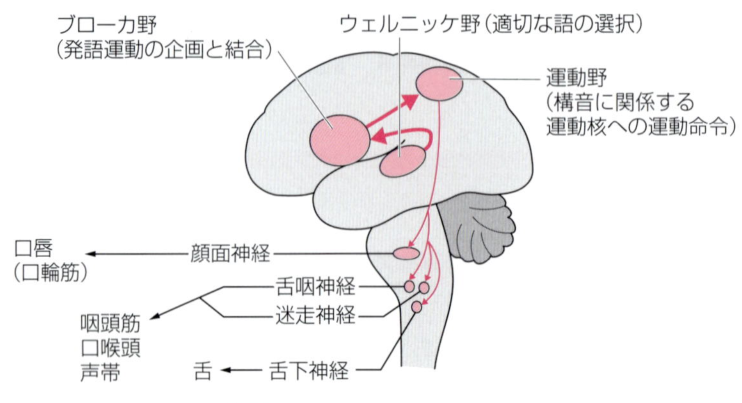

図1 構音に関与する神経性機序

かは，意識しなくても発語ができる仕組みとなっている．そのために，小脳または小脳から大脳皮質や橋への連絡路が障害されると，舌，口唇，軟口蓋の筋の制御ができなくなり，特徴的な失調性構音障害となる．また，錐体外路は基底核および脳幹のレベルで錐体路に抑制性線維を出しており，スムーズな発語ができるような制御を行っていると考えられている．また，上記の神経回路形成においては，遺伝的な要素や教育歴，精神発達遅滞や難聴の有無も影響しており，言語障害の有無の判断には，そのような影響がないかどうかも考慮する必要がある．

球麻痺と仮性球麻痺

(1) 球麻痺

延髄の運動神経核である，疑核と舌下神経核およびその核以下の舌咽・迷走神経や舌下神経の３つの脳神経が障害されて嚥下障害，構音障害がみられることを球麻痺とよぶ．球麻痺の口腔内所見としては，軟口蓋が発声時に挙上不良となり，片側障害では咽頭後壁が健常側に引き寄せられるカーテン徴候が陽性となる (図 2)．咽頭後壁は見えにくく，口蓋垂の偏位や軟口蓋の左右差と間違いやすいので，口腔内所見を観察する際には注意が必要である (図 3)．咽頭反射は減弱し，舌は萎縮して凹凸が目立つようになり，舌の運動も低下する (図 3)．舌にはさざ波を思わせる不随意運動である線維束性収縮が認められることがある．両側性障害では開放性

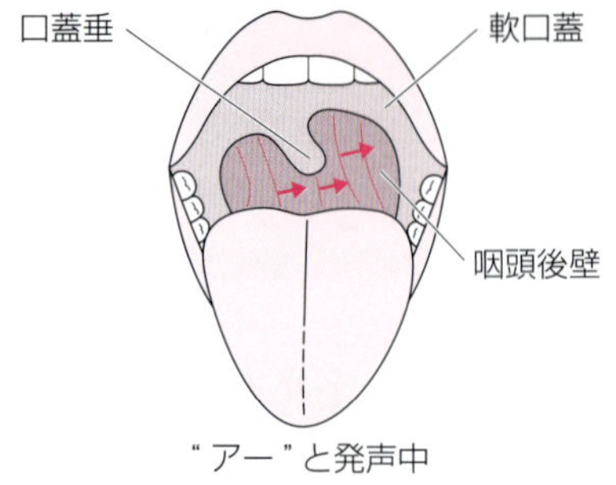

図2 カーテン徴候
咽頭後壁が健常側に引き寄せられることをカーテン徴候とよぶ．口蓋垂の偏位や軟口蓋の動きの左右差と混同されがちなので注意が必要である．

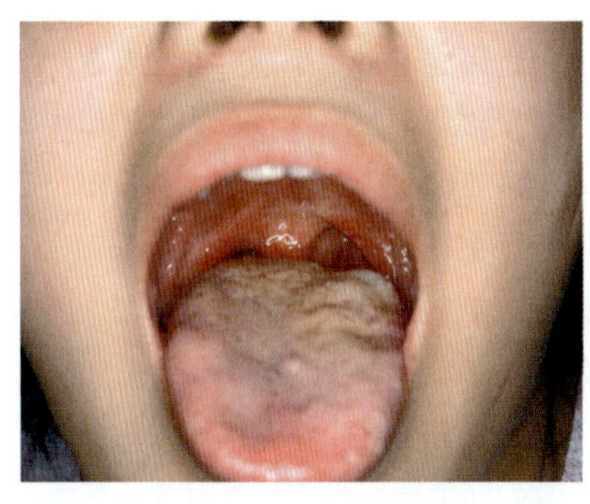

図3 延髄病変による左側舌咽神経，舌下神経麻痺における片側軟口蓋挙上と舌萎縮を示す（安静開口時の口腔内所見）．

の鼻声になりやすく，「パピプペポ」が「マミムメモ」，「カキクケコ」が「ハヒフヘホ」と発音されるようになる．両側性の高度の障害ではまったく言葉の形成ができず，発語不能となることもある．片側の障害では，自覚症状がないことも多いが，障害が高度であれば声がかすれて大きな声が出せない嗄声となる．

(2) 仮性球麻痺

延髄の運動核より上位の錐体路である皮質延髄路の障害による同様の障害は仮性（または偽性）球麻痺とよぶ．仮性球麻痺では片側の皮質延髄路の障害では構音障害がみられることは少なく，両側の障害となって発語障害が顕在化する．口腔内所見としては，軟口蓋は発声時に挙上不良となるが，舌の萎縮や線維束性収縮は見られず，咽頭反射も比較的保たれる．構音障害の特徴は，単調で抑揚がなくなり，錐体路による抑制が少なくなるために，話を始める前に大きな吸気を行い，爆発的にしゃべる傾向がある．鼻声は軽度に止まるが，嚥下障害による喀痰や唾液の貯留がみられやすく，さらに聞き取りにくい発声となる．

主な神経筋疾患の構音障害の特徴

A. 脳血管障害

内包などの錐体路にラクナ梗塞などの脳血管障害（cerebrovascular disease：CVD）が起きると，片麻痺に加えて，仮性球麻痺にみられる構音障害が認められる．すなわち，発語速度は遅くなり，絞り出すような発語となる．舌の麻痺も加わると「ラリルレロ」などの舌音が発声しにくくなる．さらに，下部顔面筋の麻痺が加わると，「パピプペポ」などの口唇音が発声しにくくなり，より一層言葉は聞き取りづらくなる．

また，前頭葉や側頭葉のCVDでは，さまざまな程度に失語の症状も加わるために，言語コミュニケーションは高度に障害される．前頭葉弁蓋部のCVDでは口唇や舌の失行による構音障害が認められることがある．

B. 脊髄小脳変性症およびそのほかの小脳障害

脊髄小脳変性症（spinocerebellar degeneration：SCD）は，脊髄または小脳が緩徐に障害される変性疾患群の総称である．さまざまな病型が含まれるが，いずれの疾患でも小脳障害は必発であり，失調性の構音障害が認められる．すなわち，やや緩慢で発音の強弱が一定せず，ひとつひとつの発音が途切れやすい断綴性言語となり，抑制のきかない爆発性言語となることも多い．いわゆる飲酒酩酊中の言語障害と症状としては類似する．構音障害は，多系統萎縮症などの一部の進行の早い病型では発語不能にまでなるが，それ以外の病型では，緩徐に症状は進行するが，発語不能になることは少ない．

ウイルス性小脳炎や小脳の血管障害や腫瘍などでも，同様の構音障害が，障害の程度に応じて認められる．予後は，現疾患に左右される．

C. 筋萎縮性側索硬化症

上位と下位の運動ニューロンが障害され全身の筋萎縮が徐々に進行する筋萎縮性側索硬化症（amyotrophic lateral sclerosis：ALS）では，初発症状として嚥下障害や構音障害がみられる球麻痺型は約25％に認められる．病型として最も多い手足の症状で始まる古典型でも，症状の進行につれて球麻痺症状が出現してくる．構音障害は，球麻痺が優位であれば舌足らずの発声となり，軟口蓋の動きが低下するにつれて鼻声が目立ってくる．症状は常に進行性かつ両側性であり，実用可能な発声ができなくなり，球麻痺型では手足の症状が遅れるためにコミュニケーション手段は筆談となることが多い．仮性球麻痺が優位であれば，ある程度の時期まで発声機能は保たれるが，経過途中からは球麻痺も加わるために，発声不能となる．仮性球麻痺が高度になると，強制笑いや強制泣きなどの前頭葉徴候も出ることがあり，より一層発語は困難となる．

D. 重症筋無力症

神経筋接合部疾患の代表である重症筋無力症（myathenia gravis：MG）では，眼や四肢に関する症状が主体ではあるが，構音障害などの球麻痺症状が経過中に認められることは多い．特に，初発症状として嚥下障害や構音障害がみられると耳鼻科的疾患と間違われ，診断が遅れることがある．症状の特徴は日内変動のある構音障害であり，朝方は正常に会話できるが，夕方以降になると鼻声がひどく舌の動きも悪くなるので発語ができない，電話では言葉の内容を相手に伝えることができない，などの病歴が聞かれやすい．MGに対する適切な治療を行えば，構音障害は日常生活に困らない程度には回復することが多い．

E. 筋疾患

筋緊張性ジストロフィーや皮膚筋炎などの筋疾患では，個人差は大きいものの，軽症から中等症までの構音障害が認められる．主に，球麻痺に類似した構音障害であり，鼻声になり大きな声が出なくなるが，発語不能となることは少ない．

F. パーキンソン病

パーキンソン病（Parkinson's disease：PD）は錐体外路疾患の代表であり，有病率は一般人口1,000人に1人以上であり，神経内科領域では最も診療する機会の多い疾患の1つである．振戦や動作緩慢などの運動症状とともに構音障害も合併することは多くの患者で認められる．特徴としては，努力しても話し始めるまでに時間がかかり，小声で聞き取りにくいしゃべりかたであるが，いったん話しだすと早口で一気に話したい内容を話すので，何度も聞かないと内容が理解できないこともある．どもり言葉もみられやすいが，いずれの構音障害もある程度抗PD薬治療には反応して聞き取りやすくなることが多い．しかし，病状が進行して抗PD薬による不随意運動としての口舌ジスキネジアがみられる患者では，ゆっくりとした言葉を途切れ途切れに話すような構音障害に変わることがある．

G．本態性振戦

特別な原因がなく，手足の姿勢時と運動時に振戦がみられる疾患を本態性振戦とよぶ．主に生理的な振戦が増強したものとみなされるが，高齢者では顔面と頭部に座位や立位時に持続的な振戦がみられ，咽頭や声帯にも振戦が拡大している場合には，言葉を一語ずつ区切るような非流暢な話しかたになる．治療薬の反応性は乏しく，構音障害については難治性のことが多い．

H．その他

認知症性疾患である前頭側頭葉変性症のなかの進行性失語症では，運動性失語症に類似した構音障害がみられるが，病早期では言語理解は保たれ，健忘症状も軽い時期がみられる．ピック（Pick）病では，同じ言葉を無意味に何度も繰り返す保続言語や反響言語が特徴的である．多発性硬化症では障害部位によっては，麻痺性または小脳性の構音障害がみられる．下位脳神経障害でも顔面神経，舌咽神経，迷走神経，舌下神経の障害によりさまざまなタイプの構音障害が認められる．

看護師としては，各患者の病態を把握したうえで，患者とのコミュニケーション方法を工夫する必要がある．

■文献

1）医療情報科学研究所. 舌咽神経・迷走神経・舌下神経. 病気がみえる Vol. 7. 東京: メディックメディア; 2011. p.238-41.

2）片多史明. しゃべりにくい, 飲み込みにくい. レジデントノート. 2012; 13: 2386-93.

3）荻野美恵子. 筋萎縮性側索硬化症（ALS）. Brain Nursing. 2014; 30: 88-90.

4）内田幹人, 古屋向朗, 木内博之. 構音障害. Brain Nursing. 2011; 夏期増刊: 97-104.

5）松島勇人, 豊田一則. 言語障害. Clin Neurosci. 2013; 31: 582-3.

〈新藤和雄〉

7. 運動機能障害　H. 嚥下障害

Points

- さまざまな神経筋疾患や耳鼻科的な疾患により，生命を脅かす可能性のある嚥下障害が容易に引き起こされ，早期発見と早期治療が重要となる症候の１つである.
- 正常な嚥下運動は，①先行期（食物の認知），②準備期・口腔期（食物の咀嚼と咽頭への送り込み），③咽頭期（咽頭から食道への送り込み），④食道期（食道から胃への送り込み）の４期（または５期）に分けられる.
- 延髄の運動神経核である，疑核と舌下神経核およびその核以下の舌咽・迷走神経や舌下神経の３つの脳神経が障害されて嚥下障害，構音障害がみられることを球麻痺とよぶ.
- 球麻痺では，水物より固形物の嚥下困難が目立ち，片側の障害でも嚥下障害は起きやすく，両側の障害では嚥下障害は高度となり水物も嚥下が難しくなる.
- 延髄の運動核より上位の錐体路である皮質延髄路の障害による同様の障害は仮性球麻痺とよぶ.
- 仮性球麻痺では，固形物は嚥下できるが，水物が鼻に回りやすく，気管への誤嚥も多くなる.
- 多くの神経筋疾患で嚥下障害が認められるが，疾患ごとおよび患者ごとの嚥下障害の特徴を把握してから，食事内容や体位の工夫を行う必要がある.
- 患者の病態を把握したうえで，食事形態の工夫などを行う必要がある.

人は，言語コミュニケーションを発達させて，脳機能を進化させてきた過程があるために，飲んだり，食べたりする機能は，他のほ乳類よりも劣っている点が多いと考えられている．そのために，さまざまな神経筋疾患や耳鼻科的な疾患により，生命を脅かす可能性のある嚥下障害が容易に引き起こされ，早期発見と早期治療が重要となる症候の１つである．ここでは，嚥下の生理機能と神経性機序，さらに嚥下障害がみられやすい疾患について概説することとした.

正常の嚥下と神経性機序

正常な嚥下運動は，①先行期（食物の認知），②準備期・口腔期（食物の咀嚼と咽頭への送り込み），③咽頭期（咽頭から食道への送り込み），④食道期（食道から胃への送り込み）の４期（または５期）に分けられる（図１）.

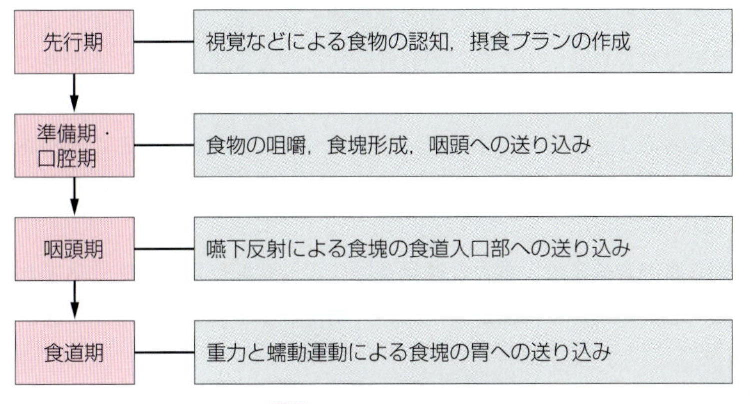

図 1　摂食・嚥下の 4 期

(1) 先行期

食物を眼で見て，鼻でにおいを知覚して，場合によっては指または箸などで硬さも確認することにより空腹中枢が刺激され，胃腸の蠕動運動が起こり，空腹感はさらに増大し嚥下運動は促進される．大脳の記憶中枢も利用して，食物をどのように取り分けて，口の中へ入れるかの判断を瞬時に行う．関与する神経は大脳，視神経，嗅神経，味覚の記憶に関係する顔面神経，上肢の感覚・運動神経，迷走神経などの自律神経があり，それぞれの障害が先行期の嚥下運動に影響する．患者さんの訴えとしては，食事を見ても食べようとしない，偏食となった，食べ物を見てもにおいがわからない，味がわからないなどの訴えが聞かれることが多い．

(2) 準備期・口腔期

嚥下するためには，食物を口の中へ入れ，咀嚼して食塊を形成し（準備期），食塊を咽頭へ送り込む必要がある（口腔期）．口唇を用いて食物を口腔内へ送り込む動作には，顔面神経が関与している．また，咀嚼を行って食物を咽頭へ送るのにふさわしい形や硬さに加工するには，口唇と口峡部が閉じて上下の歯を噛み締める必要があり，顔面神経に加えて三叉神経の運動枝も関与している．食塊を適切な形にするためには舌の運動が正常である必要があり，舌下神経の関与も重要である．

この段階での異常があると，患者さんは食物が口からこぼれる，口の中にいつまでも食物が残っている，飲み込むまでが時間がかかるなどの症状を訴えて受診することが多い．

(3) 咽頭期

食物が咽頭に入って食道入口部を通過するまでの過程であり，食塊が咽頭に入ることが知覚されると嚥下反射が起きて食道への送り込みが行われる．嚥下反射時には，軟口蓋は挙上し，鼻咽腔が閉鎖される．気管への食物の侵入を防ぐためには喉頭腔も遮断する必要があり，喉頭蓋と仮声帯と声帯の 3 つのレベルで遮断が行われる．その後，舌根部が後上方に挙上して咽頭後壁に圧迫を加えることにより咽頭内の圧を上昇させて食塊を食道入口部への送り込みを行う．咽頭期には舌咽・迷走神経と反射中枢である延髄の孤束核および疑核が関与する．

この段階での異常があると，患者さんは食事時にむせる，食後に痰が多くなる，水物が鼻に回る，喉の奥でゴロゴロ音がするなどの自覚症状を訴えて受診することが多い．また，咽頭期は不随意の反射的な動きが主体であるために，嚥下障害を欧米のテキストでは随意的には制御できない運動であることから，自律神経症状の１つとして記載されることがある．

(4) 食道期

頸部食道から腹部食道まで，重力と蠕動運動により食塊は胃内に送り込まれる．この段階に異常があると，患者さんからは胸がつかえる，胸焼けがするなどの訴えが聞かれることが多い．

球麻痺と仮性球麻痺

A. 球麻痺

延髄の運動神経核である，疑核と舌下神経核およびその核以下の舌咽・迷走神経や舌下神経の３つの脳神経が障害されて嚥下障害，構音障害がみられることを球麻痺とよぶ．球麻痺の口腔内所見としては，軟口蓋が発声時に挙上不良となり，片側障害では咽頭後壁が健常側に引き寄せられるカーテン徴候が陽性となる．また，咽頭反射は減弱し，舌は萎縮して凹凸が目立つようになり，舌の運動も低下する（図 2）．舌にはさざ波を思わせる不随意運動である線維束性収縮が認められることがある．水物より固形物の嚥下困難が目立ち，片側の障害でも嚥下障害は起きやすく，両側の障害では嚥下障害は高度となり水物も嚥下が難しくなる．

B. 仮性球麻痺

延髄の運動核より上位の錐体路である皮質延髄路の障害による同様の障害は仮性（または偽性）球麻痺とよぶ．仮性球麻痺では片側の皮質延髄路の障害では嚥下障害は起きることは少なく，両側の障害となって嚥下障害がみられるようになる．口腔内所見としては，軟口蓋は発声時に挙上不良となるが，舌の萎縮や線維束性収縮はみられず，咽頭反射も比較的保たれる．そのために固形物は嚥下できるが，水物が鼻に回りやすく，気管への誤嚥も多くなる．また，仮性球麻痺の原因として最も多い脳血管障害では，片側皮質延髄路に

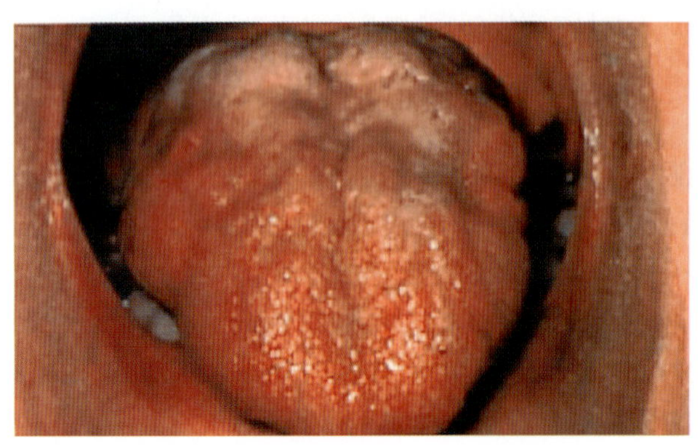

図 2 球麻痺のみられる代表的な疾患である筋萎縮性側索硬化症患者の舌の写真．舌は側面および表面に凹凸が目立ち，全体的に縮んだ状態となる．舌の不随意運動である線維束性収縮も同時にみられることが多い．

潜在性の血管障害があるところへ，反対側の内包などに脳梗塞を起こすと，1 回の脳梗塞でも嚥下障害が顕在化することがあるので注意が必要である．

主な神経筋疾患の嚥下障害の特徴（表 1）

A. 運動ニューロン疾患

筋萎縮性側索硬化症（amyotrophic lateral sclerosis：ALS）は，上位と下位の運動ニューロンが障害されて全身の筋萎縮が徐々に進行する神経難病の代表的な疾患である．初発症状として嚥下障害や構音障害がみられる球麻痺型は約 25％に認められる．古典型などの手足の症状で始まるタイプでも，症状の進行につれて球麻痺症状が出現してくる．嚥下運動としては，早期には口腔期の障害が主体であり，舌の運動機能低下・萎縮のために（図

表 1 嚥下障害のみられる神経筋疾患（代表的疾患またはその特徴）

1）中枢神経疾患
・認知症性疾患（失行，失認などのみられる前頭側頭葉変性症など） ・脳血管障害（本文参照） ・中枢神経感染症（脳幹脳炎，神経梅毒，ジフテリアなど） ・運動ニューロン疾患（本文参照） ・パーキンソン病（本文参照） ・進行性核上性麻痺（錐体外路障害と仮性球麻痺，認知症） ・多発性硬化症（両側錐体路または延髄を含む病変） ・多系統萎縮症（パーキンソニズム主体の型に多い） ・延髄空洞症（空洞の拡大により出現） ・破傷風（球麻痺症状が初発症状となることあり） ・脳腫瘍（両側錐体路または延髄を含む病変）
2）脳神経疾患および末梢神経障害
・ベル（Bell）麻痺などの顔面神経麻痺（捕食障害と水物の口腔内保持障害） ・帯状疱疹後下位脳神経麻痺〔ラムゼイ・ハント（Ramsay Hunt）症候群など〕 ・サルコイドーシスによる顔面神経麻痺（捕食障害と水物の口腔内保持障害） ・神経鞘腫（下位脳神経） ・ギラン・バレー症候群（咽頭頸部上腕型など） ・自律神経性ニューロパチー（食道蠕動の消失） ・全身性エリテマトーデスなどの自己免疫疾患（下位脳神経障害）
3）筋疾患および神経接合部疾患
・筋緊張性ジストロフィー（本文参照） ・多発性筋炎などの炎症性筋疾患（軽症に止まる球麻痺症状） ・眼咽頭筋ジストロフィー（咽頭筋の障害） ・ミトコンドリア脳筋症（咽頭筋障害と脳血管障害合併） ・重症筋無力症（本文参照）
4）その他（代謝性疾患など）
・ウィルソン病（錐体路と錐体外路の障害） ・放射線治療後（咽頭喉頭部の悪性腫瘍） ・薬物中毒など意識障害の原因となる疾患（正常の嚥下運動ができない）

2)，咀嚼，食塊形成，咽頭への送り込み障害による嚥下障害がみられる．進行すると，咽頭と喉頭の機能に関与する筋が障害されるために，誤嚥し肺炎を繰り返すようになる．さらに進行し，呼吸筋麻痺も加わってくると排痰困難となり，頻回の吸引が必要となってくる．ALSでは，発声や経口摂取が可能であった患者であっても，上気道炎程度の感染合併でも喀痰が排出できなくなり，呼吸不全となることはまれではなく臨床的には注意が必要である．

球脊髄性筋萎縮症は，アンドロゲン受容体の遺伝子異常による性染色体劣性遺伝の疾患である．症状としては，ALSより緩徐に進行する四肢の筋萎縮と球麻痺が主体であり，運動ニューロン疾患のなかに含まれている．進行すれば，ALSと区別できない軟口蓋の挙上不良と舌の萎縮・線維束性収縮がみられるようになるが，意外に嚥下機能は保たれ，球麻痺がはっきりした患者でも食形態を少し工夫するのみで，むせずに食事摂取できることが多い．

B. 脳血管障害

ワレンベルク症候群（延髄外側症候群）では，病巣側の顔面感覚や味覚の障害に加えて疑核や舌咽・迷走神経障害による片側の嚥下障害が認められる．原因としては椎骨動脈の血流障害による脳梗塞が多く，発症時は眼が開けていられないほどの高度な回転性眩暈と吐き気が目立ち，数日経過し眩暈が落ち着いた時期になって嚥下障害に気づくことが多い．

その他の脳血管障害（cerebrovascular disease：CVD）では，ラクナ梗塞などにより大脳白質や内包などの錐体路に両側性の病変があれば，皮質延髄路は障害されることがある．いずれのCVD患者においても，経口摂取を再開するときには，嚥下や喀痰貯留の状態などを慎重に観察し，食形態の工夫や食事時の体位の変更などを適切に行う必要がある．

C. 重症筋無力症

神経筋接合部疾患の代表である重症筋無力症（myathenia gravis：MG）では，眼や四肢に関する症状が主体ではあるが，嚥下障害などの球麻痺症状が経過中に認められることは多い．特に，初発症状として嚥下障害や構音障害がみられると耳鼻科的疾患と間違われることがある．症状の特徴としては，朝方には正常の食事ができるが，夕方には食事が飲み込めず，水物はむせて鼻へ回り，硬いものは長く噛むことができずに飲み込めない，などの易疲労性や症状の日内変動があることである．口腔内所見は球麻痺でみられる所見と同じで，片側のみの障害は少なく，両側性に障害されるために嚥下障害も高度となりやすい．球麻痺症状があると呼吸筋麻痺も合併していることがまれではなく，クリーゼとなりやすいので，経口摂取を許可するかの判断は慎重にする必要がある．

D. 筋緊張性ジストロフィー

筋緊張性ジストロフィー（myotonic dystrophy：MD）は，成人患者において臨床現場で遭遇する機会が最も多い筋ジストロフィー関連疾患である．MDでは，四肢筋の筋弛緩の遅延による動作緩慢と緩徐進行性の四肢遠位筋の筋萎縮に加えて，顔面筋の筋力低下や嚥下障害などの筋原性の球麻痺症状が認められる．常染色体優性遺伝であり，家族にもMDの患者が多いことや，病状の進行に伴って認知症も加わることがあるために，生活指導が難しくなり，誤嚥性肺炎を繰り返すことが多くなる傾向がある．

E. パーキンソン病

パーキンソン病（Parkinson's disease：PD）は錐体外路疾患の代表であり，有病率は一般人口1,000人に1人以上であり，神経内科領域では最も診療する機会の多い疾患の1つである．振戦や動作緩慢などの運動症状が目立つが，嚥下障害を合併することは患者の半数程度に認められる．症状としては，仮性球麻痺に類似した症状であり，口腔内の異常所見は軟口蓋挙上が軽度不良程度でも，食事に際しては，頻回の咳き込みやむせがみられる．一部の患者では，抗PD薬を調節することで嚥下障害が改善することがある．しかし，延髄の舌咽・迷走神経の障害が進行した症例では，咽頭期の反射的な嚥下運動が障害されるために，歩行可能な程度に運動機能が保たれていても，治療薬変更による嚥下障害の改善が少なく，誤嚥を繰り返して胃瘻が必要となる患者は少なくない．

看護師としては，それぞれの患者の嚥下障害の原因および病態を十分に把握したうえで，食事形態の工夫などを行う必要がある．

■文献

1) 手塚克彦. 嚥下のしくみとその障害. Clin Neurosci. 2000; 18: 660-1.
2) 医療情報科学研究所. 舌咽神経・迷走神経・舌下神経. 病気がみえる Vol. 7. 東京: メディックメディア; 2011. p.238-41.
3) 片多史明. しゃべりにくい, 飲み込みにくい. レジデントノート. 2012; 13: 2386-93.
4) 荻野美恵子. 筋萎縮性側索硬化症（ALS）. Brain Nursing. 2014; 30: 88-90.
5) 浅田摩紀. 誤嚥性肺炎. プチナース. 2015; 24（5月号別冊）: 1-20.

〈新藤和雅〉

8. 感覚異常

Points

- 感覚系の検査では患者の返答に頼らざるを得ないので，必ずしも正確でないことがある．
- 検査時にはデルマトームと末梢神経の分布図を参照しよう．
- 患者の訴える「しびれ」の内容を具体的に聞き取ろう．
- 解離性感覚障害を呈する疾患を覚えておこう．
- 障害部位により感覚障害のパターンが異なるので，部位診断が可能である．

感覚と感覚障害の種類

感覚は，①体性感覚である表在感覚（触覚あるいは触圧覚，温度覚，痛覚）と深部感覚（位置覚，振動覚），②特殊感覚（視覚，聴覚，味覚，嗅覚，平衡覚），③内臓感覚（臓器感覚，内臓痛）に分けられる．ここでは体性感覚について取り上げる．

感覚障害には感覚過敏，感覚鈍麻，異常感覚，痛みがある．感覚過敏は異常感覚と区別が困難なことが多く，感覚鈍麻は患者自身気がついていないことが多い．自発的に起こる異常感覚をジセステジア，外的刺激で起こる異常感覚をパレステジアという．患者は，「ぴりぴりする」，「びりびりする」，「じんじんする」，「うずく」，「ほてる」などと話す．痛みは末梢神経障害により生じる神経痛と視床の障害により生じる視床痛がある．

患者は，「しびれ」という表現を使って，感覚鈍麻，異常感覚，運動麻痺の異なった症状を訴えることがあるので，「しびれ」の内容を具体的に聞き取る必要がある．

ベッドサイドの検査では，触覚には筆やティッシュペーパー，痛覚にはルーレットやつまようじ，温度覚には温水や冷水を入れた試験管，振動覚には音叉を用いる．位置覚では，患者の母趾を検者の母指と示指で側方からつまんで，上下方向に動かしてどちらに動いたかを聞く．

体性感覚の伝導路

感覚性末梢神経により，末梢で得られた情報は脊髄後根から脊髄に入り，主に脊髄視床路と後索-内側毛帯の2つの伝導路により視床に伝えられる．温・痛覚の脊髄上行路は反対側の外側脊髄視床路であり，触覚の一部（粗大な触覚）の脊髄上行路は反対側の前脊髄視床路である（図1）．深部感覚（位置覚と振動覚）と触覚の一部（繊細な触覚）を伝える後根線維は脊髄内の同側の後索を上行する（図1）．

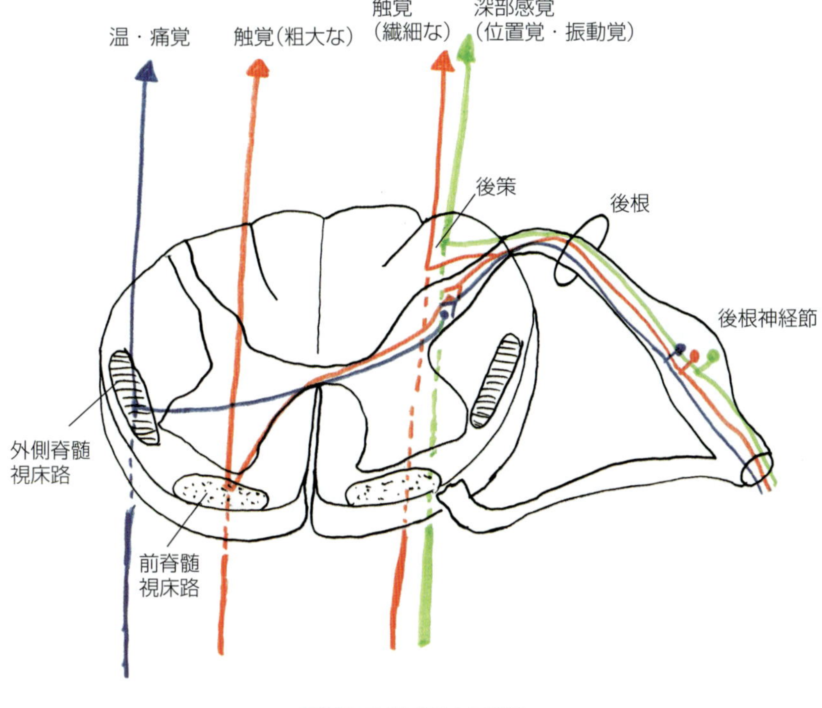

図 1　体性感覚の伝導路

解離性感覚障害（感覚解離）

ある種類の感覚は障害されるが，その他の感覚は正常であることをいう．解離性感覚障害の代表として脊髄空洞症があげられ，髄節性の温・痛覚障害を呈するものの深部感覚や触覚は保たれる．その他，ワレンベルグ（Wallenberg）症候群（延髄外側症候群），前脊髄動脈症候群，亜急性脊髄連合変性症，ブラウン・セカール（Brown-Séquard）症候群などで認められる（図 2）．

感覚障害の部位診断（図 3）

感覚神経系の経路での障害部位により感覚障害のパターンが異なるので，部位診断が可能である．

(1) 末梢神経の障害

末梢神経が 1 本から数本の障害を受けたときには，その支配領域に一致した感覚鈍麻を生じる（図 4）．多発ニューロパチーでは，いわゆる手袋・靴下型の四肢末端部の対称的な感覚障害を認める（図 3A）．多発単神経炎では，数本の末梢神経支配領域に沿った非対称性の感覚障害を生じる．

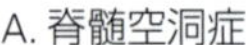

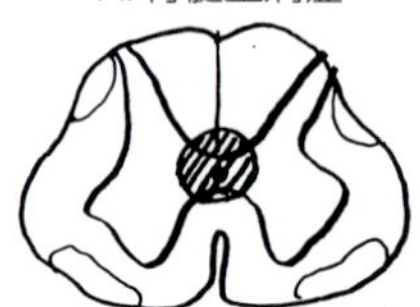

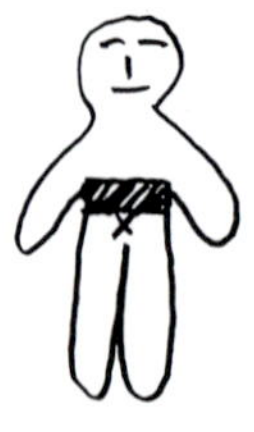

温・痛覚障害

B. ワレンベルグ症候群

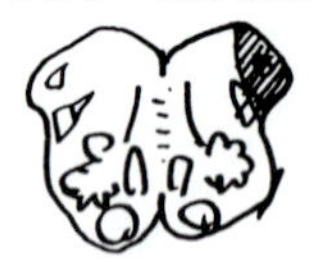

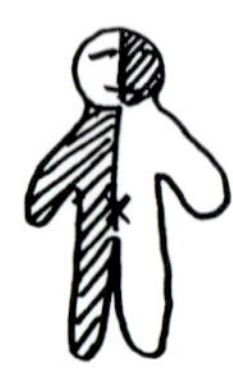

温・痛覚障害

C. 前脊髄動脈症候群

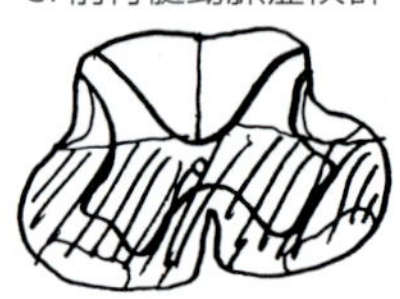

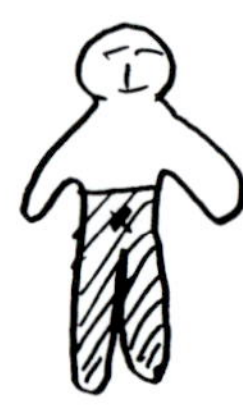

温・痛覚障害

D. 亜急性脊髄連合変性症

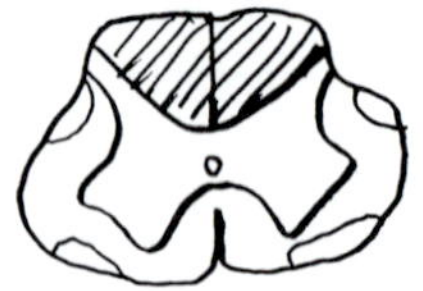

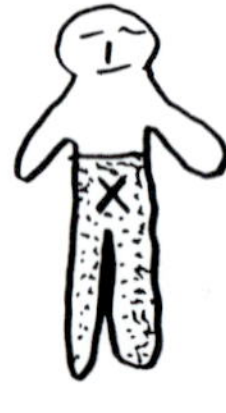

深部感覚障害
(振動覚・位置覚)

E. ブラウン・セカール症候群

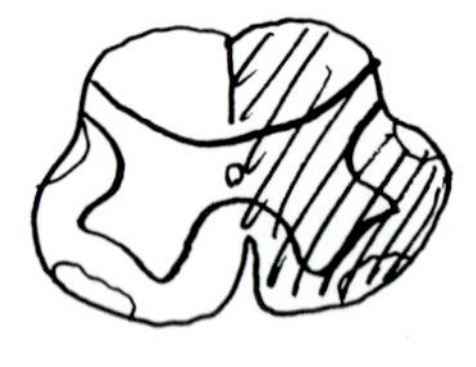

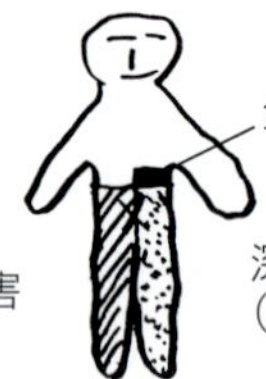

全感覚障害

温・痛覚障害

深部感覚障害
(振動覚・位置覚)

図 2　解離性感覚障害（感覚解離）を生じる主な疾患

A. 脊髄空洞症

髄節性の温・痛覚障害をきたすが，触覚は後索を通るため保たれる．

B. ワレンベルグ症候群（延髄外側症候群）

左延髄外側の障害により，左顔面と右半身の温・痛覚障害をきたし，深部感覚は保たれる．左側の小脳失調・ホルネル症候群・口蓋筋と声帯麻痺，悪心・嘔吐，めまいも起こす．

C. 前脊髄動脈症候群

脊髄の前 2/3 を栄養している前脊髄動脈の閉塞により，障害レベル以下の温・痛覚障害をきたし，深部感覚は保たれる．弛緩性対麻痺と尿閉も起こす．

D. 亜急性脊髄連合変性症

後索の障害により，障害レベル以下の深部感覚障害をきたす．このため歩行は，感覚性運動失調が目立つ．側索が障害されると痙性対麻痺も起こす．

E. ブラウン・セカール症候群

左脊髄半側の障害により，障害レベル以下の左側の深部感覚障害と右側の温・痛覚障害，障害レベルの左側の全感覚障害をきたす．左側の痙性麻痺も起こす．

A．多発性ニューロパチーによる障害

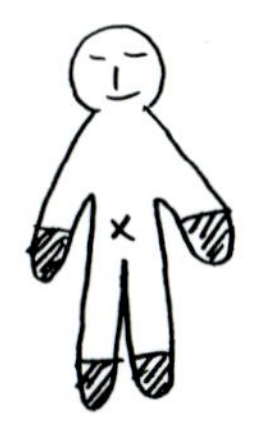

B．頸部神経根の障害

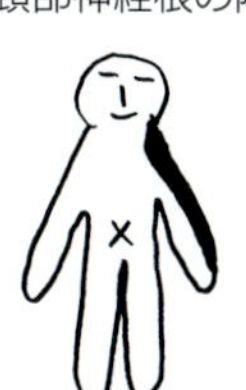

C．完全横断性脊髄障害

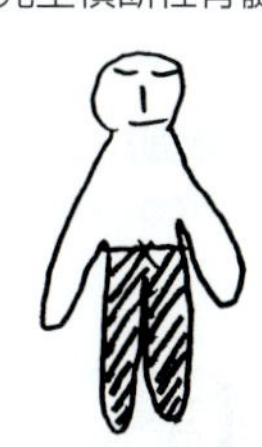

D．髄内腫瘍による脊髄障害

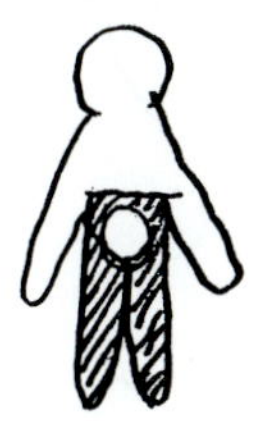

E．下部脳幹障害

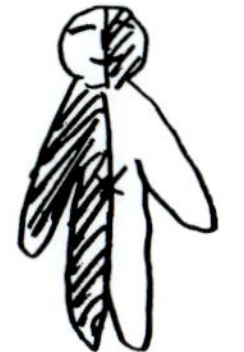

F．大脳，視床の障害

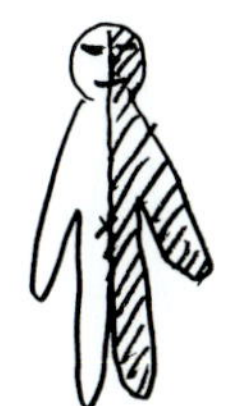

図 3　感覚障害の部位診断

(2) 後根の障害

脊髄後根が腫瘍や脊椎の変形により圧迫された場合には，デルマトーム（皮膚分節）（図 4）に一致した感覚障害を生じる（図 3B）．

(3) 脊髄の障害

脊髄のなかで障害される部位により感覚障害のパターンは異なる．

A．完全横断性

障害部位のデルマトーム以下の全感覚の脱出が起こる．脊髄腫瘍では完全横断性障害であることが多い（図 3C）が，脊髄視床路のうち仙髄から上行する線維は最も表面近くを

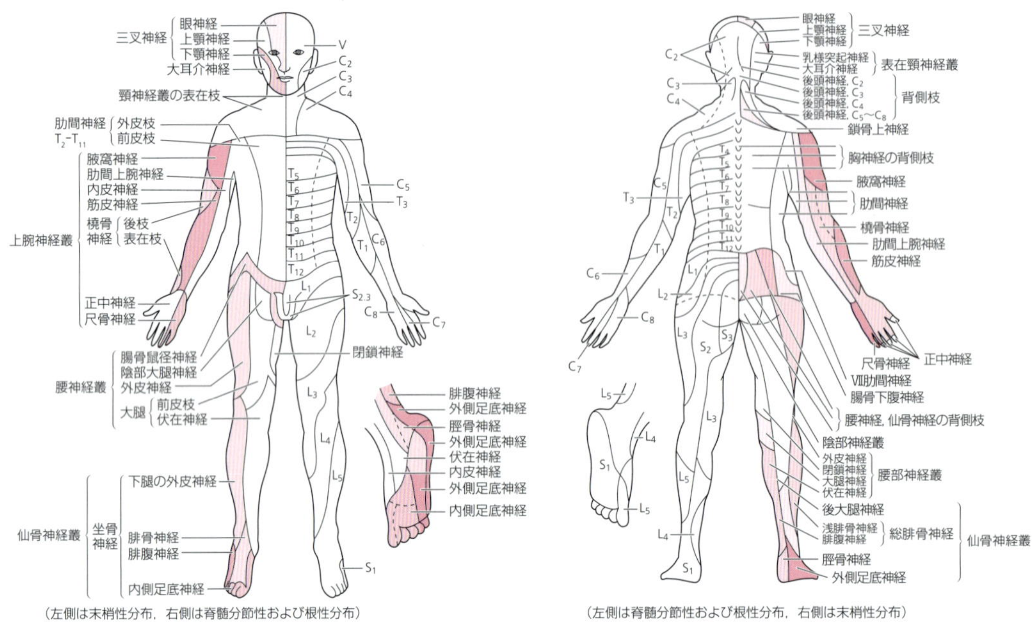

図 4 皮膚の神経分布（前面と後面）
（Walton J. Clinical Neurology. Oxford: Oxford Univ Press; 1985.p.43 より）

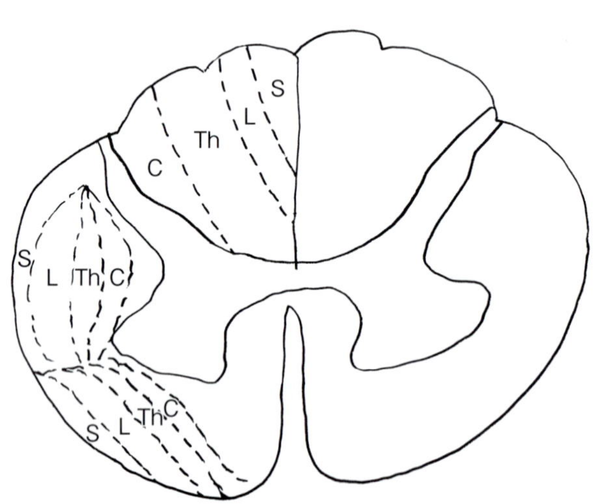

図 5 脊髄視床路と後索のなかでの線維配列

通っている（図 5）ので髄内腫瘍では障害されにくく，会陰部の感覚は正常である（仙部回避）（図 3D）．この点は，髄内腫瘍と髄外腫瘍の鑑別に有用である．

B. 半横断性

脊髄の左あるいは右半分の障害は，ブラウン・セカール症候群とよばれる（図 2E）．

C. 中心管周囲

中心管周囲の障害は，脊髄空洞症などでみられる（図 2A）.

D. 前脊髄動脈症候群

前脊髄動脈の閉塞により，脊髄前 2/3 の障害が起こる（図 2C）.

E. 後索

脊髄癆や亜急性脊髄連合変性症などにより後索が侵されると深部感覚（位置覚・振動覚）が障害され（図 2D），ロンベルク徴候が陽性となる.

(4) 脳幹の障害

ワレンベルグ症候群（延髄外側症候群）がよく知られている（図 2B, 3E）. 延髄空洞症では，顔面の温・痛覚脱失は顔面の周辺から求心性にタマネギ状に進行する.

(5) 視床の障害

視床の障害では，病巣と反対側の顔面，体幹，上下肢の感覚障害を生じる（図 3F）が，視床内にも身体各部位に対する区分がある. 病巣と反対側に堪えがたいほどの痛みを感じる（視床痛）ことが，視床の障害による感覚障害の特徴である.

(6) 大脳の障害

感覚中枢あるいは視床放線の障害により反対側の顔面，体幹，上下肢に二点識別覚や立体覚などの複合感覚の障害を生じる（図 3F）.

原因診断のための検査

感覚障害の部位を考えて検査を行う必要がある. 末梢神経障害であれば，神経伝導検査と髄液検査を，神経根障害や脊髄障害であれば，神経伝導検査，髄液検査，脊椎 X 線検査，脊髄 MRI を，脳幹や大脳の障害であれば，脳 CT や脳 MRI を行う.

感覚障害の原因疾患

脳・脊髄血管障害，代謝障害（糖尿病，尿毒症，ビタミン B_1, B_6, B_{12} 欠乏症など），中毒（薬物: 抗結核薬，抗がん剤など，金属: 鉛，水銀など），変性疾患（シャルコー・マリー・トゥース病など），脱髄疾患（多発性硬化症，慢性炎症性脱髄性ニューロパチーなど），感染症（脊髄癆，脊髄炎，ハンセン病，帯状ヘルペスなど），脳・脊髄腫瘍，脊椎疾患（椎間板ヘルニア，頸椎症など），発達障害（脊髄空洞症など），外傷（手根管症候群，異常感覚性大腿神経痛など），その他（膠原病，傍腫瘍性症候群，過換気症候群など）など，きわめてさまざまな疾患が感覚障害を引き起こす.

神経痛

(1) 三叉神経痛

片側の三叉神経支配領域に間欠的に起こる神経痛であり，痛み発作は「釘で刺されるような」，「きりで揉まれるような」ときわめて特徴的である．第2枝・第3枝領域に多い．顔を洗う，口を開けるなどにより誘発され，顔のある部位を触ることにより誘発されることもある．

(2) 舌咽神経痛

舌の奥や咽頭部など舌咽神経の支配領域に発作性に起こる神経痛であり，三叉神経痛に比べるとまれである．

■文献

1) Walton J. Brain's diseases of the nervous system. 9th edition. Oxford: Oxford University Press; 1985. p.45.

〈瀧山嘉久〉

9. 視力・視野障害

Points

- 視覚伝導路の障害部位により視野異常には特徴がある.
- 眼底検査では，うっ血乳頭，視神経萎縮，網膜色素変性症などに注意する
- うっ血乳頭は頭蓋内圧の亢進を意味している.

視神経（脳神経 II）

(1) 形態

視覚情報は，網膜から視神経へ伝わり視交叉に達し，左右の視神経が一部交叉する．すなわち，網膜の耳側からくる線維は交叉しないが，鼻側からの線維のみが交叉する．視交叉後は視索となり，たとえば右視索は両眼の左側視野からの情報を担い，外側膝状体と上丘に線維を送る．外側膝状体では，網膜の上半分からの線維は内側へ，下半分からの線維は外側へ，黄斑部

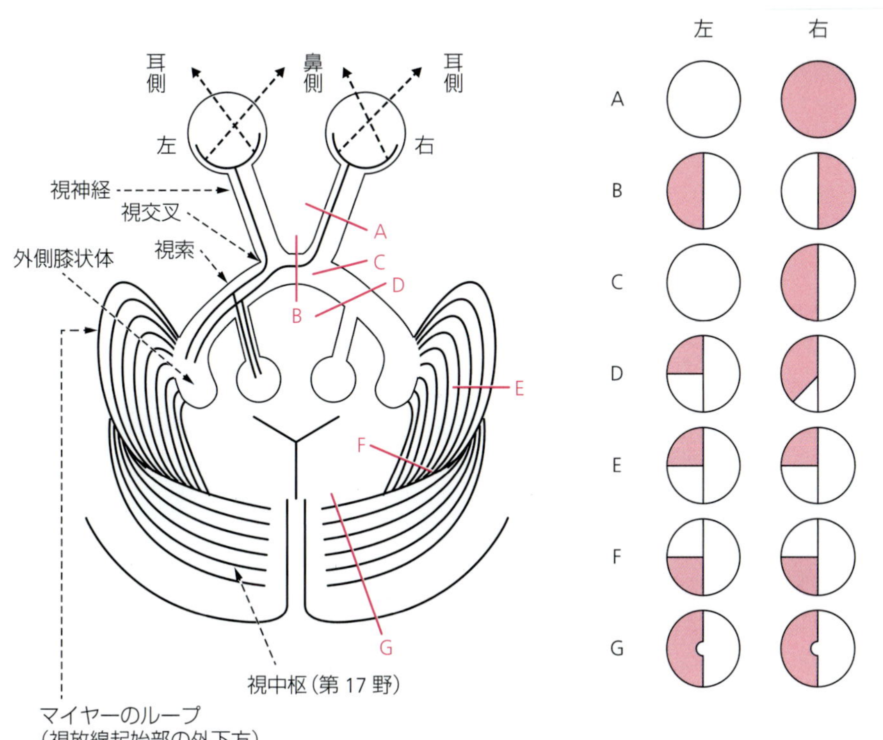

図 1 視覚伝導路と障害部位による視野異常

からの線維は中心部に投射している．外側膝状体からはニューロンを変えて，視放線となるが，網膜の下半分からの線維は，側頭葉下角の前を回って（マイヤーのループ）後頭葉の鳥距溝より上方に投射する．網膜の上半分からの線維は，下方へ投射する．したがって視覚伝導路の障害部位により特徴のある視野異常が生じることになる（図 1）．

(2) 視力検査

日本で最もよく用いられているのは，ランドルト環（異なる大きさの C 字形の一方向の環が開いている）を指標として用いた視力検査表である．5 m の距離で直径 7.5 mm，太さ 1.5 mm，切れ目 1.5 mm のランドルト環が視認できれば，視力 1.0 に相当する．一番大きなランドルト環がわからない場合，眼前で提示した指の数がわかるか（指数弁），眼前に提示した手の動きがわかるか（手動弁），光を感じるか（光覚弁）どうかを調べる．

(3) 視野検査

ベッドサイドでは，対座法にて視野の右上，右下，左上，左下について検査を行う．検者は患者と向き合って座り片眼ずつ調べる．右眼を検査するときには，患者の左眼は左手で軽く覆わせる．患者の右眼は検者の左眼を注視させ，患者の右眼を動かさないように指示する．検者は両手を広げて，自分の視野の左右両端において，指を動かして動いたほうを患者の指でさしてもらう（図 2，3）．詳細な視野の検査に関しては，ゴールドマン視野計やハンフリー視野計を用いる．

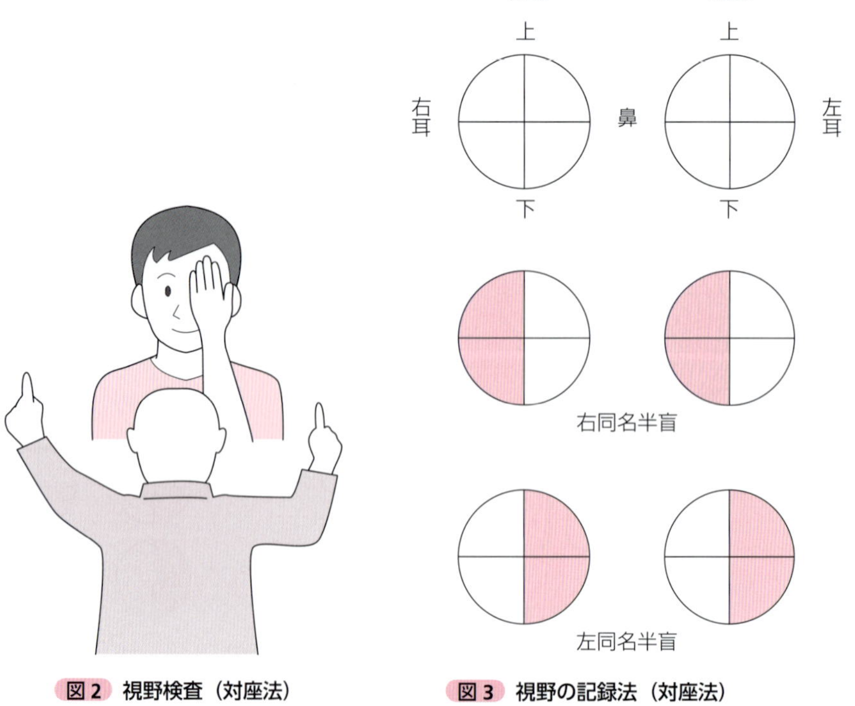

図 2　視野検査（対座法）

図 3　視野の記録法（対座法）
図 1 とは左眼と右眼の記載順が異なる．

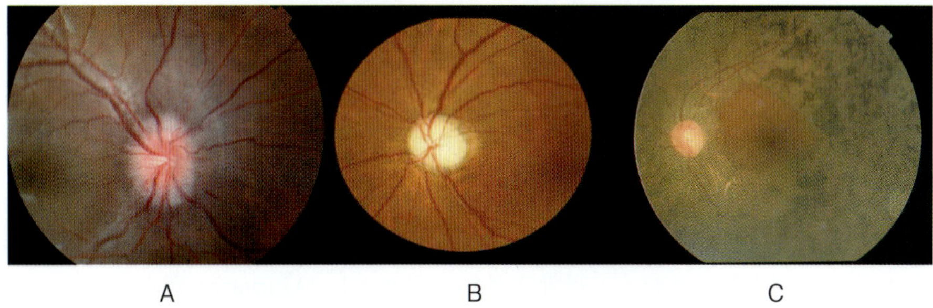

図 4　眼底所見
A. うっ血乳頭（山梨大学医学部眼科学講座　米山征吾先生提供）.
小児水頭症の症例.
B. 視神経萎縮.
多発性硬化症の症例.
C. 網膜色素変性（山梨大学医学部眼科学講座　米山征吾先生提供）.
網膜色素変性症の症例.

(4) 眼底検査

眼底鏡を用いて検査を行う．詳細な手技については省略するが，うっ血乳頭，視神経萎縮，網膜色素変性症などに注意する（図 4）.

視力低下

(1) 角膜，水晶体，硝子体の障害

A. 角膜混濁

先天性，遺伝性，炎症（単純ヘルペス，サルコイドーシス，膠原病，ベーチェット病など），栄養障害，外傷，薬剤性などがある.

B. 水晶体混濁

白内障とよばれる．先天性（風疹，梅毒，単純ヘルペス，トキソプラズマ，サイトメガロウィルスなどの子宮内感染），加齢性，薬剤性（ステロイドなど），放射線被曝，外傷，ダウン症，筋緊張性ジストロフィー症などがある.

C. 硝子体混濁

先天性，加齢性，ブドウ膜炎（ベーチェット病，サルコイドーシスなど），網膜静脈閉塞症などにより起こる.

(2) 網膜の障害

A. 網膜動脈閉塞症，網膜静脈閉塞症，網膜出血

急激な視力低下が起こる.

B. 網膜色素変性症（図 4C）

常染色体劣性遺伝性が多く，孤発性，常染色体優性遺伝性，X 連鎖性もある．網膜色素変性症のみのこともあるが，脊髄小脳失調症，遺伝性痙性対麻痺，バッセン・コルンツヴァ

イヒ（Bassen-Kornzweig）症候群，レフサム病，カーンズ・セイヤー症候群などにみられることがある．

(3) 視神経の障害

A. うっ血乳頭（図 4A）

乳頭の境界が不鮮明になり，乳頭の腫脹や静脈の怒張，蛇行を認める．眼底の変化が著しいものの視力低下は軽く，視野狭窄やマリオット（Mariotte）盲点の拡大がみられる．うっ血乳頭が続くと視神経萎縮をきたして視力低下が起こる．頭蓋内占拠性病変，脳偽腫瘍，水頭症，脳脊髄膜炎，上矢状静脈洞血栓症，代謝性脳症などによる頭蓋内圧の亢進により生じる．患者の視力は良く，医師も眼底の異常所見がよくわかるので，「患者も医師も見える」ことになる．

B. 視神経炎，視神経症

視神経炎では，2～3日で急激な視力低下が起こる．障害部位により眼底の変化は異なり，乳頭炎（眼窩内で障害）では乳頭の発赤・腫脹，境界不鮮明，静脈の怒張，蛇行を認めるので，うっ血乳頭との鑑別が重要である．うっ血乳頭では対光反射と視力はほぼ正常であるが，視神経炎では対光反射も視力も低下する．球後性視神経炎（網膜静脈が視神経に入るよりも後方の障害）では，患者の視力は低下して乳頭は一見正常なので，「患者も医師もよく見えない」といわれる．視神経炎・視神経症の原因として，脱髄性疾患（多発性硬化症，視神経脊髄炎など），炎症性疾患（眼窩内炎，副鼻腔炎，髄膜炎からの炎症，梅毒，結核など），代謝性疾患（糖尿病，妊娠，低栄養，ビタミン B_1・B_2・B_{12} 欠乏など），中毒性疾患（エタンブトール，イソニアジド，クロラムフェニコール，メタノールなど），虚血性疾患，外傷性疾患，レーベル病などの遺伝性疾患，腫瘍などがある．視神経障害が慢性に経過すると視神経萎縮となり，乳頭は蒼白にみえる（図 4B）．

(4) 中枢視覚路の障害

両側後頭葉の障害では皮質盲となる．患者は見えないことを自覚しないで否定する（アントン症候群）ことがある．

視野異常（図 1）

A. 暗点

視野の一部の視力喪失の部位を指す．視神経と網膜の障害によることが多い．片頭痛では，頭痛発作の前に閃輝性暗転（ジグザクな光線のようなものがチカチカする）を認める．

B. 両側耳側半盲・両側鼻側半盲

視交叉部では網膜の鼻側からの線維が内側を走るので，下垂体腫瘍などこの部位の障害で両側耳側半盲が起こる（図 1B）．視交叉部で両側の外側を走る線維が障害されると両側鼻側半盲が起こるがまれである．

C. 同名半盲・同名四半盲

右あるいは左半分の視野に障害がある場合，右側あるいは左側同名半盲という．視索，視放線，後頭葉の障害で見られるが，視索の障害では左右の視野欠損は一致しないが，後頭葉に近づくほど一致する．

同名四半盲は，同側 1/4 の視野の障害であり，後頭葉の障害では左右が一致する．後頭葉の鳥距溝より上方の障害では同名下四半盲（図 1F）を認め，下方の障害では同名上四半盲（図 1E）を認める．

D. 黄斑回避のある同名半盲

黄斑部に対応する視野の中心部が正常であるもので，後頭葉視中枢の障害でしばしばみられる（図 1G）．

その他の視覚障害

A. 幻視

実在しないものが見えることを指し，意識障害，アルコール・覚せい剤・大麻など中毒性疾患，てんかん，抗パーキンソン病薬，神経変性疾患などでみられる．レビー小体型認知症では，小動物や人など，具体的で詳細な（ありありとした）幻視が特徴的であり，後頭葉の血流低下が関係していると考えられる．

B. 錯視

実在するものが異なって見えるものであり，中枢前庭系や後頭葉の障害でみられる．

C. 動揺視

静止している物が揺れて見えるものであり，前庭，脳幹，大脳障害でみられる．脊髄小脳失調症 6 型（SCA6）ではしばしば認められる．

D. 視空間失認

空間の配置を正しく認識できないことであり，一側の側頭葉障害では反対側の空間に生じる．代表的な左半側空間無視では，患者に見た物の絵を描いてもらうと左側の欠けた絵になる．

E. 相貌失認

人の顔を見ても表情がわからず，個人識別できないことであり，劣位側あるいは両側後頭葉の障害によるとされている．

〈瀧山嘉久〉

10. 髄膜刺激症状

Points

- 髄膜刺激症状は，髄膜自体の炎症やくも膜下腔への出血による刺激により生じる症状である．
- 頸部の前屈や咳嗽，光刺激，音刺激などにより増強する頭痛や噴出性嘔吐が特徴的である．
- 炎症あるいは出血などによる髄膜の被刺激性のために，項部硬直やケルニッヒ徴候，ブルジンスキー徴候などの髄膜刺激徴候がみられる．
- 髄膜刺激徴候を伴う頭痛患者では，くも膜下出血や髄膜炎が考慮され，早急な対応が求められる．

髄膜

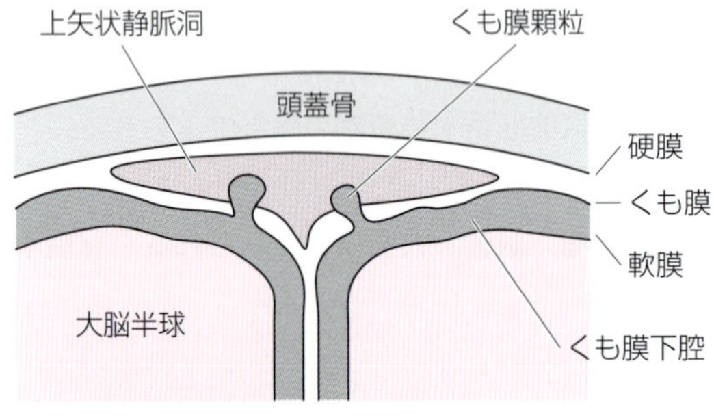

図 1　脳髄膜の解剖
上矢状静脈洞を通る前額断の模式図
(吉良潤一. ダイナミック神経診断学. 新潟: 西村書店; 2001. p.526-9[1] より)

脳と脊髄は，髄膜とよばれる膜で覆われている．髄膜は脳脊髄表面に密着した軟膜と，それを被うくも膜，最外層の硬膜からなる3層構造をとる (図 1)．軟膜は脳脊髄実質に密着し，脳室内では上皮性脈絡組織とともに血管の豊富な脈絡叢を形成し髄液を産生する．産生された髄液は脳室内部を満たした後，その大部分はくも膜顆粒によって静脈血中に吸収される．軟膜とくも膜の間の腔はくも膜下腔とよばれる．くも膜下腔は脳脊髄液で満たされており，脳と脊髄を液体のクッションで支えるとともに，脳脊髄を養う動静脈が走行する．くも膜下腔は脳底部，小脳下部の大槽，第2腰椎レベルの脊髄か遠位かで広くなっている．このため腰椎穿刺の際には左右の腸骨稜の最高点を結ぶ左右の腸骨稜を結ぶヤコビの線 (Jacoby line) を目安とし，第3～4腰椎の間で穿刺する．

髄膜刺激症状

髄膜刺激症状はくも膜下腔の病変により髄膜が刺激されて生じる症状で，頭痛と嘔吐，項部硬直などの筋硬直性徴候を認める．一方，意識障害や運動麻痺，失語や半盲などの神経巣症状，けいれ

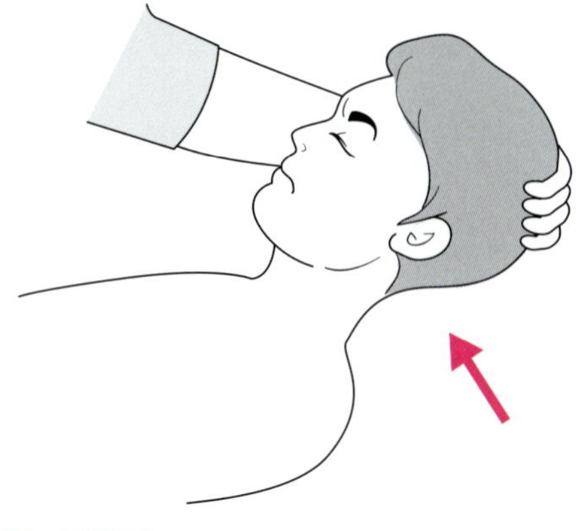

図 2　項部硬直
枕をはずした状態で検者が頸部を前屈させたときに強い抵抗がみられる．患者は頸部を前屈させることができず，下顎と前胸部が接触しない．
（平山恵造．神経症候学　改訂第 2 版．東京：文光堂；2006．p.266-81[2] より）

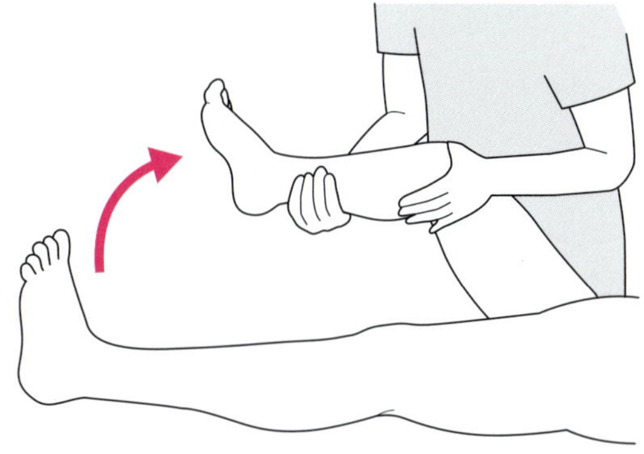

図 3　ケルニッヒ徴候
検者が仰臥位の患者の股関節を 90° に屈曲させ下腿を上方に持ち上げると，膝屈筋群の強直性収縮のために膝関節を 135° 以上に伸展することができない．
（平山恵造．神経症候学　改訂第 2 版．東京：文光堂；2006．p.266-81[2] より）

んなどは脳実質の障害による症状であり，髄膜病変のみでは出現しない症状である．髄膜刺激症状を呈する原因疾患としては，くも膜下出血や細菌やウイルス，結核菌，真菌などによる感染性髄膜炎のほか，静脈洞血栓症や硬膜下膿瘍，肥厚性硬膜炎，髄膜癌腫症，サルコイドーシス，ベーチェット病（Behçet's disease），フォークト－小柳－原田病，肉芽腫性血管炎などがあげられる．

頭痛は髄膜刺激症状のなかで最も重要な自覚症状であるが，その始まりかたはさまざまである．くも膜下出血では「今までに経験したことがないほどの頭痛」が突然に起こる．亜急性髄膜炎や髄膜癌腫症のような緩徐進行性に症状が悪化するものでは頭痛も徐々に増強する．頭痛の強さもさまざまであり，比較的弱いものから強く耐えがたいものまである．頸部の屈曲や眼球あるいは頸静脈の圧迫，光や音刺激によって頭痛は増強される．頭痛は髄膜病変に伴うくも膜下腔の血管拡張や血管攣縮，感覚神経への直接的な侵襲により生じる他，髄膜病変に伴う 2 次的な頭蓋内圧亢進などによる血管の牽引などによっても生じる．

嘔吐は髄膜刺激症状の 1 つとして知られているが，必ずしも必発ではない．嘔吐中枢は延髄の迷走神経背側核付近にあると考えられているが，髄膜病変に伴う 2 次的な頭蓋内圧亢進により直接刺激され，典型的には悪心を伴わない噴出性嘔吐が起こる．

項部硬直は，髄膜性筋硬直徴候のなかで最も早く現れる徴候である．項は首の後面，うなじを指す．検者が患者の頸部を他動的に前屈させると，前屈とともに項部の抵抗が増す．患者は強い項部痛を訴え，首が硬くなるため前屈が制限される（図 2）．健常者では前屈時に下あごが前胸部に接するが，項部硬直を認める場合には下あごが前胸部に接しない．頭頸部を左右に回転させたときの抵抗は軽く，後屈時の抵抗はない．細菌性髄膜炎やくも膜下出血では顕著な項部硬直を認めるが，ウイルス性髄膜炎では項部硬直の程度は軽く頭頸部を前屈させたときにわずかな抵抗のみを認めることが多い．

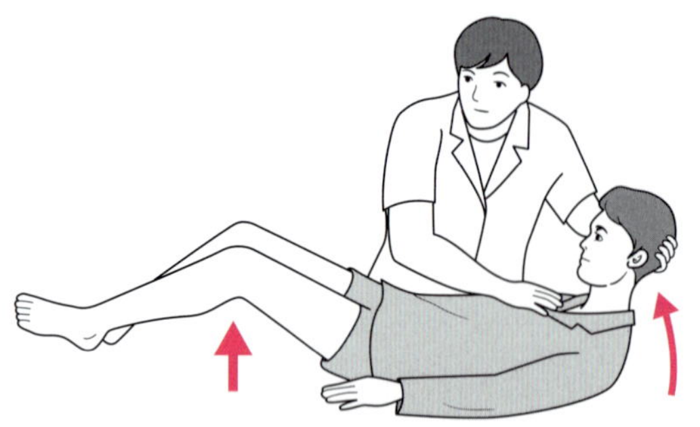

図4 ブルジンスキー徴候
検者が頸部を前屈させると，患者の股関節と膝関節が屈曲する．
(平山恵造. 神経症候学　改訂第2版. 東京: 文光堂; 2006. p.266-81[2] より)

ケルニッヒ（Kernig）徴候は一側下肢を伸展させたまま持ち上げると，自然に下肢が膝関節で屈曲し，これを伸展させようとしても抵抗があるものを陽性とし(図3)，ブルジンスキー(Brudzinski)徴候は仰臥位の患者の頭頸部を前屈させると，自動的に股関節と膝関節の屈曲が起こるものを陽性とする（図4）．いずれの徴候も頸の前屈に伴う脊髄神経根の伸展が刺激となり誘発された反射性筋収縮により生じる．

小児の髄膜炎における感度は項部硬直が51％，ケルニッヒ徴候が53％，ブルジンスキー徴候が66％，特異度は項部硬直が89％，ケルニッヒ徴候が85％，ブルジンスキー徴候が74％と報告されている．一方，成人の髄膜炎における感度は項部硬直が13％，ケルニッヒ徴候が2％，ブルジンスキー徴候が2％，特異度は項部硬直が80％，ケルニッヒ徴候が97％，ブルジンスキー徴候が98％と報告されている．ケルニッヒ徴候は項部硬直よりも観察される頻度が低く，ブルジンスキー徴候はケルニッヒ徴候よりも観察される頻度が低い．また成人ではケルニッヒ徴候やブルジンスキー徴候の感度が小児と比較し低い．

ケルニッヒ徴候と同様に坐骨神経を伸展させ評価するものとして，ラセーグ（Lasegue）徴候がある．仰臥位で膝関節を伸展させたまま踵を持ち上げると，坐骨神経に沿った痛みが生じる．さらに，膝関節を屈曲し，踵をお尻のほうにゆっくりずらし股関節を屈曲させると痛みが生じないときをラセーグ徴候陽性とする．ラセーグ徴候は坐骨神経と腰髄神経根の過敏状態をきたす疾患で陽性となるため腰椎椎間板ヘルニアなどの機械的な局所病変により片側性にみられることが多い．

■文献

1) 吉良潤一. 髄膜刺激症候. In: 柴崎浩, 他, 編. ダイナミック神経診断学. 新潟: 西村書店; 2001. p.526-9.
2) 平山恵造. 骨髄症候. In: 平山恵造. 神経症候学. 改訂第2版 第1巻. 東京: 文光堂; 2006. p.266-81.

〈森田昭彦　亀井 聡〉

11. 頭蓋内圧亢進症状と脳ヘルニア

Points

- 脳は頭蓋骨で囲まれているため，内圧の増加の影響を受けやすい．
- 頭蓋内圧亢進の主要な症状は，頭痛，嘔吐，徐脈，血圧上昇，意識障害，呼吸異常，脳ヘルニア症状である．
- 脳は柔らかく偏位しやすいため圧の増加により周囲の頭蓋骨や硬膜に圧迫されて脳ヘルニアの症状を呈する．
- 脳ヘルニアが生じると散瞳，運動麻痺，呼吸異常が生じ放置すると呼吸麻痺から死に至る．
- 看護の際には，左右瞳孔の大きさや四肢の運動障害，呼吸状態の観察に十分な注意を払う必要がある．

脳は周囲を頭蓋骨によって囲まれている．これは外部からの損傷に対して軟弱な脳を保護するためにきわめて有利である反面，頭蓋内に生じた異常が原因の組織の腫脹などによって頭蓋内の圧力が増したときには減圧が困難になるという不利を生じる．頭蓋内の組織はすべてが柔らかく外力に応じて偏位するのが容易である．特に液体である脳脊髄液と血液は頭蓋内の場所占拠性病変（space occupying lesion：SOL）により頭蓋外に移動して圧力の増加をある程度は打ち消すことができる．しかし限度を超えると脳組織自身も圧迫の影響を受けるようになる．

頭蓋内の圧力が増加することにより引き起こされる多彩な症状を頭蓋内圧亢進症とよび，なかでも脳の一部が本来の解剖学的位置から偏位することを脳ヘルニアとよぶ．脳ヘルニアが生じると，生命維持に必須の呼吸中枢や循環中枢が圧迫や循環障害により障害されるため臨床的にきわめて重要である．

頭蓋内圧亢進の原因疾患

頭蓋内に存在するのは脳，脳脊髄液，血液である．これらのいずれかが体積を増すことにより頭蓋内圧亢進が生じる．

A. 脳の疾患

腫瘍性疾患や脳内血腫，脳膿瘍のようなSOLが重要である．SOLがなくても脳浮腫によって内圧は亢進するので急性期脳梗塞（特に脳塞栓）や数々の代謝性疾患（低酸素性脳症，てんかん重積など），炎症性疾患（感染症，特に脳炎）が原因になり得る．

B. 脳脊髄液の異常

脳脊髄液の産生量が増加した場合や吸収が障害された場合，また脳脊髄液の交通が妨げられるような場合，脳室が拡大して周辺の脳組織を圧迫する．

C. 血液の異常

心臓への静脈還流が障害されるとき，なかでも静脈洞血栓症，上大静脈症候群や努咳時に生じる．

頭蓋内圧亢進症状

A. 頭痛

内圧の上昇により脳周辺の組織（硬膜，髄膜，血管）の圧迫や伸展が生じる．そのためこれらの組織に分布する痛覚線維が刺激され頭痛が生じる．頭蓋内圧亢進のときの頭痛の特徴は，拍動性であり頭部全体に広がることである．動脈中の二酸化炭素濃度が高まると脳血管が拡張し，脳血流が増加する．睡眠中は呼吸が抑制されためにニ酸化炭素が貯留する傾向になるので，起床時に頭痛が強いことが多い．起床後，活動することにより二酸化炭素分圧が低下すると症状は軽減する．

頭痛が頭蓋内圧亢進の唯一の自覚症状のことがあるので，頭蓋内疾患，特にSOLが疑われている患者に接する際は，積極的に問いかけをする必要がある．

B. 嘔吐

消化器系の異常と異なり嘔気が強くないこともある．延髄背側に存在する嘔吐中枢が脳圧の変化により刺激を受けて生じると考えられている．

C. 徐脈・血圧上昇

高まった頭蓋内圧に対抗して血液を確保しようとするために血圧が上昇する．また延髄に分布する種々の循環中枢（交感神経系の中枢や副交感神経系の中枢）が圧迫されると血圧の上昇とともに徐脈が生じる．この現象はクッシング反射として知られている．

D. 意識障害

脳幹に存在する上行性賦活系が偏位，圧迫，さらには浮腫や虚血による機能不全におちいると意識障害が生じる．頭蓋内圧亢進の原因が存在する部位に応じて同時に起こる症状は多彩であるが，後述する脳ヘルニアが原因である場合は，それによる特有な症状（眼球運動障害，呼吸の異常，運動麻痺など）を的確に認識する必要がある．

E. 呼吸異常

脳幹に存在する呼吸中枢が脳圧亢進によって生じた圧迫により機能不全に陥り呼吸パターンの異常をきたす．

①チェイン・ストークス（Cheyne-Stokes）呼吸

徐々に呼吸が深くなり過換気になってから徐々に浅い呼吸になってやがて無呼吸になる．しばらくの間，無呼吸が続いてから再び浅い呼吸が始まり徐々に増強していくのを繰り返す呼吸パターンである．通常は無呼吸期間のほうが短い．大脳半球から脳幹の呼吸中枢へのコントロールが障害され，血液中の炭酸ガス分圧上昇に対して過剰に脳幹の呼吸中枢が反応して生じる．したがって，この呼吸が現れた場合は，脳幹部の障害はまだ強くないと考えられる．

②中枢性過換気

橋の障害によって意識障害に陥った患者にみられることがある．過換気が持続し，動脈血二酸化炭素分圧は減少し著明な呼吸性アルカローシスを呈する．

③失調性呼吸

上記①と②では呼吸には規則性があるが，延髄の呼吸中枢まで障害が及ぶと呼吸パターンはまったく不規則になり呼吸停止に至る．

F. うっ血乳頭

脳圧亢進のため眼静脈からの血液灌流が妨げられて網膜静脈の怒張や眼底出血が生じ，視神経乳頭も周辺が不明瞭となる．長期に及ぶと視神経が障害され視覚障害をきたす．運動麻痺や意識障害がなくても生じていることがあるので眼底鏡による診察が必須である．

G. 外転神経麻痺

外転神経は，脳から出て頭蓋底に達するまでに脳神経の中で最も長い経路を有している．そのため脳圧亢進による圧迫を受けやすい．一般的に，神経症状は障害された部位の機能が失われることで生じるため症状から障害部位を類推できるものだが，頭蓋内圧亢進のときの外転神経麻痺にはこの原則が当てはまらず偽性局在徴候といわれる．

H. けいれん

急激に脳圧が上昇すると生じる．全身痙攣は呼吸抑制を伴うので炭酸ガスの貯留につながり，脳浮腫を助長するため悪循環が生じる．

脳ヘルニア

脳圧の上昇によって偏位した脳組織が本来の位置から脱出してしまい，脱出した部位自身，またはその結果圧迫する周辺の脳や神経の障害によって特有な症状をきたす．前項で触れたように，脳幹の呼吸中枢を圧迫すると呼吸停止に至るため，早期の診断・治療が必須な状態である．意識障害患者の管理のうえで常に念頭におく必要がある．脳は頭蓋骨によって囲まれるだけでなく，頭蓋内でも硬膜によって形成される小脳テント（大脳と小脳の間）や大脳鎌（左右の大脳半球の間）のような硬い隔壁で部分的に隔てられている（図 1）．そのため，SOL が生じると，圧迫されて押し出されるように大脳の一部が偏位する．ヘルニアの部位や脱出する部位の解剖学的名称によって命名されている．

A. 大脳鎌ヘルニア・帯状回ヘルニア（図 2）

片側の大脳半球の病巣により帯状回が反対側に押され，左右の大脳半球を区画している大脳鎌の下をくぐって偏位する．このため，周辺を通っている前大脳動脈や内大脳静脈が圧迫を受ける．前大脳動脈が圧迫され血流障害となると二次性に脳梗塞が生じる．大脳静脈の圧迫は静脈性の出血をきたす．どちらの場合も，脳圧をさらに亢進させ，大脳の機能障害を進行させる．

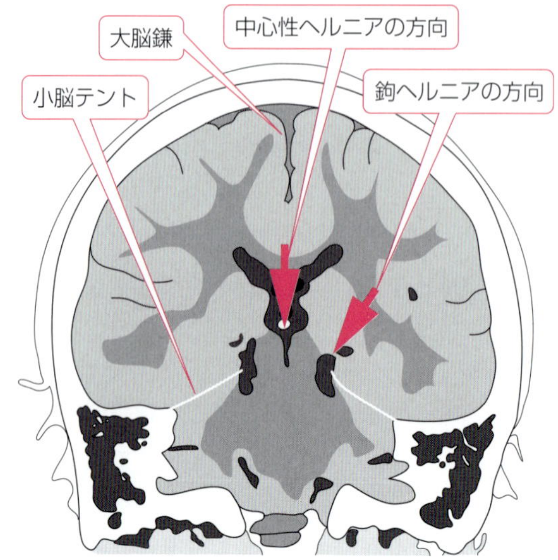

図 1　正常脳の冠状断
大脳鎌と小脳テントが頭蓋腔内を区画している.

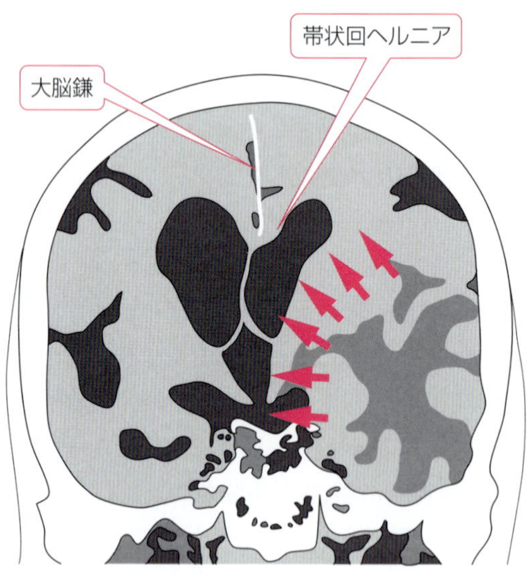

図 2　大脳鎌ヘルニア・帯状回ヘルニア

B. テントヘルニア（図 1）

小脳テントを境目にしている大脳と小脳・脳幹が互いに偏位することをいうが多くの場合はテント上の大脳がテント下に向かって偏位する．これには以下の 2 種類がある.

①中心性ヘルニア

大脳の深部に位置する間脳が下方に押されて偏位・変形し循環障害に陥るものである．間脳の障害により意識障害，チェイン・ストークス呼吸が生じ，両側錐体路障害によって両側の運動麻痺が起こる.

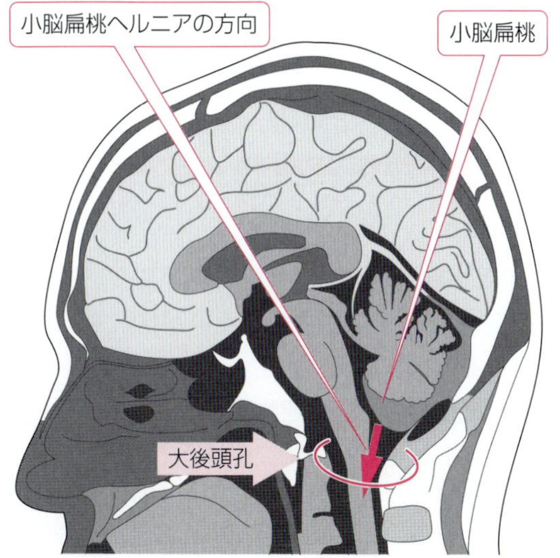

図 3　大後頭孔ヘルニア・小脳扁桃ヘルニア

②鉤ヘルニア

側頭葉の鉤が下方に押され脳幹を圧迫する．この部位には動眼神経が走っているため，最初の徴候はヘルニアを起こした側の動眼神経麻痺（対光反射鈍麻〜消失，眼球運動障害）である．さらに進展するとヘルニアを生じた反対側に中脳が圧迫される．そのため中脳の腹側にある大脳脚が反対側の小脳テントに押しつけられることにより錐体路障害が生じる．この結果，当初ヘルニアが生じた側の運動麻痺，病的反射が生じる．ヘルニアを起こすきっかけとなったSOLなどによる直接的な運動麻痺とは反対側に起きることに注意する必要がある．

C. 大後頭孔ヘルニア・小脳扁桃ヘルニア（図 3）

大後頭孔直上には小脳扁桃があるため，小脳テント下病変（特に小脳半球病変）によって押されると，大後頭孔に向けて偏位する．偏位した小脳扁桃は延髄を圧迫するので，呼吸中枢が障害され呼吸停止が起こり得る．他部位のヘルニアとは異なり，当初から延髄障害・呼吸停止の危険が生じるので生命への危険性が高いヘルニアである．

■文献

1) Posner JB, Saper CB, Schiff N, et al. Plum and Posner's diagnosis of stupor and coma. Fourth edition. New York: Oxford University Press; 2007.

2) 田崎義昭, 斉藤佳雄, 坂井文彦, 他. ベッドサイドの神経の診かた. 16 版. 東京: 南山堂; 2004.

〈藤岡俊樹〉

12. 自律神経障害

Points

- 自律神経系は機能的に作用が拮抗する交感神経機能と副交感神経機能の 2 つに大別され，一部の器官を除いて，この 2 つの神経は互いが拮抗することにより同一標的器官の興奮性を調節している（拮抗支配）.
- 交感神経，副交感神経の神経節での神経伝達物質はアセチルコリン，標的器官での伝達物質は交感神経ではノルアドレナリン，副交感神経ではアセチルコリンである．ただし，副腎髄質ではアドレナリン，汗腺ではアセチルコリンである.
- 自律神経の障害により，瞳孔異常，起立性低血圧，食事性低血圧，嘔気・嘔吐，腹部膨満，下痢，便秘，多汗や発汗低下によるうつ熱，頻尿，尿失禁，尿閉，勃起障害などさまざまな症状が認められる.
- 自律神経障害は多系統萎縮症，パーキンソン病，糖尿病，アミロイドーシスなど多くの疾患で認められる.
- 自律神経障害があっても，患者の訴えは少なく，症状を捉えにくい場合があるため，看護師は問診によって自律神経症状を十分に聞き出すことが重要である.

自律神経は呼吸と血圧維持，消化管運動，体温調節，排泄，生殖活動などを行うために，臓器・器官を無意識の下で自動的に調節している．生体では自律神経は内分泌系と協調して外部環境変化に対して生体内の環境を一定の状態，すなわち恒常性（ホメオスタシス）を維持しようとして働く．電解質の調節，睡眠覚醒のリズム，食欲，体温調節などには視床下部が重要な働きを担っている．一方，体位変化に伴う血圧調節や呼吸変化に伴う心拍変動調節などは脳幹を介する圧受容器反射で行われている.

自律神経機能に障害が起こると起立性低血圧による立ちくらみ，発汗障害によるうつ熱，また排尿障害による頻尿や尿閉などさまざまな症状を呈するようになる.

ここでは，自律神経系の基礎的な解剖と生理，自律神経障害による代表的な症状，自律神経機能障害をきたす主要な神経疾患について解説する.

自律神経系の解剖と生理

自律神経系は機能的に作用が拮抗する交感神経機能と副交感神経機能の 2 つに大別される．この 2 つの神経は互いが拮抗することにより同一標的器官の興奮性を調節している（拮抗支配）．例外として，副腎髄質や発汗などは交感神経のみの支配を受けている．交感神経と副交感神経の上位の中枢は視床下部や大脳皮質，辺縁系などである．一般に昼間は交感神経が，夜間は副交感神経機能が

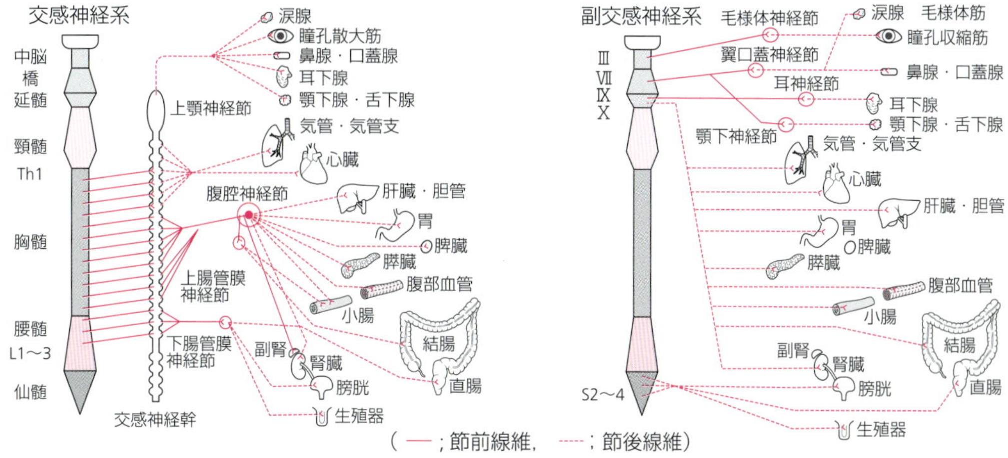

図1　内臓をコントロールする自律神経の模式図
交感神経では節前線維より節後線維が長く，副交感神経ではその逆となる．

それぞれ優位であるといわれている．

A.　交感神経（図1）

交感神経が視床下部から脊髄の中間質外側核を下行した後，交感神経節前線維は胸髄と腰髄（Th1 〜 L3）から出て脊髄の近傍に位置する交感神経節で節後神経とシナプスを形成する．その後，節後線維が標的器官に達する．交感神経刺激では，瞳孔散大，気管支拡張，心拍数と収縮力増大，血管収縮，胃・腸管の蠕動運動抑制，胃液分泌減少，発汗促進，膀胱利尿筋弛緩，基礎代謝亢進が生じる（表1）．

B.　副交感神経（図1）

副交感神経節前線維は脳幹と仙髄から出て標的器官の近くで神経節を形成し，その後，節後神経が標的器官に至る．副交感神経刺激では，瞳孔縮小，涙腺，唾液腺や消化管などの腺分泌は促進，胃・腸管の蠕動運動は亢進し，さらに胃液分泌促進，膀胱利尿筋の収縮などが生じる（表1）．

C.　神経伝達物質

交感神経と副交感神経ともに神経節の神経伝達物質はアセチルコリンである．交感神経節後線維の終末から放出される神経伝達物質はノルアドレナリン（例外として，副腎髄質はアドレナリン，汗腺はアセチルコリン），副交感神経の節後線維の終末から放出されるのはアセチルコリンである．

自律神経障害による主な症状（表2）

障害される臓器によって症状はさまざまであり，また自律神経障害があっても，患者の訴えは少なく，症状を捉えにくい場合があるため，看護師は問診によって自律神経症状を十分に聞き出すことが重要である．

表1 身体の各器官に及ぼす交感神経・副交感神経刺激の影響

各器官		交感神経刺激	副交感神経刺激
瞳孔		散大	縮小
涙腺		効果なし	分泌促進
唾液腺		分泌促進	分泌促進
気管支		拡張	収縮
心臓	心拍数	増加	減少
	拍出量	増加	減少
冠動脈		収縮	拡張
血管		収縮	ほとんど効果なし
胃	運動	抑制	亢進
	分泌	減少	促進
腸管		運動抑制	運動亢進
肝臓		グルコース放出	グリコーゲン合成
胆嚢・胆管		弛緩	収縮
膵臓		効果なし	分泌促進
副腎髄質		分泌亢進	効果なし
腎臓		レニン分泌	効果なし
膀胱		排尿抑制	排尿促進
陰茎		射精	勃起
汗腺		発汗促進	効果なし
立毛筋		収縮	効果なし
基礎代謝		亢進	効果なし

A. ホルネル症候群（ホルネル徴候）

交感神経遠心路の障害によって生じ，瞳孔縮小，眼瞼裂の狭小化，眼球後退を3大徴候とする症候群である．そのほか，患側の顔面の発汗低下と紅潮を特徴とする．ホルネル(Horner) 症候群は交感神経遠心路のいずれが障害されても，本症候群を発症する．したがって，原因となる疾患は多く，脳幹部の血管障害（延髄梗塞によるワレンベルグ症候群など），内頸動脈の動脈瘤や閉塞，肺尖部の癌などにより生じる．

B. 心血管系

● 起立性低血圧（図2）：ヒトは臥位から起立すると，500 mL から 700 mL の血液が下半身に移行して下肢や腹部臓器に貯留する．そのため一過性に血圧は下降するが，圧受容器反射を介する自律神経の働きによって血圧は維持される（図3）．この機能が障害されると，起立時に血圧を維持できなくなり起立性低血圧が生じる．起立性低血圧の診断基準に統一されたものはないが，国際自律神経学会に

表2 自律神経症状

1）ホルネル症候群（ホルネル徴候） 　　縮瞳，眼瞼裂の狭小化，眼球後退，患側の発汗低下，顔面紅潮，健側の代償性発汗過多や皮膚温低下
2）心血管系 　（1）起立性低血圧 　　・脳虚血症状；立ちくらみ（眼前暗黒感），浮動性めまい・ふらつき，転倒，失神 　　・心筋虚血症状；胸痛 　　・筋虚血症状；頭痛（後頸部痛；coat hanger pain），肩こり 　　・その他；疲労感，脱力感 　（2）食事性低血圧：上記症状以外に眠気など
3）消化器系 　　食欲低下，嘔気・嘔吐，胸焼け，腹部膨満，腹痛，便秘，下痢，便失禁，腸閉塞
4）発汗系 　　皮膚乾燥，うつ熱，発汗過多
5）泌尿器・生殖系 　　頻尿，尿意切迫，尿失禁，残尿，排尿困難，尿閉，勃起障害

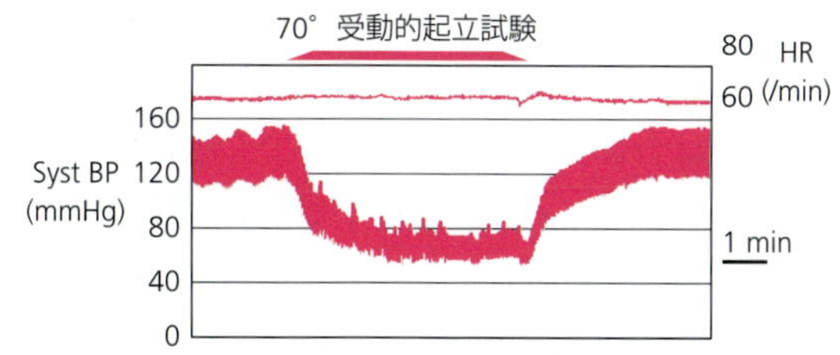

図2 起立性低血圧を呈する多系統萎縮症の患者
圧受容器反射の障害により，起立直後から著明な血圧下降を認めるが，心拍数の増加は認められない．

よる診断基準では，起立3分以内に収縮期血圧が20mmHg以上，あるいは拡張期血圧が10mmHg以上の下降とされている（多系統萎縮症では収縮期血圧下降30mmHg以上，あるいは拡張期血圧下降15mmHg以上，収縮期血圧160mmHg以上の臥位高血圧を有する場合は30mmHg以上の収縮期血圧下降）．起立試験は簡便な検査なので看護師も実施可能である．起立性低血圧が生じると，脳血流の低下による脳虚血症状として立ちくらみや眼前暗黒感，浮動性めまい，転倒，失神が起こる．心筋の虚血症状としては胸痛，筋肉の虚血症状としては後頸部痛が起こる．

●食事性低血圧：加齢や自律神経機能障害により，食事中から食後1～2時間にかけて血圧が低下する．食事内容としては炭水化物の経口摂取によって最も食事性低血圧が生じやすい．自律神経機能に障害があると，主に消化

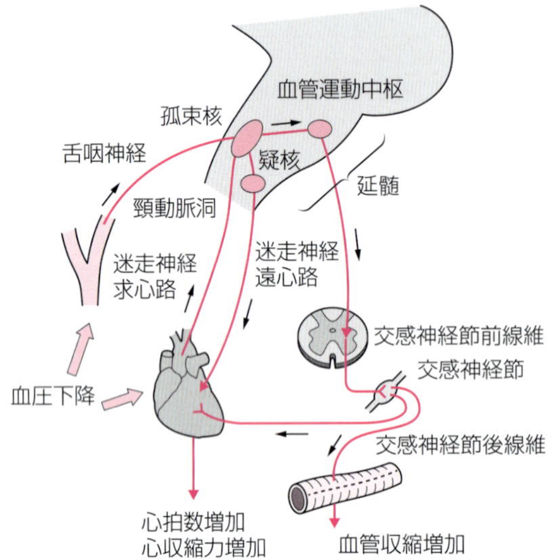

図3 圧受容器反射の経路
ヒトが起立すると下肢に血液が貯留するために一過性に血圧が低下する．この血圧下降が頸動脈と大動脈弓の圧受容器を刺激し，その情報が舌咽神経と迷走神経求心路を介して延髄の孤束核に入力される．これによって隣接する血管運動中枢が刺激されることにより交感神経活動が増強し，心拍数増加と心臓の拍出量増加，血管が収縮して血圧が維持される．

管ペプチドの作用を介する血管拡張による血圧低下を代償できなくなり血圧が低下する．食事性低血圧による症状は起立性低血圧にみられるものと同じであるが，眠気も生じやすい．起立性低血圧と食事性低血圧は合併することが多いので，座位で食事をしていると両者の相互作用によって容易に血圧が低下して失神をきたすようになる．このような場合，患者はてんかんによる意識障害として誤診されていることもある．

C. 消化器系

自律神経障害により，消化管の蠕動運動が亢進したり，低下したりする．その結果，食欲低下，嘔気・嘔吐，胸焼けや腹痛，便秘や下痢，便失禁などがみられる．便秘が高度になると腸閉塞や腸捻転をきたし，緊急手術を要する場合がある．

D. 発汗系

発汗は体温調節に重要で体温がある閾値を超えると交感神経が賦活されて汗腺から汗が分泌される．これを温熱性発汗という．また精神的緊張によって腋窩，手掌，足底に発汗がみられるのを精神性発汗という．温熱性発汗の中枢は視束前野と前視床下部であり，精神性発汗は前部帯状回，扁桃体，延髄網様体などである．発汗障害には発汗過多と低下がある．発汗過多には全身性と局所性があり，全身性にはホルモン異常による基礎代謝の亢進，脳血管障害急性期にみられるような交感神経機能亢進，感染症などによる発熱性疾患でみられる．注意すべきは発汗過多を訴える場合で，無汗部位が広がっていくと健全な部位で多汗が代償性に生じることがある．たとえば，上半身に発汗過多を認める場合には下半身に発汗低下の部位がないかを確認するのが重要である．発汗低下はさまざまな神経変性疾患や代謝性ニューロパチーで生じる．発汗が低下すると皮膚乾燥やうつ熱が生じ，特に夏場は体温が上昇して熱中症になりやすくなる．

E. 泌尿器・生殖系

膀胱の排尿症状には刺激症状と閉塞症状とがある．刺激症状としては頻尿，尿意切迫，尿失禁，閉塞症状としては排尿困難や尿閉がある．尿意切迫とは尿意を感じると我慢できなくすぐに排尿したくなる感覚である．排尿困難には排尿しようとしてもなかなか排尿が始まらない排尿開始遅延と排尿時間が長くなる排尿時間延長とがある．膀胱の刺激症状は排尿中枢の障害による排尿筋の無抑制収縮（副交感神経の過活動），閉塞症状は排尿時の排尿筋の収縮力低下（副交感神経の低活動），あるいは尿道括約筋の弛緩不全により出現することが多い．男性における生殖系の障害では，副交感神経障害で勃起不全が，交感神経障害で射精障害が起こる．

主な自律神経疾患

A. 多系統萎縮症

パーキンソン症候や小脳症状に加え，さまざまな自律神経症状を呈する変性疾患である．自律神経の主な責任病巣は脊髄中間質外側核であり，起立性低血圧，閉塞型排尿障害，発汗低下などを呈し，自律神経症状は急速に増悪する．基本的には自律神経の節後線維は障

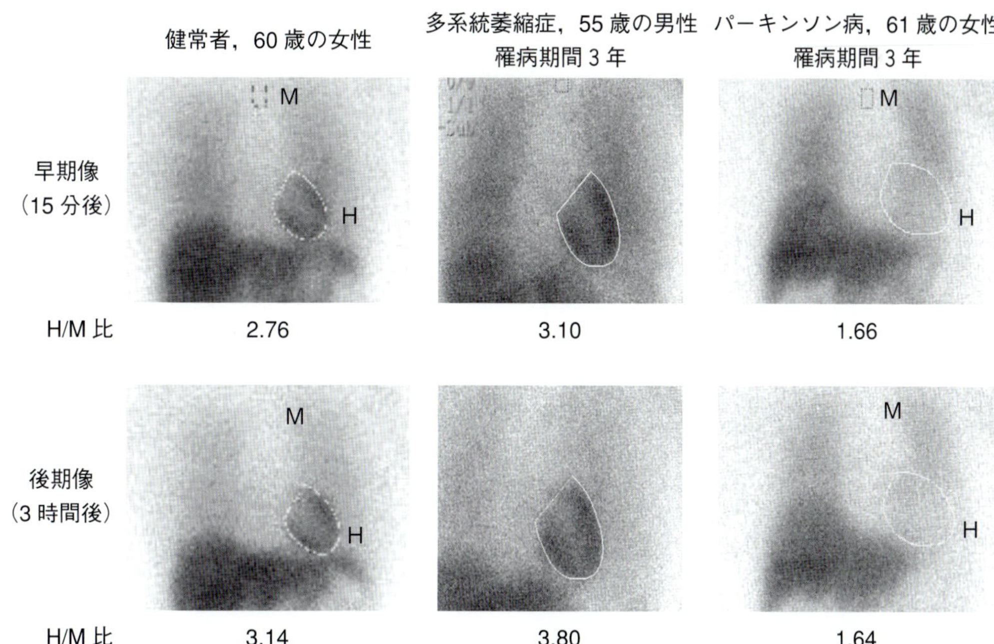

図 4 MIBG 心筋シンチグラフィーの早期像（MIBG 投与 15 分後）・後期像 (投与 3 時間後)

MIBG はノルアドレナリンと同様に心臓交感神経終末に取り込まれるので，MIBG の心筋への取り込みは心臓交感神経の指標となり，H/M 比（心臓 / 上縦隔比）で表す．
健常者では，早期像，後期像ともに MIBG の心筋への集積は良好で，早期像より後期像のほうが H/M 比が高値となる（当施設では H/M 比　2.0 以上を正常としている）．多系統萎縮症では健常者と同様に明瞭に MIBG の集積がみられる．一方，パーキンソン病では，早期像，後期像ともに低下している．

害されないために，metaiodobenzylguanidine（MIBG）心筋シンチグラフィーは正常である（図 4）.

B. パーキンソン病

パーキンソン症候を呈する変性疾患で，病理学的診断マーカーであるレビー小体が中脳黒質だけではなく，視床下部，消化管や心臓の自律神経節後線維に出現することが知られている．そのため，パーキンソン病では発症早期から頑固な便秘や MIBG 心筋シンチグラフィーで心臓への集積が低下する（図 4）.

C. 糖尿病

本症では高頻度に自律神経障害が障害され，交感・副交感神経節後線維の障害を認める（副交感神経障害が優位）．脳神経では動眼神経麻痺に伴う散瞳を認め，その他，起立性低血圧，便秘や下痢（典型例では交代性にみられる），発汗低下，閉塞性排尿障害や勃起障害を認める．

D. アミロイドーシス

アミロイドという蛋白質が全身の臓器に沈着して全身の臓器障害をきたす．アミロイドは自律神経の神経節および節後線維に沈着し，起立性低血圧，嘔気・嘔吐発作，頑固な便秘・下痢を主徴とする胃腸障害，勃起障害が出現する．

〈山元敏正〉

13. 睡眠障害

Points

- 睡眠のメカニズムは，睡眠ホメオスタシス（恒常性維持機構）とサーカディアンリズム（概日リズム機構）の2つが存在する．
- 睡眠にはノンレム（NREM）睡眠とレム（REM）睡眠の2つの種類がある．それぞれの睡眠期に出現しやすい睡眠障害が存在する．
- 原発性睡眠障害は，精神生理性不眠症，睡眠時無呼吸症候群，レストレスレッグス症候群，周期性四肢運動異常症，レム睡眠行動異常症，ナルコレプシーおよび概日リズム睡眠障害が代表としてあげられる．
- 個人の「睡眠歴」を積極的に聴取し，相談，支援することが重要である．

睡眠は，人生の約1/3を占める生理的事象である．クレイトマン（Kleitman）（1963年）は，「睡眠は人間や動物の内的な必要から発生する，意識の一時的低下現象である」と定義している．そして睡眠は可逆的なものであり刺激によって覚醒可能なものである．睡眠は脳の発達したヒトにとって身体および精神機能の疲労の回復に重要な役割を果たすものである．

睡眠にはノンレム（NREM）睡眠とレム（REM）睡眠の2つの種類がある．ノンレム睡眠は睡眠の75～80%を占め，レム睡眠は20～25%を占める．レム睡眠のREMはRapid Eye Movementの頭文字で，急速な眼球運動を伴う睡眠で，夢体験を伴い，呼吸，心拍，血圧の自律神経の変動が激しい眠りである．このレム睡眠の際には骨格筋の筋活動が消失する．ノンレムとレムは約90分の周期で，一晩に4～5回繰り返す．レム睡眠は明け方に多く，昼間にはほとんど出現しない．睡眠は，年齢によって変化する．生後3カ月頃から夜にまとまった眠りになり，小学生になると昼寝をしなくても夜間の睡眠で覚醒維持ができるようになる．高齢になると睡眠時間は減少し，睡眠の断片化がみられ，中途覚醒が出現してくる．この睡眠の加齢変化に伴って，不眠が生じやすくなる．

睡眠のメカニズムは，睡眠ホメオスタシス（恒常性維持機構）とサーカディアンリズム（概日リズム機構）の2つが存在する．前者は起きている時間が長くなると，睡眠への欲求が高まってくるもので，徹夜をして睡眠を我慢すると時間とともに眠気が強くなる現象である．後者は脳内の体内時計が存在し，約24時間の周期で変動するリズムで，基本的には昼間活動し夜間睡眠をとる生活の人が昼間眠ろうとしても眠れない現象である．

(1) 睡眠障害へのアプローチ

睡眠障害とは睡眠の量の問題，入眠のタイミングや睡眠中におこる呼吸異常や異常行動などによる睡眠の質の問題によって，個人の心身の健康あるいは生活の質（quality of life: QOL）に影響を及ぼされた状態をいう．睡眠障害の特定は患者の訴えやベッドパートナーからの情報

表1 睡眠障害の国際分類第3版の分類

不眠症 例）特発性不眠症，精神生理性不眠
睡眠関連呼吸障害 例）睡眠時無呼吸症候群
中枢性過眠症 例）ナルコレプシー，特発性過眠症
概日リズム睡眠障害 例）時差障害，交代勤務障害，睡眠相後退障害
睡眠時随伴症 例）錯乱性覚醒，夜驚症，睡眠時遊行症，レム睡眠行動異常症
睡眠関連運動障害 例）レストレスレッグス症候群，周期性四肢運動異常症，睡眠関連下肢こむら返り
「孤発性の諸症状，正常範囲内と思われる異型症状，未解決の諸症状」 例）長時間睡眠者，短時間睡眠者，いびき，寝言
その他の睡眠障害

から得られる．睡眠障害の疾患分類は国際分類第3版（ICSD-3）においては「不眠症」，「睡眠関連呼吸障害群」，「中枢性過眠症群」，「概日リズム睡眠障害群」，「睡眠時随伴症群」，「睡眠関連運動障害群」などのカテゴリーからなる（表1）．

すなわち，睡眠に関連する症状には，①不眠（例：夜眠れない，夜中に何回も目覚める，熟睡できない），②過眠（例：昼間の眠気・居眠り，昼間十分に覚醒していることができない），③睡眠中に起こっている異常現象（例：いびきや睡眠時呼吸停止，下肢の異常感覚によって脚を動かしたくなり眠れない，脚のピクツキ，寝言，睡眠中の異常な言動・動作・行動），④睡眠をとるタイミングの問題によって不眠あるいは過眠などの症状を訴えている，など聴取し睡眠症状を明らかにしていく．

(2) 不眠症

不眠症状とは睡眠の量の不足とともに，睡眠の開始あるいは睡眠の質や維持に関する訴えを指す．具体的に，寝つきが悪い（入眠困難），夜中に何度も目覚めてしまう（中途覚醒），熟睡できない（熟眠困難），朝早く目覚めてしまう（早朝覚醒），これらが併存しているなどに分類される．不眠症とは適切な睡眠環境下においてもその種々の症状によって，心身の機能に影響を及ぼしたり日中の社会活動に影響をもたらしたりする疾患群と定義される．不眠症の原因には，身体的要因（physical），生理的要因（physiological），心理学的要因（psychological），精神的要因（psychiatric），薬理学的要因（pharmacological）の5つの要因（5つのP）が存在する（表2）．

慢性不眠症とは不眠の状態が通常1カ月以上持続しているものを指し，原発性不眠症と併存不眠に分類される．原発性不眠症とは併存疾患のない不眠症をさし，特発性不眠症および精神生理性不眠などがこれに該当する．併存不眠症は今までは続発性不眠症といわれ，薬物あるい

表2 不眠症の原因

身体的要因（身体症状・疾患）physical 例）呼吸器系（気管支喘息，慢性閉塞性肺疾患） 循環器系（狭心症，心不全） 消化器系（逆流性食道炎，消化性潰瘍） 内分泌代謝系（糖尿病，甲状腺機能亢進症） 皮膚疾患（アトピー性皮膚炎） 筋骨格系（慢性関節リウマチ，線維筋痛症） 婦人科疾患（更年期障害） 泌尿器疾患（前立腺肥大，夜間頻尿，失禁，遺尿） 神経疾患（脳卒中，パーキンソン病，てんかん，頭痛，神経筋疾患） 原発性睡眠障害（睡眠時無呼吸症候群，レストレスレッグス症候群，周期性四肢運動異常症，レム睡眠行動異常症，ナルコレプシー）
生理学的要因 physiology 例）不適切な室温，騒音，照明，慣れない環境，寝具
心理学的要因 psychology 例）心理ストレス，喪失体験，恐怖体験
精神学的要因（精神疾患）psychiatry 例）うつ病，統合失調症，不安障害，適応障害，人格障害，認知症
薬理学的要因（薬物・嗜好品）pharmacological 例）降圧薬（β遮断薬），甲状腺ホルモン，ステロイド，気管支拡張薬，インターフェロン，アルコール，ニコチン，カフェイン

は物質の使用によるもの，内科疾患，精神疾患あるいは原発性睡眠障害に伴うものなどを指す．

(3) 睡眠関連呼吸障害

睡眠中に出現する呼吸異常によって睡眠が妨げられる疾患群である．代表疾患である睡眠時無呼吸症候群は，睡眠中に無呼吸や低呼吸が出現する．睡眠が妨げられ，深い睡眠がとれず，日中の強い眠気や居眠りが出現する．高血圧，糖尿病，脂質異常症と関連し，中等症以上では冠動脈疾患，脳血管障害，眠気による事故が生じるため治療が必要である．

睡眠時無呼吸症候群の治療は上気道閉塞の解除を目的とし，重症度によって nasal CPAP (continuous positive airway pressure)，口腔内装置あるいは口蓋扁桃肥大摘出術などが選択される．

(4) 中枢性過眠症

中枢性過眠症とは夜間に十分な睡眠をとっているにもかかわらず昼間の過剰な眠気や居眠りが起こる状態である．日常生活あるいは社会生活に影響を与える場合には病的と捉える．過眠をきたす病態には，脳の睡眠覚醒機構の機能障害によるナルコレプシーあるいは特発性過眠症が代表的な疾患である．鑑別が必要なものとして，日常の睡眠時間が短すぎる睡眠不足症候群，薬物（例: 睡眠薬，抗うつ薬，向精神薬，抗ヒスタミン薬）の服薬によるもの，身体疾患や精神神経疾患（例: 脳梗塞，多発性硬化症，パーキンソン病，筋強直性ジストロフィー，甲状腺機能低下症，うつ病など）によるものがあげられる（表3）．

表3 中枢性過眠症の原因

脳の睡眠覚醒機構の異常 　例: ナルコレプシー，特発性過眠症
睡眠習慣あるいは夜間の睡眠の問題 　1）睡眠をとる時間帯に問題がある 　　　例: 睡眠相後退症候群（概日リズム睡眠障害） 　2）睡眠をとる量の不足している 　　　例: 睡眠不足症候群 　3）睡眠の質の低下 　　　例: 睡眠時無呼吸症候群，レストレスレッグス症候群，周期性四肢運動異常症
基礎疾患あるいは外的要因に随伴するもの 　1）身体疾患，神経疾患 　　　例: 脳梗塞，多発性硬化症，脳腫瘍，パーキンソン病，筋強直性ジストロフィー，甲状腺機能低下症，中毒・代謝性疾患，遺伝性疾患（例: プラダーウィリー症候群）など 　2）精神疾患 　　　例: うつ病 　3）薬物 　　　例: 睡眠薬，抗ヒスタミン薬，抗うつ薬，向精神薬

(5) 概日リズム睡眠障害

人為的な生活スケージュールの変更によるもの，体内時計の指令による睡眠覚醒の時間帯が外界の生活時間帯と一致しないために睡眠に関連した症状がでるものがある．前者の代表的なものには時差障害，交代勤務障害がある．後者は体内時計の調節異常のため，明け方まで入眠できず，一旦入眠すると午後まで覚醒できない睡眠相後退症候群がある．

(6) 睡眠時随伴症

睡眠を妨げる身体運動が睡眠中にみられるもので，複雑で意味のありそうな目標指向性行動がみられることが多い．症状には，叫び声をあげる，腕を動かす，殴る，蹴る，歩き回るなどがある．異常な行動が出現する睡眠の時期により「ノンレム睡眠（徐波睡眠）からの不完全な覚醒によるもの」と「レム睡眠に関連するもの」に分類される．

ノンレム睡眠からの不完全な覚醒によるものには，錯乱性覚醒，夜驚症，睡眠時遊行症がある．小児に多くみられ，成長発達とともに自然消失する．

レム睡眠に関連する代表的なものにはレム睡眠行動異常症がある．レム睡眠行動異常症は，通常，レム睡眠中に運動系の神経伝達が抑制されるが，この機能が障害され，夢のなかの言動と一致した，寝言，叫び声をあげるたり，殴る，蹴る，歩き回るなどの粗大な体動が出現する．その行動によって自分あるいはベットパートナーが怪我をすることがある．せん妄や睡眠関連てんかんと異なり，症状出現時に覚醒刺激を与えると速やかに覚醒でき，異常行動と一致した夢内容を想起することができる．レム睡眠行動異常症はパーキンソン病，レビー小体型認知症や多系統萎縮症のような神経変性疾患に合併することが多い．

(7) 睡眠関連運動障害

レストレスレッグス症候群（むずむず脚症候群あるいは下肢静止不能症候群ともよぶ）は，夕方から夜間にかけて出現または悪化する脚の異常感覚によって，脚を動かしたくてたまらない衝動感に襲われ，じっとしていられないために脚を動かしたり，歩き回ったりなどして不眠症状を訴える．家族歴のある例が多く，周期性下肢運動を高率に合併する．周期性四肢運動異常症は，睡眠中に出現する比較的単純な常同的な反復性の運動によって睡眠が妨げられ，不眠，日中の眠気あるいは疲労感の訴えが生じる．そのほか，睡眠関連歯ぎしり，睡眠関連こむら返りあるいは睡眠関連律動性運動障害（頭振り，頭打ち，身体振り，身体打ち）がある．

(8) 睡眠障害の評価法と診断

睡眠習慣（睡眠歴）および薬物・物質の使用歴と内科・精神疾患の既往歴などの医療面接を行う．日常の睡眠習慣や睡眠覚醒パターンの把握のために可能な限り睡眠日誌を 1 ～ 2 週間記録する（図 1）．睡眠日誌は，床についた時刻，実際眠った時刻，眠りの途中で目覚めた時刻・回数，起床時刻，昼寝の有無と時間などを記載する．

睡眠の質の評価にはピッツバーグ睡眠質問票（Pittsburgh Sleep Quality Index：PSQI）の日本語版，昼間の眠気の評価にはエプワース眠気尺度（Epworth Sleepiness Scale：ESS）の日本語版，レム睡眠行動異常症のスクリーニング問診票などを診療の補助ツールとして使用されている（図 2）．

睡眠時無呼吸症候群の検査は動脈血酸素飽和度の継時的な変化をみる方法で携帯型パルスオキシメトリーあるいは呼吸センサーを加えた携帯型呼吸循環モニター（通称：簡易 PSG）でスクリーニングし，精密検査の必要について判断される．さらに睡眠時無呼吸症候群の重症度の評価を行う以外にレム睡眠行動異常症，周期性四肢運動異常症などの睡眠障害の存在が疑われ

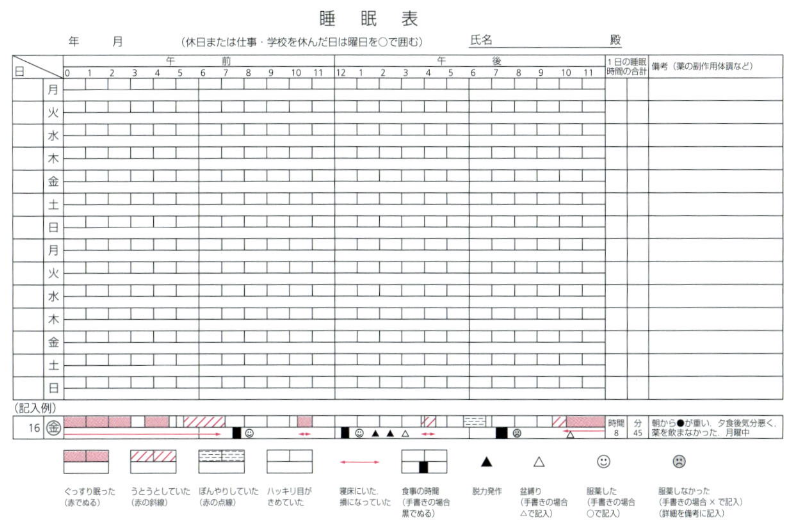

図 1　睡眠日誌

平成　　　年　　　月　　　日
名前　　　　　　　　　　　　　　　年齢　　　　歳　　男・女
下記のいずれかに○をつけてから，回答をお願いします．
1．自分自身だけで記入した．　　　2．家族あるいはベットパートナーと相談して記入した．

RBD スクリーニング問診票		
	質問	答え
1.	とてもはっきりした夢をときどきみる．	はい・いいえ
2.	攻撃的だったり，動きが盛りだくさんだったりする夢をよくみる．	はい・いいえ
3.	夢を見ているときに，夢のなかと同じ動作をすることが多い．	はい・いいえ
4.	寝ているときに腕や足を動かしていることがある．	はい・いいえ
5.	寝ている時にうでや足を動かすので，隣で寝ている人にケガを負わせたり，自分がケガをしたりすることもある．	はい・いいえ
6.	夢をみているときに以下のできごとが以前にあったり，今もある．	
6.1	誰かとしゃべる，大声でどなる，大声でののしる，大声で笑う．	はい・いいえ
6.2	腕と足を突如動かす／けんかをしているように．	はい・いいえ
6.3	寝ている間に，身振りや複雑な動作をする（例：手を振る，挨拶をする，何かを手で追い払う，ベッドから落ちる）．	はい・いいえ
6.4	ベッドの周りの物を落とす（例：電気スタンド，本，メガネ）．	はい・いいえ
7.	寝ているときに自分の動作で目が覚めることがある．	はい・いいえ
8.	目が覚めた後，夢の内容をだいたい覚えている．	はい・いいえ
9.	眠りがよく妨げられる．	はい・いいえ
10.	以下のいずれかの神経系の病気を，以前患っていた，または現在患ってますか（例：脳卒中，頭部外傷，パーキンソン病，むずむず脚症候群，ナルコレプシー，うつ病，てんかん，脳の炎症性疾患）．	はい・いいえ

図 2　レム睡眠行動異常症スクリーニング問診票

るときは，それらの確定診断のために睡眠ポリグラフ検査（poly somno graphy：PSG）が施行される．

ナルコレプシーあるいは特発性過眠症などの中枢性過眠症の確定診断には PSG に加えて，翌日に，日中の眠気の程度を調べるために反復睡眠潜時検査（multiple sleep latency test：MSLT）が施行される．

おわりに

睡眠と睡眠関連疾患を理解し，睡眠歴を積極的に聴取し，相談，支援することは患者さんの QOL 向上に寄与することであろう．

〈宮本智之　宮本雅之〉

1. 病歴聴取と診察の方法

Points

- 神経診察において，病歴聴取は非常に重要な位置を占めており，きちんと問診することだけでも多くの疾患の診断がつくことも少なくない．
- 「各論 / 症状」,「各論 / 診察」の項で，それぞれの神経症状の見かたについて詳細な解説がなされているので，ここでは診察の方法についてのオーバービューを述べる．
- 看護師は医師の病歴記載を丸写しにするのではなく，自分自身で病歴聴取をすることが非常に重要である．

病歴聴取について

神経内科学において病歴聴取は非常に重要な位置を占めている．他の診療科においても当然重要なのであるが，神経内科にとっては，恐らく他科の何倍も重要であるものと確信している．新潟大学脳研究所神経内科の初代教授であられる椿 忠雄先生が作成した「問診──日ごろ心にとめている十カ条──」と題する書面がある（図 1）．これは今なお，神経内科医にとって非常に大切な言葉として受け継がれており，多くの大学や病院では額に入れて診察室にかけられている．基本的にはこれを一読していただければ，神経内科学の極意が書かれており，私が追加することはまったくないのであるが，それを参考にして，あえて自分なりの言葉で病歴聴取についての注意点を記述することにする．

(1) 患者さんの主症状は何か？

患者さんが何の症状のために神経内科を受診したのか，をまずは明確にする必要がある．病院の外来にはしばしば問診票があり，患者さんは受診前にそれに記入することがあるが，訴えが多岐にわたっており，結局何のために神経内科を受診したのかわかりにくい場合や，問診票に記入してある主訴と本当の問題点が異なることもある．「神経内科を訪れた直接の理由となった症状」,「現在，困っている症状」を端的にまとめることが大切である．

(2) いつ発症したのか？

その症状がいつ発症し，どのくらい続いているのか，という点を聴取する．大きくは，急性発症，亜急性発症，慢性発症に分けられる．「急性」とは症状が数分，数時間，数日単位で発生することを意味し，「亜急性」とは急性ほど早くはないが，数日，数週の単位で症状が出現してきたことを意味する．「慢性」とは症状がゆっくりと始まり，長く持続していることを示している．「急性」のなかでも，症状がきわめて急に，突然発症する疾患もあり，それを「突

一，神経病ほど問診が重要な疾患はないと思う．誇張ではなく，診断の八割くらいはこれで大よその見当がつく．最近，一般内科では検査所見の比重が大きくなっているが，神経内科はむしろ問診と病床側の診察が重要である．

二，神経病の問診のなかで最も重要なことは，症状はいつおこったのか，初発症状の部位はどこか，急激におこったのか（何時何分という程急激か，それほどではないか）ではないかと思う．どんなときでもこれをおろそかにしてはいけない．

三，問診が重要なことは，単に診断のためだけではない．これを通して，医師と患者の間に精神的親近感ができることである．大学の外来では，問診は若い医師や学生が行うことがある．これは診察医の時間を節約していただけるのでありがたいが，診察の本質からみて，必ずしも好ましくない場合がある．私はどんなに完全に問診（予診）ができていても，患者に何らかの質問をすることにしている．それはすでに得られている情報であるかのようにみえても，書かれた情報とはちかったものがえられるはずである．

四，問診の場合，医師にとって無意味と思われる患者の供述であっても，ある一定の時間は患者の思っていることを述べてもらう．それは患者に満足を与えるとともに，患者の心のなかにあることがわかる．

五，患者の何が，最も苦しいか分かることが大切である．単に主訴という形式的な言葉ではあらわされないものが大切である．患者は案外病気の本質とは別のことで苦しんでいることがあり，これを取り除くことができる．

六，多数の患者が待っており，診療時間に追われているときに，ごたごたと供述されることは医師にとって困ることがあり，患者の供述を適当なところで止めさせることも必要ではあるが，少なくとも，前述のことは忘れてはいけないと思う．

七，公害や災害事故の問診で，患者の供述は必ずしも事実でないことがある点で，難しい問題がある．この場合でも患者を非難してはいけない．多くの患者は故意に虚偽の供述をしているのではない．私は患者の供述を言葉通りにきき，主観を加えずにその供述を記述することにしている．このようなことで，かえって真実を見いだせることが多い．

八，問診は診察のはじめだけに行うのではなく，診察の途中にも随時会話をして，情報を深めるのがよいと思う．むしろ，それによりほんとうの供述がえられるように思われる．

九，医師が患者に敬意をはらうという態度で問診をすることが望ましい．一般に患者は弱者，医師は強者の立場になりやすいので，詰問口調になりやすい．しかし，よく聞いてあげるということが，その後の診察に大きなプラスになるであろう．

十，神経病の場合，問診は，言語障害，精神症状，知能，意識状態の検査にもなることを忘れてはならない．

図 1 問診―日ごろ心にとめている十カ条― 新潟大学脳研究所神経内科 椿 忠雄

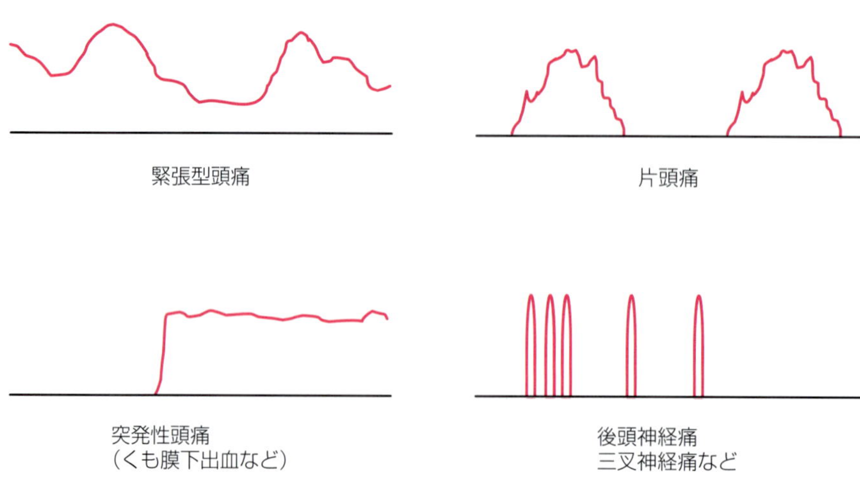

図 2 頭痛の発症形式

発性」と表現することもある．

症状の発症形式は，神経内科領域では，とりわけ重要性が高い．たとえば，「昨日，荷物の持ち運びをしている際に，突然，強い頭痛が出現し，それから頭痛が続いている」という病歴が得られた場合には，「突発性」に発症した頭痛，と判断する．まず念頭におくべき疾患はくも膜下出血ということになり，緊急にCTを撮影する必要が出てくるわけである．このような場合には画像検査を予約して，後日検査を行うことが命取りになる可能性もある．一方，「数年前から頭全体が締めつけられるように痛くて，日によって痛みは違うが，ずっと重いような，締めつけられるような頭痛がする」というような病歴が得られた場合には，「慢性」の発症と判断する．このような症状を示すことが多い疾患としては，緊張型頭痛などの可能性を念頭におくわけである（図2）．

(3) 何をしているときに発症したのか？

病歴を聴取する際に，何をしているときに（どのような状況で）その症状が発症したのかを聞くことも，診断に結びつくきっかけとなることがある．たとえば,「今朝，めまいが出現した」という患者さんが来院したときに，そのときの状況をもう少し詳しく聞いたところ，「朝，起きて体を起こした途端に，周囲がクルクル回るようなめまいがした．しばらくじっとしていると次第におさまるが，寝たり起きたりすると再びめまいがする」という病歴が聴取できたとすると，それは「良性発作性頭位めまい」という内耳由来のめまいである可能性が非常に高くなる．このような場合には「多分，脳からきたものではないと思いますが，念のため検査をしておきましょうね」というような具合に，めまいでパニックになっている患者さんをひとまず安心させてから検査に移ることもできる．

(4) 神経症状は身体のどこにあるのか？

これは，神経内科の病歴聴取において，他の診療科とはやや異なった特殊な検査方法である．神経系では，病巣がどこに存在しているかに応じて，それぞれ特徴のある症状を呈する．患者さんに認められている神経症状から，脳，脊髄，末梢神経，筋肉のどの場所に障害があるのかを探り当てていく診断法を神経局在診断とよぶ．たとえば，顔面を含んだ左半身にしびれや筋力低下がみられる場合には，病巣は脳にある可能性が高くなる．また，しびれや脱力が両下肢（特に体幹にも及んでいる場合）にみられる場合には，病巣は脊髄にある可能性が高くなる（図3）．

通常，病歴聴取は医師の仕事であるが，看護師も常に上記のような事項を念頭において，患者さんの訴えを傾聴することが大切である．患者さんのなかには，時として，医師が一通り病歴聴取を終えた後に，看護師さんだけ呼び止めて，こっそり追加事項を話す方がおられる．そのような場合，その追加事項が実は非常に重要であることがあるのだが，医師に話すと怒られると思い，看護師だけに話そうとするのである．看護師さんへの訴えが診断に結びついた実例を1つあげておこう．長期間，精神疾患を患っている患者さんが，骨折したためにある病院の整形外科に入院し，その後,

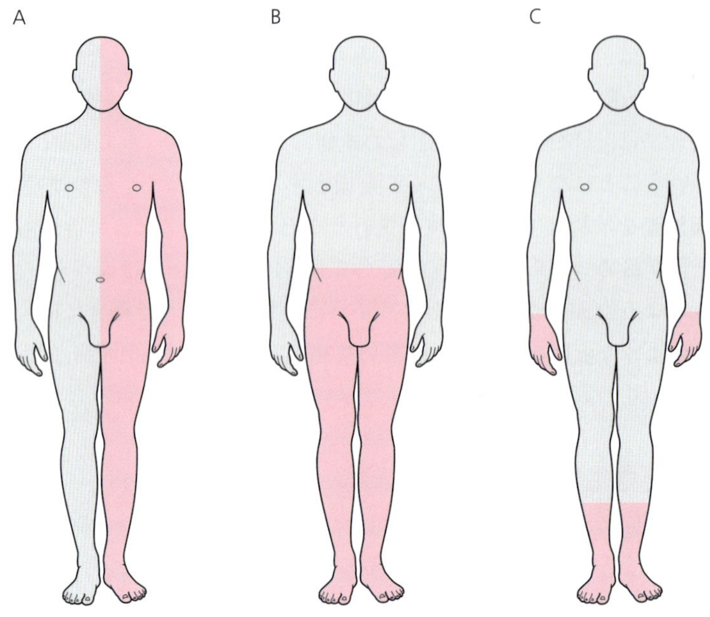

図3 神経症状による病巣位置

比較的急に不随意運動が出現したために神経内科に紹介されてきた．精神疾患を有している患者さんの不随意運動の場合，遅発性ジスキネジアという薬剤関連性の不随意運動が多いのであるが，この患者さんの話では，最近10年以上，向精神薬を内服していないという．さて，鑑別診断をどのように考えればよいか，と頭をひねっていると，看護師から，「実はあの後，患者さんのご家族から呼び止められまして，患者さん自身は薬を飲んでいないといっていたのだけれど，自宅では家族が医者からもらった薬をこっそり食事に混ぜて飲ませていたようなのです」という話があった．これで診断はすぐに遅発性ジスキネジアとついてしまった．つまり，長期間，向精神薬を内服していた患者さんが，骨折で入院したことを契機に整形外科に入院し，そこでは薬の話をしなかったために，急に向精神薬が中止された状態となり，もともと多少はみられていたであろう薬剤関連性の不随意運動が，薬剤の急な中止に伴って，かえって悪化してしまった，というわけである．

診察の方法について

次に，診察の方法について述べる．「各論 / 症状」，「各論 / 診察」の項で，それぞれの神経症状の見かたについて詳細な解説がなされているので，ここでは神経学的所見のとりかたについてのオーバービューを述べる．

A. 意識

意識状態の評価はジャパン・コーマ・スケールやグラスゴー・コーマ・スケールなどを用いて表記することが多い．ジャパン・コーマ・スケールやグラスゴー・コーマ・スケールを用いた記載に加えて，「ボンヤリして宙を見ている」とか「目を強く閉じて，四肢をモゾモゾ動かしている」というような自分なりの表現を1行加えて表記しておくと，後で他者がカルテを見たときにわかりやすい.

B. 認知機能

認知機能の評価には，さまざまな検査があるが，スクリーニング検査としては，ミニメンタルステート検査（Mini-Mental State Examination：MMSE）や長谷川式簡易知能評価スケール（改訂版）などがしばしば用いられる.

C. 脳神経

脳神経の診察は，以下のような順番で診察していくことが多い.

- 嗅神経（I）：嗅覚についての問診，検査.
- 視神経（II）：視力，視野の問診，検査．正確に検査するためには眼科で診てもらう必要があるが，大きな視野欠損の有無は対座法で検査できる.
- 動眼（III）・滑車（IV）・外転神経（VI）：眼球運動を観察する．左右，上下方向に指標を動かし，眼球運動がスムーズかどうか，眼球運動制限の有無，複視の有無，眼瞼下垂の有無などをチェックする.
- 三叉神経（V）：顔面の知覚，開口および閉口の筋力をチェックする.
- 顔面神経（VII）：顔面筋の評価を行う．前額の皺に左右差がないか，眼輪筋・口輪筋の筋力低下がないかどうか，鼻唇溝の左右差がないかどうか，などをチェックする.
- 聴神経・前庭神経（VIII）：聴力の検査を行う．正確な評価には耳鼻咽喉科の検査が必要であるが，まずは自覚的な聴力低下がないかどうかを問診する．次に音叉を用いてウェーバー（Weber）試験，リンネ（Rinne）試験を行う．これにより伝音性難聴であるのか感音声難聴であるのかをおおよそ判別できる.
- 舌咽（IX）・迷走神経（X）：構音障害，嚥下障害の有無を問診する．次に軟口蓋の動き，咽頭反射の有無などを観察する.
- 副神経（XI）：胸鎖乳突筋や僧帽筋の筋力を観察する.
- 舌下神経（XII）：挺舌させて舌の偏倚の有無や舌の動きを観察する.

D. 運動系

麻痺の有無や筋力の評価，筋トーヌスの評価などを行う．特に重要なのは片麻痺の有無を検査するためのバレー（Barré）試験，ミンガッツィーニ（Mingazzini）試験である．上肢バレー試験は手のひらを上に向けて両上肢を真っすぐ前に伸展挙上させ，麻痺側の低下をみる検査法である（図 4A）．下肢バレー試験は腹臥位で膝を曲げて下腿を約 45° の位置に保持してもらい，麻痺側の低下を観察する検査法である（図 4B）．同じく下肢の麻痺をみるための検査として，仰臥位で膝を約 90° に曲げた状態で挙上保持して麻痺側の低下を観察する方法をミンガッツィーニ試験という（図 4C）.

【注】上肢バレー試験は原著では「ミンガッツィーニの上肢試験」として紹介されており，そのような名称でよぶべきであるという意見もある．一方，現時点では上肢バレー試験と記載している成書も多く，わが国では上肢バ

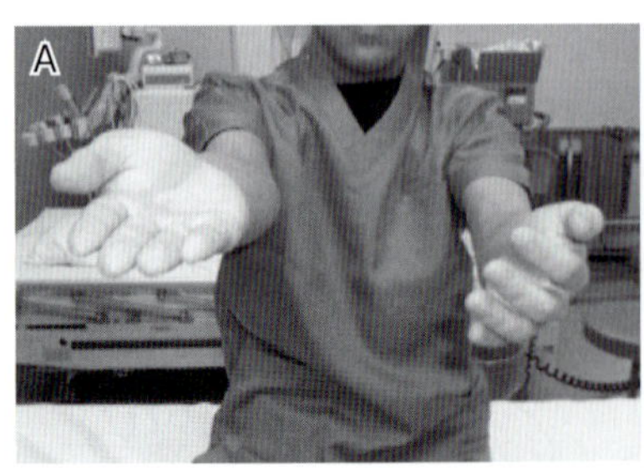

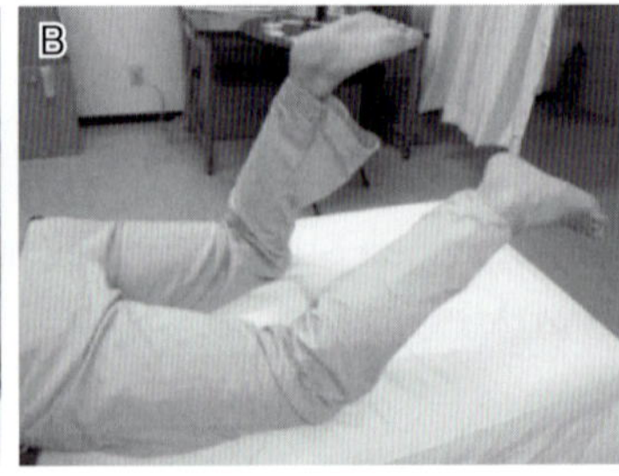

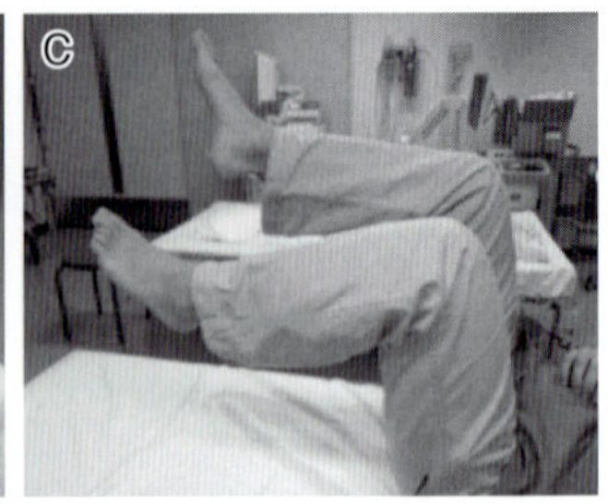

図4 運動系の評価

レー試験という名称が慣用されているため，ここでは上肢バレー試験として記載した．

E. 感覚系

顔面，四肢，体幹の感覚を評価する．感覚は表在覚（触覚，温痛覚），深部覚（振動覚，位置覚）に分けて評価する．感覚障害は体のどの部位に認められるのかを把握することが非常に重要である．すなわち，半身の感覚障害の場合には脳血管障害などの脳病変（図3A），両下肢，体幹の感覚障害の場合には脊髄病変（図3B），左右の手足の感覚障害を認める場合には末梢神経病変（図3C）を疑うわけである．

F. 反射

下顎，左右上下肢の腱反射を観察する．腱反射亢進は錐体路障害の際にしばしば観察され，腱反射低下は末梢神経障害や筋疾患などでしばしば認められる．またバビンスキー（Babinski）反射などの病的反射も検査する．足底の外側部を踵から爪先のほうに向けてこする試験を行うと正常であれば足趾は底屈するが，錐体路障害がある場合には，母趾の背屈と他の4趾が開く現象（開扇現象）が認められ，これをバビンスキー反射陽性と表現する（図5）．

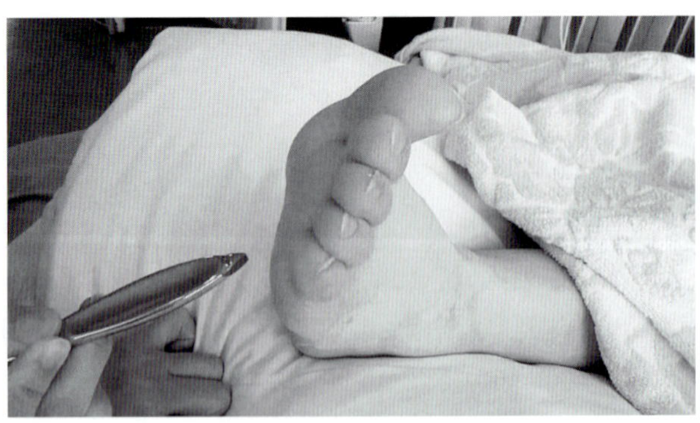

図5 バビンスキー反射

G. 協調運動

上肢，下肢，体幹に分けて運動失調の評価を行う．上肢では指鼻試験，下肢では膝踵試験を行う．体幹失調は座位，立位，歩行時のふらつき感を評価する．小脳失調が比較的軽度な場合には継ぎ足歩行を行わせて，体幹失調の有無を検査する．

H. 不随意運動

振戦，舞踏運動，ジストニア，ミオクローヌスなどの不随意運動の評価を行う．日常診療において，最も高頻度に遭遇する不随意運動は何といっても振戦（いわゆる「ふるえ」）であろう．振戦は姿勢時振戦と安静時振戦に大別される．姿勢時振戦の原因としては本態性振戦が最も高頻度である．これは原因不明の良性の振戦であるが，振戦の程度が強い場合には内服治療や手術療法も検討されることがある．また，本態性振戦の鑑別診断として甲状腺機能亢進症を除外する必要があることも重要である．安静時振戦はパーキンソン病でしばしば認められる振戦である．

I. 歩行状態

「神経内科の診察は患者さんが診察室に入室したときから始まっている」としばしば表現されるが，患者さんの歩行状態の評価はきわめて重要な診察項目である．どちらかの下肢を引きずっていないかどうか，小刻み歩行の有無，すくみ足の有無，失調性歩行の有無，動揺性歩行の有無，などを観察する．小刻み歩行とはパーキンソン病あるいはその類縁疾患でしばしば観察される歩行障害であり，歩幅が小さくなり，ゆっくりと歩くような歩行障害である．失調性歩行とは小脳失調の患者さんでしばしば観察され，股を少し開いてフラフラと歩くような歩行障害である．動揺性歩行とは筋疾患など体幹の筋力低下が目立つ疾患でしばしば観察され，上体を左右に揺らしながら歩くような歩行障害である．

J. 自律神経

自律神経の評価は煩雑なものも少なくないが，まずは起立性低血圧や排尿障害の有無を調べることが重要である．

神経学的所見を診察することを，神経診察ということもあるが，上述のように，意識レベルの評価に始まって，脳神経，運動系，感覚系，反射……と多岐にわたっており，これだけで1冊の分厚い本ができるほどである．神経診察に対する基本的な考えかたとして，症例に応じて診察法を使い分ける，ということも重要である．すなわち，外来での診察，検査入院の際の診察，救急搬送された患者さんの診察，比較的元気な患者さんの診察，座ったり立ったりすることだけでも大変そうな患者さんの診察，それぞれに応じて神経診察の所要時間，内容などを臨機応変に変えるということも実際の現場では大切なことである．たとえば，腰痛が強くて臥床するのにもひと苦労な患者さんの診察では，まず歩いている状態（歩行状態）を先に把握し，次に座っている間にできる診察をすべて行う．その後，臥位をとることが可能であれば，最後に下肢の診察を行う，といった要領である．また，意識障害などで救急搬送された患者さんでは，診察できる内容が少ないであろうことは一目瞭然であり，できるだけ最低限の時間で神経診察を行い，そこで得られた限りある情報から診断や治療方針を検討するわけである．

〈小出玲爾〉

2. 検査の方法

Points

- 髄液検査の代表的な方法として，腰椎穿刺がある．
- 腰椎穿刺の適切な介助方法について理解しておくことが必要である．
- 頭部 CT では，急性期の脳出血，くも膜下出血，基底核の石灰化などは，画像上では高吸収域として白く表示され，脳梗塞は低吸収域として黒っぽく表示される．
- 頭部 MRI では，さまざまなパラメーターを強調することにより画像のコントラストを変え，病変をわかりやすく表示できる．
- SPECT や PET では，脳血流量や脳代謝などの機能を画像化することができる．
- 脳波は，脳神経細胞の自発的電位変動を記録たもてんかんの診断や脳死の判定，クロイツフェルト・ヤコブ病などの特殊な疾患の診断に利用されている．
- 誘発電位には，聴性脳幹反応（ABR），視覚誘発電位（VEP），体性感覚誘発電位（SEP）などがある．
- 神経伝導検査は末梢神経障害の診断に用いられる．
- 針筋電図は，末梢神経障害や筋疾患の診断に用いられる．
- 針筋電図は，痛みを伴う検査で患者の協力も必要なため，十分な説明が必要である．
- 筋生検は，多発性筋炎や先天性ミオパチーの診断に有用である．
- 末梢神経生検は，末梢神経病変が脱髄なのか，軸索変性なのかの診断に有用である．

髄液検査

髄液検査の代表的な方法として，腰椎穿刺がある．髄液採取の適応となるのは，髄膜炎，脳炎などの炎症性疾患，多発性硬化症，ギラン・バレー症候群などの脱髄性疾患，脊髄腫瘍などの脊髄ブロックをきたす疾患があげられる．また，くも膜下出血を疑い，頭部 CT を施行しても診断ができなかった場合に，診断確定のために腰椎穿刺を行うことがある．

腰椎穿刺は，両側腸骨稜の最上端を結んだヤコビー線上の L4 の棘突起を目安に，L4 ～ L5，あるいは L3 ～ L4 の腰椎間を穿刺する．腰椎穿刺の介助にあたっては，患者の体位を適切に保つことが重要である（図 1）．穿刺後は，髄液の漏出による頭痛を防ぐため，頭を低くして 2 ～ 3 時間，安静を保つ．

腰椎穿刺の禁忌については十分に知っておくことが必要である（表 1）．

髄液の検査項目としては，髄液圧（60 ～ 180 mmH_2O），外観（無色・透明），細胞数（5 個 /mm^3 以下），タンパク（15 ～ 45mg/dL），糖（15 ～ 90/mg/dL），細菌培養などがある．

なお，腰椎穿刺に際しては，患者から文章による同意をとることが一般的である．

JCOPY 498-07596

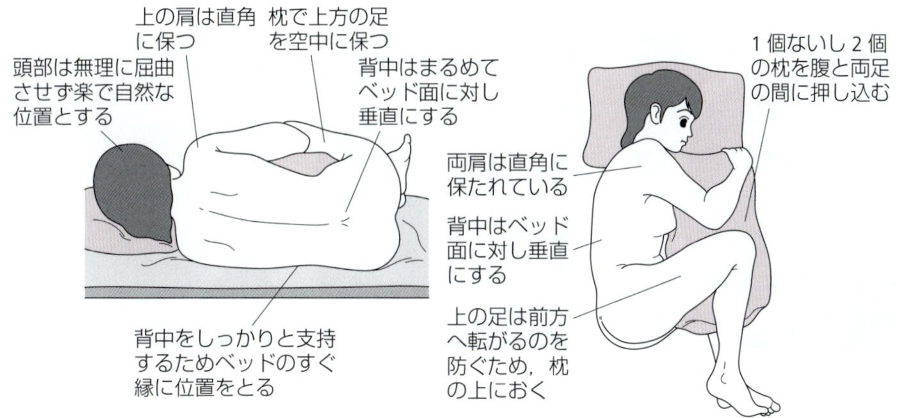

図1 腰椎穿刺時の患者の体位

表1 腰椎穿刺の禁忌

禁忌	理由
頭蓋内圧亢進	脳ヘルニアを起こす可能性がある（うっ血乳頭の有無を調べる）
穿刺部位に感染が存在	逆行性に髄膜炎や脳炎を起こす可能性がある
出血傾向・凝固異常	穿刺部に血腫を形成し脊髄を圧迫する可能性がある
循環・呼吸不全	穿刺時の体位により循環・呼吸動態が悪化する可能性がある

画像検査

神経内科疾患の診断において画像診断はきわめて有用であり，近年，形態画像のみならず，機能画像も広く臨床に利用されるようになってきている．CT，MRI などの画像診断で用いる基本的な断層面について理解しておく必要がある（図2）．

頭部CTは，短時間で撮影することが可能であり，脳血管障害や外傷など，救急医療の現場で有用性が高い．X線CTは，被写体の周囲からX線の回転照射を行い，被写体を透過したX線量をコンピュータ処理して断層画像を得る装置である．組織のX線吸収が大きい場合を高吸収といい，画像では白く表示される．急性期の脳出血，くも膜下出血，基底核の石灰化は高吸収となる．一方，組織のX線吸収が小さい場合を低吸収といい，画像では黒っぽく表示される．脳梗塞は低吸収と

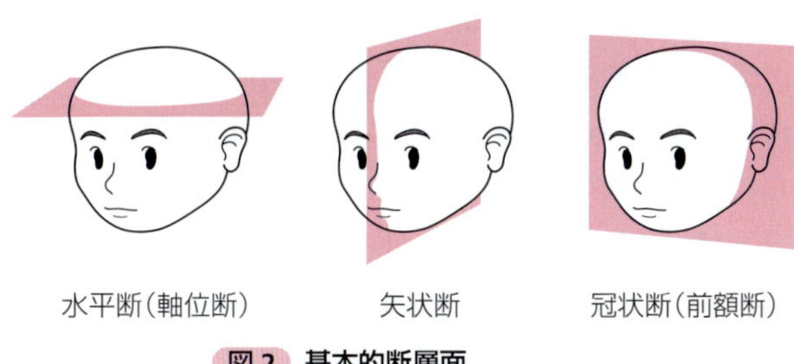

図2 基本的断層面

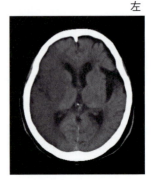

右　　左

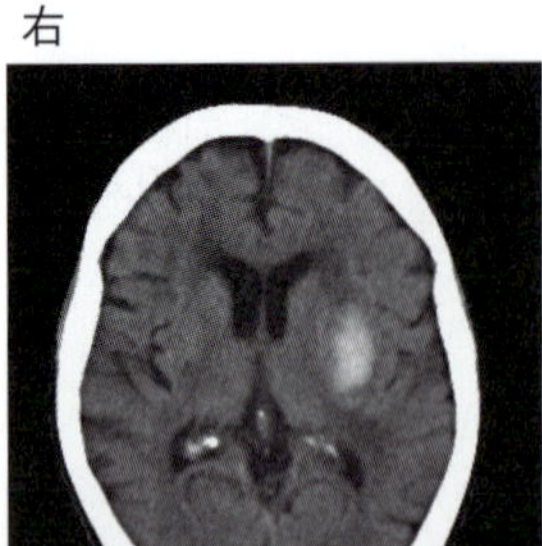

症例 1　脳出血
左被殻に高吸収域（白）の出血巣を認める．

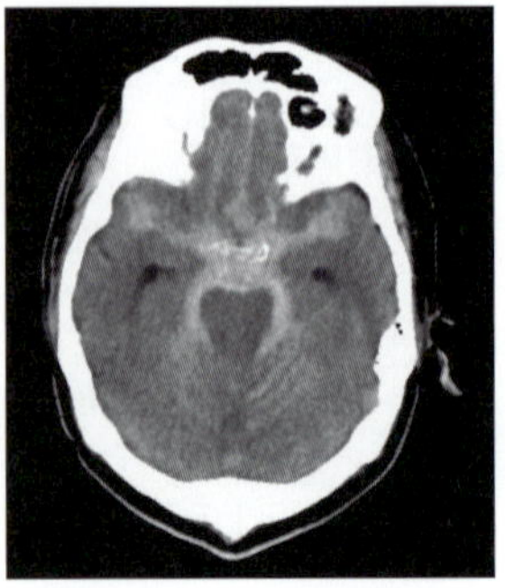

症例 2　くも膜下出血
脳幹部周囲のくも膜下腔に高吸収域（白）を認める．

症例 3　脳梗塞
右中大脳動脈領域に広範な低吸収域（黒）を認める．

図 3　頭部 CT

右　　左

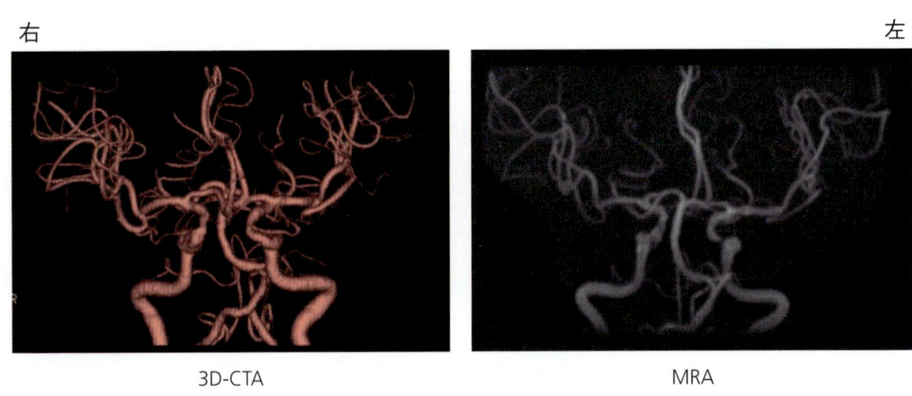

3D-CTA　　MRA

図 4　3 次元 CT 血管造影

なる（図 3）．

近年は，検出器を複数配置して同時に複数の断面を撮影できるマルチスライス CT が普及し，3 次元 CT 血管造影が行われている（図 4 左）．

MRI（磁気共鳴画像）は，磁場の中におかれた被写体に電波（ラジオ波）を照射し，これから得られる信号から断層画像を得る装置である．縦緩和時間（T1），横緩和時間（T2），水素原子核（プロトン）などのパラメーターを強調することにより画像のコントラストを変え，対象となる病変をわかりやすくすることができる（表 2）．画像上，白く描出される場合を高信号，黒く描出される場合を低信号という．また，造影剤を使用しないで血管撮影，MRA を行うことが可能である（図 4 右）．

MRI は強力な磁場を扱う機器であり，検査室内に磁性金属，磁気カードなどを持ち込まないように注意しなくてはならない．心臓ペースメーカー，人工内耳など体内電子機器がある場合は機器の誤作動，脳動脈瘤クリップ（磁性）がある場合は再出血などの障害を招くリスクがあり，MRI 検査は禁忌である．脳深部刺激のために脳に埋め込まれた電極があっても，電極の種類によっては撮影可能である（1.5T 装置のみ）．人工関節，刺青，カラーコンタクト，髪の毛に使用するピン類な

表2 撮影法による特徴

撮影法		T1 強調画像	T2 強調画像	T2 スター画像	拡張強調画像
画 像					
特 徴		脳萎縮・脳室拡大などをみるのに適する造影剤投与前後(脳腫瘍の診断など)に撮影することが多い	多くの病変を鋭敏に(高信号として)とらえる	出血性病変をみるのに適する．図は両側基底核に微小出血が多数認められる	水分子の拡散を反映した拡散低下部分は高信号となる．脳梗塞超急性期の診断に有用であり，図は心原性脳塞栓超急性期の画像である．
正常組織	高信号(白)	脂肪	水，脂肪	水	—
	低信号(黒)	水	空気	空気	水，脂肪
病変	高信号(白)	出血（亜急性期）	ほとんどの病変	—	脳梗塞（急性期），類表皮腫
	低信号(黒)	出血（慢性期），ほとんどの病変	出血（慢性期），線維化，石灰化	出血	—

表3 CT と MRI の特徴

		CT	MRI
使用電磁波		X 線	ラジオ波（磁場の中で用いる）
被曝		ある	ない
撮影時間		迅速（数秒〜数分）	時間がかかる（数分〜数十分）
骨によるアーチファクト		ある	ない（後頭頭窩や脊柱管内の診断に有効）
造影	造影剤	ヨード製剤	ガドリニウム製剤
	血管の描出	造影剤が必要（3D-CTA）	造影剤を使わなくても可能（MRA）
診断能力(主な適応)	急性期脳出血	判別しやすい（脳出血，くも膜下出血など）	時に判別しにくい
	急性期脳梗塞	判別しにくい	判別しやすい（拡散強調画像）
	軟部組織	時に判別しにくい	判別しやすい（椎間板ヘルニアなど）
	骨病変 / 石灰化	判別しやすい（外傷、石灰化など）	判別しにくい

どにも注意しなくてはならない．閉所恐怖症の患者は検査が困難なことがある．また，検査中，大きな音がすることを患者に伝え，患者によっては耳栓を使用させるなどの配慮が必要である．

CT, MRI の両方を設置している医療機関は少なくない．それぞれの特徴を理解し使い分けることが必要である（表 3）．これまで神経救急の現場では CT が優先されていたと思われるが，脳梗塞超急性期の治療として血栓溶解療法が広く実施されるようになり，脳塞栓が疑われる場合には，

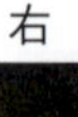

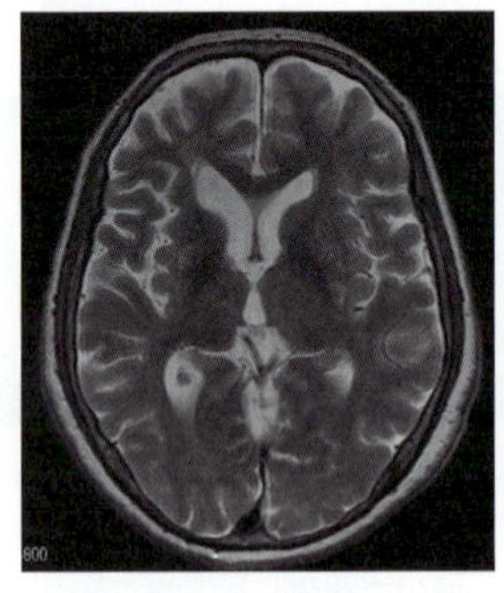
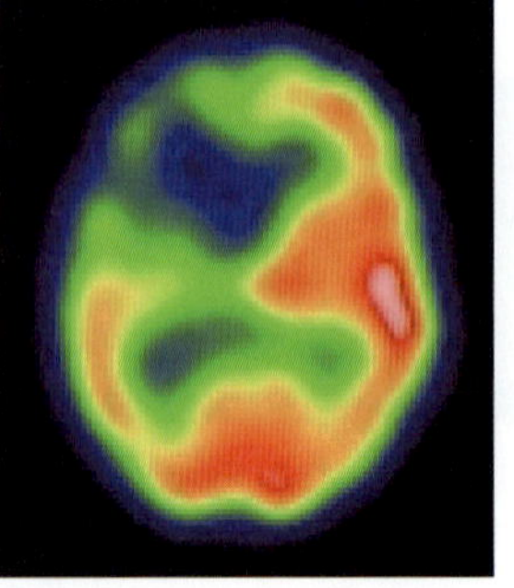

MRI T2 強調画像　　^{123}I-IMP SPECT 画像

【症例】73 歳，女性
3 日前から 5 ～ 10 分持続する一過性の左麻痺が頻発した．
診察時に明らかな運動麻痺は呈していなかった．
頭部 MRI T2 強調画像では異常所見はないが ^{123}I-IMP SPECT 画像で，右 MCA 領域において脳血流量の低下が認められる．
本症例の MRA では 右中大脳動脈の著しい狭窄が認められた．

図 5　脳血管障害の診断

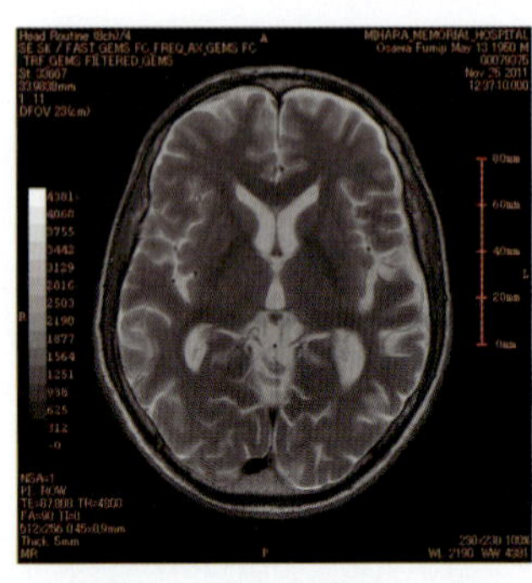
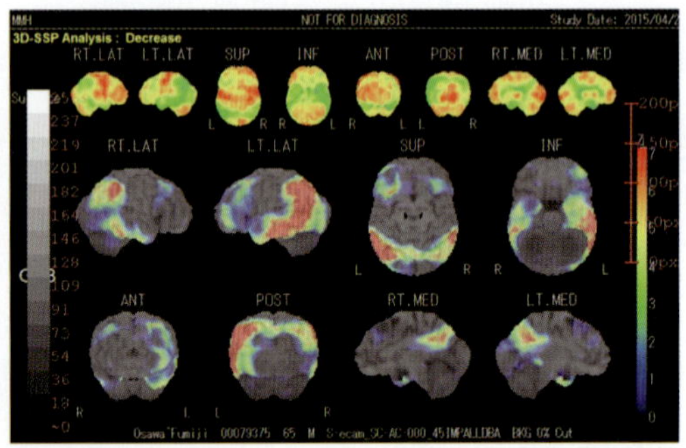

【症例】65 歳，男性
物忘れを主訴に外来を受診．MMSE 7/30.
頭部 MRI T2 強調画像では明らかな異常所見は認められないが，^{123}I-IMP SPECT 画像では後部帯状回において脳血流量の低下が認められる．
本症例は アルツハイマー型認知症と診断された．

図 6　認知症の発見

MRI を第 1 選択としている医療機関もある．

機能画像検査としては，SPECT（単一光子放射コンピュータ断層撮影）と PET（陽電子放射断層撮影）がある．これらは，放射性同位元素を投与し，目標とする臓器や病巣への取り込まれかたを画像化して断層画像を作成するものである．SPECT や PET の画像は，CT，MRI と比較し空間分解能が低く，形態変化を評価することには適していないが，脳血流や脳代謝の評価することに有用性が高い．

SPECT に用いられる放射性医薬品には ^{123}I-IMP や ^{99m}Tc-ECD，^{123}I- イオフルパンなどがある．

右　　　　　　　　　　　　　　　　　　　　　　　　左

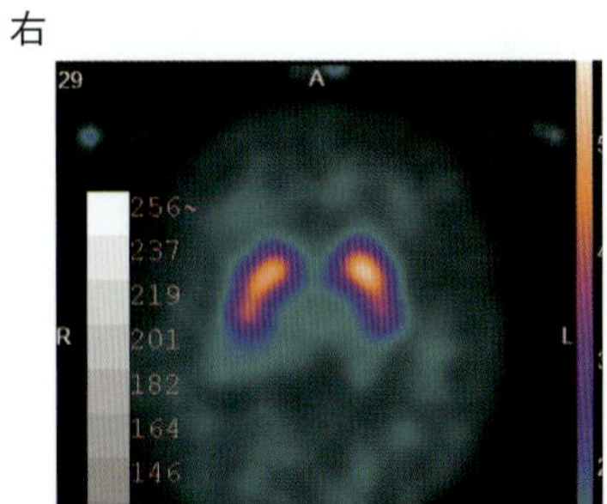

【症例】68 歳，女性
1 ～ 2 カ月前から動作緩慢と歩行障害が出現した．
パーキンソン病の診断で抗パーキンソン病薬が投与されたが，効果はなかった．
DAT 画像では 尾状核 被殻に左右対称性にカンマ型の集積がみられ，正常パターンと判断された．
本症例はスルピリドによる薬剤性パーキンソン症候群と診断された．

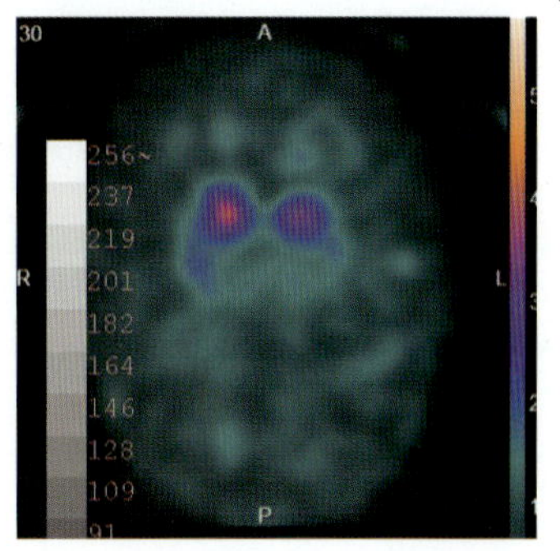

【症例】57 歳，男性
2 年前から右上肢に優位な両側性の手指の振戦が出現した．
固縮は明らかでなく本態性振戦として治療されていた．
DAT 画像では 尾状核頭に左右非対称性にドット型の集積がみられ，パーキンソン病として典型的なパターンと判断された．
抗パーキンソン病薬が投与され 著効を示した．

図 7　DAT の分布

^{23}I-IMP や ^{99m}Tc-ECD の SPECT は脳血流測定の目的に使用され，脳血管障害の診断（図 5）や認知症の早期診断，鑑別診断（図 6）に有用であり，広く利用されている．

また，脳内ドパミントランスポーター・シンチグラフィーは，線条体におけるドパミントランスポーター（DAT）の分布を画像化し，ドパミン神経の変性，脱落を伴うパーキンソン病やレビー小体型認知症の診断に用いられている（図 7）．

一般臨床においては ^{18}F-FDG を用いた PET が，全身の腫瘍検索目的に利用されている．神経内科領域でも，脳腫瘍，てんかん，パーキンソン病の診断などに利用されている．

脳波

脳波は，脳神経細胞の自発的電位変動を頭皮上に設置した電極から記録し，大脳・脳幹の機能障害を評価するものである．大脳機能の全汎性異常と焦点性異常の鑑別，てんかんの診断・病型分類，意識障害の評価，脳死の判定，特殊な波形からの疾患推定（肝性昏睡，尿毒症などにみられる三相波，クロイツフェルト・ヤコブ病にみられる周期性同期性発作波など）に用いられる（図 8）．

安静状態で検査することが基本であるが，異常脳波を誘発する目的で，光刺激，過呼吸，睡眠などで賦活することも行われる．ナルコレプシー，ピックウィック症候群などの睡眠障害の診断には，終夜睡眠ポリグラフ記録が必要となる．

誘発電位は，さまざまな外的刺激により誘発される脳の電気的な反応であり，聴性脳幹反応（ABR），視覚誘発電位（VEP），体性感覚誘発電位（SEP）などがある．

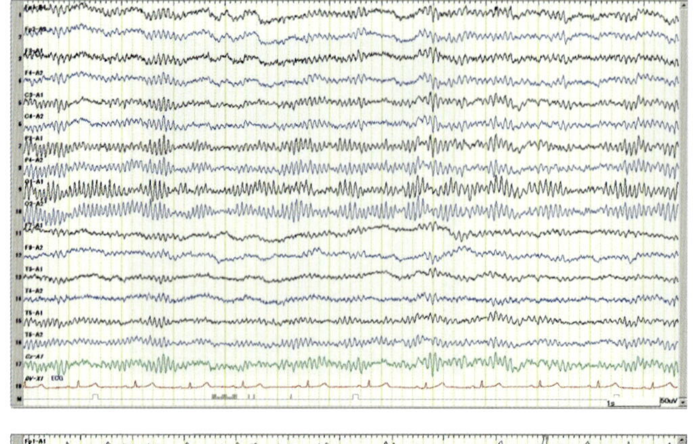

【症例】25 歳，女性
安静覚醒時の正常脳波．
背景活動の脳波は後頭部優位のα波．

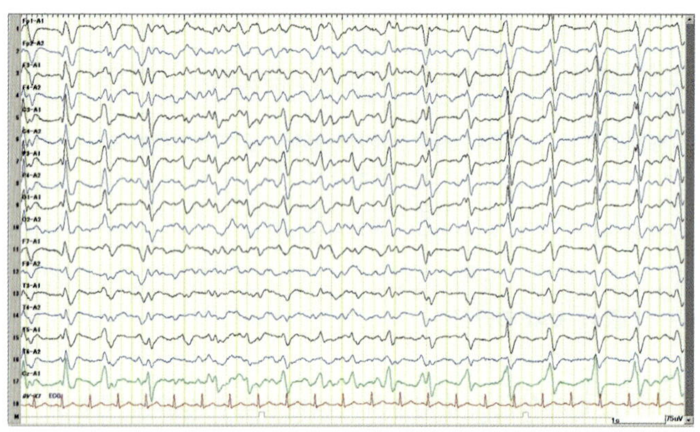

【症例】64 歳，男性
クロイツフェルト・ヤコブ病
周期性同期性発作波

図 8　脳波

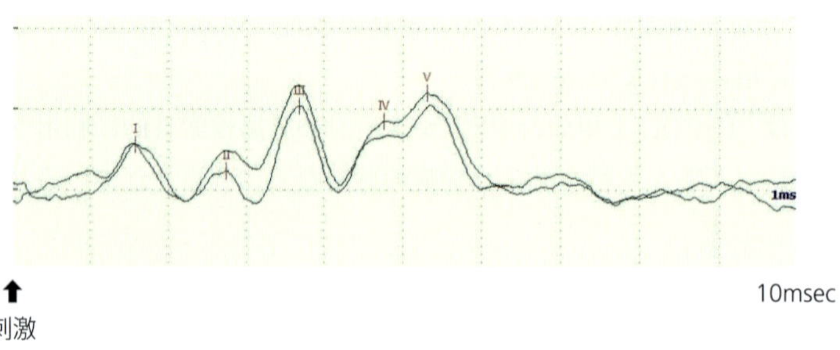

刺激　　10msec

正常 ABR
Ⅰ波は聴神経　Ⅱ波は蝸牛神経核　Ⅲ波は上オリーブ核
Ⅳ波は外側毛帯　Ⅴ波は下丘に対応している

図 9　聴性脳幹反応

ABR はクリック音を聴かせて聴覚を刺激し，聴神経から脳幹を経て聴覚野に至る聴覚伝道路に生じた電位を記録するものであり，聴神経腫瘍などの評価，脳外科の手術中モニタリング，脳死における脳幹機能評価に用いられる（図 9）．

神経伝導検査・針筋電図

神経伝導検査は，末梢神経に電気刺激を与え，誘発される活動電位を観測することにより，末梢神経の状態を評価するものである（図 10）．運動神経伝導速度（MCV）検査と感覚神経伝導速度（SCV）がある．ギラン・バレー症候群や糖尿病性末梢神経障害などでは，神経伝導速度の遅延が認められる．

反復刺激は，神経筋接合部の機能を評価する方法であり，重症筋無力症やランバート・イートン

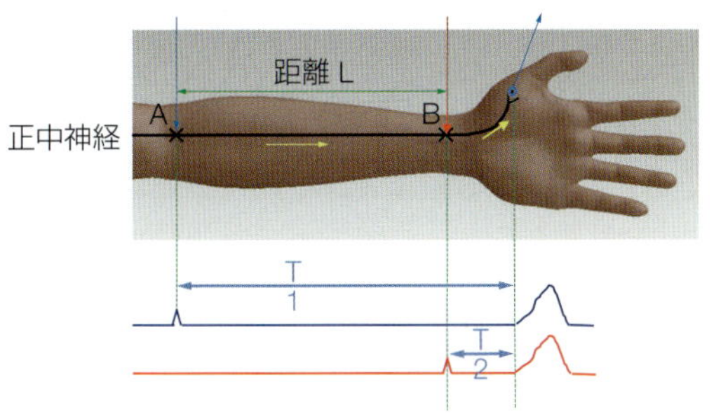

正中神経を刺激し短母指外転筋の活動電位を検出

T: 刺激から活動電位検出までにかかる時間

$$\text{A〜B間のMCV} = \frac{\text{距離 L}}{\text{T1}-\text{T2}} \text{〔m/sec〕}$$

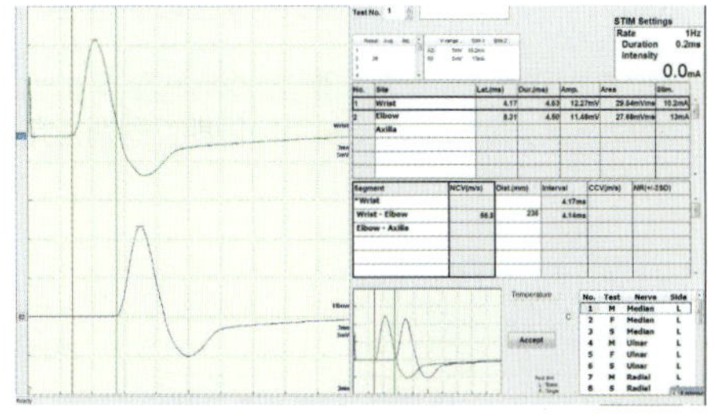

図 10　神経伝導検査

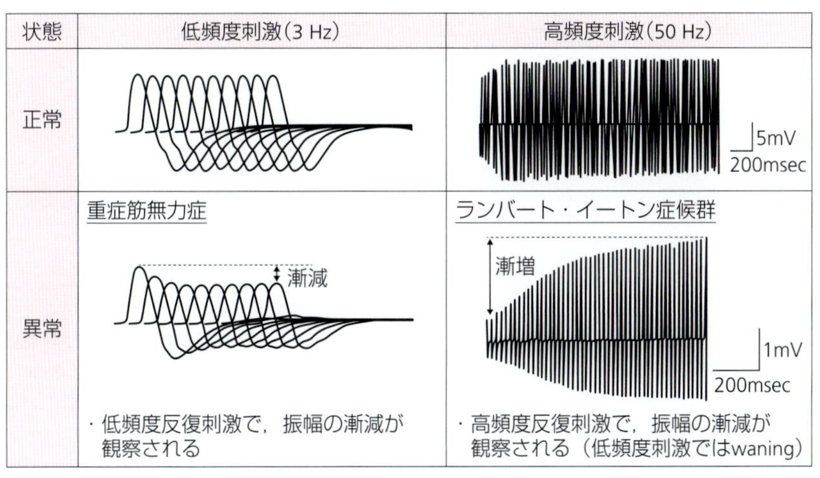

図 11　反復刺激

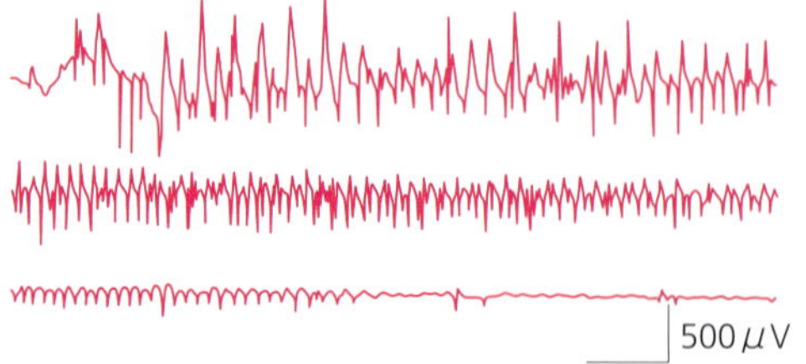

筋肉に針を挿入したとき MUP が連続的に出現し MUP の振幅・放電頻度が漸増，漸減を繰り返す．スピーカーからは「急降下爆撃音」とよばれる特徴的な音が聴取される．

図 12 ミオトニア放電

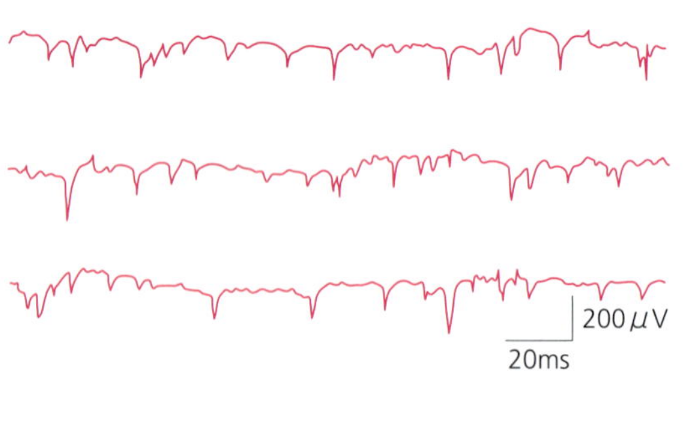

陽性棘波
鋭く深い鋸歯上の 2 相性の脱神経電位

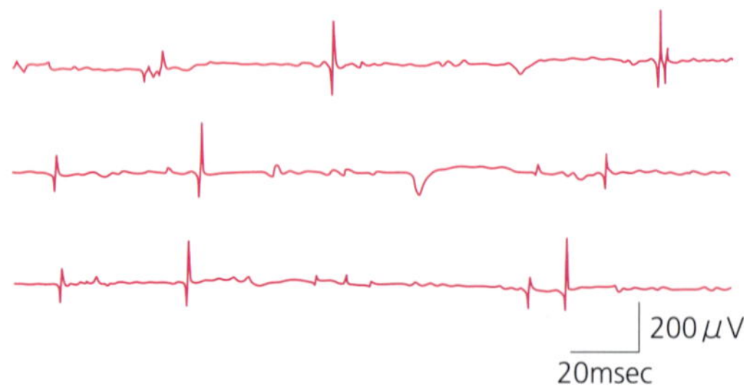

線維自発電位
2 ～ 3 相性の棘波様の脱神経電位

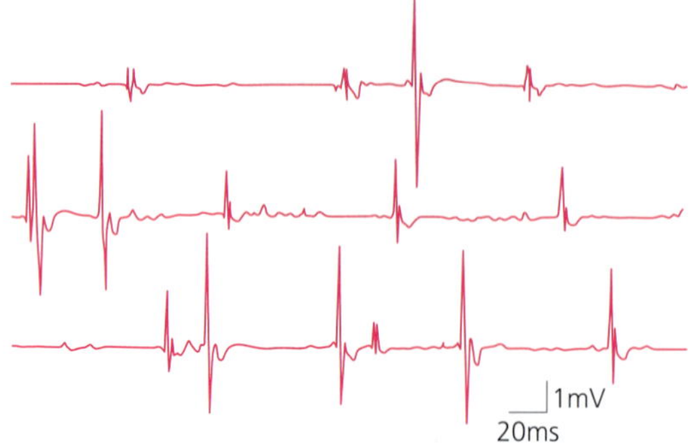

線維束性攣縮
1 つの MUP の自発放電であり筋萎縮性側索硬化症では肉眼的に観察される．スピーカーからはボッボッという断続的な音が聴取される．

図 13 安静時にみられる脱神経電位

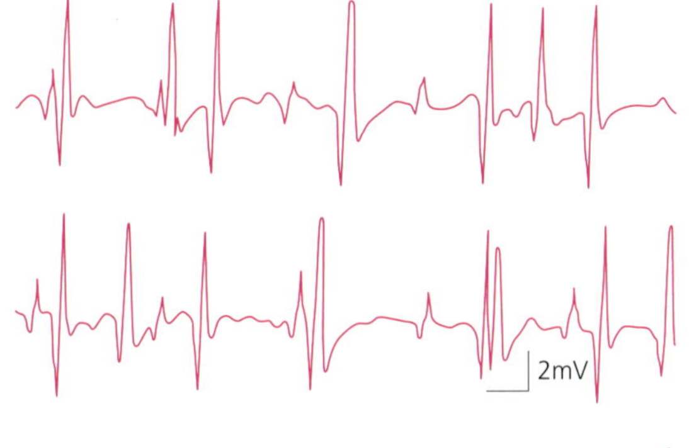

神経原性電位
神経変性により脱神経状態となった後，再生が生じる．
その結果 1 つの MU が支配する筋線維の数が増大するため，持続時間の長い高振幅の MU となるが MU の数は減少する．

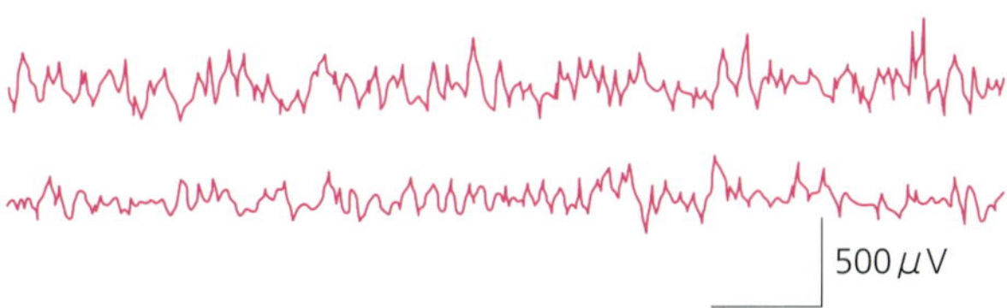

筋原性電位
筋線維の壊死変性により，個々の MU が支配する筋線維の数が減少し持続時間の短い低振幅の電位となるが，MU の数は変わらないため干渉波パターンを示す．

図 14　随意縮小時にみられる神経性電位と節電性電位

の診断に有用である（図 11）．

針筋電図は，筋に電極の突いた針を挿入し，筋線維に生じる活動電位（運動単位電位: MUP）をディスプレイ上で観察し，下位運動ニューロン，および筋の状態を評価する検査である．針挿入時，安静時，随意収縮時に MUP の波形を観察するとともに，スピーカーから聴こえる音も診断に重要である．本検査は痛みを伴い，かつ，患者の協力が必要となるものであり，検査にあたっては十分な説明を行い，納得をしてもらって実施することが重要である．筋に針を刺すという意味から衛生面にも配慮することが必要であり，出血傾向のある患者に行う場合にも注意が必要である．

針挿入時に特徴的な所見を呈する疾患として，筋強直性ジストロフィーがあげられる．スピーカーから「急降下爆撃音」とよばれる特徴的な音が聴取され，ディスプレイ上では漸増，漸減を繰り返す波形（ミオトニア放電）が観察される（図 12）．また，末梢神経障害や筋萎縮性側索硬化症などの神経原性疾患においては偽ミオトニア放電が認められることがある．

安静時には，神経原性疾患において，陽性棘波，線維自発電位，線維束性攣縮などの脱神経電位が観察されるが，筋原性疾患においても認められることがある（図 13）．弱随意収縮時には，神経原性疾患においては MUP の持続時間，および振幅の増加が認められる．一方，筋原性疾患においては MUP の持続時間，および振幅の減少が認められる．最大随意収縮時には，神経原性疾患においては不完全な干渉波形がみられ，筋原性疾患においては低振幅の干渉波パターンがみられる（図 14）．

筋生検・末梢神経生検

筋生検の目的は，筋疾患の組織学的診断であるが，臨床的に診断のつくデュシェンヌ型筋ジストロフィーや筋強直性ジストロフィーなどの疾患については筋生検の臨床的意義は少ない．しかし，ネマリンミオパチー，ミトコンドリアミオパチーなどの先天性ミオパチーと肢帯型筋ジストロフィーの鑑別に有用である，特に，多発性筋炎は治療により軽快することが期待される疾患であり，診断のための生検が重要である．筋生検の実施にあたっては，十分な説明と同意の取得が必要なことはいうまでもない．筋生検の部位は，上腕二頭筋，大腿四頭筋が選ばれることが多い．筋電図検査で針を刺されたり，筋肉注射を受けたりした筋の生検は避けるべきである．

末梢神経生検は筋生検と比較して確定診断を下せることは少ない．末梢神経生検の目的は，多くの場合，脱髄性疾患なのか軸索変性なのか，末梢神経病変の性質を知ることにある．末梢神経生検の部位は，純粋に感覚神経であり，生検により運動麻痺を呈さないなどの理由から腓骨神経が選ばれる．感覚障害を有さない末梢神経障害は，必ずしも末梢神経生検の適応にならないことに留意すべきである．

〈美原 盤〉

1. 主な治療薬

Points

- 脳梗塞治療薬には，抗凝固薬，抗血小板薬，血栓溶解薬および脳保護薬がある．血栓溶解薬は発症後4.5時間以内の患者に投与されるが，脳出血などの出血性合併症を避けるためには投与基準の順守が重要である．またNon-vitamin K antagonist oral anticoagulants（NOAC）とよばれる新しいタイプの抗凝固薬が登場した．
- 抗認知症薬には，コリンエステラーゼ阻害薬とN-methyl-D-aspartate（NMDA）受容体拮抗薬の2系統の薬がある．
- 抗パーキンソン病薬にはさまざまな作用機序を有する薬があり，実際使用する場合は，これらの薬のなかから患者の病状に合った薬を数種類組み合わせて治療する．
- 抗てんかん薬による治療を成功させるには，発作型に合った薬を選択して使用する必要があるが，近年はいずれの発作にも効果が期待できる新しいタイプの抗てんかん薬が登場した．
- 多発性硬化症の再発および進行抑制にはインターフェロンβを第1選択として使用するが，病気の勢いが強い場合には，フィンゴリモドやナタリズマブの使用も検討される．
- 頭痛治療薬には，頭痛発作頓挫薬と頭痛予防薬の2系統がある．
- 免疫性神経疾患には，免疫グロブリンや副腎皮質ステロイドなどの免疫調整薬が使用される．

対象となる疾患ごとに多岐にわたるが，神経内科領域で使用される主な治療薬について解説する．主な治療薬の特性や使用時の要点などは表1にまとめるので参照されたい．

抗凝固薬

抗凝固薬は心原性脳塞栓症およびアテローム血栓性脳梗塞の治療および予防に使用される．急性期においては，脳虚血の進行および脳梗塞巣の拡大を予防する目的で使用される．実際に使用される薬剤としては，ヘパリンナトリウムと選択的高トロンビン薬であるアルガトロバンがある．また脳梗塞の再発予防という観点からも抗凝固薬は重要である．経口の抗凝固薬が処方されるが，これまで使用されてきたワルファリンカリウムに加え，近年ワルファリンカリウムのようにビタミンKを介するのではなく，凝固因子を直接阻害するタイプの抗凝固薬（NOAC）が登場し，現在4種類の新規抗凝固薬が使用可能となっている．ワルファリンカリウムに比べ，食事やほかの薬の影響を受けず，細かい用量調整が必要ないことが特徴である．

抗血小板薬

抗血小板薬は，アテローム血栓性脳梗塞およびラクナ梗塞の治療および予防に重要な役割を担っている．ラクナ梗塞とは，前述したアテローム血栓性脳梗塞と同様に動脈硬化が原因で発症する脳梗塞であるが，閉塞する血管は穿通枝とよばれる細い血管である．いずれの梗塞病型においても動脈硬化を有した血管壁における血小板凝集が血栓形成の引き金となっており，抗血小板薬は血栓形成の第1段階である血小板凝集を阻害することで薬効を発揮する．急性期には点滴製剤であるオザグレルナトリウム，および内服でのアスピリン，クロピドグレルあるいはシロスタゾールが使用され，再発予防にはアスピリン，クロピドグレルあるいはシロスタゾールのいずれかが使用される．アスピリンの脳梗塞再発予防効果は25%と見積もられている．クロピドグレルも脳梗塞の再発予防に有効であり，アスピリンよりも予防効果が上回るとの報告がある．またシロスタゾールは日本人でのラクナ梗塞の再発予防に効果的である．

血栓溶解薬

脳梗塞において，血管閉塞の原因となっている血栓自体を溶かす薬である．心原性脳塞栓，アテローム血栓性脳梗塞，ラクナ梗塞いずれにも効果がある．脳梗塞が発症してから4.5時間以内に使用する必要があり，厳しい使用要件を満たせば，上述した抗凝固薬あるいは抗血小板薬よりも優先して使用される．血栓溶解作用は強力であるが，その反面出血性合併症にも十分な注意が必要であり，投与条件が順守されないと出血性の副作用（特に脳出血）が著しく増加するため，適応症例の適切な選択が必要である．投与中あるいは投与後24時間は出血の合併症に注意が必要であり，血圧や神経症状の変化などを注意深く観察する必要がある．

脳保護薬

脳梗塞の急性期には酸化ストレス（フリーラジカルとよばれる）が病態の悪化に関わっており，この酸化ストレスを抑制して脳保護作用を発揮する薬剤である．上述した脳梗塞治療薬と併用して使用されることがほとんどである．

抗認知症薬

抗認知症薬は根本治療薬と症状改善薬に分類されるが，現在のところ使用できるのは症状改善薬のみである．コリンエステラーゼ阻害薬とNMDA受容体拮抗薬の2系統がある．認知症特にアルツハイマー型認知症では脳内で神経伝達物質であるアセチルコリンが減少していることが示されており，このアセチルコリンを分解するのがコリンエステラーゼとよばれる酵素である．コリンエステラーゼ阻害薬はこの酵素をブロックすることで脳内のアセチルコリンを増やし薬効を発揮する．また別の神経伝達物質であるグルタミン酸が関与する神経伝達の過剰興奮が神経細胞死をもたらし，認知症の症状発現に関与することがわかっており，NMDA 受容体拮抗薬はこのグルタミン酸系の神経伝達を調整することで，薬効を発揮する．コリンエステラーゼ薬を開始後，嘔気や食欲不振などの消化器系副作用の出現，また，まれではあるが興奮などの精神刺激症状が出現することがあるので，看護の際は注意を払う必要がある．NMDA 受容体拮抗薬の場合は，傾眠が出現することがあり注意が必要である．

抗パーキンソン病薬

パーキンソン病は中脳黒質緻密部のドパミン作動性神経の変性・細胞死が原因で発症する疾患である．脳内のドパミン量が健常者の 20% 以下まで低下するとパーキンソン病の運動症状が生じると考えられている．現在パーキンソン病の治療には以下に示すようにさまざまな作用機序を有する薬が使用される．投与開始後，幻覚，妄想などの精神興奮症状や，食欲不振などの消化器症状が出現することがあり，看護の際注意する必要がある．

(1) ドパミン代謝に関連する薬剤

A. ドパミン前駆体

ドパミンを投与しても脳内に移行できないため，脳内に移行し，ドパミンとして作用するドパミン前駆薬（L-dopa）が使用される．本剤は早期・進行期ともに症状改善に効果があり，患者全体の 8 ～ 9 割に有効である．

B. ドパミン受容体刺激薬（ドパミンアゴニスト）

線条体の神経細胞にあるドパミン受容体を刺激して，ドパミンと同様の効果を発揮し症状を改善する．薬の構造から麦角系と非麦角系に分類される．副作用の観点から，現在は非麦角系のドパミンアゴニストを第 1 選択として使用するのが原則となっている．

C. ドパミン分解抑制薬

生体内のドパミンは脳内に存在するモノアミン酸化酵素（MAO）-B および末梢組織に存在するカテコール -O- メチル転移酵素（COMT）により分解される．これらの分解酵素を阻害することでドパミンの分解を抑制し，線条体でのドパミン濃度を上げ，症状を改善させる．

D. ドパミン遊離促進薬

線条体で中脳黒質から投射された神経終末からのドパミンの放出を促進することで効果を発揮する．

(2) ドパミン代謝以外に作用機序を有する薬剤

A. 抗コリン薬

パーキンソン病患者の線条体では，ドパミン作動性神経の減少に対してアセチルコリンを神経伝達物質とするコリン作動性神経の活動が相対的に亢進している．抗コリン薬はコリン作動性神経の活動を抑制することで，ドパミン系とのバランスを是正し，症状を改善させる．ただ認知機能に悪影響を及ぼす可能性もあり，認知機能が低下している例や高齢者には使用しにくい．

B. ノルアドレナリン前駆体

パーキンソン病ではドパミンのみならずその他の神経伝達物質も低下しており，そのうちの1つにノルアドレナリンがある．ノルアドレナリン前駆体は投与後体内でノルアドレナリンと同様の作用を発揮し，パーキンソン病患者のすくみ足や起立性低血圧に効果がある．

C. アデノシン A_{2A} 受容体阻害薬

線条体および淡蒼球外節の神経細胞に存在し，刺激されるとγアミノ酪酸（GABA）を神経伝達物質とするGABA作動性神経が興奮する．GABAは抑制系のシグナルであり，放出が増加した結果，運動機能の低下を招く．パーキンソン病患者ではGABA作動性神経伝達に関与するアデノシン A_{2A} 受容体の作用が相対的に強くなっており，この受容体をブロックすることで運動機能の改善をもたらす．

D. 抗てんかん薬

ゾニサミドはドパミンの合成促進や分解抑制あるいは神経保護作用などによりパーキンソン病の症状を改善させる．

抗てんかん薬

抗てんかん薬はイオンチャネルに影響してその効果を発揮する．てんかんの治療を成功させるためには，てんかん発作型（全般発作なのか部分発作なのか）に合った適切な抗てんかん薬を選択することが重要である．全般てんかんの第1選択薬はバルプロ酸，部分てんかんの第1選択薬はカルバマゼピンと考えられるが，近年は副作用や薬物相互作用が少なく，しかも広域に効果を示す（つまり全般発作，部分発作にかかわらず効果を示す）抗てんかん薬が開発され，使用可能となっている．

多発性硬化症治療薬

多発性硬化症の再発予防および進行抑制に対して有効な薬剤としてインターフェロンβ-1a，インターフェロンβ-1b，ナタリズマブ，フィンゴリモドがある．前3者は注射製剤，フィンゴリモドは内服薬である．第1選択薬はインターフェロンβ製剤であるが，インターフェロンβ無効例や病気の活動性が高い場合には，フィンゴリモドやナタリズマブが使用される．各薬剤の開始は，基本的に入院で行われる．インターフェロンは自己注射製剤であり，手技獲得のための患者指導が重要であり，看護師の役割は大きい．またフィンゴリモドは投与開始初期に重篤な徐脈が発症することがあり，心電図モニターは必須であり，厳重な観察を要する．

JCOPY 498-07596

頭痛治療薬

A. 片頭痛

片頭痛発作時の治療薬はアセトアミノフェン，非ステロイド系抗炎症薬，エルゴタミン，トリプタン，制吐薬がある．軽度であればアセトアミノフェンや非ステロイド系抗炎症薬が効果を示すが，効果がない場合にはトリプタンを使用する．トリプタンは選択的セロトニン受容体作動薬であり経口薬，点鼻薬，皮下注射薬が使用できる．片頭痛発作を予防する薬剤もあり，ロメリジン，バルプロ酸，プロプラノロール，ベラパミル，アミトリプチリンなどが使用される．

B. 緊張型頭痛

非ステロイド系抗炎症薬が主体となる．筋弛緩薬や抗不安薬，抗うつ薬が有効な場合もある．

C. 群発頭痛

トリプタン（スマトリプタン）の皮下注射が推奨される．予防療法としてはベラパミルやステロイド薬が使用される．

免疫グロブリン療法

ヒト血液から精製されたIgGを主成分とする血液製剤である．神経内科領域では，400mg/kg 5日間投与を基本とする免疫グロブリン大量静注療法がさまざまな疾患で行われる．適応となる疾患は，ギラン・バレー症候群，慢性炎症性脱髄性多発根ニューロパチー，多巣性運動ニューロパチーなどの末梢神経障害や重症筋無力症などがある．投与開始時に重篤なアレルギー反応を起こすことがあり，特に投与1日目は，頻回にバイタルサインの変化など患者の状態を観察する必要がある．

副腎皮質ステロイド

その強力な抗炎症作用と免疫抑制作用から，脳脊髄炎，ギラン・バレー症候群，重症筋無力症，多発性硬化症などのさまざまな免疫性神経疾患の治療に使用される．疾患活動性が高い場合にはパルス療法（500～1,000mg/日）とよばれる大量静注療法が行われる．

表1 主な治療薬の特性

薬の種類	一般名（商品名）	薬の特徴や使用上の要点
抗凝固薬	ヘパリンナトリウム（ノボ・ヘパリン）	心原性脳塞栓症に使用することが多く，APTTが正常の2倍前後に延長するように投与量を調整する．
	アルガトロバン（ノバスタン，スロンノン）	発症後48時間以内のアテローム血栓性脳梗塞患者に使用する．

表1 つづき

薬の種類	一般名（商品名）	薬の特徴や使用上の要点
	ワルファリンカリウム（ワルファリン）	心原性脳塞栓症の再発予防に用いる．INR で 1.6～2.6 になるように投与量を決定する．患者ごとに細かな用量調整が必要である．
	NOAC ダビガトラン（プラザキサ） リバロキサバン（イグザレルト） アピキサバン（エリキュース） エドキサバン（リクシアナ）	この 4 種類の薬が，新規の抗凝固薬である．非弁膜症性心房細動に伴う心原性脳塞栓症の再発予防に使用する．ワルファリンよりも効果発現が早い．腎機能障害のある患者には使用に注意が必要である．
抗血小板薬	オザグレルナトリウム（キサンボン，カタクロット）	発症 5 日以内の脳梗塞（心原性脳塞栓症は除く）に使用する．
	アスピリン（バイアスピリン）	アスピリン喘息や消化性潰瘍など特有の副作用に注意が必要．
	クロピドグレル（プラビックス）	動脈硬化の危険因子を多くもつ患者での優れた抗血栓効果が期待できる．
	シロスタゾール（プレタール）	抗血小板作用だけでなく，血管拡張作用も併せ持つ．出血性の副作用が少ない薬である．頻脈や頭痛など特有の副作用がある．
血栓溶解薬	アルテプラーゼ（グルトパ）	発症 4.5 時間以内の脳梗塞であれば，どの病型にも投与できる．投与基準の順守が必要である．
脳保護薬	エダラボン（ラジカット）	発症 24 時間以内の脳梗塞患者に使用する．いずれの脳梗塞病型にも使用可能である．
抗認知症薬	コリンエステラーゼ阻害薬 ドネペジル（アリセプト） ガランタミン（レミニール） リバスチグミン（イクセロン，リバスタッチ）	ドネペジルはアルツハイマー型認知症およびレビー小体型認知症に使用でき他の 2 剤はアルツハイマー型認知症に適応がある．認知機能障害の改善効果や進行抑制効果が認められている．治療効果に 3 剤間で明確な差はない．
	NMDA 受容体拮抗薬 メマンチン（メマリー）	アルツハイマー型認知症に適応がある．コリンエステラーゼ阻害薬とも併用でき，相乗効果が期待できる．
抗パーキンソン病薬	ドパミン前駆体 L-dopa（メネシット，ネオドパストン）	効果面においては L-dopa を凌ぐ薬剤はないが，長期に安定した効果が得られないという欠点がある．
	ドパミン受容体刺激薬（非麦角系のみ記載） プラミペキソール（ビ・シフロール，ミラペックス） ロピニロール（レキップ） タリペキソール（ドミン） ロチゴチン（ニュープロパッチ） アポモルフィン（アポカイン）	副作用として突発性睡眠があり，服用中は自動車運転や機械の操作，高所での作業には従事させないようにする必要がある．ロチゴチンは貼り薬，アポモルフィンは自己注射する薬剤である．
	ドパミン分解抑制薬 MAO-B 阻害薬（エフピー） COMT 阻害薬（コムタン）	いずれも L-dopa と併用して使用する． L-dopa の効果時間の延長を期待して投与することが多い．
	ドパミン遊離促進薬 塩酸アマンタジン（シンメトレル）	症状改善効果はあまり高くはなく，有効と考えられる期間も短い．

表1 つづき

薬の種類	一般名（商品名）	薬の特徴や使用上の要点
	抗コリン薬 塩酸トリヘキシフェニジル（アーテン）	パーキンソン病治療においては補助的な薬剤．振戦に対して有効性が高い．
	ノルアドレナリン前駆体 ドロキシドパ（ドプス）	L-dopa や他の薬剤によってもすくみ足や無動の改善が不十分な例に使用する．
	アデノシン A_{2A} 受容体阻害薬 イストラデフェリン（ノウリアスト）	L-dopa と併用して使用する．L-dopa の効果時間の延長が期待できる．
	抗てんかん薬 ゾニサミド（トレリーフ）	運動症状の改善，特に他の抗パーキンソン病薬で抑制できない振戦に対しても効果が認められる場合がある．
抗てんかん薬	バルプロ酸（デパケン，セレニカ）	全般てんかんに広く適応があり，部分てんかんにも併用薬として有効なことがある．体重増加の副作用がある．
	カルバマゼピン（テグレトール）	部分てんかんには有効であるが，全般てんかんに対しては悪化させる場合があり注意が必要である．頻度は低いが重篤な薬疹を起こすことがある．
	フェニトイン（アレビアチン） ホスフェニトイン（ホストイン）	点滴製剤としても使用が可能．てんかん重責時の経静脈的投与薬としても使用される．小脳失調や歯肉増殖などの副作用がある．
	フェノバルビタール（フェノバール，ノーベルバール）	ノーベルバールは点滴製剤．眠気や注意・集中力の低下などの副作用がある．
	ラモトリギン（ラミクタール）	まれではあるが重篤な薬疹がみられることがあるので，少量から投与を開始し漸増する必要があるが，忍容性は高く，多くのてんかん病型に効果がある．
	レベチラセタム（イーケプラ）	多くのてんかん病型に効果を示す．薬物相互作用が少ないので，ほかに多くの薬を内服している高齢者などには使いやすい．
	トピラマート（トピナ）	多くのてんかん病型に効果を示し，薬効も強い．抑うつ状態を惹起する可能性があり注意が必要．
	ガバペンチン（ガバペン）	部分てんかんのみに適応がある．抗てんかん作用は強くはないが，副作用は少ない．
	ゾニサミド（エクセグラン）	多くのてんかん病型に効果を示す．薬物相互作用も多くない．
多発性硬化症治療薬	インターフェロンβ -1a（アボネックス） インターフェロンβ -1b（ベタフェロン）	週 1 回筋肉注射で投与する． 隔日皮下注射で投与する． 副作用としてうつの発症に注意が必要である．
	フィンゴリモド（ジレニア，イムセラ）	経口薬である．投与開始時の徐脈，また肝機能障害や黄斑浮腫の発症，過度のリンパ球低下に注意が必要である．
	ナタリズマブ（タイサブリ）	4 週間に 1 回点滴投与する．重篤な副作用として進行性多巣性白質脳症の発症に注意が必要である．

表1 つづき

薬の種類	一般名（商品名）	薬の特徴や使用上の要点
頭痛治療薬	トリプタン スマトリプタン（イミグラン） ゾルミトリプタン（ゾーミッグ） エレトリプタン（レルパックス） リザトリプタン（マクサルト） ナタトリプタン（アマージ）	個々のトリプタンで薬理学的特性に差異があり，剤型も異なる（経口，点鼻，皮下注）ので，患者に合ったトリプタンを選択することが重要である．血管収縮作用があるので，血管収縮を招くと不都合な疾患（虚血性心疾患や脳血管疾患など）を合併する患者には投与禁忌である．
	塩酸ロメリジン（テラナス，ミグシス）	Ca 拮抗薬である．片頭痛の予防薬であり回数，程度を軽減できる．
	プロプラノロール（インデラル）	β遮断薬である．主に高血圧，冠動脈疾患，不整脈の治療薬として使用されるが，片頭痛の予防薬としても有用である．リザトリプタンとは併用禁忌である．
免疫グロブリン療法	献血グロベニン -I 注 献血ヴェノグロブリン -IH 注 献血ベニロン -I 注	ショックやアナフィラキシー様症状が現れることがあり，投与開始時および投与速度変更時は厳重に様子を観察する必要がある．また高齢者では血栓塞栓症にも注意が必要である．
副腎皮質ステロイド	プレドニゾロン（プレドニン） メチルプレドニゾロン（ソル・メドロール）	免疫抑制に伴う感染症の誘発や消化性潰瘍，糖尿病，骨粗鬆症，精神変調などさまざまな副作用がある薬でもあり，使用時には注意が必要である．

〈三瀧真悟　山口修平〉

2. 脳血管障害

Points

- 脳卒中には虚血性脳卒中（脳梗塞，一過性脳虚血発作）と出血性脳卒中（脳内出血，くも膜下出血）がある．
- 脳卒中の発症形式は，「突然発症」である．
- 脳卒中でみられやすい症状は，顔面を含む片麻痺，構音障害・失語，失調，激しい頭痛である．
- 脳内出血では特徴的な眼症状がみられる例が多い．
- くも膜下出血では「激しい頭痛」を伴うことが多い．
- 顔面を含まない片麻痺は頸椎硬膜外血腫を疑う．
- 血圧上昇，脈圧の増大，徐脈が出現した場合は生命の危険が疑われる．

脳血管障害（いわゆる脳卒中）はわが国の死亡原因の第 4 位であり，重度な介護が必要となる疾患の 3 割以上を占めている．適切な予防と急性期から一刻も早い治療が必要となる疾患である．

脳血管障害の分類（図 1，表 1）

脳卒中の診察・診断するうえで，その分類を知ることは重要である．「一過性脳虚血発作」，「脳梗塞」，「脳内出血」，「くも膜下出血」に分類され，さらに脳梗塞は「ラクナ梗塞」，「アテローム血栓性脳梗塞」，「心原性脳塞栓症」，「その他の脳梗塞」に細分化される．

(1) 虚血性脳卒中（脳梗塞，一過性脳虚血発作）

A. ラクナ梗塞

脳内の細い穿通枝動脈とよばれる動脈の閉塞によって生じる 15mm 未満の小さな脳梗塞である．穿通枝動脈に生じたリポヒアリノーシスとよばれる血管壊死，類線維素変成のほか，穿通枝動脈分岐部に形成された微小粥腫（動脈硬化）が主な原因である．

B. アテローム血栓性脳梗塞

動脈硬化などで動脈の血管内皮に障害が生じ，血小板が凝集して血栓が形成される．この血栓が脳や頸部動脈を閉塞することで生じる脳梗塞である．アテローム血栓性脳梗塞は，冠動脈疾患や末梢動脈疾患といった，他の動脈疾患が合併していることがあり，「アテローム血栓症」という概念で考えられている．

C. 心原性脳塞栓症

心臓内で血栓が形成された血栓が脳や頸部動脈を閉塞して発症する脳梗塞であり，非弁

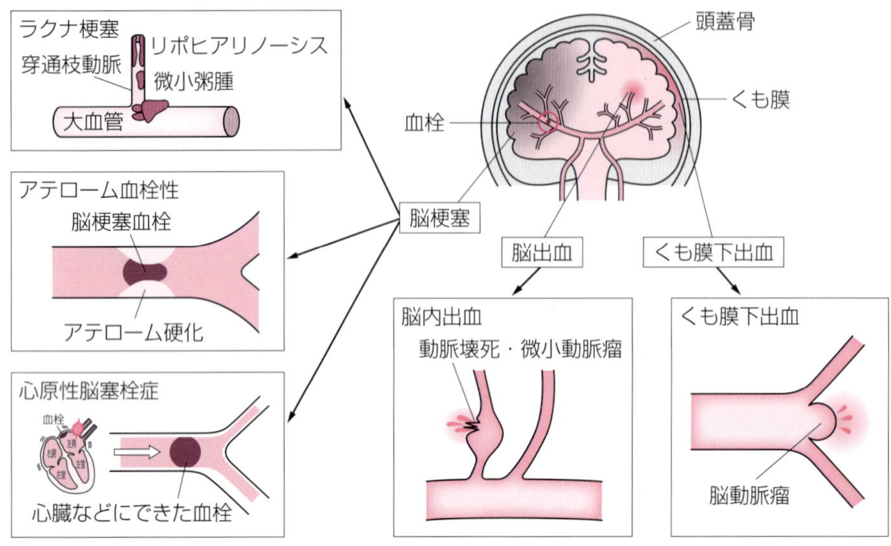

図 1　脳卒中の分類

虚血性脳卒中は脳梗塞（および一過性脳虚血発作），出血性脳卒中は脳内出血とくも膜下出血に分類される．脳梗塞は脳血栓症（ラクナ梗塞，アテローム血栓性脳梗塞）と心原性脳塞栓症，その他に分類される．

膜症性心房細動（人工弁置換，リウマチ性心房弁膜症を除いた心房細動）がその原因の約7割を占める．このほか，下肢静脈血栓が卵円孔開存症や肺動静脈瘻といった，右心系と左心系の短絡を介して発症することがある（奇異性脳塞栓症）．

D.　一過性脳虚血発作

脳梗塞と同じような症状が短時間（多くは5～30分程度）で自然に消失する疾患である．アテローム血栓性脳梗塞の前兆としてみられることが多く，3カ月以内に6人に1人が脳梗塞を発症する危険がある．

E.　その他の脳梗塞

脳梗塞の原因として，脳・頸部動脈解離，抗リン脂質抗体症候群，癌（非感染性心内膜炎，播種性血管内凝固症候群），大動脈解離，感染性心内膜炎，血管炎などがある．

(2) 出血性脳卒中（脳内出血・くも膜下出血）

脳内出血は主に高血圧により穿通枝動脈に形成された動脈壊死や微小脳動脈瘤が破裂し，脳実質内に出血する疾患である．高血圧性脳内出血は，被殻，視床，小脳，脳幹（橋）にみられやすい．この他，脳動静脈奇形やモヤモヤ病といった血管奇形，脳アミロイドアンギオパチーが原因となる．

くも膜下出血は，脳表動脈に形成された脳動脈瘤が破裂して生じる疾患である．脳内出血と同様に脳血管奇形が原因となることもある．「今までに感じたことのない激しい頭痛」を伴うことが多い．

表1 各脳卒中の特徴

	虚血性脳卒中（脳梗塞）			出血性脳卒中	
	脳血栓症		心原性脳塞栓症	脳内出血	くも膜下出血
	ラクナ梗塞	アテローム血栓性脳梗塞			
病因	穿通枝動脈の血管壊死，類線維素変成微小粥腫	脳・頸部主幹動脈の動脈硬化	心臓内血栓，静脈血栓と右左シャント性疾患	穿通枝動脈の動脈壊死や微小脳動脈瘤	脳動脈瘤
基礎疾患	高血圧，糖尿病，脂質異常症，喫煙，過度な飲酒，肥満など		非弁膜症性心房細動，人工弁，洞不全症候群，拡張型心筋症，感染性心内膜炎，左房粘液腫，卵円孔開存症，発作性心房細動，急性心筋梗塞など	高血圧，過度な飲酒，脳動静脈奇形，もやもや病など	高血圧，喫煙，過度な飲酒，家族歴，脳動静脈奇形，もやもや病，外傷など
好発年齢	中年以上		若年～老年	若年～老年血管奇形は小児でも発症	脳動脈瘤は40～60歳代，血管奇形は小児・若年でも発症
TIAの前駆	20～25%	多い	少ない	なし	なし
発症状況	睡眠中，安静時が多い		日中活動時が多い	活動時	活動時・安静時
発症形式	突発完成	階段状増悪～急速増悪，突発完成	突発完成	突発完成	突発完成（頭痛のみの例もある）
意識障害の合併	なし	多い（軽度）	多い（程度はさまざま）	さまざまだが多い	さまざま
項部硬直	なし	なし	なし	脳室穿破例であり	あり
頭痛	なし	椎骨脳底動脈系の梗塞で時々あり		さまざま	経験したことのない激しい頭痛
髄液所見	基本的に正常			脳室穿破例で血性	血性，慢性期はキサントクロミー
急性期CT所見	等吸収域～やや低吸収域（黒）			高吸収域（白）	ペンタゴンサインなど
慢性期CT所見	低吸収域（黒）			低吸収域（黒），スリット状	なし
急性期MRI所見	拡散強調画像で高信号域（白）			T2*強調画像/磁化率強調画像で低信号域（黒）	T2*強調画像/磁化率強調画像/FLAIR像で脳表に高信号域（白）
MR angiography所見	主幹動脈に高度狭窄はない	主幹動脈が狭窄・閉塞	主幹動脈の閉塞		発症5～15日後に主幹動脈狭窄（血管攣縮）

脳卒中の診察（表1）

脳卒中の診断は，問診による危険因子や家族歴および発症形式の聴取を行い，神経所見で「脳の障害か否か」ならびに「脳のどこが障害されているか」を推察し，画像で症状を説明し得る箇所に脳卒中を確認することにある．

(1) 脳卒中の危険因子（問診，血液検査で評価）

高血圧は最大の危険因子である．この他，糖尿病，脂質異常症，喫煙，飲酒がある．これらの危険因子は脳卒中ばかりでなく，心筋梗塞といった他の血管障害の要因でもある．また一部の脳卒中では遺伝的要因が知られている．

(2) 発症形式（図2）

脳卒中の発症形式は，「突然症状が起こる」である．特に心原性脳塞栓症は，日中活動時に発症することが多く，「仕事中に突然手足が動かなくなった」など，具体的な発症時間がわかる例が多い．一方，睡眠時に脳梗塞が起こる場合，「起床時発症」となり，「朝，目が覚めたら手足が動かない」といった訴えになる．アテローム血栓性脳梗塞が多いとされるが，他の病型でもみられることがある．

一方，月や年単位で症状が増悪していく疾患は，神経変性疾患などが知られており，このような発症形式を示す場合，脳卒中は否定される．

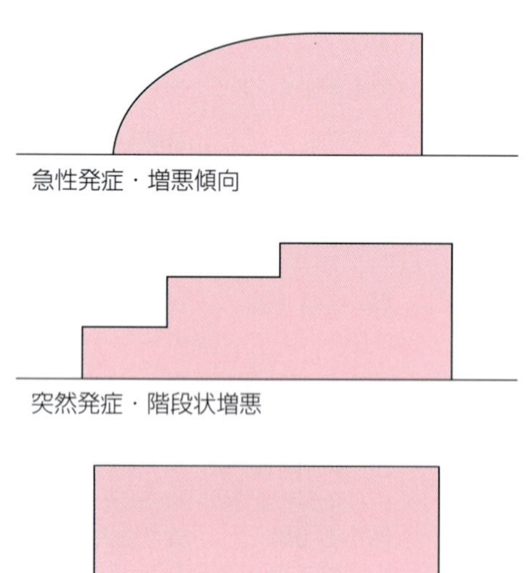

図2　脳卒中の発症形式
急性発症し増悪する者や，階段状増悪を示す者が多い，心原性脳塞栓症では急性発症・突発完成となる例が多い．睡眠中発症例は起床時発症となるが，いずれも突然症状が出現するのが脳卒中である．

(3) 神経所見（症状）（表2，図3，4）

脳卒中は脳の障害であるため，さまざまな症状が出現する．代表的な症状としては顔面を含む片麻痺，構音障害や失語といった言語障害があり，脳卒中の症状として一般市民への啓発や

表 2 高血圧性脳内出血の特徴

	被殻出血	視床出血	小脳出血	橋出血
頻度	約 40%	約 30%	約 10%	約 10%
眼症状	病巣側への共同偏視	鼻先への下方共同偏視	病巣と反対側への共同偏視	正中位 ocular bobbing ※
瞳孔	正常 (脳圧亢進時は不同)	縮瞳 (2mm) ホルネル症候群による不同	縮瞳 (脳幹圧迫時など不同)	著しい縮瞳 (pinpoint pupils)
対光反射	(+)	(±)	(+)	(+)
意識障害	程度によりさまざま	(+)	(±)	(+) 重度なことが多い
運動障害	病巣と反対側の片麻痺	病巣と反対側の片麻痺 (内包障害時)	病巣側の四肢失調 体幹失調	四肢麻痺が多い
感覚障害	(+) (視床障害時に 病巣と反対側)	病巣と反対側	(+)	(−)
めまい・嘔吐	(±)	(±)	(++) 高度	(+)
頭痛	(+)	(+)	(++) 高度	意識障害例が多く 不明

※図 4 参照.

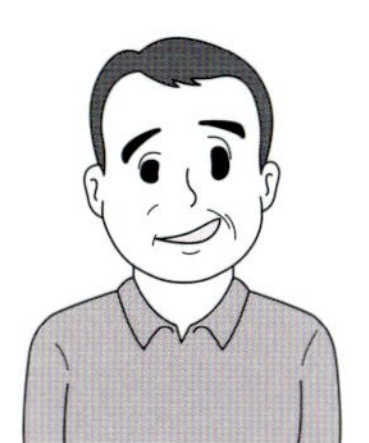
顔の片側が歪む
(顔面麻痺)

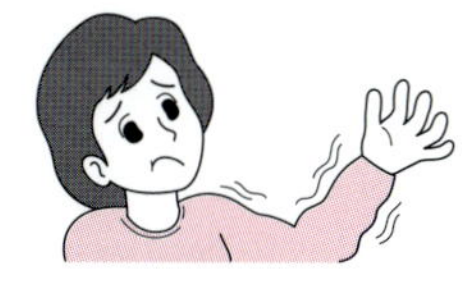
片側の上下肢に力が入らない
(片麻痺)

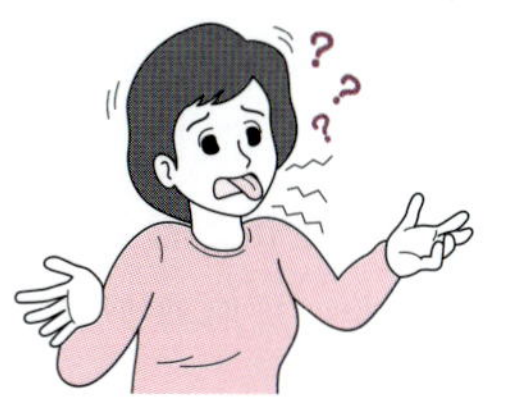

呂律が回らない, 言葉が出ないなど
(構音障害, 失語)

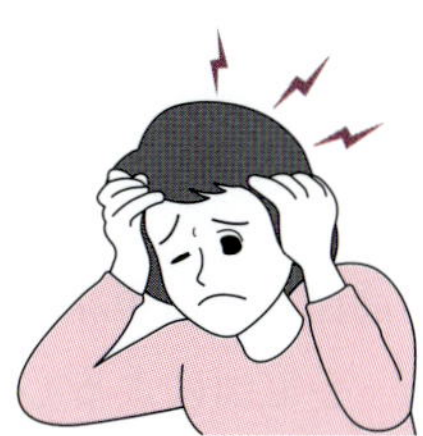
経験したことのない激しい頭痛
(くも膜下出血など)

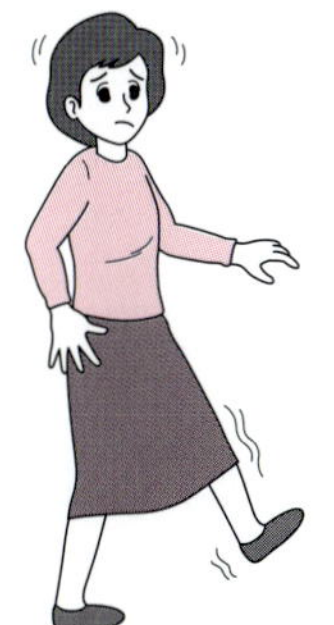
力はあるのにふらつく
(失調)

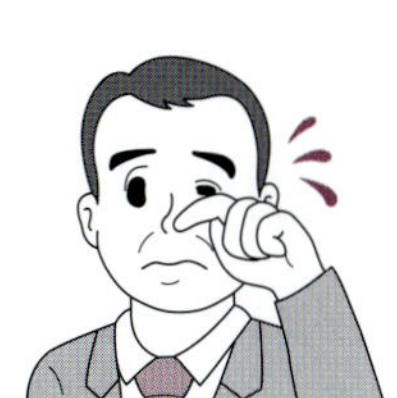
ものがダブって見える
視野の半分(または 1/4)が欠ける
(複視, 視野欠損)

図 3 脳卒中の代表的な症状
この他, 顔面を含む半身の感覚障害もある.

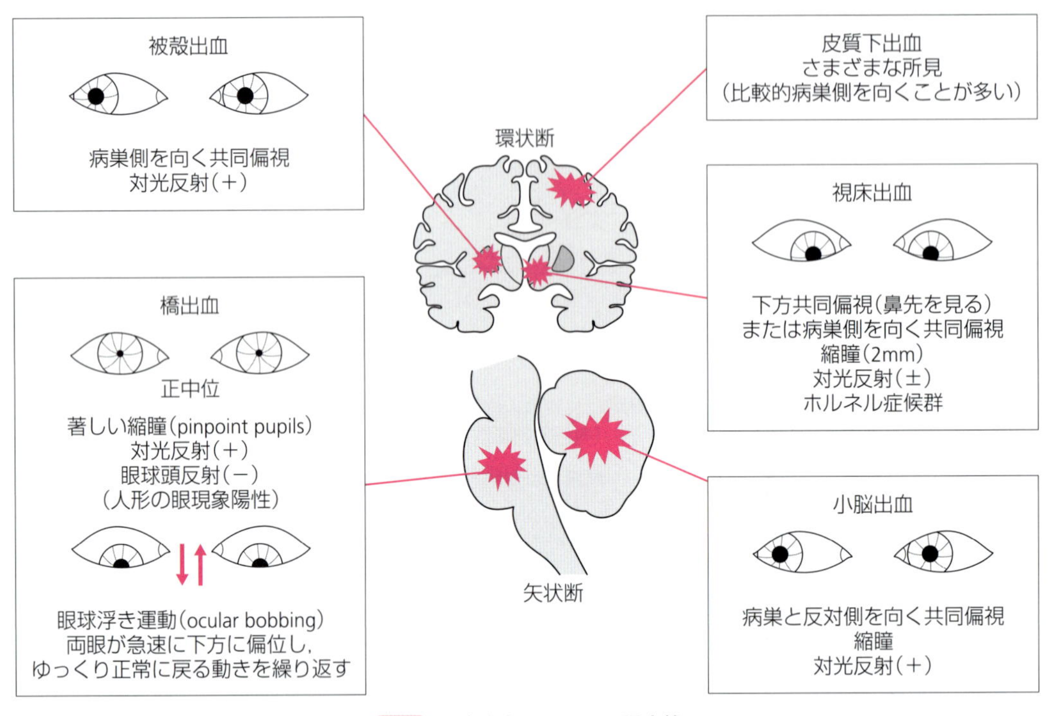

図4 **脳内出血でみられる眼症状**
皮質下出血以外は高血圧性が多い.

救急救命士が脳卒中を疑う所見として使用している．この他，失調（ふらつき），くも膜下出血でみられやすい激しい頭痛も代表的な症状である．

注意すべき症状としては，顔面を含まない片麻痺がある．頚椎硬膜外出血は頚部痛を伴い，顔面を含まない片麻痺が突然発症する疾患であり，脳画像で脳内出血がない場合，脳梗塞と誤診しやすい．

この他，脳内出血では特徴的な眼症状が観察されたり，くも膜下出血では髄膜炎でみられる髄膜刺激症状がみられることが多い．

脳卒中の診断に必要な検査（図5）

脳卒中では危険因子の把握のために血液生化学検査や，心房細動の誘因となる甲状腺機能亢進症（free T4, free T3, TSH が増加）の確認，心電図やホルター（Holter）心電図による心房細動の検出のほか，さまざまな画像検査がなされる．

(1) CT（computed tomography）検査

脳内出血では出血が高吸収域として白く描出される．発症間もない脳梗塞では等吸収域で脳実質と区別がつかないことも多い．くも膜下出血ではペンタゴンサインとよばれる脳底部に五角形に白く描出される出血がみられることもある．

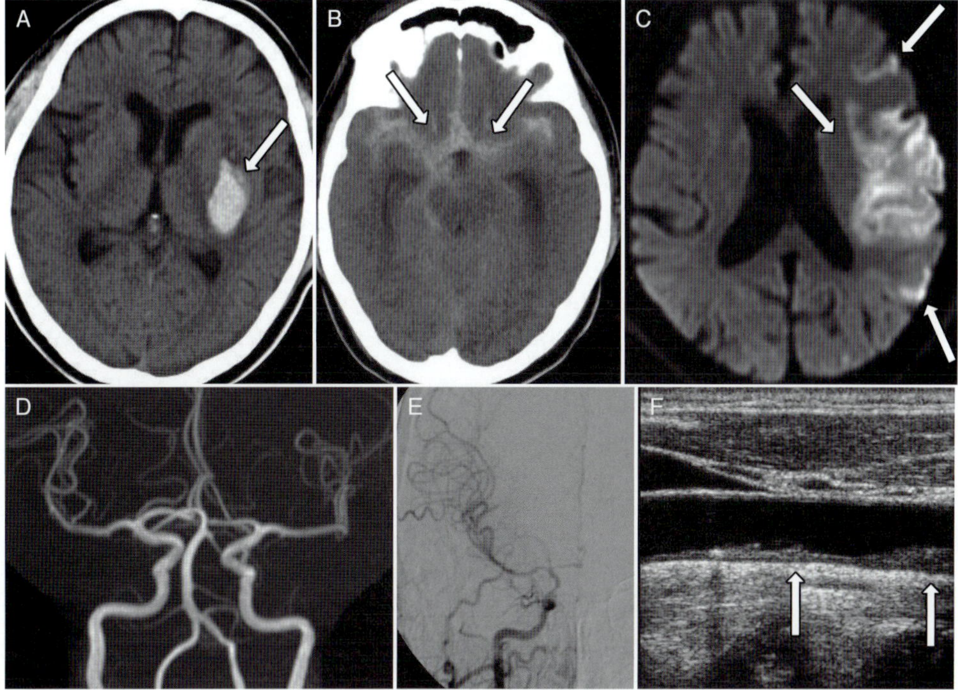

図 5　脳卒中の代表的な画像検査

A：被殻出血の CT：出血が高吸収域として白く描出されている（矢印）.
B：くも膜下出血の CT（ペンタゴンサイン）：出血が脳底部に五角形かつ両手を広げたように高吸収域（白く）で描出されている（矢印）.
C：急性期脳梗塞の MRI（拡散強調画像，心原性脳塞栓症）：脳梗塞が高信号域として白く描出されている（矢印）.
D：脳 MR angiography：脳や頸部の血管を観察する（図は脳の血管）．正常は左右対称に描出される.
E：脳血管撮影：片側の内頸動脈，中大脳動脈，前大脳動脈が描出されている．右左および椎骨動脈など血管ごとに描出する.
F：頸動脈超音波検査：総頸動脈の超音波画像（B モード）．粥腫病変（動脈硬化）が観察される（矢印）.

一方，造影剤を用いて頸部や脳の動脈を描出する CT angiography は，動脈狭窄や解離，脳動脈瘤の検出が可能である.

(2) MRI (magnetic resonance imaging) 検査

急性期脳梗塞において特に有用な MRI 検査は，拡散強調画像であり，超急性期でも脳梗塞が高信号域として白く描出される．一方出血性脳卒中では T2*強調画像や磁化率強調画像で低信号域として黒く描出される.

また，MR angiography は造影剤を使用せずに狭窄や脳動脈瘤の検出ができるほか，頸動脈の動脈硬化の性状評価も可能である.

(3) 超音波検査

頸動脈超音波検査は直接動脈硬化の性状評価が可能であり，狭窄診断にも有用である．経胸壁心臓超音波検査や経食道心臓超音波検査は心原性脳塞栓症の原因検索に有用である．この他，下肢静脈超音波検査で下肢静脈血栓の検索がなされ，経頭蓋超音波検査を用いた頭蓋内動脈の狭窄診断や，微小栓子の存在が確認できる．

(4) SPECT (single photon emission computed tomography) 検査

核医学検査であり，脳血流の灌流状況を把握する検査である．

(5) 脳血管撮影 (digital subtraction angiography：DSA)

脳や頸部動脈の直接的な評価が可能で，狭窄や解離，動脈瘤の評価に加え，実際の血流の流れを確認することができる．上腕動脈や大腿動脈に挿入したカテーテルから造影剤を注入する方法である．

脳卒中の治療 (表 3)

急性期脳卒中治療は主に点滴加療と急性期からのリハビリテーション，そして急性期からの再発予防が主体となる．さらに脳梗塞では超急性期の組織プラスミノーゲン活性化因子（tissue plasminogen activator：t-PA）の静注療法やカテーテルによる血栓回収術がなされる．

(1) 超急性期の脳梗塞治療

A. t-PA 静注療法（アルテプラーゼ静注療法，血栓溶解療法）

発症 4.5 時間以内に投与可能であることが絶対条件である．治療の有効性が得られると，動脈を閉塞している血栓が溶け（再開通），後遺症がない，または劇的な症状の改善が期待できる治療である．しかし，脳内出血の既往や 1 カ月以内の脳梗塞例，血小板数の低下などに施行すると，治療により致命的な出血合併症を生じる可能性があり，適応基準の尊守が求められる．

B. 経皮経管的脳血栓回収用機器を用いた血栓回収術

原則発症 8 時間以内の t-PA 静注療法無効・禁忌例に対して行う治療である．カテーテルを用い，さまざまな血栓回収用機器を用いて，血栓を取り除く方法である．

(2) 急性期から維持期の脳梗塞治療

急性期脳梗塞は t-PA 静注療法を考慮する例以外，基本的に降圧の必要性はない（大動脈解離や心不全，腎不全例では考慮する）．

A. 点滴治療

ラクナ梗塞，アテローム血栓性梗塞に対するオザグレルナトリウム（抗血小板薬），およびアテローム血栓性梗塞に対するアルガトロバン（抗凝固薬）による治療が行われる．心原性脳塞栓症ではヘパリン（抗凝固薬）の点滴がなされることもあるが，その有効性は明確に示されていない．

表3 脳卒中の治療

<table>
<tr><th rowspan="3"></th><th colspan="3">虚血性脳卒中（脳梗塞）</th><th colspan="2">出血性脳卒中</th></tr>
<tr><th colspan="2">脳血栓症</th><th rowspan="2">心原性脳塞栓症</th><th rowspan="2">脳内出血</th><th rowspan="2">くも膜下出血</th></tr>
<tr><th>ラクナ梗塞</th><th>アテローム血栓性梗塞</th></tr>
<tr><td>超急性期（発症 4.5 時間以内）</td><td colspan="3">血栓溶解療法（t-PA 静注射療法）</td><td rowspan="4">血腫が大きい例は基本的に外科治療を考慮
内科的治療は血圧管理，合併症予防</td><td rowspan="4">脳動脈瘤の再破裂予防が重要
外科的治療を考慮
肺水腫，たこつぼ型心筋症予防・治療</td></tr>
<tr><td>超急性期（発症 8 時間以内）</td><td></td><td colspan="2">血栓回収療法（t-PA 静注射療法無効例・禁忌例）</td></tr>
<tr><td>急性期療法（点滴）</td><td>オザグレルナトリウム</td><td>オザグレルナトリウム
アルガトロバン</td><td>（ヘパリン）</td></tr>
<tr><td>急性期からの再発予防</td><td colspan="2">クロピドグレル
シロスタゾール
アスピリン</td><td>ワルファリン
ダビガトラン
リバーロキサバン
アピキサバン
エドキサバン</td></tr>
<tr><td>高血圧治療</td><td>症例により急性期から</td><td colspan="2">亜急性期から</td><td>急性期から</td><td>急性期から（鎮静も行う）</td></tr>
<tr><td rowspan="2">その他危険因子治療</td><td colspan="5">糖尿病，脂質異常症など（感染症合併例は感染症治療）</td></tr>
<tr><td colspan="2">特にスタチン（高コレステロール治療薬）</td><td></td><td></td><td></td></tr>
<tr><td>急性期脳保護療法</td><td colspan="3">エダラボン</td><td>不要</td><td>不要</td></tr>
<tr><td>急性期抗浮腫療法</td><td>不要</td><td colspan="2">グリセロール</td><td>グリセロール</td><td>症例によりグリセロールなど</td></tr>
<tr><td rowspan="2">急性期の外科治療</td><td rowspan="2">不要</td><td colspan="2" rowspan="2">開頭外圧術（救命目的）</td><td>症例により開頭血腫除去術</td><td>コイル塞栓術
脳動脈瘤クリッピング術</td></tr>
<tr><td colspan="2">症例により脳室ドレナージ</td></tr>
<tr><td rowspan="2">亜急性期～維持期の外科治療（再発予防）</td><td rowspan="2">不要</td><td colspan="2">頭蓋外・頭蓋内バイパス術</td><td rowspan="2"></td><td rowspan="2">＊血管攣縮（発症 5 ～ 15 日後）に対してファルジル，オザグレルナトリウムの点滴</td></tr>
<tr><td>頸動脈内膜剥離術
頸動脈ステント留置術</td><td></td></tr>
<tr><td>リハビリテーション・口腔ケア</td><td colspan="5">基本的に急性期から開始</td></tr>
</table>

一方，大脳梗塞ではその周囲に浮腫を生じるため，グリセロールなどの抗浮腫薬が使用される．また，脳梗塞周囲は血流が乏しく，脳梗塞へ移行しやすい組織（ペナンブラ）が存在する．このペナンブラを保護するためエダラボンの点滴がなされる．

B. 内服治療

脳梗塞では急性期から再発予防が開始される．脳血栓症（ラクナ梗塞・アテローム血栓性脳梗塞）では，抗血小板薬が再発予防として使用される．

心原性脳塞栓症では，ワルファリンや非ビタミンＫ阻害経口抗凝固薬（Non-vitamin K antagonist oral anticoagulants：NOACs）とよばれる抗凝固薬（ダビガトラン，リバーロキサバン，アピキサバン，エドキサバン）が用いられる．ただしNOACsは非弁膜症性心房細動にのみ有効性が示されているため，人工弁患者にはまだ使用できない．

これらの治療に加え，高血圧や脂質異常症，糖尿病といった治療がなされる．

C. 外科治療

脳梗塞の外科治療には２つの意味合いがある．１つは急性期に生命を助けるためのもので，開頭外減圧がある．脳浮腫などにより脳ヘルニアをきたす危機的状況において考慮される．

もう１つは内服治療に加えた再発予防治療である．頸動脈内膜剥離術や頸動脈ステント留置術は，頸動脈狭窄を改善させ，脳血流の改善を図る外科治療であり，頭蓋外・頭蓋内バイパス術は，頭皮を養う頭蓋外の動脈（主に浅側頭動脈）と脳を養う頭蓋内の動脈（主に中大脳動脈）を吻合し，脳血流を保つ外科治療である．

(3) 脳内出血・くも膜下出血の治療

脳内出血は，その血腫量が大きければ外科的に除去（血腫除去術）を行う．内科的治療の主体は血圧の管理ならびに，脳浮腫に対する抗浮腫薬の投与となる．

くも膜下出血では厳密な血圧管理と鎮静に加え，再破裂予防が第一の治療である．カテーテルを用いた血管内治療（コイル塞栓術）や，開頭下で行う脳動脈クリッピング術がなされる．発症５～15日後に脳梗塞の原因となる血管攣縮が生じることがあり，ファルジルやオザグレルナトリウムの点滴静注が行われる．

これら出血性脳卒中では脳室内への出血などで，急性水頭症を生じた場合，脳室ドレナージなどが行われる．

看護師が特に観察すべきこと

脳卒中は発症直後が最も軽症であり，時間とともに神経症状が増悪する例が多い．特に頭蓋内圧亢進所見の１つであるクッシング現症（血圧上昇，脈圧の増大，徐脈）が出現した場合は生命の危険がある．

最後に

重篤な脳卒中では前述した頭蓋内圧亢進のほか，肺水腫やたこつぼ型心筋症などの併発や，肺炎などの感染症を生じることもある．神経所見増悪や新たな症状の出現に留意することに加え，全身の観察が重要な疾患である．

〈竹川英宏　塚原由佳　平田幸一〉

3. 変性疾患

Points

- 神経変性疾患とは，神経系の特定部位（大脳皮質，錐体外路系，小脳系，運動系など）に生ずる，病態機序不明で進行性の神経細胞死に基づく疾患である．根治的治療がなく，いわゆる「難病」とよばれるものが多く含まれ，下記のような症候を示す．
  ①正常に発達機能した後に，いつとはなしに発症する
  ②緩徐に進行（数年～10年以上）する
  ③遺伝子異常あるいは遺伝的素因を認めることが多い
  ④機能的・解剖学的に関連した構造（神経系）が侵されやすい
- 分類
  ①大脳皮質を侵す疾患：認知症（アルツハイマー病など）
  ②錐体外路系を侵す疾患：不随意運動，筋緊張の異常（パーキンソン病，多系統萎縮症など）
  ③小脳系を侵す疾患：運動失調（脊髄小脳変性症，多系統萎縮症など）
  ④運動神経系を侵す：筋力低下，筋萎縮（筋萎縮性側索硬化症など）

認知症をきたす神経変性疾患

認知症とは，一旦正常に発達した知的機能が持続的に低下し，複数の認知障害があるために社会生活に支障をきたすようになった状態と定義されている．認知機能として，記憶，見当識，言語能力，判断力，計画性などが含まれるが，一般的に，記憶の障害，すなわち「もの忘れ」で気づかれることが多い．認知症をきたす原因疾患は数多くあるが，神経変性疾患では，アルツハイマー病，レビー小体型認知症，前頭側頭葉変性症などが代表的なものである．

(1) アルツハイマー病（アルツハイマー型認知症）

アルツハイマー病は，高齢者で起こる認知症のなかで最も数が多く，約40～60％を占めるとされる．記銘力障害（いわゆる物忘れ）が前景にたち，脳へのアミロイドベータ（Aβ）蛋白とタウ蛋白の蓄積がみられる疾患である．多くが孤発症例であり，一般的には65歳以降に発症するが，なかにはより若年で発症し，遺伝性を示す症例もある．遺伝性を示すアルツハイマー病の原因として，プレセニリン1と2，アミロイド前駆体蛋白質の遺伝子変異が同定されている．またアポリポ蛋白質Eにはε2，ε3，ε4の対立遺伝子があるが，そのうちε4を有する者はアルツハイマー病に罹患する危険性が高いことが知られている．

A. 症状

初期には物忘れで発症することが多く，特に新しいことが覚えられない（記銘力障害）が，昔のこと（遠隔記憶）はよく覚えているという特徴がある．また日時の見当識も侵されやすく，日付や曜日，自分の年齢を間違えたりする．加えて，失語や失行，失認などの高次脳機能障害や実行機能障害（計画をたてる，組織化する，順序立てる，抽象化することの障害）を示したりする．不安や抑うつ傾向を示すこともあるが，一般的に人格・礼節は保たれる．病気の進行に従い，次第に記憶全般が侵され，意欲の低下，発話量の減少，逆に易刺激性の亢進（怒りっぽくなる），昼夜逆転，失禁・失便，徘徊，失行，失認などみられるようになり，社会生活全般に介助を要するようになる．末期には，無動，無言，寝たきりの状態に至る．

B. 診断

外来で，「物忘れ」を簡便に検査する質問票として，改訂長谷川式簡易認知機能評価スケールやmini-mental state examination（MMSE）などがあるが，あくまで目安であり，「社会生活に支障」をきたしているか否かは，問診などによって判断する．物忘れで受診する患者のなかには，自らの症状に気づかず，家族に連れられてようやく受診する方も多く，問診をとる際には，患者本人のみならず，家族からも情報を得るようにしなければならない．

C. 検査

血液検査は，認知症の原因となるほかの疾患（甲状腺機能低下症，ビタミン B_{12} や葉酸欠乏症，ニコチン酸欠乏症，高カルシウム血症，神経梅毒，エイズなど）を除外する目的で行う．髄液検査では，A β とタウ蛋白を測定することで，診断に役立てようとする研究が行われている．

頭部 MRI/CT では，頭頂葉や側頭葉，海馬の萎縮がみられ，徐々に大脳全体の萎縮へと至る．同時に，脳血管性認知症を示唆する所見の有無や，硬膜下血腫，正常圧水頭症，脳腫瘍など認知症の原因となる病変の有無をチェックする．

脳血流シンチでは，初期では後部帯状回や楔前部，頭頂−後頭移行部の血流低下が特徴とされている．

病理では，A β 蛋白が神経細胞外に蓄積した老人斑やタウ蛋白が細胞質内に沈着する神経原線維変化がみられる．この A β 蛋白の蓄積を画像で捉えようとする「アミロイドイメージング」という検査法の開発も行われており，今後の診断に活用されることが期待される．

D. 治療

進行を遅らせる薬剤として，コリンエステラーゼ阻害薬と NMDA 受容体拮抗薬がある．

コリンエステラーゼ阻害薬は，記憶に関わる神経伝達物質のアセチルコリンを分解する酵素（アセチルコリンエステラーゼ）を阻害することで，アセチルコリンを増加させ，症状を緩和する．また，NMDA 受容体拮抗薬は，過剰なグルタミン酸により活性化される NMDA 受容体を抑制することで，神経障害を防ぐとされている．

(2) レビー小体型認知症

認知症の原因となる神経変性疾患のうちでは，アルツハイマー病に次いで多い疾患である．

パーキンソン病で認められるレビー小体が，大脳皮質全体の神経細胞内に認められることから名づけられた疾患である．動揺性（日によって変動する）の物忘れ，パーキンソン症状，明瞭な幻視が特徴とされる．

A. 症状

①中核的特徴

- 注意や覚醒レベルの顕著な変動を伴う動揺性の認知機能障害
- 具体的で詳細な内容の，繰り返し出現する幻視
- 誘因が明らかでないパーキンソン症状

②示唆的特徴

- レム睡眠期行動異常（眠りこんでいるときに，突然起き上がって，大声をあげたり，暴れたりする）
- 抗精神病薬に対する過剰な反応
- 大脳基底核のドパミントランスポーターの減少を支持する画像所見

中核的特徴のうち2つを満たせばDLBの診断はほぼ確実で，1つではDLB疑いとなる．また中核的特徴1つに加えて示唆的特徴が1つ以上あればDLBほぼ確実となり，また中核症状がないが，示唆的特徴が1つ以上であればDLB疑いとなる．

診断的特異性が証明されていないものの，DLBにみられる症状として下記があげられる（支持的特徴）．

- 繰り返す転倒・失神
- 一過性で原因不明の意識障害
- 高度の自律神経障害（起立性低血圧，尿失禁など）
- 幻視以外の幻覚
- 系統化された妄想
- うつ症状
- CT/MRIで内側側頭葉が比較的保たれる
- 脳血流PET/SPECTで後頭葉に目立つ取り込み低下
- MIBG心筋シンチグラフィで取り込み低下
- 脳波で徐波化および側頭葉の一過性鋭波

B. 検査

ドパミントランスポーターを検査するDAT scanが2014年1月より保険診療で使われるようになったが，DLBでは大脳基底核での集積減弱を示す．また支持的特徴にも記したが，脳血流シンチでは後頭葉の血流低下を認め，MIBG心筋シンチグラフィでは，パーキンソン病と同様に取り込み低下を示す．

C. 治療

アルツハイマー病の治療薬である抗コリンエステラーゼ阻害薬が，2011年に本症の治療

薬としても認可された．パーキンソン症状や幻視などに対して，抗パーキンソン病薬や抗精神病薬が投与されるが，示唆的特徴にもあるとおり，少量でも過敏に反応し，幻覚，せん妄などを引き起こすことがあるので注意が必要である．

(3) 前頭側頭葉変性症

物忘れはあまり目立たないが，性格変化，異常な行動，言語の障害などのため社会生活に支障をきたし，前頭葉や側頭葉に限局した脳萎縮を認める疾患が前頭葉側頭葉変性症（fronto-temporal lober degeneration：FTLD）である．

FTLD は前頭側頭型認知症，進行性非流暢性失語，意味性認知症の 3 病型に分類されるが，後の 2 つは言語障害が前景に立ち，かつ非常にまれな疾患であるので，ここでは前頭側頭型認知症について説明する．

前頭側頭型認知症の多くは 65 歳以前，40 ～ 60 歳で発症する．性格変化と社会的行動の障害が目立つが，知覚，空間的能力，行為，記憶といった能力は比較的良好に保たれる．

病初期より，対人行動の障害，脱抑制，情意鈍麻，病識の欠如があり社会生活を困難とする．

身だしなみに無頓着となり，同じ動作を繰り返したり，こだわる，常同行動や強迫的行動もみられる．また話や日常会話のなかに常同的，惰性的で同じ内容の言葉が繰り返される滞続言語も特徴とされる．

食事の嗜好が変化したり，過食や飲酒・喫煙の増加，手に持ったものを口に運んで食べようとする口唇傾向などもみられることがある．

筋萎縮や筋力低下を示す運動ニューロンの変性を合併することもある．

A．検査

頭部 CT/MRI 検査で，前頭葉ないし側頭葉に限局した萎縮を認め，脳血流シンチでも同部位の血流が低下している．

脳の残存神経細胞にタウ蛋白や TDP-43，FUS などの異常蛋白が蓄積しており，どの蛋白が蓄積したかにより病理的に再分類しようとする試みも行われている．

B．治療

有効な治療薬はないが，過度の異常行動や迷惑行為に対して，鎮静を目的に抗精神病薬を処方することがある．

錐体外路系を侵す疾患

(1) パーキンソン病（パーキンソン症候群）

中脳黒質のドパミン神経細胞が減少し，安静時振戦，無動・寡動（かどう），強剛（固縮），姿勢反射障害を 4 大症状として呈する疾患であり，神経変性疾患のなかでは最も患者数が多い．有病率は人口 10 万人あたり 150 人程度とされている．50 ～ 65 歳で発症することが多いが，なかには 40 歳以下で発症する若年性パーキンソン病もあり，遺伝子異常を有する症例も明らかとなっている．

A. 症状

初発症状としては手指の振戦（図1）が最も多く，4～6 Hz で左右どちらかに強くみられることが多い．次第に4大症状がそろってくるが，動作や歩行がのろく拙劣となる無動・寡動には，表情が乏しくなる仮面様顔貌や発声が単調で小声となる症状も含まれる．筋緊張の異常である強剛（固縮）は，振戦同様左右差があることが多く，手首や肘関節に初発することが多い．特に歯車様強剛（固縮）が特徴的とされている．歩隔が狭くなる小刻み歩行やすくみ足（歩き始めや方向転換時に目立つ）などの歩行障害も特徴的である．歩行時の姿勢は，上体が傾き，背中が丸まった前傾前屈姿勢となり（図2），腕の振りも小さくなっている．体のバランスを崩したときに立ち直ることが難しくなる姿勢反射障害は，重症化するにつれみられるようになる症状である．

上記の4大症状に加えて，意欲の低下，認知機能障害，幻視，幻覚，妄想などの非運動症状，睡眠障害（昼間の過眠，レム睡眠期行動異常），自律神経障害（便秘，頻尿，発汗異常，起立性低血圧），嗅覚の低下，痛みやしびれ，浮腫などのさまざまな合併症状がある．明らかに認知症を合併した症例は，前記のレビー小体型認知症と診断される．

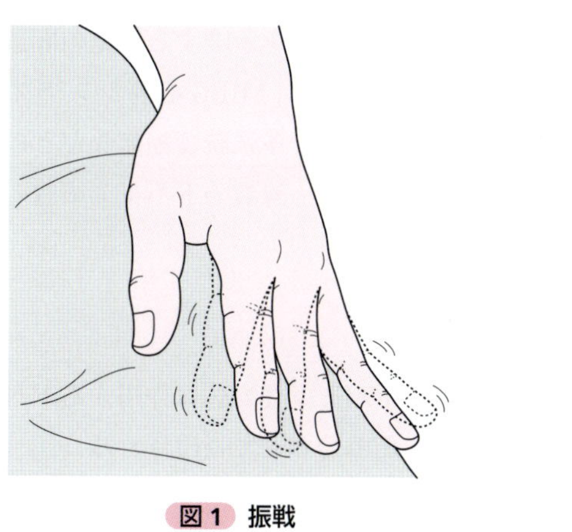

図1 振戦

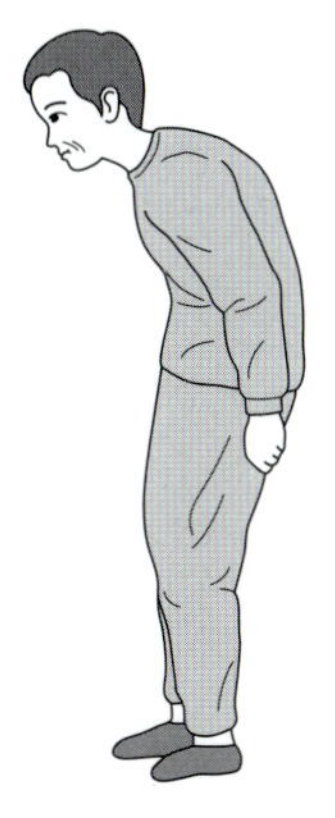

図2 前屈姿勢

B. 診断基準

次の1～5のすべてを満たすものをパーキンソン病と診断する．

1. 経過は進行性である．
2. 自覚症状で以下のうちいずれか1つ以上がみられる．
   A: 安静時のふるえ（四肢または顎に目立つ）
   B: 動作がのろく拙劣
   C: 歩行がのろく拙劣
3. 神経所見で以下のうち，いずれか1つ以上がみられる．
   A: 毎秒4～6回の安静時振戦
   B: 無動・寡動（仮面様顔貌，低く単調な話しかた，動作の緩除・拙劣，姿勢変換の拙劣）
   C: 歯車現象を伴う筋固縮

D: 姿勢・歩行障害: 前傾姿勢（歩行時に手の振りが欠如，突進現象，小刻み歩行，立ち直り反射障害）

4. 抗パーキンソン病薬による治療で，自覚症状・神経所見に明らかな改善がみられる.
5. 鑑別診断で以下のものが除外できる.
   A: 脳血管障害のもの
   B: 薬剤性のもの
   C: その他の脳変性疾患

鑑別として，病初期の振戦が目立つ時期には本態性振戦との鑑別が重要となるが，DAT scan が鑑別に有用であり，本態性振戦では異常は認められない. 4 大症状のいくつかを呈し，後述のパーキンソン病薬が効きにくいパーキンソン症候群の鑑別が問題となるが，服薬歴を詳細に聴取することで薬剤性パーキンソン症候群を除外し，頭部画像や DAT scan, MIBG 心筋シンチグラフィで脳血管障害性パーキンソン症候群や他の変性疾患との鑑別を行うようにする.

C. 検査

頭部 CT/MRI で，多発性脳梗塞，被殻の萎縮，脳幹萎縮，著明な脳室拡大，著明な大脳萎縮など，パーキンソン症候群の原因となる疾患を示唆する所見の有無を確認する.

DAT scan では基底核での集積低下がある. また MIBG 心筋シンチグラフィでは，取り込み低下を示すことが多く，進行性核上性麻痺や多系統萎縮症などとの鑑別に役立つ.

病理では，肉眼的に中脳黒質の色素脱失があり，黒質のドパミン細胞の減少と神経細胞内にレビー小体を認める.

D. 治療

【薬物治療】

パーキンソン病の薬物治療は，L-ドパとドパミン受容体に作用するドパミンアゴニストが基本となる. その他下記の薬剤があり，組み合わせて使用される.

- モノアミン酸化酵素 B（MAOB）阻害薬

  ドパミンの分解酵素である MAOB を阻害することでドパミン濃度を上げる.

- カテコール -O- メチル基転移酵素（COMT）阻害薬

  L-ドパの代謝に関わる COMT 活性を阻害することで，ドパの半減期を伸ばす.

- アマンタジン

  早期のパーキンソン病や，ドパミン誘発性ジスキネジアに有効.

- 抗コリン薬

  抗コリン薬は，早期パーキンソン病の振戦を含めた全般症状を改善し得るが，認知症のある患者および高齢者には投与を控えるべきとされている.

- ドロキシドパ

  すくみ足や運動症状全般に効果がある.

- ゾニサミド

  抗てんかん薬として開発されたが，線条体でのドパミン量増加，ドパミン放出促進，中等度のMAOB阻害作用によりパーキンソン病の治療薬として認可された．

● アデノシン受容体拮抗薬

ウェアリング－オフを軽減する．

薬物治療を開始した当初は，薬剤への反応も良く，症状の改善が得られる．しかし，5～6年内服治療を継続していると，症状が動揺するウェアリング-オフ現象，突然効果が切れてしまうオン－オフ現象がみられるようになる．また内服治療の副作用として現れる不随意運動，ジスキネジアも問題となってくる．

内服治療開始して10年以上経過すると，徐々に薬剤への反応も悪くなり，次第にADLも低下して，寝たきりとなってくる．

近年，症状を緩和したり，内服量の減量を図る目的で，定位脳手術を行うことがある．

治療法として，電気的な刺激を与える電極を植え込む刺激術と凝固術（破壊術）がある．対象として，①視床，②淡蒼球，③視床下核の3カ所があるが，視床下核では刺激術のみが行われる．

運動失調を主症状とする疾患

(1) 脊髄小脳変性症 / 多系統萎縮症

脊髄，小脳が侵され，運動失調が前景にたつ疾患である（図3）．さまざまな病型があり，小脳でも，小脳虫部あるいは半球が強く侵されるもの，脊髄が主に侵されるものなどがある．小脳症状のみの純粋小脳型，また網膜色素変性症や皮膚症状，末梢神経障害など，脊髄・小脳以外にも病変を有する症例もある．

小脳系以外に，錐体外路系，自律神経系も侵されるものは多系統萎縮症と診断される．もともと小脳が主に侵されるものをオリーブ橋小脳萎縮症，錐体外路症状のパーキンソン症状が目

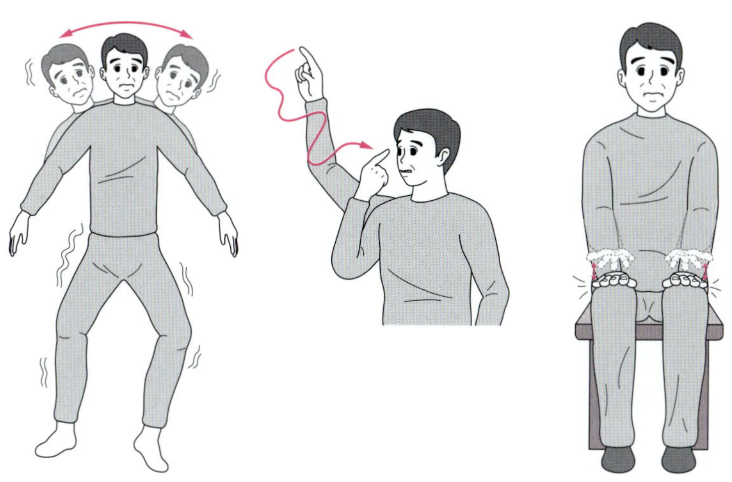

図3 左：失調性歩行（酩酊様），中央：指鼻指試験あるいは膝踵試験の動揺，右：反復拮抗運動の拙劣

立つ線条体黒質変性症，自律神経症状主体のシャイ・ドレーガー症候群と診断されていたものが，実は同一疾患とみなされるようになり，多系統萎縮症としてまとめられた経緯がある．

脊髄小脳変性症の約70%，多系統萎縮症の大多数は家族歴が明らかではない孤発症例である．家族歴のある症例では，その多くが常染色体優性遺伝を示すが，まれに常染色体劣性遺伝の家系もある．これら遺伝性を示す脊髄小脳変性症においても多数の原因遺伝子が明らかとなってきている．

A. 原因

孤発症例の原因はいまだ不明である．遺伝性の脊髄小脳変性症では多くの原因遺伝子が同定され，その翻訳領域のCAG配列（グルタミンに翻訳される）が異常に長くなっていたり，非翻訳領域の3～6塩基の繰り返し配列が伸長しているもの，あるいは塩基の点変異や欠失が見出されたりしている．しかしながら，その詳細な病態はまだ解明されておらず，したがって，根治的な治療法の開発には結びついていない．

それぞれの疾患の診断基準を下記に示す．

B. 治療

根治的な治療はない．失調症状を緩和する薬剤として，甲状腺刺激ホルモン放出ホルモンないしその誘導体であるプロチレリン酒石酸塩水和物やタルチレリン水和物が処方されるが，自覚的に効果を認識できない患者も多くいる．

また失調以外の症状に関しては対症的に行われる．多系統萎縮症のパーキンソン症状に対して，L- ドパなどの抗パーキンソン病薬が処方されることもあり，初期には効果が認められることもある．起立性低血圧に対して昇圧剤，フロリネフなどが処方される．頻尿，尿閉などの排尿障害に対しても対症的に治療薬が処方される．

(2) 脊髄小脳変性症の診断基準

A. 主要項目

脊髄小脳変性症は，運動失調を主要症候とする神経変性疾患の総称であり，臨床，病理あるいは遺伝子的に異なるいくつかの病型が含まれる．臨床的には以下の特徴を有する．

①小脳性ないしは後索性の運動失調を主要症候とする．

②徐々に発病し，経過は緩徐進行性である．

③病型によっては遺伝性を示す．その場合，常染色体優性遺伝性であることが多いが，常染色体劣性遺伝性の場合もある．

④その他の症候として，錐体路症候，パーキンソニズム，自律神経症候，末梢神経症候，高次脳機能障害などを示すものがある．

⑤頭部のMRIやX線CTにて，小脳や脳幹の萎縮を認めることが多いが，病型や時期によっては大脳基底核病変や大脳皮質の萎縮などを認めることもある．

⑥以下の原因による二次性脊髄小脳失調症を鑑別する：脳血管障害，腫瘍，アルコール中毒，ビタミン B_1, B_{12}，葉酸欠乏，薬剤性（フェニトインなど），炎症〔神経梅毒，多発性硬化症，傍腫瘍性，免疫介在性小脳炎（橋本脳症，グルテン失調症，抗GAD

抗体小脳炎)〕, 甲状腺機能低下症など.

B. 診断確度の分類

- definite: 脊髄小脳変性症に合致する症候と経過があり, 遺伝子診断か神経病理学的診断がなされている場合.
- probable:
  (1) 脊髄小脳変性症に合致する症候があり, 診断基準の主要項目①, ②, ⑤および⑥を満たす場合.
  または,
  (2) 当該患者本人に脊髄小脳変性症に合致する症状があり, かつその家系内のほかの発症者と同一とみなされる場合 (遺伝子診断がなされていない場合も含む).
- possible: 脊髄小脳変性症に合致する症候があり, 診断基準の主要項目①, ②, ⑤を満たすが, ⑥が除外できない場合.

(3) 多系統萎縮症の診断基準

A. 共通事項

成年期 (> 30 歳以降) に発症する. 主要症候は小脳性運動失調, パーキンソニズム, 自律神経障害である. 発症初期から前半期にはいずれかの主要症候が中心となるが, 進行期には重複してくる. ほとんどは孤発性であるが, ごくまれに家族発症がみられることがある.

B. 主要症候

①自律神経障害: 排尿障害, 勃起障害 (男性の場合), 起立性低血圧, 発汗低下など.

②小脳性運動失調: 失調性歩行と構音障害, 四肢の運動失調, もしくは小脳性眼球運動障害.

③パーキンソニズム: 動作緩慢, 筋固縮, 姿勢保持障害が主で振戦などの不随意運動はまれである. 特にパーキンソニズムは本態性パーキンソン病と比較してレボドパへの反応に乏しく, 進行が早いのが特徴である. たとえば, パーキンソニズムで発病して 3 年以内に姿勢保持障害, 5 年以内に嚥下障害をきたす場合は MSA の可能性が高い.

④錐体路徴候: 腱反射亢進とバビンスキー症候・チャドック反射陽性.

C. 画像検査所見

① MRI: 小脳・橋の萎縮を認め※, 橋に十字状の T2 高信号, 中小脳脚の T2 高信号化を認める. 被殻の萎縮と外縁の直線状の T2 高信号, 鉄沈着による後部の低信号化を認めることがある.
(※X 線 CT で認める小脳と脳幹萎縮も, 同等の診断的意義があるが, 信号変化をみられる MRI が望ましい)

②PET/SPECT：小脳・脳幹・基底核の脳血流・糖代謝低下を認める．黒質線条体系シナプス前ドパミン障害の所見を認めることがある．

D. 病型分類

①初発症状による分類（MSAの疾患概念が確立する以前の分類）

- オリーブ橋小脳萎縮症：小脳性運動失調で初発し，主要症候であるもの．
- 線条体黒質変性症：パーキンソニズムで初発し，主要症候であるもの．
- シャイ・ドレーガー症候群：自律神経障害で初発し，主要症候であるもの．

②国際的Consensus criteriaによる分類

- MSA-C：診察時に小脳性運動失調が主体であるもの
- MSA-P：診察時にパーキンソニズムが主体であるもの

E. 診断確度の分類

①possible MSA：パーキンソニズム，小脳症候に自律神経症候（②の基準に満たない程度の起立性低血圧や排尿障害，睡眠時無呼吸，勃起不全）を伴い，かつ錐体路徴候が陽性であるか，もしくは画像検査所見（MRI，もしくはPET/SPECT）の基準を満たすもの．

②probable MSA：レボドパに反応性の乏しいパーキンソニズム（運動緩慢と固縮）もしくは小脳症候のいずれかに明瞭な自律神経障害を呈するもの（抑制困難な尿失禁，残尿などの排尿力低下，勃起障害，起立後3分以内において収縮期血圧が30mmHgもしくは拡張期血圧が15mmHg以上の下降，のうちの1つを認める）．

③definite MSA：剖検により病理学的に確定診断されたもの．

F. 鑑別診断

皮質性小脳萎縮症，遺伝性脊髄小脳変性症，二次性小脳失調症，パーキンソン病，皮質基底核変性症，進行性核上性麻痺，レビー小体型認知症，二次性パーキンソニズム，純粋自律神経不全症，自律神経ニューロパチーなど．

運動ニューロンが侵される疾患

(1) 筋萎縮性側索硬化症

筋萎縮性側索硬化症は，中年期以降に発症する，一次運動ニューロンと二次運動ニューロンの両者が侵される疾患である．症状は，徐々に構音・嚥下筋や呼吸筋を含む全身の筋萎縮と脱力のため寝たきりとなり，呼吸筋の補助を行わなければ平均2～5年で死に至る神経難病の1つである．

A. 原因

筋萎縮性側索硬化症の大多数を占める孤発例の原因についてはいまだ不明という状況である．筋萎縮性側索硬化症の5～10%に遺伝性が認められ，その多くが常染色体優性遺伝を示す．*SOD1*など多くの原因遺伝子が明らかとなってきている．

B. 疫学

発病率は10万人当たり0.4～1.9人，有病率は10万人当たり2～7人とされ，性別では，男女の比率が約2：1とされ，男性に多く発症する．また発病のピークは5～60歳代である．

C. 症状

一次および二次運動ニューロンが障害されると以下のような症状が認められる．

● 一次運動ニューロンの障害
巧緻運動の障害
麻痺筋の筋緊張が高まる痙縮
深部腱反射の亢進
病的反射陽性〔ホフマン（Hoffman）反射，バビンスキー（Babinski）反射など〕

● 二次運動ニューロンの障害
筋力低下
筋緊張の低下
筋萎縮
筋線維束性収縮
深部腱反射の減弱ないし消失

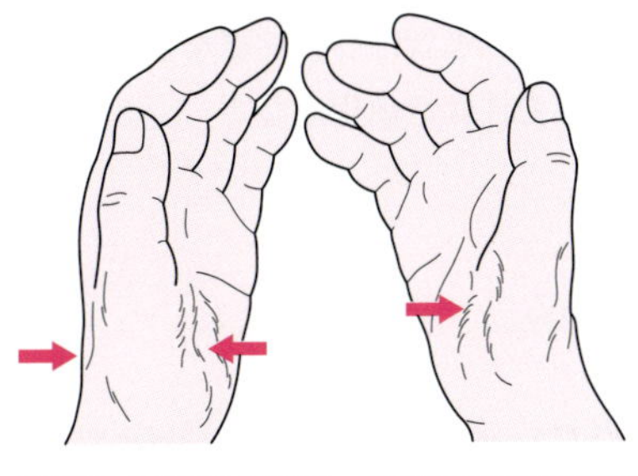
図4　母指球の萎縮，背側骨間筋の萎縮

筋萎縮性側索硬化症は進行性に全身の脱力を呈する疾患であるが，その初発部位はさまざまで一般的に両手から発症する例が多いとされているが（図4），下肢の脱力で発症するもの，構音・嚥下障害などの球症状で発病するもの，またごくまれに呼吸筋麻痺にて発症する症例もある．また筋萎縮性側索硬化症と診断するためには，全身の運動ニューロンが障害されている所見が必要であるが，時間経過を追って症候の進行をみる必要がある．

筋萎縮性側索硬化症では，眼球運動障害，膀胱直腸障害，感覚障害，褥瘡をきたすことは少なく，陰性4徴候とよばれている．

D. 診断基準

次に示す診断基準は，El Escorial改訂Airlie House診断基準を取り入れながら，わが国において従来用いられてきた厚生労働省特定疾患神経変性疾患調査研究班の診断基準を改訂して2003年度に神経変性疾患に関する研究班により作成されたものである．

【主要項目】

(1) 以下の①～④のすべてを満たすものを，筋萎縮性側索硬化症と診断する．

①成人発症である．

②経過は進行性である．

③神経所見・検査所見で，下記の1か2のいずれかを満たす．

身体を，a. 脳神経領域，b. 頸部・上肢領域，c. 体幹領域（胸髄領域），d. 腰部・下肢領域の4領域に分ける（領域の分けかたは，表1を参照）．

下位運動ニューロン徴候は，(2) 針筋電図所見（①または②）でも代用できる．

1. 1つ以上の領域に上位運動ニューロン徴候を認め，かつ2つ以上の領域に下位運動ニューロン症候がある．
2. *SOD1* 遺伝子変異など既知の家族性筋萎縮性側索硬化症に関与する遺伝子異常があり，身体の1領域以上に上位および下位の運動ニューロン徴候がある．

④下記の鑑別診断であげられた疾患のいずれでもない．

(2) 針筋電図所見

①進行性脱神経所見: 線維性収縮電位，陽性鋭波など．

②慢性脱神経所見: 長持続時間，多相性電位，高振幅の大運動単位電位など．

(3) 鑑別診断

①脳幹・脊髄疾患: 腫瘍，多発性硬化症，頸椎症，後縦靱帯骨化症など．

②末梢神経疾患: 多巣性運動ニューロパチー，遺伝性ニューロパチーなど．

③筋疾患: 筋ジストロフィー，多発筋炎など．

④下位運動ニューロン障害のみを示す変性疾患: 脊髄性進行性筋萎縮症など．

⑤上位運動ニューロン障害のみを示す変性疾患: 原発性側索硬化症など．

【参考事項】

(1) *SOD1* 遺伝子異常例以外にも遺伝性を示す例がある．

(2) まれに初期から痴呆を伴うことがある．

(3) 感覚障害，膀胱直腸障害，小脳症状を欠く．ただし一部の例でこれらが認められることがある．

(4) 下肢から発症する場合は早期から下肢の腱反射が低下，消失することがある．

(5) 身体領域の分けかたと上位・下位運動ニューロン徴候は表1のようである．

表1 身体領域の分けかたと上位・下位運動ニューロン徴候

	a. 脳神経領域	b. 頸部・上肢領域	c. 体幹領域（胸髄領域）	d. 腰部・下肢領域
上位運動ニューロン徴候	下顎反射亢進 口尖らし反射亢進 偽性球麻痺 強制泣き・笑い	上肢腱反射亢進 ホフマン反射亢進 上肢痙縮 萎縮筋の腱反射残存	腹壁皮膚反射消失 体幹部腱反射亢進	下肢腱反射亢進 下肢痙縮 バビンスキー徴候 萎縮筋の腱反射残存
下位運動ニューロン徴候	顎，顔面 舌，咽・喉頭	頸部，上肢帯， 上腕	胸腹部，背部	腰帯，大腿， 下腿，足

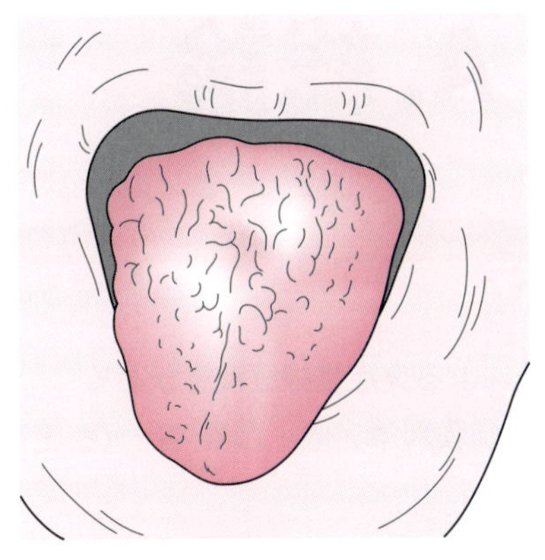

図 5　舌の萎縮と線維束性収縮

E. 検査・確定診断

筋萎縮性側索硬化症の診断は，全身性，進行性の筋萎縮や脱力がみられるか，または筋電図検査において広範な部位に脱神経所見が認められ，画像検査において責任病巣となり得る圧迫，腫瘍病変などが除外されてなされる．

F. 治療

筋萎縮性側索硬化症の治療では，グルタミン酸拮抗剤であるリルゾールが進行を遅らせる薬剤として処方されているが，2015 年 6 月，フリーラジカル消去剤として脳梗塞の治療薬として使用されていたエダラボンが，同じく，筋萎縮性側索硬化症の進行を遅らせることが証明され，治療薬として認可された．

対症療法として，流涎に対して，抗コリン作用を有するアトロピン，トリフェキシルフェニジル，スコポラミンや β 遮断薬の効果が報告されている．疼痛や，精神不安に対しては，呼吸抑制などのリスクがあることを患者および家族に説明したうえで，麻薬を含む鎮痛薬，抗不安薬，抗うつ薬などが処方される．

筋萎縮性側索硬化症は，呼吸不全がその死因となることが多いが，適切な呼吸補助と全身管理を行えば長期の生存も期待できる．呼吸補助の方法として，まずマスクを用いた陽圧換気療法が選択されることが多いが，いずれ，気管切開による侵襲的な呼吸補助を行うかどうかの判断をすることになる．

また，嚥下障害の進行により（図 5），栄養不良，脱水，誤飲などの危険にもさらされる．現在，経皮的胃瘻造設術（percutaneous endoscopic gastrostomy：PEG）が比較的安全に施行できることから，球麻痺症状のある患者では，窒息，誤飲の危険を回避するために早めに PEG を施行しておくことが薦められる．

〈森田光哉〉

4. 感染症・炎症性疾患　A. 総論

Points

- 病原微生物の感染による感染性神経疾患と自己免疫による炎症性神経疾患がある.
- 感染性神経疾患では，発熱とともに髄膜刺激症状，髄膜刺激症候，頭蓋内圧（脳圧）亢進症状，脳の局在徴候が神経所見として重要である.
- 髄膜炎は，病因により発症からの臨床経過が異なるため，発症様式が病因の診断に役立つ.
- 脳脊髄液検査は，髄膜炎・脳炎の病原微生物の同定に最も重要な検査であり，画像検査は病変部位の診断に有用である.
- 脳波検査で特徴的な異常所見（PSD，PLEDs など）を呈する神経疾患（クロイツフェルト・ヤコブ病，単純ヘルペス脳炎）がある.
- 早期診断・早期治療が重要であり，原因となる病原微生物を推定・同定し，それに適応した薬物治療を行う.
- 発熱，激しい頭痛，嘔吐があったら，看護師は感染性神経疾患も疑い，項部硬直の有無を診る.
- 看護師は感染の危険がある脳脊髄液や血液の取り扱いには注意する.

感染性・炎症性神経疾患の概念

感染性神経疾患とは，感染性病原微生物（表 1, 2）が体内に侵入して，中枢神経系の組織や細胞の中で分裂増殖し発病するものである．すなわち病原微生物が中枢神経系に侵入して生じる炎症性反応により引き起こされる中枢神経系の感染症である．この炎症性反応とは，病原微生物の侵入による局所組織や細胞の変性・破壊，循環障害および増殖が組み合わされたものである．病原微生物は髄膜，脳・脊髄などを侵すが，一般的にウイルスはびまん性に，細菌・真菌は限局性に侵襲する.

ウイルスは核酸とタンパク質からなり，核酸としてデオキシリボ核酸 DNA ないしリボ核酸 RNA のどちらかをもっており，DNA ウイルスと RNA ウイルスに分ける（表 1, 2）．プリオンは核酸をもたない，プリオン蛋白を有する感染性粒子である.

炎症性神経疾患は，病原微生物の感染がなくて神経系に炎症性反応を生じるものであり，自己免疫性の病因が最も考えられる．炎症性脱髄疾患（多発性硬化症，急性散在性脳脊髄炎），炎症性筋炎（多発筋炎，皮膚筋炎），炎症性ニューロパチー（ギラン・バレー症候群，フィッシャー症候群，慢性炎症性脱髄性多発根神経炎，多巣性運動性ニューロパチー）などが代表的である．非ヘルペス性辺縁系脳炎も感染症ではなく，傍腫瘍症候群・自己免疫疾患として捉えられている.

ここでは主に感染性神経疾患について述べる.

表1 髄膜炎，脳炎・脳症の主な病原微生物

髄膜炎	病原微生物
細菌性	肺炎球菌，髄膜炎菌，インフルエンザ桿菌，大腸菌
結核性	抗酸菌（結核菌）
真菌性	クリプトコッカス，カンジダ，アスペルギルス
ウイルス性	
DNA ウイルス	ヘルペスウイルス属（単純ヘルペスウイルス 2 型，水痘・帯状疱疹ウイルス，サイトメガロウイルス）
RNA ウイルス	ムンプスウイルス，風疹ウイルス，ピコルナウイルス属（エンテロウイルス，コクサッキーウイルス），麻疹ウイルス，インフルエンザウイルス，ヒト免疫不全ウイルス（HIV-1）
好酸球性	寄生虫（広東住血線虫）
ライム病	ボレリア
脳炎・脳症	**病原微生物**
ウイルス性脳炎	
DNA ウイルス	ヘルペスウイルス属（単純ヘルペスウイルス 1 型，水痘・帯状疱疹ウイルス，サイトメガロウイルス，ヒトヘルペス 6，7 型，エプスタイン・バーウイルス），JC ウイルス，アデノウイルス
RNA ウイルス	アルボウイルス属（日本脳炎ウイルス），ムンプスウイルス，風疹ウイルス，ピコルナウイルス属（エンテロウイルス，コクサッキーウイルス），麻疹ウイルス，狂犬病ウイルス，インフルエンザウイルス，HIV-1
クロイツフェルト・ヤコブ病	プリオン
トキソプラズマ脳炎	原虫
神経梅毒	スピロヘーター（梅毒トレポネーマ）
破傷風	破傷風菌
脳膿瘍	ブドウ球菌，連鎖球菌，大腸菌

表2 神経系の代表的ウイルス感染症

ウイルス	感染性神経疾患
RNA ウイルス	
アルボウイルス：日本脳炎ウイルス	日本脳炎
パラミクソウイルス：麻疹ウイルス	亜急性硬化性全脳炎
インフルエンザウイルス	インフルエンザ関連脳症
レトロウイルス：ヒト免疫不全ウイルス（HIV）	エイズ脳症（HIV-1 関連認知/運動コンプレックス）
HTLV-1 ウイルス	ヒト T リンパ球向性ウイルス脊髄症（HAM）
エンテロウイルス：ポリオウイルス	急性脊髄前角炎（ポリオ）
DNA ウイルス	
単純ヘルペスウイルス 1，2 型	単純ヘルペス脳炎，髄膜炎，脊髄炎
パポバウイルス：JC ウイルス	進行性多巣性白質脳症
エプスタイン・バーウイルス	急性小脳失調症（急性小脳炎）

感染性神経疾患の種類

病原微生物が感染する神経系の部位により，髄膜炎，脳炎，脊髄炎，筋炎に分類される．神経系ウイルス感染症の代表的疾患を表2に示す．感染部位による主な感染性神経疾患の種類を表3に示すが，出現する神経症状は病変部位により異なる．

表3 病変部位と感染性神経疾患

感染部位	主な感染性神経疾患
髄膜	髄膜炎（細菌性，ウイルス性，結核性，真菌性），ライム（Lyme）病
大脳	単純ヘルペス脳炎，日本脳炎，脳膿瘍，プリオン病（クロイツフェルト・ヤコブ病，クールー），亜急性硬化性全脳炎，進行性多巣性白質脳症，エイズ（AIDS）脳症，神経梅毒（進行麻痺），*非ヘルペス性急性辺縁系脳炎
脳幹・小脳	脳幹脳炎：ビッカースタッフ型脳幹脳炎，ライム病，急性小脳炎
脳室	脳室上衣炎
脊髄	急性脊髄前角炎（ポリオ），神経梅毒（脊髄癆），ライム病，HAM
筋肉	急性ウイルス性筋炎（インフルエンザ，コクサッキーウイルス）

*：炎症性神経疾患

感染症状および神経症状

全身性の炎症症状としては，発熱，全身倦怠感，食欲不振がみられる．感染症では発熱が最も重要な全身症状であるが，クロイツフェルト・ヤコブ病などのプリオン病の様に発熱を認めない感染症もある．炎症性神経疾患でも発熱はみられない．

中枢神経系の感染症では，髄膜刺激症状（頭痛，嘔気，嘔吐）が特徴的な自覚症状である．病態の脳実質への進行に伴い，意識障害，けいれん，記憶障害，精神症状，感覚および運動障害などの神経症状（脳の局在徴候）が出現する．

神経学的所見としては，髄膜刺激症候（項部硬直，ケルニッヒ徴候，ブルジンスキー徴候），頭蓋内圧（脳圧）亢進症状（激しい頭痛，嘔吐，うっ血乳頭：乳頭浮腫，羞明，徐脈）および脳や脊髄の局在徴候がみられる．

看護師は，発熱，激しい頭痛，嘔気，嘔吐がみられたら，髄膜炎などの感染性神経疾患を疑い，項部硬直，ケルニッヒ徴候の有無を診る．

発症経過による分類

発症からの臨床経過により，急性，亜急性，慢性発症に分類する．

症状のピークが1～2週間のものを急性発症，2～4週間のものを亜急性発症とよび，慢性発症は1カ月以上にわたって症状が進行するものである．また，プリオン病のように，病原微生物が脳内に感染してから発症するまでの潜伏期が非常に長いときは，遅発性や晩発性ともよばれる．

表4に発症経過と主な感染性神経疾患を示すが，神経症状の臨床経過からある程度，感染性神経疾患の鑑別が可能となるので，発症経過は重要な診療情報である．

表4 発症形式と感染性神経疾患

発症経過	主な感染性神経疾患
急性発症	細菌性髄膜炎，ウイルス性髄膜炎，単純ヘルペス脳炎，日本脳炎，脳幹脳炎，ポリオ，*非ヘルペス性急性辺縁系脳炎
亜急性発症	結核性髄膜炎，真菌（クリプトコッカス）性髄膜炎，エイズ脳症，ライム病，脳膿瘍
慢性ないし遅発性発症	エイズ，進行性多巣性白質脳症，亜急性硬化性全脳炎，プリオン病（クロイツフェルト・ヤコブ病など），HAM，神経梅毒（進行麻痺，梅毒性髄膜炎，脊髄癆）

*：炎症性神経疾患

検査

A. 脳脊髄液検査

感染性・炎症性神経疾患では必須の検査である．外観，圧，細胞数，蛋白，糖（髄液糖/血糖比）の検査により，ウイルス性か細菌性かなどの髄膜炎・脳炎の病因を推測できる．細菌，ウイルス，真菌などの同定のためには，脳脊髄液のグラム染色，培養，細菌同定，墨汁染色，細菌抗原，ウイルス抗原・抗体価（IgM，IgG），PCR 法を用いたゲノム検出などの検査を行い，病因を確定する．

看護師は，プリオン病患者の脳脊髄液，血液の取り扱いには感染の危険があるので，十分注意する．

B. 画像検査（CT，MRI など）

単純ヘルペス脳炎，脳膿瘍やプリオン病の診断に有用な検査であり，他疾患との鑑別にも役立つ．たとえば，単純ヘルペス脳炎の MRI 所見は，側頭葉底部から辺縁系を中心に T2 強調画像で異常高信号域を認める．

C. 脳波検査

脳波では確定診断はできないが，意識障害の程度などの大脳機能を客観的に評価できる．しかし，疾患に特異的な異常所見がみられることがある．クロイツフェルト・ヤコブ病では，神経症状であるミオクローヌスに関連する 1 Hz 前後の周波数を有する周期性同期性放電（PSD）という特徴的な脳波異常がみられる．

麻疹ウイルスによる遅発性ウイルス感染症である亜急性硬化性全脳炎では，周期が 5～20 秒と長い周期性複合がみられ，この異常所見もミオクローヌスと関連がある．

単純ヘルペス脳炎では，周期性一側性てんかん型放電（PLEDs）とよばれる，1～2 秒の周期で，鋭波が一側性に局在して出現する特異的な所見がある．

治療

脳炎や髄膜炎は，予後のうえから早期診断，早期治療が重要となる．

原因となる病原微生物を推定・同定し，それに適応した薬物治療（抗菌薬，抗ウイルス薬，抗真菌薬など）を行うのが原則である．

しかし，病因の確定には時間を要するので，神経学的病因診断に基づいて，病因の確定を待たずに治療を開始し，検査結果に基づいて，必要であればその都度，治療の再考を行う．

〈辻 貞俊〉

B. 各論：感染症，炎症性疾患の診療

Points

- 中枢神経感染症は初療の遅れが患者の転帰に大きく影響する神経救急疾患である．
- 特に，単純ヘルペス脳炎を含む急性脳炎や細菌性髄膜炎，結核性髄膜炎では診断の遅れが転帰不良に直結することから，初療に際し時間単位の対応が求められる．

髄膜炎[1, 2]（表1）

髄膜炎では，発熱と頭痛，悪心・嘔吐，項部硬直，ケルニッヒ徴候などの髄膜刺激徴候を認める．意識障害やけいれん，運動麻痺などの脳脊髄に由来する症状を認める場合には，炎症の波及（髄膜脳炎への移行）や硬膜外膿瘍などによる実質の圧排などを念頭におく．

無菌性髄膜炎は，髄液塗抹検査あるいは一般細菌培養で細菌を検出しない髄膜炎すべてを指す．エコーウイルスやコクサッキーウイルスなどのエンテロウイルスやムンプスウイルスなどのウイルスが大部分を占める．そのほか，単純ヘルペスウイルスや水痘帯状疱疹ウイルス，日本脳炎ウイルス，ポリオウイルスによるものなどや，予防接種後などの自己免疫を介したものや外傷や腰椎穿刺後などの物理化学的刺激によるもの，中毒や腫瘍などの疾患に合併したものがあげられる．薬剤による無菌性髄膜炎は中止により数日で改善する．非ステロイド抗炎症薬の他，抗菌薬，ヒト免疫グロブリン製剤，モノクローナル抗体医薬品，抗てんかん薬などによるものが知られている．無菌性髄膜炎の発症は急性で髄膜刺激症状の程度は比較的軽く，補液や高張グリセリン液，解熱鎮痛剤などによる対症療法で軽快する．

細菌性髄膜炎では急性発症で激しい頭痛や発熱とともに髄膜刺激症状を呈するが，数時間で意識清明から昏睡になり死亡する劇症型もあることから，腰椎穿刺による髄液検査を行うことで治療開始が1時間以上遅れる場合には血液培養検査後，直ちに抗菌薬による治療を開始することが推奨されている．

健常者における細菌性髄膜炎の起炎菌は，生後1カ月未満ではB群レンサ球菌（GBS）と大腸菌が多く，1～3カ月ではGBSが多い．4カ月～5歳ではインフルエンザ菌b型や肺炎球菌によるものが大部分を占め，その多くが耐性菌である．2013年4月からインフルエンザ菌と肺炎球菌に対するワクチンが定期接種化されたことによって，これらによる髄膜炎の発生は減少しつつある．6～49歳では起炎菌の約60～70％を肺炎球菌が占め，残りのうち10％をインフルエンザ菌b型が占める．日本では髄膜炎菌やリステリア菌による細菌性髄膜炎の頻度が欧米と比べて著しく低いことが知られている．50歳以上では，肺炎球菌によるものが最も多いが，インフルエンザ菌の他，GBS，腸内細菌，緑膿菌などによる髄膜炎が多い．一方，慢性消耗性疾患や免疫不全の患者では，MRSAを含めたブドウ球菌属や腸球菌，連鎖球菌，緑膿菌を含めたグラム陰性桿菌などによるものが多く，

表1 成人における主な中枢神経感染症の臨床的特徴，平均的な髄液検査所見，治療

疾患名／正常所見	発症経過・臨床的特徴	髄液検査所見				
		外観	初圧 (mmCSF)	細胞数 (/μL)	細胞種類	蛋白濃度 (mg/dL)
		水様透明	70～180	≦5		≦40
細菌性髄膜炎	急性（急激な経過で発症） 中耳炎，副鼻腔炎など （中枢神経系への直接波及） 肺炎，尿路感染症など （血行性に波及）	黄色混濁 時に膿性	＞180	1,000～10,000	多形核球優位	100～1,500
無菌性髄膜炎	急性～亜急性 頭痛，発熱，悪心・嘔吐	水様透明 時に日光微塵	100～300	100～1,000	単核球優位	20～200
単純ヘルペス脳炎	急性～亜急性 意識障害，精神症状，けいれんで発症	水様透明 時に日光微塵	100～300	10～500	単核球優位	50～200
真菌性髄膜炎	亜急性～慢性 副腎皮質ステロイド薬・免疫抑制薬などの服用 糖尿病，HIV 感染など クリプトコッカスが多い．比較的，緩やかな経過	水様透明 時に黄色混濁	200～600	20～500	単核球優位	50～500

糖濃度 (mg/dL) 同時測定した血糖の 50～70%	血清学的・ 生物学的検査	治療	
<40	塗抹・培養検査, ラテックス凝集法, イムノクロマトグラム法	1）免疫能正常の成人例 16～50歳未満 PAPM/BP（1g・6時間ごと）またはMEPM（2g・8時間ごと） 50歳以上 VCM〔30～60 mg/kg/日（8～12時間ごと)〕+ABPC（2.0～3.0g・4時間ごと) +第3世代セフェム（CTX 2.0g・4～6時間ごとまたはCTRX 2.0g・12時間ごと) または，VCM（30～60 mg/kg/日〔8～12時間ごと)〕+MEPM（2.0g・8時間ごと)	初回抗菌薬投与直前に副腎皮質ステロイド薬 (DXA 0.15 mg/kg・6時間ごと・4日間）を併用.
		2）慢性消耗性疾患および免疫不全状態の成人例 VCM〔30～60 mg/kg/日（8～12時間ごと)〕+ABPC（2.0～3.0g・4時間ごと) +CAZ（150 mg/kg/日・8時間ごと) または，VCM（30～60 mg/kg/日〔8～12時間ごと)〕+MEPM（2.0g・8時間ごと)	
		3）最近の外科的侵襲的処置後に併発した成人例 免疫能正常 VCM〔30～60 mg/kg/日（8～12時間ごと)〕+MEPM（2.0g・8時間ごと) 慢性消耗性疾患および免疫不全状態 VCM〔30～60 mg/kg/日（8～12時間ごと)〕+MEPM（2.0g・8時間ごと) または，VCM〔30～60 mg/kg/日（8～12時間ごと)〕+CAZ（150 mg/kg/日・8時間ごと)	
>40	血清・髄液ウイルス抗体価，PCR	対症療法（高張グリセリン液，解熱鎮痛剤など)	
>40	血清・髄液ウイルス抗体価， HSV-DNA リアルタイム PCR 定量	ACV 10 mg/kg/8時間・14日間 ACVで効果のない場合はビダラビン 15 mg/kg/日・10～14日間を投与する. 脳幹脳炎や脊髄炎を呈する場合は副腎皮質ステロイド薬を併用.	
<40	墨汁染色, ラテックス凝集法	クリプトコッカス髄膜炎に対して AMPH-B 0.5～1 mg/kg/日（1日1回点滴静注)+5-FC 100 mg/kg/日（1日4回に分けて内服）を6～10週間 または上記（AMPH-B+5-FC）を2週間投与後，FLCZ 200～400 mg/日（1日1回点滴静注または内服）を10週間以上. AMPH-Bで副作用がある場合はL-AMB 2.5～6 mg/kg/日（1日1回点滴静注）でも可.	

表 1 つづき

疾患名/正常所見	発症経過・臨床的特徴	髄液検査所見				
		外観	初圧(mmCSF)	細胞数(/μL)	細胞種類	蛋白濃度(mg/dL)
		水様透明	70 〜 180	≦5		≦40
結核性髄膜炎	亜急性（ただし，1 割の症例は急性） 副腎皮質ステロイド薬・免疫抑制薬などの服用 糖尿病，HIV 感染，肺結核など 複視などの脳幹障害が好発	水様透明 時に黄色混濁	＞ 180	50 〜 500	単核球優位	150 〜 500

- ウイルス性髄膜炎，単純ヘルペス脳炎，結核性髄膜炎の初期には多形核球優位となることがある.
- *Listeria monocyogenes* 感染，*Campylobacter fetus* 感染，不十分な抗菌薬治療を受けた細菌性髄膜炎では単核球優位となることがある.
- 髄液糖濃度が同時測定した血糖の 40%以下の場合は細菌性髄膜炎が疑われる.
- 超急性期には細胞数増多を認めないことがある.
- バンコマイシンが使えない場合にはリネゾリド〔600 mg（12 時間ごと）〕を使用する.

健常者における起炎菌と傾向が異なる．起炎菌が未確定の細菌性髄膜炎では，患者の有するリスク（3 カ月以内の外科的侵襲的処置後，あるいは慢性消耗性疾患や免疫不全状態の有無）と患者年齢から想定される起炎菌を念頭においた治療を開始し，起炎菌が判明した時点で適宜治療を再構築する.

結核性髄膜炎は亜急性の経過をとることが多く，発熱や髄膜刺激症状のほか，脳底部髄膜炎による脳神経麻痺や血管炎による脳梗塞を合併することがある．アルコール多飲や糖尿病，免疫抑制薬，悪性腫瘍，HIV 感染症などの免疫不全患者では，致死率がより高い．結核菌感染症の既往や胸部 X 線所見，ツベルクリン反応，インターフェロン γ 遊離試験，髄液アデノシンデアミナーゼ（ADA）なども参考になる．診断確定は髄液の塗抹あるいは抗酸菌培養検査，髄液からの高感度 PCR 法から結核菌を検出することによる．しかし確定診断に至らないこともしばしばある．画像検査では脳底部髄膜炎を反映した脳底槽の造影効果や，頭蓋内に輪状あるいは結節状の増影効果を伴う結核腫が特徴的である．また経過中に髄液灌流障害による二次性水頭症を合併しシャント術を要することもある．抗結核薬による治療の遅れが転帰不良に直結することから，緩徐進行性や急性の経過をとる髄膜炎で結核性髄膜炎が否定できない場合には抗結核薬による治療を開始する．結核菌に感受性があり，かつ髄液への移行が良好なイソニアジド（INH）とリファンピシン（RFP）の併用を中心とした多剤併用療法が主体となる．HIV 非感染例では副腎皮質ステロイド薬の併用が推奨される．INH による末梢神経障害予防のためのビタミン B_6 の併用や，RFP による肝障害，ストレプトマイシン（SM）による聴神経障害，エサンブトール（EB）による視力障害への注意，抗結核薬の中断が結核性髄膜炎の再燃や多剤耐性結核菌の発生につながることから，服薬アドヒアランスを促進するための包括的な支援が重要である.

真菌性髄膜炎は，亜急性あるいは慢性髄膜炎の経過をとることが多い．担がん状態や糖尿病，HIV 感染症などによる免疫不全患者ほか，抗腫瘍薬や免疫抑制薬，モノクローナル抗体薬による

糖濃度 (mg/dL)	血清学的・生物学的検査	治療
同時測定した血糖の 50 ～ 70%		
＜ 40	抗酸菌培養検査，髄液 Cl の低下，PCR，Nested PCR，髄液 ADA 活性	抗結核薬 4 剤で開始． 1 日当たり，① INH 300 mg，② RFP 450 mg（体重＞ 50 kg では 600 mg），③ PZA 1.5 g（体重＞ 50 kg では 2.0 g），④ EB 15 mg/kg. ①②は 12 カ月間，③④は 2 カ月間．ただし，治療効果が不十分な場合は①の増量を考慮する． HIV 非感染例では副腎皮質ステロイド薬を併用（DXA 0.3 ～ 0.4 mg/kg/ 日より開始，1 週間ごとに 0.1 mg/kg ずつ減量し，4 ～ 5 週目以降に 3 ～ 4 mg の内服

注）5-FC；フルシトシン，ABPC；アンピシリン，ACV；アシクロビル，ADA；アデノシンアミナーゼ，AMPH-B；アムホテリシン B，CAZ；セフタジジム，CTRX；セフトリアキソン，CTX；セフォタキシム，EB；エタンブトール，FLCZ；フルコナゾール，INH；イソニアジド，MEPM；メロペネム，L-AMB；リポソームアムホテリシン B，PAPM/BP；パニペネム / ベタミプロン，PZA；ピラジナミド，RFP；リファンピシン，VCM；バンコマイシン

治療を受けている患者などにみられる．クリプトコッカスによるものが最も多く，墨汁染色法による莢膜を有するクリプトコッカス菌体の検出やサブロー培地を用いた培養検査，ラテックス凝集反応を用いた抗原検査などによる髄液からの菌の検出によって診断される．真菌性髄膜炎を含めた深在性真菌症の治療は抗真菌薬の全身投与であるが，起炎菌の種類と HIV 感染症の有無などにより推奨される治療薬の種類と量，投与期間が異なる．

急性脳炎[1, 3)]

急性脳炎は，発熱や頭痛，意識障害，けいれんなどで発症する神経救急疾患である．その病因としては，ウイルスやクラミジア，リケッチアなどの感染因子によるもののほか，全身性エリテマトーデスなどの膠原病に関連したものや抗 NMDA 受容体脳炎などの免疫介在性脳炎，予防接種後の急性散在性脳脊髄炎などがあげられる．ウイルスによるものではエンテロウイルスによるものが最も多く，患者あるいは無症状の病原体保有者の飛沫から感染する．単純ヘルペスウイルス 2 型によるものでは性器ヘルペスを認めることがある．サイトメガロウイルス脳炎やヒトヘルペスウイルス 6 型脳炎は，免疫抑制薬を使用したときなど免疫能が低下したときに潜伏感染していたウイルスの再活性化により起こる．日本脳炎ウイルスはブタを刺したコガタアカイエカがヒトを刺すことにより感染する．西日本を中心に夏期に年間 10 名前後の発生が報告されている．

単純ヘルペス脳炎は，成人における急性ウイルス性脳炎のなかで最も頻度が高く，未治療では致死率が約 70%，アシクロビルが使用されている現在においても，致死率が約 30%，発症半年後の日常生活への復帰率も約 50% と重篤な疾患である．急性経過で発症し，発熱や頭痛，髄膜刺激症状，意識障害，けいれんなどを呈する．意識障害の程度はさまざまで，幻覚や妄想，錯乱，亜急性の人

格変化や見当識障害で発症するものも少なくない．頭部 MRI などの検査で側頭葉や辺縁系に病巣を検出し，脳波では徐波を背景とし一側の側頭部を中心とした周期性の鋭波や棘波の出現（periodic lateralized epileptiform discharges: PLEDs）が特徴的である．確定診断は髄液からの高感度 PCR 法による HSV-DNA の検出や，髄液中の単純ヘルペスウイルス抗体価の経時的な上昇によりなされる．単純ヘルペス脳炎が否定できない場合には確定診断の結果を待たずにアシクロビルを開始する．アシクロビルは腎尿細管でのアシクロビル濃度が溶解度を超えたときに結晶化し尿細管を閉塞させ腎不全の原因となる．特に脱水やアシクロビルの急速な投与が危険因子となることから十分な補液とともに点滴静注し，尿量を確保することが重要である．

抗 NMDA（*N*-methyl-D-aspartate）受容体脳炎では，感冒前駆を伴い精神症状で発症することが多く，経過中に口舌ジスキネジアなどの多彩な不随意運動を呈し，中枢性肺胞低換気から人工呼吸器装着に至る頻度が高い．また，急性期には全身麻酔薬によるコントロールを要するけいれん重積や中枢性呼吸障害，自律神経障害を基盤とした急激な血圧変動などを認めることが多く，きめ細かな厳格な全身管理を要する．関連する腫瘍として卵巣奇形腫が有名であるが，この他，縦隔などの奇形腫，肺小細胞癌，乳腺腫瘍，精巣セミノーマ，卵巣悪性腫瘍，胸腺癌によるものが知られている．治療として，副腎皮質ホルモンや血液浄化療法，ガンマグロブリン大量療法のほか，リツキシマブやシクロフォスファミドなどによる免疫療法が用いられる．腫瘍合併例では腫瘍の切除が行われる．

急性散在性脳脊髄炎では，ワクチン接種や感染の約 1 週間後に，皮疹や発熱，髄膜刺激症状のほか，脳炎型では意識障害やけいれんなどの脳炎症状を，脳幹脳炎型では複視や構音障害，嚥下障害，四肢麻痺などを，脊髄炎型では横断性脊髄炎を認める．自己免疫反応などが病態機序として想定されておりステロイドパルス療法などが行われる．

脳膿瘍，脊髄硬膜外膿瘍

脳膿瘍は，中耳炎や副鼻腔炎，扁桃周囲膿瘍などの直接波及や遠隔部位の感染症の血行性波及，頭部外傷などにより起こる．チアノーゼを伴う先天性心疾患で脳膿瘍を合併しやすいことが知られている．発熱，頭痛の他，片麻痺などの脳局所症状を伴うことが多い．造影剤を用いた頭部画像検査で輪状造影効果がみられる．

脊髄硬膜外膿瘍は，脊髄硬膜外腔（骨膜と硬膜の間隙）に形成された膿瘍により脊髄や脊髄神経根が圧迫されることにより生じる．大部分は黄色ブドウ球菌による．背部痛と発熱，急速に進行する脱力の三徴を特徴とし，背部痛で発症し診断と治療開始が遅れた場合には横断性脊髄障害を呈する．診断には造影剤を用いた脊椎 MRI が有用である．

治療には感受性を有する抗菌薬と手術（膿瘍を被膜ごと全摘出する）が用いられる（表 2）．

表2 中枢神経系感染症の外科治療

外科的治療の原則は“膿瘍のドレナージと異物除去”，感受性を有する抗菌薬の投与である．

外科的治療の対象疾患・病態
1　頭蓋内占拠性病変
2　急性水頭症，硬膜下水腫
3　髄膜炎後の慢性水頭症，脊髄空洞症
4　脊髄硬膜外膿瘍，先天性皮膚洞に伴う脊髄膿瘍

その他の神経系にみられる感染症

水痘・帯状疱疹ウイルスは中枢神経系と末梢神経系の両者で神経感染症の原因となるウイルスの1つで，未罹患者が水痘や帯状疱疹の患者と接触すると約2週間の潜伏期間を経て水痘を発症する．通常発熱と皮疹が同時に出現し，皮疹は紅色丘疹→水疱→膿疱→痂皮の順に変化し，皮疹がすべて痂皮化すると感染性がなくなる．帯状疱疹は，三叉神経節や脊髄後根神経節に潜伏感染した水痘・帯状疱疹ウイルスが宿主の免疫能の低下や何らかの要因で再活性化されることにより生じ，神経節の支配領域の皮膚に神経の走行に一致した小水疱を形成する．三叉神経や肋間神経，坐骨神経領域に多くみられ，皮疹の出現とともに当該神経の神経痛を呈する．

神経梅毒は，梅毒スピロヘータ（*Treponema pallidum*）の感染により生じ，髄膜炎や血管内膜炎を経て，脊髄癆や進行麻痺を引き起こす．HIV感染患者の増加とともに増加傾向にある．無症候性神経梅毒では血清と髄液の梅毒反応が陽性で髄液細胞増多がみられる．脳血管型神経梅毒では血管の炎症により脳動脈の狭窄や閉塞が起こり脳血栓症を呈する．脊髄癆では脊髄後根，後索のほか脳幹が障害され下肢の電撃痛や進行性の運動失調，深部腱反射消失，深部感覚障害，閉眼による立位保持不能（ロンベルグ徴候陽性），尿失禁を認める．瞳孔径の不同を伴うことが多く，なかでもアーガイル・ロバートソン瞳孔（縮瞳，対光反射消失，輻輳反射正常）が有名である．進行麻痺は麻痺性認知症ともよばれ，記憶障害や判断力の低下など認知症症状とともに，情動の不安定や人格変化，反社会的行動などの精神病症状を呈する．

ヒトT細胞白血病ウイルス1型関連脊髄症（HAM）はヒトT細胞白血病ウイルス1型（HTLV-1）感染による慢性進行性の痙性対麻痺，感覚障害，膀胱直腸障害を呈する疾患である．HTLV-1キャリアの1/1,300人で発症し，母子感染では数十年，輸血によるものでは半年～数年の潜伏期で発症する．根治的な治療法はないが脊髄の炎症に対して副腎皮質ステロイドやインターフェロンαによる治療が行われる．

破傷風は主に土壌中に存在する破傷風菌（*Clostridium tetani*）の芽胞が創部から侵入し産生された神経毒素により発症する．破傷風毒素は運動神経終板や脊髄前角細胞などを障害する．2日から1カ月程度の潜伏期の後，全身倦怠感や頭重感を呈し〔前駆期（Ⅰ期）〕，発症期（Ⅱ期）には咬筋のけいれんによる開口障害などの症状を呈し，全身の強直性けいれん，異常反射の出現や頻脈，血圧高値，発汗などの交感神経活動亢進などの重篤な症状へと移行し（Ⅲ期），その後回復期（Ⅳ期）に至るが，回復までには数週間を要する．病原体に対して創部洗浄や壊死組織の除去，抗菌薬の投与を，毒素に対して抗破傷風ヒト免疫グロブリン（外毒素の中和）の投与や破傷風トキソイド接種を行う．強直性けいれんや交感神経異常などの破傷風に伴う症状に対して，鎮静薬や筋弛緩薬，交感神経遮断薬の投与，人工呼吸器などによる全身管理を要する．

ボツリヌス症は芽胞形成菌である *Clostridium botulinum* による感染症で，その毒素はコリン作動性末梢神経に作用しアセチルコリンの放出を抑制し呼吸筋を麻痺させることから致死性が高い．菌により汚染された「イズシ」などの摂取によるボツリヌス症では，散瞳や眼瞼下垂，眼球運動障害，嚥下障害，腱反射消失，無表情顔貌，四肢脱力，便秘などがみられる．バイオテロなどによりボツリヌス毒素を吸入した場合は数日の潜伏期ののちに麻痺が顔面から上肢，体幹，下肢へと下行性に進行する．呼吸筋の麻痺や咽頭反射の低下があれば，人工呼吸器などによる全身管理を要する．

進行性多巣性白質脳症（PML）は，JC ウイルスが脳のオリゴデンドロサイトに感染し多巣性の脱髄病変を呈する感染性中枢神経脱髄疾患である．HIV 感染症や血液系悪性腫瘍疾患，自己免疫疾患を有する患者に多くみられたが，リツキシマブやナタリツマブなどの生物学的製剤による治療中の発生が相次いで報告されている．臨床症候は多彩だが，発症すると多くが進行性の経過を辿り致死的転帰をとる．根治的な治療法は確立されていない．

亜急性硬化性全脳炎（SSPE）は麻疹罹患数年後に比較的軽微な神経症状で発症する．発病後は徐々に進行し，全大脳機能を喪失して死に至る．イノシプレックスやインターフェロン，リバビリンなどが試みられているが，有効な治療法は確立されておらず依然予後不良である．ワクチンにより麻疹への罹患を予防することが最も重要である．

クロイツフェルト・ヤコブ病（CJD）に代表されるプリオン病は，正常プリオン蛋白が何らかの理由で伝播性を有する異常プリオン蛋白に変化し，主に中枢神経内に蓄積することにより急速に神経細胞変性を起こすまれな致死性疾患である．病因から孤発性 CJD と遺伝性プリオン病，獲得性プリオン病に分類される．プリオン病は人獣共通感染症であり，ヒト以外では，牛の牛海綿状脳症（BSE）などが知られている．CJD では発病から数カ月で認知症が顕著となりミオクローヌスを認めるようになる．さらに起立歩行ができなくなり，3～7 カ月で無動性無言状態となり，発症後 1～2 年で死亡する．根治的な治療法は確立されていない．日常的な接触による CJD 感染の危険性はなく，標準予防策で十分である．注射や採血，髄液採取時には肝炎での場合と同様に，針刺し事故に十分注意する．

Human immunodeficiency virus type 1（HIV-1）による後天性免疫不全症候群（AIDS）は，抗ウイルス療法の進歩により致死的疾患から慢性感染症に位置づけられつつある．神経系の障害は HIV-1 が直接関与した病態と免疫不全に伴う日和見感染症，自己免疫機序による神経障害，中枢神経系悪性リンパ腫などに大別される．感染初期に無菌性髄膜炎や急性脳炎，ギラン・バレー症候群を呈する例もある．HIV-1 関連認知 / 運動コンプレックスは AIDS 関連症候群（ARC）から AIDS 発症前後にかけて高頻度に出現する．認知障害や運動機能障害，行動異常が亜急性あるいは慢性経過で進行する．HIV-1 関連脊髄症では進行性の対麻痺や深部感覚障害，膀胱直腸障害などを認める．この他，トキソプラズマ脳炎やクリプトコッカス髄膜炎，サイトメガロウイルス感染症，PML などの合併が多くみられる．トキソプラズマ脳炎では単発あるいは多発性腫瘤性病変を呈することから原発性中枢神経系リンパ腫との鑑別を要する．

■文献

1）水澤英洋, 編. 神経感染症を究める. In: 辻 省次, 総編集. アクチュアル脳・神経疾患の臨床. 東京: 中山書店; 2014.

2）日本神経学会, 日本神経治療学会, 日本神経感染症学会, 監. 細菌性髄膜炎診療ガイドライン 2014. 東京: 南江堂; 2014.

3）庄司紘史, 岩田 誠. In: 日本神経感染症学会, 編. ヘルペス脳炎. 東京: 中山書店; 2007.

4）難病情報センター：http://www.nanbyou.or.jp/

〈森田昭彦 亀井 聡〉

5. 機能性疾患

Points

- てんかんは，通常発作間欠期に診察するので病歴聴取が診察では最も重要である．
- 脳の電気活動を記録する脳波検査がてんかん発作の診断には重要である．
- てんかん発作は，部分発作と全般発作に分けられる．
- てんかん重積状態には，けいれん性と非けいれん性がある．
- 大部分（約80%）の患者で抗てんかん薬治療により発作は消失する．

てんかん

てんかんは，てんかん発作を反復して生じる慢性疾患である．てんかん発作の病態は，大脳ニューロンが同期して過剰な異常放電をきたすことによって起こる異常な一過性症候である．てんかん発作の代表的な発作型が全身けいれん発作（全般性強直間代発作）であるが，けいれんのない欠神発作や複雑部分発作をはじめとして，他にもさまざまな発作型がある．てんかん発作型は，部分（焦点性）発作と全般発作に大別される．部分発作は大脳皮質の発作焦点からてんかん放電が始まる発作で，単純部分発作と複雑部分発作がある．全般発作は発作の最初から両側半球にてんかん放電が始まる発作である．発作型は，脳のどの領域にてんかん放電を生じるかによって決まる．したがって診察で得た発作の病歴に加えて，脳の電気活動を記録する脳波検査がてんかん発作の診断に非常に重要となる．

てんかんの病因をあげると，脳腫瘍，脳血管障害，皮質形成異常，先天性障害，外傷，低酸素脳症，感染，周産期障害をはじめとして多岐にわたる．これらの脳の特定される器質病変によるてんかんが症候性てんかんである．てんかん発作以外に明らかな症状がなく，症候性となる原因がない場合が特発性てんかんである．

てんかんはいずれの年齢でも発症するが，小児と高齢者で発病率が高い．有病率が比較的高い脳神経疾患である．有病率は約0.8%とされており，世界で6,000万人，日本には100万人の患者が存在する．

部分（焦点性）発作と全般発作

てんかん発作は，部分（焦点性）発作と全般発作に大別される（表1）．てんかん放電が脳の一部分の領域から起始する発作を部分発作，発作の最初から両側半球がてんかん放電をきたす発作を全般発作と定義している．部分発作はてんかん放電が伝播して広がると両側半球に及ぶこともあり，このような発作は二次性全般化発作と定義されている．

表1 てんかん発作型の分類（国際抗てんかん連盟 ILAE1981）

てんかん発作型分類			例
部分（焦点）発作	単純部分発作	運動発作	一側上（下）肢のけいれん，半身のけいれん
		感覚発作	一側上（下）肢の電気の走るようなしびれ感 変なにおい，味，一側視野の光
		精神発作	既視感（デジャブー），恐怖感
		自律神経発作	上腹部不快感，吐き気，動悸
	複雑部分発作	単純部分発作で始まる	前兆のある意識減損，自動症，ジストニア肢位
		最初から意識減損をきたす	前兆のない意識減損
	部分発作の二次性全般化発作		全身けいれん（部分発作が先行）
全般発作	欠神発作		2～15 秒間の意識減損
	ミオクロニー発作		四肢のピクンとした短いけいれん
	強直間代発作		1 分間くらいの強直から間代に移行するけいれん
	強直発作		四肢を突っ張るけいれん
	間代発作		四肢のがくがくとしたけいれん
	脱力発作		四肢の力が突然抜けて転倒する
分類不能	新生児発作，点頭てんかん，ほか		

てんかん発作型分類は国際抗てんかん連盟 ILAE1981 の分類を示した．
例には，代表的な発作の例を記載した．

部分発作では，大脳皮質の機能局在の知識から発作焦点診断が可能である．例をあげると，「右視野にきらきら光が見えたあと，約 2 分間の意識減損と衣服を触る自動症をきたし，その後に右半身から始まる全身けいれんを生じた」という発作では，最初，左後頭葉一次視覚野にてんかん放電が生じて視覚野の発作症状として右視野に光が見えたのである．続いて，てんかん活動が側頭葉に伝播したために意識を減損する発作（複雑部分発作）に進展し，次にてんかん活動が左前頭葉運動野を経て対側にも広がったために，右半身から始まる全身けいれん発作（二次性全般化発作）に至ったのである．全般発作では，発作の最初から両側半球にてんかん活動が生じるので，前兆なしに突然意識を失う（ミオクロニー発作を除く）．

単純部分発作と複雑部分発作

部分発作は単純部分発作と複雑部分発作に分類される．ここでの「単純」と「複雑」という用語はてんかん発作国際分類（1981 国際てんかん連盟）で定義されている．意識が保たれる発作が単純部分発作であり，意識減損をきたす発作が複雑部分発作である．発作が見かけ上で単純であるか複雑であるかということではない．単純部分発作で意識が保持されるのは，てんかん放電が及んでいる皮質領域が限られており，てんかん放電が伝播していない領域で意識が十分維持できているのである．側頭葉てんかんで複雑部分発作をきたすのは，記憶や情動に関与する側頭葉領域に広く発作活動が伝播するから意識を維持できないからである．全般てんかん発作では前兆なく意識消失をきたすのは（ミオクロニー発作を除く），最初から両側半球にてんかん放電が広く生じることから理解できる．

(1) 単純部分発作

運動発作は，身体の一部がけいれんをきたすものである．大脳皮質の運動野にてんかん放電が生じることにより，その運動皮質に支配される筋群がけいれんをきたすものである．ジャクソンマーチ（Jacksonian march）はてんかん放電活動が隣接する運動皮質に連続して伝播していくことにより，けいれんが手→腕→肩というように筋けいれんが広がっていく発作である．

感覚発作は発作症状が感覚症状であるもので，患者は発作を知覚するが他者の観察では通常発作症状が明らかでない．頭頂葉皮質（第一次感覚野）に起始する発作では，身体の一部に，びりびりする，しびれるといった体性感覚が生じる．後頭葉の視覚野に起始する発作では，視野の一部から始まる光が見えるといった発作症状をきたす．聴覚野が焦点の発作では幻聴をきたす．そのほかの特殊感覚発作としては，金属のような味がするというような味覚発作，変なにおいがするといった嗅覚発作などが知られている．

自律神経発作は，上腹部不快感，嘔気，嘔吐，発汗，立毛，頻脈，徐脈などの自律神経症状をきたす発作であり，多くは大脳辺縁系のてんかん焦点に起因する．

精神発作は，既視感，未視感，恐怖感，離人感などの多彩な症状があり，多くは側頭葉にてんかん活動が生じるための大脳高次機能の一過性の機能障害の発作である．視覚連合野の焦点では，景色や人の幻視，物の形が変化して見えるという錯視をきたす．精神発作は，単純部分発作単独で出現することはむしろまれであり，大部分は複雑部分発作の最初の症状として出現する．

(2) 複雑部分発作

発作中に意識減損をきたす部分発作が複雑部分発作である．つまり，患者は発作中に話しかけても応答はできなく，発作後に発作中のことを覚えていない．発作持続時間は通常２～３分である．発作中には衣服をまさぐる，口をぺちゃくちゃと鳴らすといった，自動症がみられる．てんかん活動が基底核に伝播することにより，発作起始側と対側上肢にジストニア肢位をきたす．複雑部分発作の約 80％は発作起始焦点が側頭葉にあるが，隣接部位から側頭葉へのてんかん活動の伝播によっても生じる．前頭葉に発作起始焦点のある複雑部分発作は側頭葉起始発作と比較すると，発作持続時間が短い，激しい自動症をきたす，発作頻度が多い，などの特徴がある．

(3) 全般発作

A. 欠神発作

突然行っている動作が止まる，ボーとして凝視する，という症状の発作である．持続時間は数秒から 30 秒である．軽度の自動症やミオクローヌスを伴うことがある．脳波で全般性 3 Hz 棘徐波複合がみられる．

B. 強直間代発作

最もよく知られているてんかん発作型で，前兆なしに全身けいれん発作をきたす．突然全身の筋の強直けいれんで始まり，呼吸筋や咽頭筋の強直によるうめき声や叫び声を発作の最初にきたすこともある．転倒するので外傷をしばしばきたす．失禁や咬舌がみられる．発作は強直相から間代相に移行して，間代けいれんになり多くは1分間程度で発作は終息する．発作中には呼吸筋もけいれんをきたすので，チアノーゼがみられることもある．発作後は，発作後もうろう状態に移行する．発作に引き続いて睡眠に陥ることもよくある．間欠期脳波では全般性棘波もしくは棘徐波複合がみられる

C. ミオクロニー発作

ミオクロニー発作は，突然のショック様のぴくっとした筋けいれんである．全身に生じることもあれば一部の筋群のこともある．ミオクロニーは単発で生じることも，反復性に生じることもある．脳波では全般性多棘波もしくは多棘徐波複合がみられる点が，不随意運動のミオクローヌスと異なる．

D. 強直発作

全身の筋の強直をきたす発作であり間代相に移行しない．

E. 間代発作

最初から間代けいれんをきたす全身けいれん発作である．

F. 脱力発作

突然の筋脱力をきたす発作である．頸部筋の脱力のため，頭部ががくんと垂れ，四肢筋群の脱力のために転倒をきたす．

てんかん症候群

年齢，てんかん発作型，検査所見をもとにてんかん症候群診断がなされる．代表的なてんかん症候群（表2）について述べる．

表2 てんかん4大類型と代表的なてんかん症候群の例

てんかん類型	てんかん症候群（例）	予後（寛解率）
特発性部分てんかん	小児良性ローランド溝てんかん パナイヨトポラス症候群 小児良性後頭葉てんかん	ほぼ100%自然寛解 ほぼ100%自然寛解 ほぼ100%自然寛解
特発性全般てんかん	小児欠神てんかん 若年性ミオクロニーてんかん 覚醒時大発作てんかん	大部分が自然寛解 薬剤で寛解80%以上 薬剤で寛解80%以上
症候性部分てんかん	前頭葉てんかん 内側側頭葉てんかん	薬剤で寛解30～70% 薬剤で寛解10～30%
症候性全般てんかん	ウエスト症候群 レンノックスガストー症候群	薬剤で寛解10～20% 薬剤で寛解10～20%

A. ウエスト（West）症候群

大部分が一歳未満に発症し，頸部・躯幹・四肢の短い（2 秒以下）の急激な屈曲をきたす発作で，点頭てんかんとよばれる発作をきたす．精神発達の遅滞がみられ，脳波ではヒプスアリスミアを呈する．ACTH 療法が行われる．

B. レノックスガストー（Lennox-Gastaut）症候群

1 ～ 6 歳に発症するてんかん症候群である．発作型は多彩で，短い強直発作，ミオクロニー発作，脱力発作などを呈する．脳波は，全般性遅棘徐波が特徴である．知能障害の合併や難治例が多い

C. 小児良性部分てんかん

2 ～ 14 歳で発症し，単純部分発作のうちの運動発作をきたすのが特徴である．二次性全般化発作がみられることもある．脳波で中心・側頭部にてんかん波をみとめる．16 歳までに寛解する予後良好な症候群である．

D. 小児欠神てんかん

4 ～ 12 歳に発症し，欠神発作をきたす．脳波は全般性 3Hz 棘徐波複合を示す．バルプロ酸が第 1 選択薬である．

E. 若年性ミオクロニーてんかん

12 ～ 20 歳に発症し，ミオクロニー発作，強直間代発作をきたす．脳波で全般性多棘徐波複合がみられる（図 1）．バルプロ酸が第 1 選択薬である．

F. 内側側頭葉てんかん

初発年齢は 5 ～ 10 歳が多いが，思春期以降の発症もみられる．単純部分発作および複雑部分発作をきたす．脳波で側頭前部に発作間欠期に棘波がみられる（図 2）．発作時の脳波では律動性のてんかん波がみられる．最も多い病因は海馬硬化症で，MRI 画像検査で海馬萎縮と信号変化がみられる（図 3）．発作は抗てんかん薬では難治性であるが，病変側の海馬切除が非常に有効である．

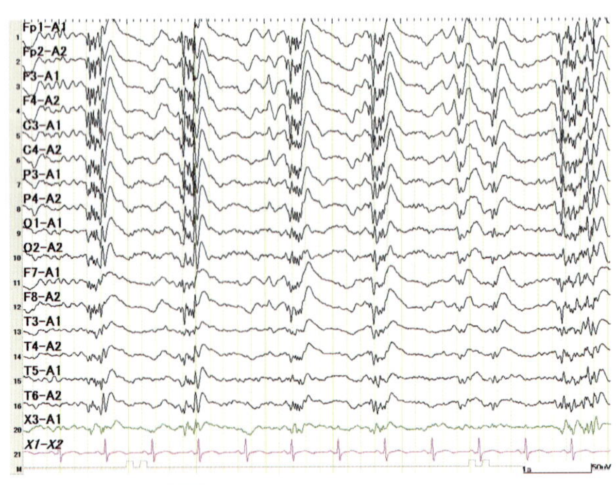

図 1　脳波 全般性多棘徐波複合

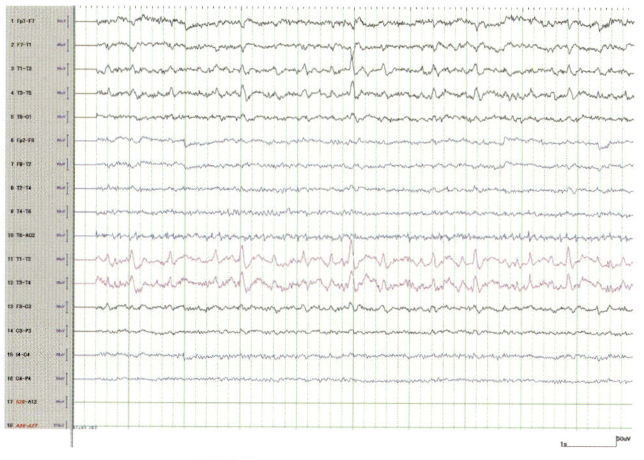

図2 脳波 左側頭部棘波

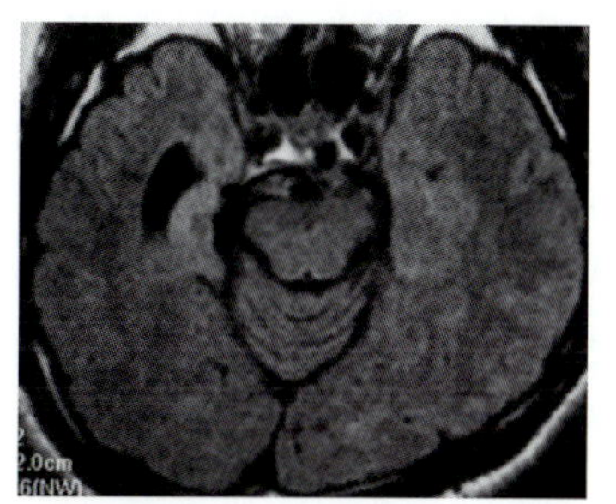

図3 海馬硬化症 頭部 MRI FLAIR 画像

てんかん重積状態

てんかん発作は通常，発作の持続時間は長くても 5 分以内である．てんかん重積状態はてんかん発作が終息しないで持続的に続いている状態を指す．てんかん重積状態には，けいれん性と非けいれん性がある．けいれん性の全般性強直間代発作重積状態は，生命の危険のある救急治療を要する状態である．救急治療の ABC とともに迅速にジアゼパムの注射で初期治療を行う．強直間代発作が 5 分以上続く場合を強直間代発作重積状態とする．発作が連続して発作と発作の間に意識を回復しない状態が続く場合も，重積状態とみなす．けいれん重積状態は生命の危険がある神経学的緊急事態である．複雑部分発作重積状態（非けいれん性てんかん重積状態）は，10 分以上の持続時間と定義されており，意識障害を呈するが，けいれんがないので脳波検査をしないと診断が困難である．

てんかんの治療

抗てんかん薬は，脳の神経細胞の過剰な電気活動を抑制することにより，てんかん発作を治療する効果がある．抗てんかん薬は，脳神経細胞の電気活動を担っているイオンチャネルや神経伝達物質に作用する．抗てんかん薬治療は，脳内に一定濃度の抗てんかん薬が存在することによって，てんかん発作を生じにくい状態に神経回路を保つということである．

抗てんかん薬は，発作型に合った効果がもっとも期待できる薬剤で治療するのが原則である．長期にわたって内服するので，副作用のプロフィールも薬剤選択時には考慮する．焦点（部分）発作の治療はカルバマゼピン，ラモトリギン，レベチラセタム，ゾニサミドなどが第 1 選択薬とされている．全般発作では，バルプロ酸が第 1 選択薬である．妊娠可能年齢女性では，催奇形性が少なく胎児の発達に影響が少ない薬剤であるラモトリギン，レベチラセタムが処方されることが多い．

抗てんかん薬治療抵抗性である場合，つまり 2 年以上治療しても 2 カ月に 1 回以上の発作がある場合，てんかん外科治療が可能かどうか外科治療経験のある施設もしくは専門医に紹介して判断を依頼する．近年てんかん外科の進歩により，特に側頭葉てんかんでは80%以上の患者で発作消失が得られるようになっている．

抗てんかん薬服用上の注意点と副作用

抗てんかん薬の副作用には，過敏反応，用量依存性，長期連用によるものの3つに分けるとわかりやすい．過敏反応には，皮疹，発熱，血球減少，肝障害などがあり，服用開始直後から2カ月以内に生じやすい．めまい，ふらつき，ぼーとする，眠気などの副作用は多くが用量依存性であるので，減量により対処する．長期連用による副作用に，肥満，体重減少，歯肉腫脹，骨粗鬆症，脱毛，多毛等があるので，注意が必要である．

日常生活での指導

毎日決められたとおりに，きちんと薬を服用することが大切である．飲み忘れたとき，吐いてしまったときなどにどう対処するか事前に説明しておく．抗てんかん薬治療によって，多くの人で発作が完全に抑制されて普通の生活に支障がなくなることを説明する．規則正しい生活，睡眠不足を避けるなどのことも発作の再発予防には大切である．各患者の発作型と発作の抑制状況を考慮して，日常生活についての指導を行う．特に入浴時発作による溺水には注意する．意識を失うてんかん発作では，2年以上発作が消失していないと運転免許は許可されない．道路交通法について患者にもアドバイスする．

〈赤松直樹　辻 貞俊〉

6. 腫瘍性疾患

Points

- 脳腫瘍は原発性脳腫瘍と，転移性脳腫瘍に分類される.
- 良性脳腫瘍は緩徐な膨張性発育を呈することが多く，悪性脳腫瘍は急速な浸潤性発育を呈することが多い.
- 脳腫瘍の発生母地を理解することが重要であり，腫瘍ごとに好発年齢・性差・好発部位・症状・治療・合併症が異なる.
- 脳腫瘍の発生部位により症状が異なる．腫瘍が増大した場合は頭蓋内圧亢進症状を生じる．さらに増大すれば脳ヘルニアをきたす.
- WHO 分類に基づいた病理診断により治療方針が決定される.
- 手術の目的は病理診断を確定することと，腫瘍を摘出することの２つであり，その際に神経症状を悪化させないことが重要である.
- 病理診断に基づいて，手術後の放射線治療や化学療法について検討する.

脳腫瘍とは，一般的に頭蓋骨内部に生じた腫瘍全体を指し，硬膜やくも膜，脳，脳神経，神経鞘，脈絡叢，下垂体などから生じるか，もしくは他臓器の癌腫が転移して生じたものを指す．脳腫瘍を理解するためには，その発生母地を理解することが必要である．脳腫瘍はそれぞれ発生母地が異なり，腫瘍ごとに好発年齢や性差に特徴があることが多い．さらに腫瘍に特徴的な画像所見，神経症状，治療方法，生じやすい合併症が存在する．腫瘍の発生母地とともに，代表的な脳腫瘍の特徴を理解しておくことが重要である.

脳腫瘍の分類

脳腫瘍は大きく原発性脳腫瘍と転移性脳腫瘍に分類される．また松果体部腫瘍や脳幹部腫瘍といった発生部位で分類することもある．最終的には手術で摘出した標本により，WHO 分類に基づいた病理診断で確定される．組織学的には，細胞密度が高く，腫瘍細胞の異形性が強く，壊死を伴う場合は悪性度が高いと判断されることが多い．臨床的には，良性腫瘍は周囲の正常組織を圧迫するような膨張性発育が多く，発育が緩徐であることが多い．一方，悪性腫瘍は周囲の正常組織に浸潤する発育形態をとることが多く，発育が比較的急速であることが多い．現在の WHO 分類では組織学的悪性度（顕微鏡で観察した形態学的悪性度）と臨床的悪性度（再発率や生存期間など）を総合的に判定し，良性腫瘍をグレードⅠ，最も悪性の腫瘍をグレードⅣとして，4 段階に分類されている．代表的な脳腫瘍を表 1 に示す．WHO グレードⅠに分類される腫瘍の代表としては，脳を包む硬膜やくも膜から発生する髄膜腫，内分泌の中枢である下垂体前葉から発生する下垂体腺腫，末梢神経

表1 主な脳腫瘍とその特徴

	発生母地	WHO グレード	特徴
神経膠腫（グリオーマ）（星細胞腫，乏突起膠腫，上衣腫，膠芽腫など）	グリア細胞	I から IV まで含む	代表的な脳実質の腫瘍．WHO グレード II 以上では浸潤性に発育する．
髄膜腫	硬膜・くも膜	I が多い（ときに II や III）	成人女性に多くみられる．発生部位により症状が異なる．
神経鞘腫	神経鞘細胞	I	成人の聴神経に生じることが多く，聴力障害を来すことが多い．
頭蓋咽頭腫	頭蓋咽頭管の遺残	I	小児〜成人の鞍上部に発生する．手術後の電解質異常などの合併症に注意が必要．
胚細胞性腫瘍（胚腫，奇形腫など）	胚細胞？	IV（奇形腫は I）	胚腫は小児から若年成人に多く，放射線照射や化学療法に感受性が非常に高い．
髄芽腫		IV	小児の第 4 脳室内に生じる．手術＋放射線治療＋化学療法を行う．
下垂体腺腫	脳下垂体	I	成人に多い．視神経圧迫による視野障害やホルモン産生異常を生じる．
転移性脳腫瘍	他臓器の癌腫	IV	原発巣としては肺癌や乳癌が多い．定位的放射線治療も選択肢となる．

を包む神経鞘細胞（シュワン細胞）から発生する神経鞘腫などがある．神経鞘腫は聴神経（特に前庭神経）から生じることが多く，その場合は聴神経鞘腫とよばれることもある．神経細胞とともに脳を構成する神経膠細胞（グリア細胞）から発生する腫瘍は神経膠腫（グリオーマ）とよばれ，脳実質に発生する代表的な腫瘍である．そのなかでも特に膠芽腫は最も悪性度が高く，WHO グレード IV に分類され，集学的治療を行っても生存期間中央値は 2 年未満である．

これまでは病理組織診断に基づいた WHO 分類がスタンダードであったが，病理医によって診断が異なる場合や，診断が困難な場合が問題であった．最近では脳腫瘍の遺伝子診断が行われるようになってきており，腫瘍によっては診断が均質化されつつある．また遺伝子診断の結果によって，化学療法の効果がある程度予測できるようになり，治療方法の選択にも用いられるようになってきた．今後は WHO 分類にも腫瘍の遺伝子診断が組み込まれる予定である．

脳腫瘍の症状

脳は非常に多彩な機能を有し，その機能が局在性をもつことが特徴である．つまり脳腫瘍の生じた部位によって症状が異なってくる．下垂体腺腫であればホルモンの異常（末端肥大症や高血圧，糖尿病など）や視交叉の圧迫による視野障害（両耳側半盲）を生じやすく，聴神経鞘腫であれば，めまいや耳鳴り・聴力障害をきたしやすい．一次運動野近傍に局在する腫瘍では対側上下肢の運動障害やけいれん発作を生じやすく，言語優位半球側頭葉の腫瘍では失語症を生じやすい．後頭葉腫瘍では対側の視野障害を，小脳半球腫瘍では同側上肢の失調を生じやすい．両側の前頭葉に進展する腫瘍では認知症様の症状をきたすことがある．

また腫瘍の発生部位に限らず，腫瘍が非常に大きく成長した場合や，髄液の通過障害をきたして水頭症を生じた場合には，頭痛，嘔吐といった頭蓋内圧亢進症状をきたすことがある．頭蓋内圧が亢進した場合には，血圧が上昇し，徐脈となることが多い．それ以上に脳腫瘍が成長した場合には，脳ヘルニアにより脳幹が圧迫され，意識障害をきたし，最終的には死に至る．脳ヘルニア時には，しばしば意識障害とともに瞳孔不同（腫瘍局在側の動眼神経麻痺による散瞳）が観察され，緊急治療を要するサインとして重要である．

悪性の脳腫瘍であっても，全身への転移はきわめてまれである．しかし髄液中に腫瘍細胞が播種する「髄液播種」というきわめて治療が困難な病態になることがある．髄液播種をきたした場合には，脳神経症状や脊髄症状・水頭症症状などをきたし，生命予後がきわめて不良であることが多い．

脳腫瘍の診断

脳腫瘍は前述のように年齢，性別，発生部位，症状に特徴がある．小児では，松果体や下垂体後葉に発生した腫瘍であれば胚細胞腫を，鞍上部であれば頭蓋咽頭腫を，橋であれば神経膠腫を，第4脳室腫瘍であれば髄芽腫を疑う．成人で脳実質性腫瘍であれば，神経膠腫（グリオーマ）や転移性脳腫瘍を，脳実質外であれば髄膜腫や下垂体腺腫，聴神経鞘腫などを疑う．

脳腫瘍の診断には computed tomography（CT）や magnetic resonance imaging（MRI）などが用いられる．CT は腫瘍と頭蓋骨との関係や，腫瘍内部の出血および石灰化の観察に有用である．MRI は非常に鮮明に腫瘍の性状や周囲組織との関係を観察することが可能であり，しばしば造影剤を用いて撮像を行う．代表的な脳腫瘍の MRI 画像を図 1 に示す．造影 MRI でリング状に造影される場合，リングの内部は悪性脳腫瘍を示唆する壊死巣であることが多く，膠芽腫や転移性脳腫瘍

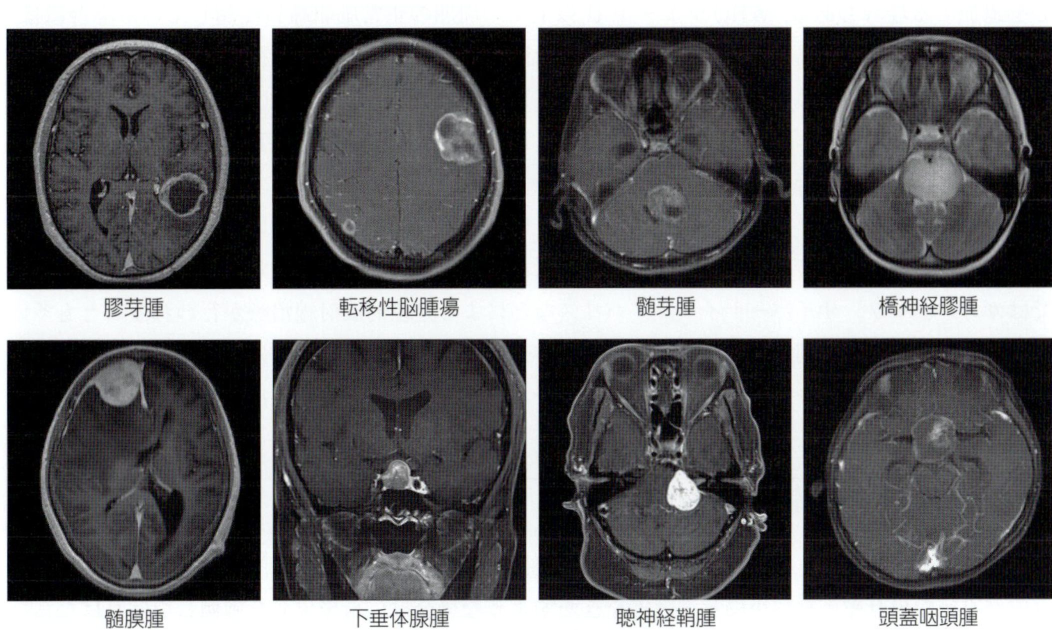

図 1 代表的な脳腫瘍の画像

を疑う．複数の脳腫瘍を認めた場合，成人であれば転移性脳腫瘍を疑う必要がある．原発巣としては肺癌が最も多く，次に乳癌が多い．

MRI によっても腫瘍の性状が不明な場合は，positron emission tomography（PET）などの検査を追加する場合がある．また脳血管撮影は，腫瘍に関連する動脈や，手術を行ううえで重要な静脈の情報を得ることが可能である．髄液播種の診断には腰椎穿刺による髄液検査が有用である．

脳腫瘍の治療

脳腫瘍は偶然に発見されることもあり，すべてが治療の対象となるわけではない．脳腫瘍による症状が認められる場合や経過観察中に腫瘍が増大した場合，または画像上悪性腫瘍が疑われる場合は積極的な治療の対象となりやすい．

治療前に頭蓋内圧亢進症状を認める場合は，脳ヘルニアに注意し，ステロイド剤やグリセロールなどの浸透圧利尿剤を用いることがある．

脳腫瘍の標準的な治療として，手術摘出・放射線治療・化学療法があげられる．

手術の目的は2つあり，1つは切除した腫瘍の病理診断を確定することである．病理診断を確定することのみを目的とした手術は生検術とよばれ，病変の性状や部位によっては，CT もしくは MRI を用いて定位的に行われる場合がある．特に放射線治療や化学療法に強い感受性を示す悪性リンパ腫や胚腫では，摘出手術のメリットは少なく，生検術にとどめられることが多い．

手術のもう1つの目的は，腫瘍を切除することにより，周囲への圧迫を解除し，症例によっては治癒を目指すことである．WHO グレードⅠの腫瘍は，摘出手術のみで治癒する場合も少なくない．髄膜腫は切除のみで治癒が可能な代表的な脳腫瘍であるが，残存した場合には定位的放射線治療などを追加する場合もある．WHO グレードⅡ以上で，周囲の正常脳組織に浸潤している場合には，神経症状を悪化させずに腫瘍を全摘出することは困難な場合が多く，手術後に放射線治療や化学療法を追加することがある．グリオーマ（WHO グレードⅡ以上）は浸潤性に発育する代表的な脳腫瘍である．WHO グレードⅣの膠芽腫に対しては，可及的最大限の摘出手術＋放射線治療＋化学療法という標準治療を行う．しかし WHO グレードⅡやⅢの腫瘍に対しては，どのような化学療法を行うか，どのタイミングで放射線治療を行うか，など解決されていない治療上の問題点も多い．

転移性脳腫瘍に対しては，手術摘出や全脳照射などの放射線治療が行われることが多いが，最近ではガンマナイフ，サイバーナイフ，ノバリスなどによる定位的放射線治療が行われることも多い．腫瘍の大きさや個数に制限があるものの，脳全体への照射を回避することにより，放射線照射の副作用を生じにくいことや，治療が短期間で可能であることが定位的放射線治療のメリットである．

脳腫瘍治療の合併症

脳腫瘍の手術後には，術後1～2日以内の術後出血に注意が必要である．特に手術後麻酔からの覚醒が不良な場合や，覚醒後に意識障害をきたすような場合は，術後出血を考慮しなければならないため，手術後には頻回な意識レベルの観察が必要である．また手術後にはけいれん発作を生じることがあり，特に術前にけいれん発作を認めていた症例では注意しなければならない．

手術直後には神経症状が悪化することがある．術前から予測される範囲内での症状の悪化であるのか否か，また症状は一過性なのか永続的となるのかを判断することが重要である．

聴神経鞘腫の術後には，めまいや嘔気を強く訴えることが多い．また聴力の低下や患側の顔面神経麻痺を伴うことがある．

下垂体腺腫や頭蓋咽頭腫の術後には尿崩症を合併することがある．厳密な水分のイン・アウトの管理が必要である．

おわりに

脳腫瘍に遺伝子診断が導入される時代になり，新たな分類とそれに基づく治療方針が確立されつつある．現在でも多数の臨床試験が進行中であり，新規抗がん剤の導入など，治療はめまぐるしく変化している．脳腫瘍の分類や治療は今後も変化していくことが予想されるが，それぞれの腫瘍の基本的な病態を理解しておくことが重要である．

〈宇塚岳夫　植木敬介〉

7. 末梢神経の疾患

Points

- 末梢神経障害は単ニューロパチーと多発性ニューロパチーに分けられる.
- 多発性ニューロパチーは脱髄性と軸索性ニューロパチーに分類される.
- 多発性ニューロパチーでは腱反射が減弱ないし消失する.
- 最も多い糖尿病性ニューロパチーでは，感覚障害により皮膚疾患や循環障害に気づきにくい．フットケアが重要となる.

末梢神経とは

神経組織は主に身体情報の伝達を担う身体組織である．中枢神経と末梢神経とに大きく分けられる．中枢神経は脳と脊髄を主とする器官で，末梢神経は神経根より遠位を指す．神経細胞は神経細胞体（ニューロン）とそこから伸びる軸索，および髄鞘で構成されている．中枢神経における髄鞘は乏突起膠細胞で，末梢神経の有髄神経の髄鞘はシュワン（Schwann）細胞で作られている．髄鞘は，速やかで効率的な神経伝導に貢献している．嗅神経と視神経を除く脳神経は，有髄線維の髄鞘がシュワン細胞で構成されるため末梢神経に分類される.

末梢神経は，運動神経であれば前根から神経筋接合部に，感覚神経は後根から各感覚器あるいは自由神経終末までを走行する．末梢神経の運動神経線維の神経細胞体（二次運動ニューロン，下位運動ニューロン，あるいは前角細胞ともよぶ）は脊髄前角（中枢神経内）に存在する．一方感覚神経の細胞体は後根神経節にある.

末梢神経疾患を理解するためには，ある病態が，いつから（急性か，慢性か），どこで（根か，前角細胞か，末梢神経終末かなど），どの組織・細胞（髄鞘か，軸索か，神経細胞体かなど）を，どのように傷害（虚血か，炎症か，栄養障害か，代謝障害かなど）しているか考えることが重要である.

末梢神経疾患の分類

(1) 単ニューロパチーと多発性ニューロパチー

末梢神経障害を「ニューロパチー」とよぶ．原因は問わず，1本の末梢神経が障害を受けたものを単ニューロパチー（例: 圧迫性ニューロパチー），多くの末梢神経が一度に障害を受けたものを多発性ニューロパチー（例: 糖尿病性ニューロパチー）とよぶ．単ニューロパチーでは障害された末梢神経の支配する筋の脱力と支配する感覚領域の感覚障害が起こる．一方で多発性ニューロパチーでは「手袋靴下型」と称される，四肢末梢部の感覚障害を示すことが多い．単ニューロパチーが多発することもあり，多発単ニューロパチーという（血管炎性ニューロパチーなど).

(2) 末梢神経障害の診断

MRI や超音波検査による試みはあるが，いまだ画像診断は末梢神経障害の評価に対して十分とはいえない．末梢神経障害の有無と性状を直接評価する方法は神経生理学的手法が主である．末梢神経伝導検査は，経皮的に末梢神経を電気刺激し，筋活動電位や神経活動電位を導出することにより，大径有髄神経線維の伝導速度や伝導する軸索数の推定ができる．

(3) 軸索性ニューロパチーと脱髄性ニューロパチー

末梢神経障害の主座が軸索にあるのか，あるいは髄鞘にあるのかで病態が大きく異なる．軸索の障害では，直接神経伝導が途絶するので，より直接的な脱力と筋萎縮を伴う．しかし残された神経線維は正常なので，神経伝導速度はおおむね正常である．一方で，髄鞘の障害は脱髄と称される．脱髄では跳躍伝導が阻害されるために神経伝導速度が著明に遅くなるが，神経伝導が遮断されない限り脱力や筋萎縮は起こりにくい．軸索性ニューロパチーの原因は中毒性，代謝性，栄養障害性などが多い．一方で脱髄性ニューロパチーの原因には免疫性ニューロパチーが多く含まれるため鑑別は重要である．

各論

(1) 単ニューロパチー

A. 手根管症候群

【概念】

単ニューロパチーで最も多い．手根管とは，手掌の母指球と小指球の間の凹みから手首にかけて存在する手根骨と横手根靱帯で構成されるトンネルのことで，この狭いトンネルの中を手指を動かす 9 本の腱と正中神経が通過する．手根管症候群は手根管部で正中神経が圧迫を受けて生じる症候群である．女性，特に閉経後に多い．また，妊娠中にも発症することが知られており，女性ホルモンの影響が示唆されている．そのほか，手根管を狭める局所的な要因，関節炎や血液透析によるアミロイドーシス，ガングリオンなどがあれば誘因となる．

【症状】

主に慢性の経過を辿る．特に朝方に強い正中神経領域（母指，示指，中指及び薬指橈側のいずれか．手掌部は含まない）のしびれ感や，手首を中心とした疼痛として発症する．手指を使う作業の翌朝に増悪することが多い．病初期には手を振るなどの動作で軽快することが多い．重症化すると母指の外転が不能となり，母指と示指の対立動作，つまり「つまむ」などの動作がしにくくなる．この状態は「猿手（ape hand）」とよばれる．これは，ape（類人猿）が母指と示指の対立動作ができないことに由来する〔一方でサル（monkey）は可能であるので，サルは猿手ではない〕．手首を屈曲させ 1 分以上維持すると手根管内圧が高まり症状が増悪するファーレン（Phalen）徴候や，手根管部を打腱器で叩打すると指先にしびれ感が放散するティネル（Tinel）徴候も参考になる．

【診断】

特徴的な症状に加え，末梢神経伝導検査で手根管部正中神経の伝導異常が証明されれば診断確定となる．

【治療】

軽症の場合は手指屈筋を使用する動作を避ける安静のみで軽快することがある．疼痛が強い場合は副腎皮質ステロイドの局注や，母指球筋萎縮などの症状が強い症例では手術が行われる．

B. 肘部管症候群（肘部尺骨神経障害）

【概念】

尺骨神経は肘関節部で肘頭と内側上顆によって作られる尺骨神経溝を通って尺側手根屈筋下の肘部管を通過する．尺骨神経溝から肘部管の間の尺骨神経障害を広義の肘部管症候群（または肘部尺骨神経障害），肘部管での障害を狭義の肘部管症候群とよぶ．日本人では変形性関節症に伴う肘部尺骨神経障害の頻度が高いとされている．また上腕骨骨折後の遅発性尺骨神経麻痺もこれに相当する．手首の屈曲を強く行うスポーツに伴って起こるものは狭義の肘部管症候群が多い．

【症状】

ほとんどは慢性障害である．小指と薬指尺側のしびれ感のほか，症状を自覚した時点で既に骨間筋萎縮を呈している場合が多い．手指伸展時に第4・5指MP関節が背屈しPIP，DIP関節が軽く屈曲する「鷲手」を呈する．

【診断】

特徴的な症状の他，針筋電図や末梢神経伝導検査で肘部での尺骨神経障害を証明できる．ガングリオンやその他の原因による圧迫はMRIなどで検出可能なことがある．

【治療】

主に手術療法が行われる．

C. 橈骨神経麻痺

【概念】

橈骨神経は腕神経叢から発し，腋窩で上腕骨の後方（背側）に回り込み，上腕骨外側の橈骨神経溝を通り，上腕骨に巻きつくように前腕部手背側に到達する．橈骨神経溝部では橈骨神経が上腕骨の直上を通過するため外部からの圧迫の影響を受けやすい．ほとんどが睡眠中に発症する．アルコールや睡眠薬などにより深い睡眠をとった後に起こることが多い．遺伝性圧迫脆弱性ニューロパチーでは活動時にも起こり得る．

【症状】

ほとんどが急性発症で，起床時に気づかれる．手首の伸展，手指の伸展が不良となり，重度では「垂れ手」を呈する．感覚障害は前腕部橈側から母指・示指の手背側にみられることが多いが軽度で，範囲は指先に達することはない．握力が低下するが，これは手指屈筋の脱力ではなく，手首の支持が不良となったことによる見せかけの脱力である．

【診断】

特徴的な病歴と身体所見から比較的容易に診断できる．末梢神経伝導検査で圧迫部の伝導障害を証明できることが多い．

【治療】

生理的な圧迫が原因の場合は，ほとんど自然経過で回復する．遷延する場合，装具などで対処することもある．

D. ベル麻痺

【概念】

顔面神経の急性麻痺である．原因としてヘルペスウイルスの活性化が示唆されている．10万人当たり年間20人程度が罹患していると推定されている．多くが片側性であるがまれに両側性のこともある．健常人に対し糖尿病患者は罹患しやすいとされている．

【症状】

急性に発症する末梢性顔面神経麻痺を呈する．つまり，前頭筋，眼輪筋，口輪筋を含む全表情筋が罹患する．脳卒中などに伴う中枢性顔面神経麻痺では，前頭筋は回避される．発症時，耳介後部痛を訴える患者が少なくない．味覚障害を合併することもある．麻痺が強いと閉眼不全（兎眼）を呈する．

【診断】

そのほかの疾患の除外が肝要である．特に顔面神経帯状疱疹（ラムゼイ・ハント症候群）は予後が悪く，抗ウイルス薬の効果が期待できるので鑑別は重要である．

【治療】

急性期に副腎皮質ステロイドや抗ヘルペスウイルス薬を投与することが多い．ほとんどは完治する．瞬目の減少や兎眼による角膜の乾燥に対し点眼などを考慮する．麻痺が残った場合，手術療法が考慮されることもある．

(2) 多発性ニューロパチー

A. 糖尿病性ニューロパチー

【概念】

糖尿病に伴い起こる末梢神経障害である．糖尿病患者の50%以上が罹患していると推定されている．下肢遠位に始まる糖尿病性多発ニューロパチーのほか，糖尿病性筋萎縮症，糖尿病性眼筋麻痺などさまざまな病型がある．以下は糖尿病性多発ニューロパチーに対する記載である．

【症状】

自覚症状としては下肢遠位部のしびれ感や感覚過敏，またこむら返りを起こしやすいなどといったものがある．他覚所見としては下肢末梢優位の温痛覚の低下にはじまり，振動覚の低下や腱反射の減弱ないし消失，自律神経障害による皮膚の乾燥や便秘なども起こる．

【診断】

糖尿病と軸索障害型末梢神経障害の存在に加え，そのほかの疾患の除外による．

【治療】

進行すれば感覚鈍麻から易転倒性や創傷治癒遅延などを引き起こし，潰瘍形成，壊疽などにつながる危険が高まる．糖尿病の厳格なコントロールは症状の進行を抑制する．しかしながら短期的には自覚症状の改善にはつながらないことから患者の理解を得るために繰り返し説明し，励ますことが重要である．アルドース還元酵素阻害薬が進行抑制に役立つ．不快なしびれ感や痛みの軽減にはメキシチレンなどが使用される．

糖尿病性ニューロパチーは最も頻度の高い多発性ニューロパチーであるが，患者の多くは明らかな症状を訴えない．また感覚鈍麻などにより，皮膚などの障害の発覚が遅れる傾向にある．看護や介助の際は，看護師は皮膚や順化障害などのトラブルに注意を払い，必要があれば早朝からフットケアを検討する．

B. 脚気ニューロパチー

【概念】

ビタミン B_1 欠乏による末梢神経障害である．アルコール依存や過激なダイエットによる偏食のほか，胃切除後の吸収障害などが原因となる．脚気心とよばれる心不全やウェルニッケ脳症を合併することがあり，その場合は生命や知的機能の予後に関わる．

【症状】

下肢末梢優位のしびれ感と脱力を主訴とする．比較的急性に進行する例もある．腱反射は減弱する．腓腹筋の把握痛を伴うことが多い．

【診断】

食生活を含む生活歴の聴取，軽度の大球性貧血から脚気を疑い，ビタミン B_1 低値を確認することで診断できる．

【治療】

ビタミン B_1 の補給を行う．また生活の改善は必須である．一度強い症状が出た場合は何らかの後遺症を残すことが多い．

アルコール依存や食生活の問題を抱えた患者は再発の恐れが高い．看護師は生活状況の把握に努め，必要時には医師やソーシャルワーカーなどとともに対応する必要がある．

C. ギラン・バレー（Guillain-Barré）症候群

【概念】

先行感染の病原体が抗原となり，これに対する自己防衛のために作られた抗体が，自己の神経組織を認識し攻撃すると考えられている自己免疫性末梢神経障害である．脱髄型と軸索型の病型がある．

【症状】

約半数の患者で発症前 2 週間程度に先行感染を認める．先行感染は感染性下痢と上気道感染が多い．3 ～ 14 日ほどでピークに達する四肢の脱力を主訴とする．四肢末梢の感覚障害を呈する例もあるが軽度のことが多い．腱反射は減弱ないし消失する．

【診断】

先行感染とそれに引き続く急性発症の末梢神経障害が証明できれば診断は容易である．末梢神経障害は末梢神経伝導検査で確認できる．髄液の蛋白細胞解離がみられることが多い．

【治療】

基本的に一過性の疾患であるが，25％は呼吸筋麻痺により人工呼吸器管理を要する．重症患者の 20％は半年後に歩行不能と報告されている．したがって生命・機能予後の改善のため，積極的な治療が求められる．免疫グロブリン大量静注療法と血漿交換療法はともに第一選択とされている．簡便性から前者が行われることが多い．副腎皮質ステロイドを併用してもよいが，副腎皮質ステロイド単独投与の効果は否定されている．呼吸筋麻痺時は速やかな対応が必要となる．また，自律神経障害による不整脈や四肢麻痺による下肢静脈血栓，肺血栓塞栓に注意しなければならない．

本疾患は一過性・単峰性の経過を送るとされているが，重症例では長期にわたり強い脱力が遷延する．褥瘡や誤嚥性肺炎などにも常に注意を払う必要がある．

D．慢性炎症性脱髄性多発根ニューロパチー

【概念】

各種免疫療法に反応することから自己免疫が原因と考えられる運動優位の慢性の脱髄性末梢神経障害である．

【症状】

進行性，または寛解・増悪を繰り返す，慢性から亜急性の経過の四肢の脱力を主徴とする．四肢末梢の感覚障害も伴う．腱反射は消失する．一部の症例では MRI で腕神経叢の肥厚が確認できる．髄液の蛋白細胞解離がみられることが多い．

【診断】

自然寛解は慢性炎症性脱髄性多発根ニューロパチーを示唆する重要な病歴なのでよく聴取する．末梢神経伝導検査では脱髄性病理を反映して著明な伝導遅延を呈する．治療への反応性も重要な補助診断になるため，疑われれば積極的な治療が望まれる．

【治療】

免疫グロブリン療法，血漿交換療法，副腎皮質ステロイド療法のそれぞれに効果が証明されている．各治療は症例により反応性が異なるため，上記の 1 つが無反応でも他の治療を試す価値はある．単峰性の経過をとるものと再発寛解を繰り返すものがあり，将来いくつかの疾患に分類される可能性がある．

E．シャルコー・マリー・トゥース病（Charcot-Marie-Tooth disease：CMT）

【概念】

遺伝性の末梢神経障害である．遺伝子異常によりさまざまな病型に分類されている．わが国で最も多い病型は CMT1A である．下記は主に CMT1A についての記載である．

【症状】

小児期より凹足や尖足を呈していることが多い．また，尖足に対するアキレス腱伸張術

を受けている患者もよくみられる．尖足や足変形による足底の胼胝，転倒による捻挫などにより受診することもある．個人差はあるが脱力を自覚するのは20歳代が多く，その後徐々に垂れ足を生じるようになる．進行例では「逆シャンパンボトル足，コウノトリ脚」とよばれる，大腿下1/3以下と下腿の筋萎縮を呈する．腱反射は消失する．感覚障害を有していても自覚症状のない患者も多い．

【診断】

身体所見と家族歴の聴取が肝要である．高齢になっても症状を自覚しない患者もいるので家族を診察して初めて気づかれる場合も多い．CMT1AではPMP22遺伝子の重複を確認することで確定診断できる（保険適応検査）．

【治療】

杖，装具などの対症療法が主である．CMT1AのモデルマウスではビタミンCが進行抑制に有効であることが報告されているが，人では証明されていない．

凹足などの足部の変形がみられる患者は，靴ずれや足底の胼胝などによる痛みに悩んでいることが多い．潰瘍などに進展する前に発見し，胼胝の除去や手術など適切な対処を行う必要があるため，注意深く観察する必要がある．

〈国分則人〉

8. 神経筋接合部の疾患

Points

- 神経筋接合部は，末梢の運動神経からの刺激を，筋肉へ伝えるためのつなぎ目（シナプス）で，神経伝達物質はアセチルコリンである．
- 代表的な神経筋接合部疾患は，重症筋無力症とランバート・イートン（Lambert-Eaton）筋無力症候群（LEMS）で，ともに筋力低下をきたす自己免疫疾患である．
- 重症筋無力症の特徴は，①骨格筋の疲れやすさ（易疲労性）と，②休息による回復で，臨床病型として，①眼筋型と②全身型の 2 種類がある．
- 勤務時間帯により（特に準夜勤や夜勤の際），症状が目立ってくることも多く，看護師の視点からの観察と，症状に応じた柔軟な看護の姿勢が重要である．
- 重症筋無力症の診断は，A. テンシロン試験，B. 反復誘発筋電図，C. 血中抗アセチルコリン受容体抗体の測定による．また，D. 胸腺腫や胸腺過形成を画像検査にて調べる．
- 重症筋無力症の治療には，A. 抗コリンエステラーゼ薬による対症療法，B. 胸腺腫の外科的摘出，C. 副腎皮質ステロイド薬や D. 免疫抑制剤などの免疫療法がある．
- ランバート・イートン筋無力症候群では，電位依存性カルシウムチャネル（Voltage-gated calcium channel: VGCC）に対する自己抗体がみられ，かつ傍腫瘍性神経症候群でもある．
- LEMS の症状は重症筋無力症とはさまざまな点で異なり，筋力低下が下肢の近位筋に目立ち，重要な特徴として，運動を継続すると一時的に筋力が回復してくる．
- LEMS は，中高年男性に多く，ほとんどの症例で悪性腫瘍の合併がみられ，肺の小細胞癌が最も多い．
- 重症筋無力症との鑑別が難しいことも多いため，筋力低下の症状を詳細に観察し，主治医へ報告することは重要である．また本症が癌の初発症状である患者も少なくないため，患者・介護者のメンタルサポートにも気を配った看護の姿勢も重要である．
- 診断には，①抗 VGCC 抗体の測定，②反復誘発筋電図による．
- LEMS で最も重要な治療方針は，①悪性腫瘍の検索と治療である．② 3, 4- ジアミノピリジンや塩酸グアニジンも有効な対症療法である．

神経筋接合部について

神経筋接合部は，末梢の運動神経からの刺激を，筋肉へ伝えるためのつなぎ目（シナプス）である．運動神経の電気的な信号は，神経伝達物質であるアセチルコリンの放出により，化学的に筋肉へ伝

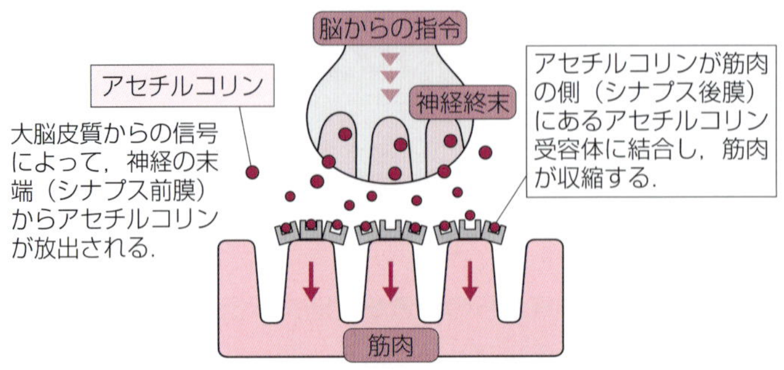

図 1 神経筋接合部の構造

えられ，筋肉が収縮する（図 1）．特定の筋肉を動かす際には，(1) 大脳皮質運動野から末梢の運動神経まで電気的な信号として伝わり，(2) 神経の末端（シナプス前膜）からアセチルコリンが放出され，(3) 放出されたアセチルコリンの一部は，シナプスの間にあるアセチルコリンエステラーゼで分解されるが，(4) 分解されなかったアセチルコリンが筋肉の側（シナプス後膜）にあるアセチルコリン受容体に結合し，(5) アセチルコリン受容体のイオンチャンネルが開いて陽イオンが入ると筋細胞膜に電位変化が起こり，筋肉が収縮する．なお，シナプス間に大量のアセチルコリンが存在し続けると，筋肉は過剰な刺激を継続して受けることになり，筋攣縮を起こしたり，新たな刺激を受け取れなくなったりする．そのため，アセチルコリンエステラーゼによる速やかな分解は，シナプスの正常な働きに非常に重要である．

重症筋無力症

(1) 病態

重症筋無力症では筋力が低下するが，①骨格筋の疲れやすさ（易疲労性）と，②休息による回復という大きな特徴がある．また自己免疫疾患であり，神経筋接合部のシナプス後膜にある「アセチルコリン受容体に対する自己抗体」のため，神経と筋肉の信号伝達が障害される．

(2) 疫学

男女比は 1：2 で女性に多い．発症年齢は 2 峰性で，20 ～ 30 歳では女性に多く，50 ～ 60 歳では男性に多い．小児例もあるが数％で，最近は 70 歳くらい以上の高齢患者が増えている．頻度は，人口 10 万人当たり 4 ～ 8 人程度である．

(3) 臨床症状

病名とは異なり，軽症例も存在する．症状の出る筋肉の分布に特徴があり，①眼筋型と②全身型に分けられる．①眼筋型では，眼瞼下垂や複視（両眼で見た際にものが二重に見える）など，眼に関わる症状で発症する．眼筋型は 50 ～ 60％と多いが，そのうち約 80％は 1 年以内に全身型へ進展する．②全身型では，四肢の近位筋に強い症状がみられ，洗濯物を干したり階段を昇ったりすると異常に疲れて，筋力が低下するなどの症状にて発症する．構音障害や嚥下障害（球麻痺），頸部の筋や呼吸筋の筋力低下も出現することがある．患者は，「疲れやすい」，「筋肉を使うほど疲れて力が入らなくなる」，「休息すると改善するため，頻繁に休む必要がある」と訴える．また，日内変動（起床時は症状が軽く，易疲労性のため，夕方や夜に向かって目立ってくる）も特徴的で重要である．

症状の特徴は易疲労性と日内変動のため，勤務時間帯により（ことに準夜勤や夜勤の際），症状が目立ってくることも多い．このような症状の増悪や出現は主治医も気がついていないこともあり，看護師の視点からの観察と，症状に応じた柔軟な看護の姿勢が重要である．

(4) 病態機序

神経筋接合部シナプス後膜のアセチルコリン受容体に対する「抗アセチルコリン受容体抗体」のため，その信号伝達が障害される．自己抗体は，アセチルコリンと受容体の結合を阻害し，さらに受容体やシナプス後膜そのものを障害していく．また，抗体陽性患者の 20 ～ 30％に胸腺種，60 ～ 70％に胸腺過形成がみられ，病態に胸腺が大きく関わっている．なお，胸腺腫の約 30％に本症が合併する．

(5) 合併症

自己免疫疾患（特に甲状腺機能亢進症や橋本病，関節リウマチなど）の合併が多い．

(6) 診断と検査

A. テンシロン®試験

エドロフォニウムは，超短時間作用型の抗コリンエステラーゼ薬（静注用）である（欧米での商品名はテンシロン®，日本ではアンチレックス®）．ゆっくり静注することで，眼瞼下垂や筋力低下などの症状が改善すれば，本症の可能性が高い．効果は 4 ～ 5 分で消失する．なお，本剤の効果は超短時間にとどまるため，治療に用いることはできない．

B. 筋電図

反復誘発筋電図で，3 ～ 5 Hz の低頻度で末梢の運動神経を連続刺激して，筋肉からの活動電位の大きさを記録する．健常者では，振幅の減少はないが，本症では振幅がなだらか

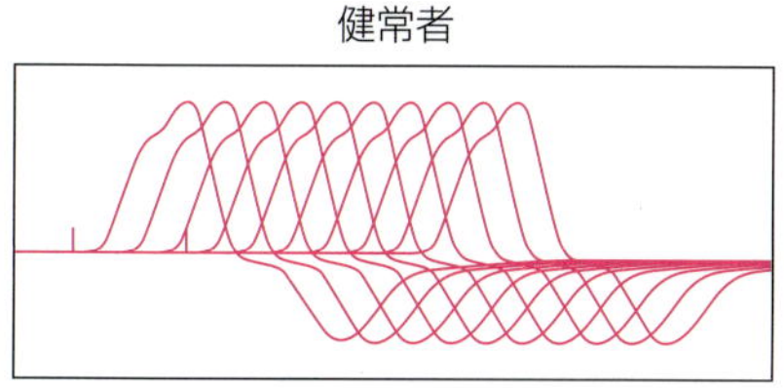

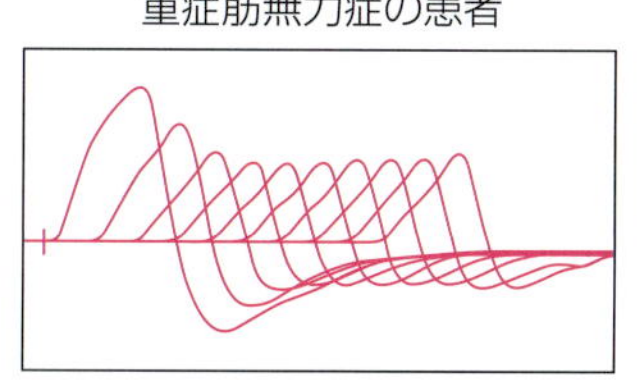

3～5Hz の低頻度の連続刺激にて，筋肉の活動電位の振幅がなだらかに減衰していく

図 2 反復誘発筋電図でみられるウェイニング現象

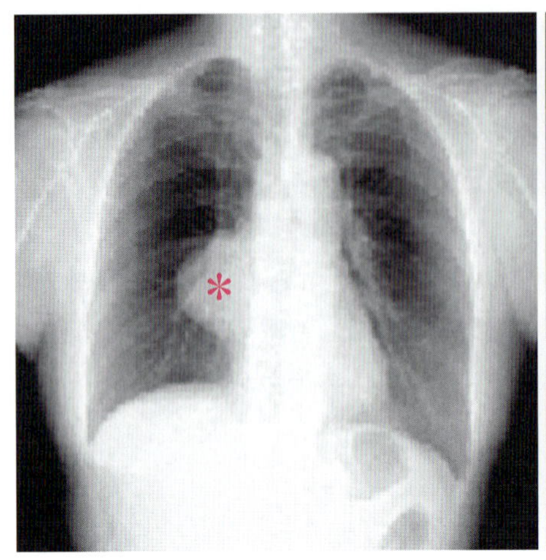

胸部 X 線検査

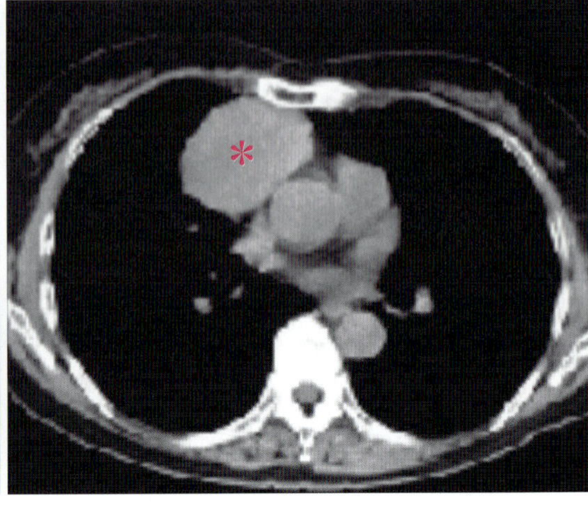

胸部 CT 検査

＊胸腺腫

図 3　胸腺腫の画像検査所見

に減衰していく（ウェイニング現象，図 2）．単一筋線維筋電図では，神経筋伝達時間が筋線維ごとにずれて変動する（ジッター現象）．なお，健常者ではほぼそろって発火する．

C. 血液検査

血中の抗アセチルコリン受容体抗体は，本症に特異的で，眼筋型の 50％以上，全身型の約 80％で陽性である．なお，抗体価の変動は，個々の患者の臨床経過と相関し，重症化した際に抗体価は上昇する．しかし，患者間で抗体価の絶対値を比較しても，病型や重症度との関係はない点に注意が必要である．

D. 画像検査

胸腺腫や過形成を，胸部 X 線，CT，MRI にて検査する（図 3）．

E. 筋生検

抗体陽性例では，通常行われない．抗体陰性例での診断の際，シナプス後膜が障害された所見が確認できるため施行されることがある．

(7) 治療

抗コリンエステラーゼ薬は対症療法として有効だが，原則，自己免疫疾患としての根本治療が重要である．胸腺腫があるかどうか，眼筋型か全身型かによって以下のとおり，治療方針を決める．

A. 抗コリンエステラーゼ薬

アセチルコリンの分解を抑制し，神経筋接合部での濃度を上げて，伝達の効率を改善するため，対症療法として非常に有効である．内服効果の発現も早く，易疲労性や日内変動などの症状を安定させることができる．経口薬として，ピリドスチグミン（メスチノン®），アンベノニウム（マイテラーゼ®），ジスチグミン（ウブレチド®）が使用され，効果の持続時間はこの順序で長い．

B. 胸腺への外科的治療

胸腺腫が存在すれば，病型，年齢にかかわらず，外科的に摘出する．なお本症の症状は，術後すぐに回復せず，効果は徐々に出現する．組織学的に悪性の胸腺腫であれば，術後に化学療法や放射線治療を行う．胸腺腫が存在しなくても，成人，全身型で抗体陽性例ならば，胸腺を摘出する．眼筋型で抗体陽性の場合は，通常，胸腺摘出は行わない．10歳以下も成長への影響が不明のため，胸腺摘出は行わない．

C. 副腎皮質ステロイド薬

本症での治療の中心である．全身型では胸腺摘出後に，本剤を十分に内服投与し，できれば発症2年以内に寛解することを目指す．なお，高用量で急速に内服させると症状の増悪をきたすことがあるため，漸増投与が行われる．

D. 免疫抑制薬

ステロイドの減量や副作用で継続するのが難しい場合，症例に応じて使用される．アザチオプリン（イムラン®）に加え，最近ではタクロリムス（プログラフ®），シクロスポリン（ネオーラル®）なども使用される．

(8) クリーゼ（病態とその治療）

全身型の患者では，筋力低下が急速に重症化し，呼吸筋麻痺から緊急の救急処置が必要になることがあり，クリーゼ（英語: crisis，独語: Krise）とよばれる．以下の2種類の病態，①筋無力性クリーゼ（重症筋無力症自体の重症化で，本症に対する治療が不足している病態）と，②コリン作動性クリーゼ（抗コリンエステラーゼ薬の過剰によって出現する病態）を，鑑別する必要がある．通常，クリーゼには誘因が存在し，最も多いのは肺炎などの感染症で，過労，禁忌薬の投与，外科手術のストレス，妊娠などがある．まず，呼吸状態へ対応し，本症への治療薬は一旦中止する．症例に応じて，ステロイドパルス療法，免疫グロブリン大量療法，血液浄化療法（血漿交換，免疫吸着）を考慮する．これらは，どちらのクリーゼにも有効である．

(9) その他の自己抗体

近年，抗アセチルコリン受容体抗体以外に，抗MuSK（筋特異的チロシンキナーゼ）抗体，Lrp4（LDL受容体関連タンパク質4）に対する抗体などが発見されている．特に抗MuSK抗体による重症筋無力症は，抗アセチルコリン受容体抗体陰性症例の約30%にみられ，以下のような特徴がある．

A. 病態

MuSKは神経筋接合部のシナプス後膜にある膜貫通蛋白質で，アセチルコリン受容体の凝集に関連している．抗MuSK抗体によって，アセチルコリン受容体の凝集（クラスター形成）が正常にできなくなり，神経と筋肉の信号伝達が障害される．

B. 臨床症状

眼症状と球麻痺（構音障害と嚥下障害）が目立ち，クリーゼを起こしやすい．また，抗アセチルコリン受容体抗体陽性例とは異なる臨床像を示し，純粋な眼筋型はまれで，四肢の筋力低下や易疲労性も目立たない．さらに舌や顔面筋に萎縮をきたすことがある．

C. 診断と検査

抗コリンエステラーゼ薬の効果が乏しく，テンシロン試験にも著明に反応することはまれとされる．また，胸腺腫もなく，過形成も少なく，胸腺は基本的に病態に関与していない可能性が高い．

D. 治療

上記のとおり，胸腺摘出の効果は期待できないため，高用量の副腎皮質ステロイド薬が治療の中心である．また血液浄化療法でも免疫吸着の効果は悪いため，血漿交換を行う．

(10) 新生児一過性重症筋無力症

本症の母親から生まれる新生児の約10%では，一過性の筋無力症状（弱泣，哺乳障害，四肢筋力低下，呼吸困難など）がみられることがある．これは，胎盤を通過した母体由来の抗体によって出現しているため，生後2～3週間たって，新生児の血内から抗体が消失すれば自然に症状も軽快し，予後は良好である．

ランバート・イートン筋無力症候群

(1) 病態と原因

ランバート・イートン筋無力症候群（Lambert-Eaton myasthenic syndrome: LEMS）は，神経筋接合部のシナプス前膜にある電位依存性カルシウムチャネル（voltage-gated calcium channel: VGCC）に対する自己抗体が，神経終末へのカルシウムイオンの流入を阻害し，アセチルコリンの放出を低下させることによって生じる．自己免疫疾患であり，かつ傍腫瘍性症候群でもある．症状の中心は筋力低下だが，重症筋無力症とはさまざまな点で異なる．

(2) 疫学

中高年男性に多い．それは，本症のほとんどの症例で悪性腫瘍の合併がみられることによる．悪性腫瘍の合併した症例の予後は不良で，平均余命は約10カ月とされる．合併する悪性腫瘍は，肺の小細胞癌が最も多く，約60%を占め，白血病，消化器系の胃癌や結腸癌，悪性胸腺腫などもみられる．VGCCは肺小細胞癌の細胞表面にも発現している．したがって肺小細胞癌に対して抗VGCC抗体が産生されると，それが神経筋接合部の正常なVGCCへ交叉反応を引き起こすと考えられている．

(3) 臨床症状

筋力低下は下肢の近位筋に目立つ．眼瞼下垂，顔面筋・頸部筋の筋力低下，球麻痺もみられるが，重症筋無力症に比べて軽いことが多い．さらに重症筋無力症と異なる重要な特徴は，運動を継続すると一時的に筋力が回復してくることである（その後，再び筋力は低下する）．また，自律神経症状（便秘，口渇，発汗障害，陰萎など）を合併するが，これはVGCCが自律神経終

ウェイニング現象（低頻度反復刺激）

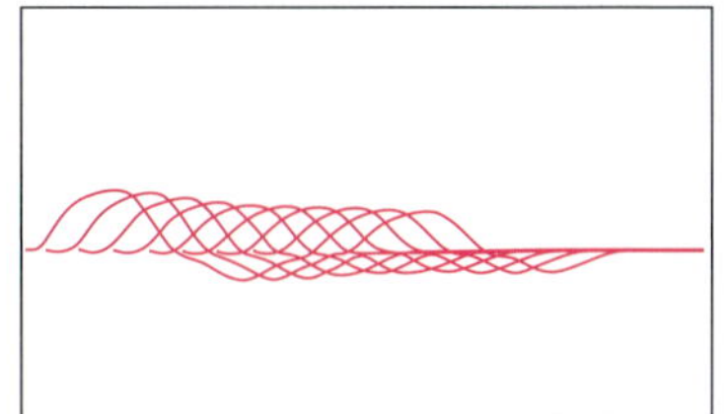

ワキシング現象（高頻度反復刺激）

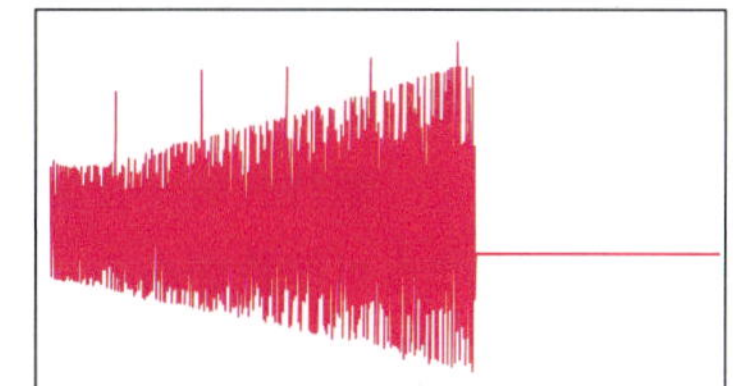

図 4 反復誘発筋電図でみられるワキシング現象（高頻度反復刺激）

末の膜にも存在することによる．

(4) 診断と検査

A. 血液検査

抗 VGCC 抗体は，約 90%でみられ，診断に有用である．

B. 筋電図

反復誘発筋電図の結果は，重症筋無力症と異なり，高頻度反復刺激（20 Hz）にて筋活動電位が徐々に大きくなり（ワキシング現象；図 4），低頻度反復刺激（5 Hz 以下）では筋活動電位が徐々に減衰する（ウェイニング現象）．高頻度反復刺激を加えると，神経終末内のカルシウムイオンがくみ出される前に，わずかなカルシウムイオンの流入が起こり，徐々に細胞内カルシウムイオン濃度が上昇し，その結果，アセチルコリンの放出が起こるため，筋力の回復やワキシング現象がみられる．

C. 悪性腫瘍の検索

肺の小細胞癌を中心に精査する．なお，本症が癌の初発症状として，悪性腫瘍による症状の出現より先に発症することもあり，注意が必要である．

本症は，重症筋無力症との鑑別が難しいことも多い．筋力低下の症状を詳細に観察し（日内変動の有無，運動の継続に伴う筋力の回復など），主治医へ報告することは重要である．また本症が癌の初発症状として，悪性腫瘍による症状の出現より先に発症することもある．筋力低下を主訴として来院した患者にとって，悪性腫瘍の診断・治療は想定外の病態のため，患者・介護者のメンタルサポートにも気を配った看護の姿勢も重要である．

(5) 治療

A. 悪性腫瘍の治療

これが最も重要な治療方針となる．外科的治療，化学療法，放射線療法などにより，腫瘍が改善すると，本症の筋症状も改善する可能性がある．

B. 内服治療

神経筋接合部でアセチルコリンの放出を促進させる薬剤として，3,4- ジアミノピリジンや塩酸グアニジンが使用される．重症筋無力症で使用される抗コリンエステラーゼ薬も使用可能であるが，その効果は限定的である．

C. 免疫療法

副腎皮質ステロイド薬，免疫抑制薬，免疫グロブリン大量療法，血液浄化療法も考慮する．しかし，合併する悪性腫瘍の治療を行わなければ，その効果は一時的である．さらに注意すべき点として，悪性腫瘍が合併している症例で免疫抑制療法を行うと，かえって腫瘍を進展させてしまう可能性がある．

〈高橋一司〉

9. 筋肉の疾患

Points

- 筋肉の疾患（ミオパチー）の原因としては遺伝性, 免疫性・炎症性, 代謝性などがある.
- 遺伝性のものとして, 筋ジストロフィーがあげられるが, 臨床像と遺伝形式はさまざまである.
- 免疫性のミオパチーとしては, 多発性筋炎 / 皮膚筋炎があり, 抗 Jo-1 抗体が陽性となり, 免疫療法の効果がある.
- ミトコンドリア異常, 糖・脂質代謝の異常, 内分泌疾患, 薬剤もミオパチーの原因となる.
- 身体面・精神面の双方から包括的なケアに当たる必要がある.

一般に, ミオパチーの初発症状の多くは筋力低下で, 進行性であることが多い. 発症は原因により乳幼児から成人期まで幅がある. 筋力低下が進行すると歩行が困難となり, 車いすや寝たきりの生活になる. 咽頭筋が侵されると構音障害や嚥下障害をきたすようになり, コミュニケーションツールの導入や胃瘻の造設が必要となる. また, 呼吸筋や心筋の機能低下をきたすと人工呼吸器による管理が必要となる. 生下時あるいは乳児期早期より筋力低下と筋緊張が低下し, フロッピーインファントとよばれる状態になることも多い. 近年, 人工呼吸器の普及により, 生命予後は以前に比べ良くなっている. 一部の疾患を除いて根本的な治療法はないが, 研究の発達により治療法が開発された疾患や生命予後が改善した疾患が増えている.

筋疾患の多くは主に近位筋が侵される. 近位筋が侵されると, しゃがみ立ちができない, 腕があがらない, といった症状を訴えるようになる. また, 筋逸脱酵素である血清 CK や LDH, アルドラーゼが上昇することが多い. 針筋電図検査では筋原性変化（低振幅電位, 短持続）を認める. また, 骨格筋 CT や MRI では, 萎縮や異常信号を認める. 臨床経過とこれらの検査所見に加え, 確定診断には筋生検が重要であるが, 遺伝子検査により確定診断に至ることも少なくない.

病気の進行により運動機能が障害されると, 日常生活においても不自由になる. また, 進行性で難治性の場合が多く精神的にも悩みを抱えているため, 身体面・精神面の双方から包括的なケアに当たる必要がある.

筋ジストロフィー

筋ジストロフィーは, 病理学的に骨格筋の変性・壊死・再生を主病変とし, 臨床的に進行性の筋力低下と筋萎縮をきたす遺伝性の疾患の総称である. 遺伝形式により分類されているが（表 1）, 近年多くの原因遺伝子が同定されている.

表1 主な筋ジストロフィーの遺伝形式による分類

X連鎖性遺伝
デュシェンヌ/ベッカー型筋ジストロフィー
Emery-Dreifuss型筋ジストロフィー
常染色体優性遺伝
肢体型筋ジストロフィー (LGMD1)
顔面肩甲上腕型筋ジストロフィー
常染色体劣性遺伝
肢体型筋ジストロフィー (LGMD2)
先天性筋ジストロフィー (一部を除く)

(1) デュシェンヌ/ベッカー型筋ジストロフィー

ともに，ジストロフィン遺伝子の異常による，X連鎖性遺伝形式をとる筋ジストロフィーである．ジストロフィン蛋白がまったく合成されない重症のデュシェンヌ型と，部分的に合成される軽症のベッカー型がある．進行性筋ジストロフィー中で最多である．男性のみに発症し，通常女性は保因者となるが，軽度の症状を伴う顕性保因者例もある．

デュシェンヌ型筋ジストロフィー (Duchenne muscular dystrophy: DMD) の患児は，3～5歳頃に転びやすくなり，他の子に比べ走るのが遅く，徐々に筋力低下が進行する．10歳代で車いすとなり，20歳代前後で人工呼吸器管理となる．下腿の偽性肥大 (筋肉量は減少し，脂肪組織が増加)，心筋障害や側彎症を伴う．

一方，ベッカー型筋ジストロフィー (Becker muscular dystrophy: BMD) では，合成されるジストロフィン蛋白の量により臨床経過は多彩である．小児期より筋力低下をきたす症例から，成人になっても筋力低下をほとんど認めない症例もある．成人発症の症例では，多発性筋炎など他の疾患との鑑別が重要となる．遺伝形式はデュシェンヌ型筋ジストロフィー同様である．

(2) 肢帯型筋ジストロフィー (limb-girdle muscular dystrophy: LGMD)

四肢，および上肢帯・下肢帯の筋力低下を主症状とする筋ジストロフィーである．常染色体優性遺伝形式をとるものと，常染色体劣性遺伝形式をとるものに分けられる．近年，遺伝子研究が急速に発展し，次々と原因遺伝子が発見されている．常染色体優性遺伝形式をとるものはLGMD1，常染色体劣性遺伝形式をとるものはLGMD2と分類され，原因遺伝子によりさらに細かく分類されている．

(3) 顔面肩甲上腕型筋ジストロフィー (facioscapulohumeral muscular dystrophy: FSHD)

顔，肩甲，上腕が主に侵される，常染色体優性遺伝形式をとる筋ジストロフィーであるが，新規突然変異による孤発例も多く存在する．典型的には20～30歳代で，顔面筋力低下が初発症状となることが多く，症状に左右差があるのが特徴である．翼状肩甲を認める．進行は緩徐であるが，進行すると下肢の筋力低下も認めるようになる．

(4) 先天性筋ジストロフィー

筋ジストロフィーのなかでも，乳児期より発症するものは先天性筋ジストロフィーとよばれる．福山型先天性筋ジストロフィーはその名のとおり日本人の福山幸夫により発見され，患者のほとんどは日本人である．生下時より筋力低下と筋緊張の低下を認め，運動発達の遅れにより診断されることが多い．ほとんどの症例で歩行は獲得できない．知能の発達も遅れる．このほかにも，メロシン欠損型先天性筋ジストロフィー，メロシン陽性型筋ジストロフィー，ウールリッヒ型筋ジストロフィーなどがある．

先天性ミオパチー

生下時もしくは乳児期早期より筋力低下を認めるものは先天性ミオパチーとよばれる．出生時よりフロッピーインファントを呈し乳児期に死亡する病型のほかに，幼児期や成人になって発症する非進行性の病型もある．遺伝形式はさまざまであるが，多くは遺伝性を示す．病理学的所見の特徴に基づいて分類されるが（表2），近年の研究により原因遺伝子が発見されたものも多数ある．

高口蓋はほぼ全例に認められ，顔面筋が侵されるため顔が細長い特徴的な顔貌を呈する．多くの症例で，筋力低下は四肢近位筋優位であるが，咽頭筋や顔面筋などを含む全身の筋力低下が認められる．また，関節拘縮や側彎などの脊柱異常などを認めることが多い．

表2 代表的な先天性ミオパチー

ネマリンミオパチー
ミオチュブラーミオパチー
中心核ミオパチー
セントラルコア病

筋強直性ジストロフィー（myotonic dystrophy：MyD）

筋強直（ミオトニア）を呈する成人で最も多い常染色体優性遺伝の筋ジストロフィーである．通常の筋疾患とは違い，四肢遠位筋優位の筋萎縮・筋力低下をきたす．四肢遠位筋以外にも，顔面筋，咀嚼筋，胸鎖乳突筋などが侵される．ミオトニアとしては，手を強く握らせてから手を開くように指示してもすぐには開くことができない把握ミオトニアや，筋肉を叩打するとその部の筋肉が収縮し容易には弛緩しない叩打ミオトニアといった現象がみられる．初発症状もこの現象を反映して，握った手が開きにくい，雑巾が絞りにくい，と訴えることが多い．前頭部の禿頭と側頭筋・咬筋の萎縮による特徴的な顔貌は石斧様顔貌とよばれ，その顔貌から診断に至る場合も少なくない（図1）．

骨格筋症状だけでなく，中枢神経症状，眼症状（白内障，網膜色素変性症），代謝異常（耐糖能異常，脂質異常症），内分泌系，循環系器（心筋障害，不整脈）など全身の臓器症状が認められる．臓器により侵される程度がさまざまであるため臨床像は多彩で，白内障のみや，心筋異常・不整脈のみという症例も存在する．

血清 CK は正常か軽度上昇にとどまる．針筋電図検査ではミオトニー放電とよばれる特徴的な所

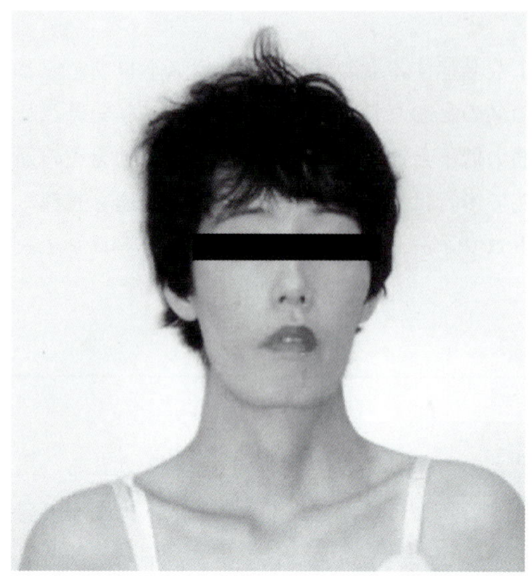

図1 筋強直性ジストロフィー
石斧様顔貌と胸鎖乳突筋の萎縮を認める.

見を認める.

遺伝形式は常染色体優性遺伝で，両親のどちらかが遺伝子の異常を有し，子どもの1/2が成人期に発症する．プロテインキナーゼ遺伝子内のCTGの3塩基繰り返し配列の延長が原因で，これが長くなるほど重症となり若年で発症する．新生児期あるいは乳児期早期に発症することもあり，先天性筋強直性ジストロフィーとよばれる．そのほとんどは，筋強直性ジストロフィーに罹患している母親から生まれた児であるが，出産時には母親が診断されていないこともあり，先天性筋強直性ジストロフィーの児が診断されて初めて母親の筋強直性ジストロフィーが診断されることもある.

免疫性・炎症性ミオパチー

免疫性ミオパチーは，骨格筋内の炎症によって生じる筋疾患である．多発性筋炎（PM），皮膚筋炎（DM），封入体筋炎のほか，2次性のものとして感染性，薬剤性などに分類される.

多発性筋炎・皮膚筋炎は亜急性の経過で筋力低下をきたす．すべての年齢層でみられるが，男性に比べ女性の発症がやや多い．四肢近位筋，躯幹筋が主に侵されるため，起立歩行障害（しゃがみ立ちできない，歩きにくい，階段昇降が困難）や上肢挙上障害（頭を洗えない，布団の上げ下ろしができない），ベッドから起き上がれない，といった症状が主訴になることが多い．筋痛や筋疲労感が目立つ症例もある．構音障害や嚥下障害を伴う場合もあり，経過が長くなると筋萎縮も伴うようになる.

血清CKは数百～数千程度に上昇する．また，筋肉の炎症であることから，CRP上昇や赤沈亢進を認めることも多い．自己免疫疾患であるため，抗Jo-1抗体をはじめとした自己抗体が検出される．針筋電図検査で筋原性変化の所見を認め，骨格筋MRIでは筋内の炎症像を認めることが多く，生検部位を決定するのに役立つ．確定診断のためには，治療前に筋生検を行うことが望ましい.

皮膚筋炎では，上眼瞼の紫紅色の腫脹（ヘリオトロープ疹）（図2A）や指関節背面の角化性紅斑

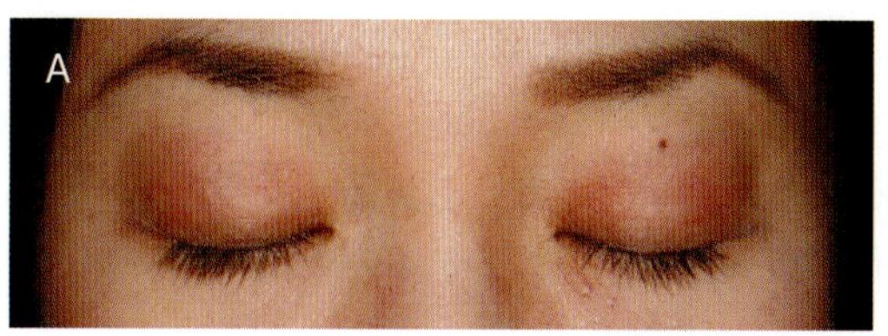

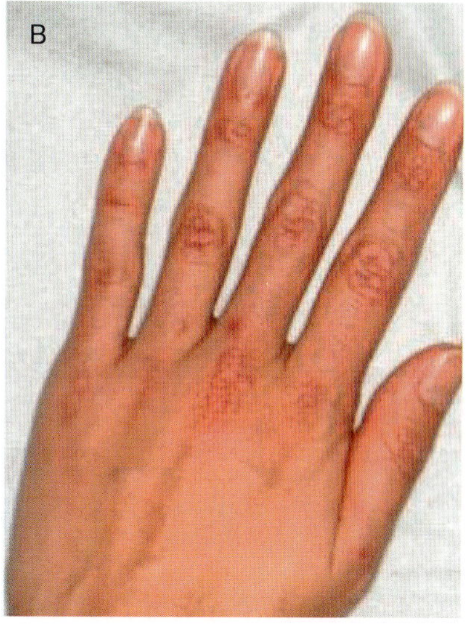

図 2　皮膚筋炎に伴うヘリオトロープ疹とゴットロン徴候
A：ヘリオトロープ疹
B：ゴットロン徴候

（ゴットロン徴候）（図 2B）といった特徴的な皮膚所見を伴う．これらの皮膚病変の生検により診断されることも多い．

合併症として，間質性肺炎，悪性腫瘍があげられ，他の膠原病を合併する場合には混合性結合組織病も考慮する必要がある．間質性肺炎は合併症の中でも特に重要で，生命予後を左右する．筋炎の症状を発症する前に間質性肺炎をきたす症例もあり，注意が必要である．悪性腫瘍を合併することが多いため，多発性筋炎・皮膚筋炎と診断された場合には，消化器系などの悪性腫瘍の有無につき検索する必要がある．悪性腫瘍が見つかった場合は，悪性腫瘍の治療が優先される．一部の症例では悪性腫瘍の治療により筋炎の症状も軽快するが，予後不良のことが多い．

治療は副腎皮質ステロイドを第 1 選択として，難治症例には免疫抑制剤が使われることもある．また，γ－グロブリン療法の有効性も報告されている．多くの症例がステロイド治療に反応し，日常生活を送ることができるようになるが，ステロイドの減量により再燃を繰り返す症例もある．

肉芽腫性炎症であるサルコイドーシスも，肺，腎臓や脳の病変とともにミオパチーを呈する．頻度は高くないが，各種のウイルス（コクサッキーウイルス，サイトメガロウイルスなど），細菌，結核，真菌，寄生虫の感染もミオパチーの原因となる．

代謝性ミオパチー

筋肉は他の臓器と比べ多くのエネルギーを必要とするため，糖や脂質の代謝の異常が原因となることがある．

(1) ミトコンドリアミオパチー

細胞内に存在するミトコンドリアの異常により生じる．筋症状はミトコンドリア病の症状の一部であり，筋症状は認めず中枢神経症状が前景にたつ疾患もある．筋症状を伴う主なミトコンドリア病として，慢性進行性外眼筋麻痺（CPEO），myoclonus epilepsy associated with ragged-red fibers（MERRF），mitochondrial myopathy, encephalopathy, lactic acidosis, and stroke-like episodes（MELAS）があげられる．ミトコンドリア遺伝子を原因とするものは，女性を介して遺伝的異常が伝わる母系遺伝の型式を呈することが多い．

(2) 糖原病

細胞質の解糖系の先天的酵素欠損により，糖あるいはグリコーゲンの代謝産物が異常に蓄積する疾患である．グリコーゲン代謝が主に肝臓，骨格筋で行われるため，肝臓と筋肉が強く障害される．多量のグリコーゲンが筋線維内に蓄積すると，筋力低下や筋肉の易疲労性，運動時の筋痛などを呈する．そのほかに，心臓や脳にも障害をきたす．遺伝形式は，常染色体劣性のものが多いがファブリー病のようにX連鎖劣性遺伝形式を呈するものもある．

(3) 脂質代謝異常によるミオパチー

脂肪代謝に関わる酵素の異常により多彩な全身症状を呈する．代表的なものとして，脂肪酸の分解酵素異常症や，脂肪酸のミトコンドリア移行に必要なカルニチンの遺伝的異常においてミオパチーが認められる．筋組織では多量のエネルギーを消費するため，ミオパチーの症状を呈すると考えられている．

そのほかのミオパチー

薬剤（ステロイド，スタチンなど），電解質異常（低カリウムなど），内分泌異常（甲状腺，副腎皮質など）もミオパチーの原因となる．

文献

・埜中征哉. 臨床のための筋病理. 第4版増補. 東京: 日本医事新報社; 2014.

〈清野智恵子　米田 誠〉

10. 神経系の代謝・中毒性疾患

Points

【代謝性疾患】
- 体のなかの物質の代謝をつかさどる酵素や補酵素であるビタミンなどの不足によって，脳を含めた全身の臓器の障害を呈するものを代謝性疾患という．
- 適切な診断と欠乏する物質の補充などにより治療が可能な疾患も多い．
- ポンペ病やファブリー病などのライソゾーム病の一部は酵素補充療法が可能となった．
- ウェルニッケ脳症はビタミン B_1 欠乏が原因の疾患で，アルコール多飲者に多く生じ，眼球運動障害やふらつき，意識障害を呈する．
- ナイアシン欠乏症（ペラグラ）は，皮膚症状，消化器症状，神経症状を呈する．

【中毒性疾患】
- 生体にとって有害な物質が許容量を超えて体内に取り込まれることによって脳を含めたさまざまな臓器障害が生じる．
- 一酸化炭素中毒は組織の低酸素血症により症状をきたし，高濃度酸素投与による治療が必要である．
- 慢性アルコール中毒は，アルコール常飲者に生じやすく，飲酒を中断すると離断症状が出現するため，注意が必要である．
- 看護師による本人・家族からの病歴聴取が診断に結びつくことがあり，重要である．

代謝性疾患

代謝異常が起こっている部位や物質により分類され，多種に及ぶ（表1）[1]．また，先天性，遺伝性の疾患と，内科的疾患に伴って生じる後天性の疾患に分類される．先天性の疾患は特定難病に指定されているものが多いため，本人・家族への情報提供が必要である．代表的疾患についてあげる．

(1) ライソゾーム病

ライソゾームとは，体内で不要になった糖質や脂質，蛋白質を分解する機能を持つ細胞内小器官の1つである．細胞内のライソゾームの酵素の遺伝的活性低下により，分解されるべき脂質，糖脂質，ムコ多糖，糖蛋白などが蓄積し，臓器の形態変化や機能障害をきたす疾患である（表1）．10～20万人に約1人の割合で発症するまれな疾患で，国の特定難病に指定されている．症状は，疾患によってさまざまだが，乳幼児期に発症する場合は，主に精神運動発達遅滞，肝

表1 主な代謝性疾患の分類と症状

大分類	小分類	代表的疾患	症状
ライソゾーム異常	糖原病	ポンペ病	進行性の筋力低下，呼吸障害
	スフィンゴリピドーシス	ファブリー病	被角血管腫，四肢疼痛発作，腎障害，心障害
		ゴーシェ病	脾腫，精神運動発達遅滞，けいれん，筋緊張亢進
		ニーマン・ピック病	肝脾腫，精神運動発達遅滞，けいれん，小脳失調，認知症
	ムコ多糖症	ハーラー病	ガーゴイル顔貌，低身長，角膜混濁，関節拘縮，精神運動発達遅滞，骨格系変化
		ハンター症候群	ガーゴイル顔貌，骨格系変化，関節拘縮，軽度精神運動発達遅滞
アミノ酸代謝異常		フェニルケトン尿症	精神運動発達遅滞，けいれん
ミトコンドリア異常		慢性進行性外眼筋麻痺	眼瞼下垂，外眼筋麻痺，心伝導ブロック，網膜色素変性症
		MELAS	頭痛，嘔吐，脳卒中様症状，けいれん，難聴，知能障害
		MERRF	ミオクローヌス，けいれん，小脳失調，知能障害，歩行障害
ペルオキシソーム異常		副腎白質ジストロフィー	精神症状，痙性麻痺，視力低下，聴力低下，けいれん
核酸代謝異常		レッシューナイハン症候群	成長遅延，不随意運動，自傷行為，腎障害
金属代謝異常症	銅代謝異常	ウィルソン病	手のふるえ，構音障害，知能低下，歩行障害
ビタミン欠乏（後天性）	ビタミン B_1	ウェルニッケ脳症	意識障害，眼球運動障害，ふらつき
	ナイアシン	ペラグラ	やけど様発疹，下痢，認知症
	ビタミンE	ビタミンE欠乏症	眼振，構音障害，ふらつき
	ビタミン B_{12}	ビタミン B_{12} 欠乏症	下肢しびれ，下肢筋力低下（亜急性脊髄性連合変性症）

脾腫大，骨格系変化などをきたすものが多く，成人以降に発症する場合は，認知症や抑うつなどの精神症状を発現することが多い．2000年代後半に相次いで新規の酵素補充療法が承認され，現在6疾患に対し治療が可能となった．

(2) ミトコンドリア病

ミトコンドリアDNAの異常もしくは，ミトコンドリアの形態や機能に関わる核DNA遺伝子の変異によって，体内のエネルギー産生に異常が生じ，心臓や骨格筋，脳などを中心に全身に異常が生じる疾患の総称である．脳や筋肉を侵すことが多いことから，ミトコンドリア脳筋症やミトコンドリアミオパチーとよばれることもある．ミトコンドリア病の代表的な疾患は，孤発型の慢性進行性外眼筋麻痺と，遺伝性のミトコンドリア脳筋症・乳酸アシドーシス・脳卒中様発作症候群（Mitochondrial myopathy, encephalopathy, lactic acidosis, and stroke-like episodes: MELAS, メラス）と赤色ぼろ線維・ミオクローヌスてんかん症候群（Myoclonus epilepsy associated with ragged-red fibers: MERRF, マーフ）の3つで，多くで遺伝子診断が可能である．下記に，それぞれの臨床徴候を示す．

- 慢性進行性外眼筋麻痺：眼瞼下垂，外眼筋麻痺，心臓の伝導ブロック，網膜色素変性症
- MELAS：頭痛や嘔吐，脳卒中様症状，けいれん，難聴，知能障害など
- MERRF：ミオクローヌス，けいれん，小脳失調，知能障害，歩行障害など

(3) ウィルソン病　(銅代謝異常)

銅が体内に蓄積することで脳，肝臓，腎臓などの臓器に異常がみられる遺伝性疾患である．通常，銅は肝臓から胆汁や腸管へ排泄されるが，この排泄がうまく行われず体内に大量に蓄積され，有害な作用を引き起こす．銅を輸送する役割をもつ蛋白質の遺伝子異常が原因である．3～15歳の頃に肝障害で発覚することが多い．角膜周囲に暗緑色～暗灰色の輪（カイザー・フライッシャー輪）ができることが有名である．神経症状としては，手のふるえや構音障害，知能低下，歩行障害などが現れる．治療は，過剰な銅を正常化するため，ペニシラミン，トリエンチンなどのキレート剤を投与する．銅の摂取制限をする．肝障害が重篤な場合は肝移植が適応となる．

(4) ウェルニッケ脳症〔ビタミン B_1 (チアミン) 欠乏症〕

ビタミン B_1 は，細胞内のミトコンドリアにおいて，エネルギーを作り出す代謝系の重要な補酵素の1つである．ビタミン B_1 欠乏症では，脚気や脚気ニューロパチーといわれる末梢神経障害，浮腫，頻脈，うっ血性心不全などの心血管障害をきたす．

さらに，意識障害，眼球運動障害，ふらつき，精神症状などの中枢神経障害をきたすウェルニッケ脳症をきたす．ウェルニッケ脳症はアルコール依存症の人に発症することが多い．その他，インスタント食品に偏った食事や摂食障害や妊娠悪阻などによる栄養不足，長期間の輸液のみの栄養管理によっても生じる．早期治療を行わないと，健忘と作話を特徴とする後遺症（コルサコフ症候群）を残すことが多い．

ウェルニッケ脳症の急性期の症状は，眼球が動かせなくなる，眼球が細かくふるえるなどの眼球運動障害や立ちくらみやふらつき，傾眠などの意識障害が起こる．慢性期になると認知機能が低下する．診断は，血液検査でビタミン B_1 の濃度を調べる．頭部MRIでは典型的には，第3脳室周囲の内側視床，中脳水道周囲，乳頭体に異常信号がみられる．治療はビタミン B_1 を投与するが，低血糖を起こしやすいので，同時にブドウ糖を補給する．

(5) ナイアシン欠乏症 (ペラグラ)

ナイアシン（ニコチン酸）とは，炭水化物や脂肪，蛋白質など多くの物質の代謝に不可欠なビタミンB群の一種である．先進国では患者数は少ないが，食事性欠乏，摂食障害，吸収障害，慢性アルコール中毒，イソニアジドやメルカプトプリン，フルオロウラシルなどの薬剤性が原因となる．緩徐に発症し，食欲不振，下肢の脱力感，無関心，イライラなどを訴え，初期には

神経衰弱などと誤診されることもある．赤みをもった左右対称のやけど様の発疹，口角炎，嘔気・嘔吐，激しい下痢などの消化器症状を呈する．神経症状は，疲労感，無関心，記憶障害など多彩で，進行すると意識障害，認知症に至る．両下肢麻痺や多発神経炎などが出現することもある．治療は，ニコチン酸の化合物であるニコチン酸アミドを投与し，ビタミンB群を併用する．

中毒性疾患

中毒とは，生体に対して毒性をもつ物質が許容量を超えて体内に取り込まれることにより，生体の正常な機能が阻害されることである．吸収経路としては，消化器・呼吸器以外に血液や皮下組織などがある．中毒を引き起こす原因として，大きく重金属，有機物質，薬物，生物毒素に分けられる（表2）[2]．また，中毒症状の発現までの経過によって，急性中毒と慢性中毒に分けられる[3]．神経系は中毒によって障害されやすい臓器の1つである．診断には病歴聴取が重要であり，症状や経過に加えて職業や嗜好品，常用薬などを確認する必要がある．

表2 主な中毒性疾患の分類と症状

種類	原因物質・薬剤	症状
有機物質	一酸化炭素	急性期：めまい，ふらつき，意識障害 間欠期：健忘，性格変化，パーキンソニズム
	エタノール（アルコール）	ふらつき，記憶障害，意識障害，低血圧，頻脈
	トリクロロエチレン	頭痛，めまい，意識障害
	有機リン	ショック，分泌亢進，徐脈，縮瞳，興奮，けいれん
重金属	メチル水銀（水俣病）	急性：嘔気・嘔吐，唾液分泌亢進，下痢，腎障害
		慢性：四肢末端・口唇周辺のしびれ，手のふるえ，歩行障害，求心性視野狭窄
	ヒ素	急性：口渇，嘔気・嘔吐，下痢，血圧低下，頻脈，肺水腫，腎障害，頭痛，意識障害，けいれん
		慢性：皮膚色素沈着，皮膚癌，末梢神経障害
薬物	睡眠薬	意識障害，血圧低下，呼吸抑制
	抗精神病薬	不随意運動，パーキンソニズム
	麻薬	多幸感，眠気，縮瞳，昏睡，呼吸抑制
	メトトレキサート	髄膜炎様症状，白質脳症（知能低下，けいれんなど）
	キノホルム（SMON）	腹部症状，下肢しびれ，下肢麻痺，視力障害
生物毒素	フグ	口唇・舌のしびれ，呼吸筋・四肢麻痺
	ボツリヌス	食中毒症状，眼瞼下垂，眼球運動障害，呼吸筋・四肢麻痺，自律神経障害

(1) 一酸化炭素中毒

室内で炭火（七輪・火鉢・囲炉裏）を使用した時に一酸化炭素（carbon monoxide：CO）が生じる．CO は，無色透明，無臭の有毒ガスで，酸素よりもヘモグロビンと結合しやすいため，ヘモグロビンの酸素運搬能力が下がり，低酸素血症に陥り中毒が起こる．軽度な場合には頭痛，めまい，嘔気など風邪に似た症状が出現する．重症な場合は，意識障害，呼吸停止，心停止へとつながる．重症者は，カルボキシヘモグロビンのために血液が鮮紅色となり顔色がピンク色にみえる．また，急性期の意識障害から一旦回復しても，数週間後に健忘，性格変化，意識混濁，パーキンソニズムなどが生じることがある（間欠型 CO 中毒）．治療は，高圧酸素療法もしくは100％酸素投与を行う．

(2) アルコール中毒（エタノール中毒）

アルコール自体の毒性によるもの，飲酒に伴う栄養障害，アルコールの中断による禁断症状がある．急性アルコール中毒は，短期間に血中のエタノール濃度が上昇し，中枢神経に作用し，脱抑制作用，ふらつき，記憶障害，昏睡などの症状を呈するほかに，血管拡張と二次性の脱水による低血圧と頻脈をきたす．また，体温低下がみられるので保温が大切である．

慢性アルコール中毒はアルコール常飲者にみられる．強迫的な飲酒欲求があり，飲酒，酩酊，入眠，覚醒，飲酒の悪循環を繰り返す．急激な飲酒の中断により，アルコール離脱症状が生じる．早期の離脱症状として，興奮，手のふるえ，幻覚，けいれんなどがみられる．離脱後約 5 日以内に，興奮，錯乱，幻覚，発熱，頻脈，発汗過多がみられる．

(3) 薬物中毒

神経系の障害を起こし得る薬剤は少なくない（表 2）．多くの場合は薬物を中止することで治療可能であるが，後遺症を残すこともあるので注意が必要である．睡眠薬，鎮静剤による急性中毒は，自殺を目的とした大量服用によることが多い．我が国の急性麻薬中毒の大半は覚醒剤のメタアンフェタミンである．

(4) フグ中毒

日本の動物性自然毒による食中毒の大部分はフグ中毒で，フグ中毒による死者は全食中毒死者の半数に達している．フグ毒はテトロドトキシンで，強力な神経麻痺毒である．神経や骨格筋の細胞膜における興奮の伝達に関与しているナトリウムチャンネルに特異的に結合して細胞外から細胞内へのナトリウムイオンの流入を阻止し，興奮伝達を停止させる． 症状は通常は食後 20 分～ 3 時間で現れ，口唇，舌のしびれから始まり，指先のしびれが続く．次に歩行困難，嘔吐，構音障害，呼吸困難，血圧低下が起こり，最後に呼吸筋麻痺により死亡する．致死時間は 4 ～ 6 時間が最も多く，長くとも 8 時間程度である．治療法は呼吸麻痺と血圧低下に対する対症療法である．

■文献

1) 西澤正豊. 代謝性疾患. In: 水野美邦, 編. 神経内科ハンドブック. 4 版. 東京: 医学書院; 2010. p.858-99.
2) 臼杵扶佐子, 森 正孝, 石井一弘, 他. 金属, 薬物・化学物質による中毒性疾患. In: 水澤英洋, 編. 別冊日本臨床 神経症候群Ⅴ. 2 版. 大阪: 日本臨牀社; 2014. p.615-83.
3) 三輪英人, 水野美邦. 中毒性疾患. In: 水野美邦, 編. 神経内科ハンドブック. 4 版. 東京: 医学書院; 2010. p.830-58.

〈松永晶子 米田 誠〉

11. 頭部外傷

Points

- 頭部外傷は病変の解剖学的部位により名称が決まる．頭皮側から，頭蓋軟部損傷–頭蓋骨骨折–急性硬膜外血腫–急性・慢性硬膜下血腫–外傷性脳内血腫，脳挫傷，びまん性脳損傷．
- 急性頭蓋内病変の病態，手術適応はいずれも共通である．脳挫傷，頭蓋内血腫→脳浮腫→頭蓋内圧亢進→脳ヘルニア→脳幹圧迫→死亡．脳ヘルニアをきたしかけていたり，きたす可能性の高い症例が手術適応になる．
- 受傷後 24 時間ほどは，経過観察例であっても，状態が悪化し，手術適応となる症例がある．看護師は，この徴候を見逃さないよう注意深い観察が必要である．
- 慢性硬膜下血腫は生命に関わることは少ないが，麻痺などの症状がある場合や画像上圧迫所見の強い症例が手術適応となる．
- 合併症として，髄液漏，血管障害，脳神経障害などがあげられる．

総論

(1) 頭部の解剖

頭皮は①～⑤の 4 層あるいは①～⑤の 5 層をいう（図 1）．

①皮膚（外皮），②皮下結合組織：皮膚を帽状腱膜と結合，脂肪，毛根，血管，神経を含む，

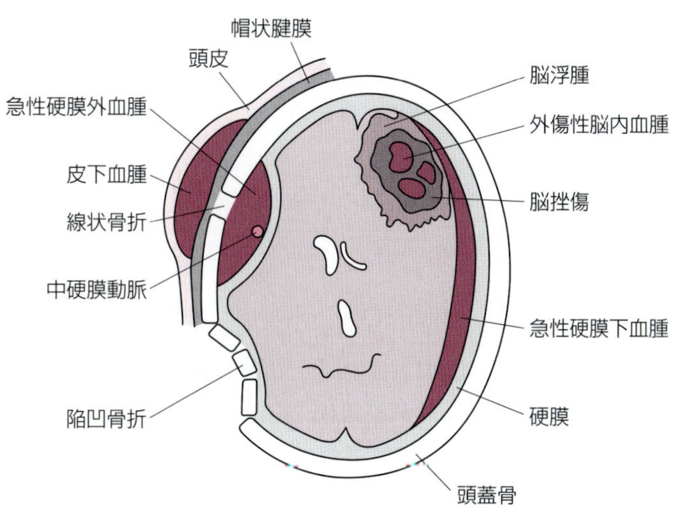

図 1 頭部の解剖と各種病変の存在部位

③帽状腱膜: 皮下組織と強固に結合する線維性組織，前頭筋と後頭筋を接合，帽状腱膜が頭皮とともに損傷→創は哆開，帽状腱膜の損傷なく頭皮のみの損傷→創は哆開しない，④疎性帽状腱膜下層: 疎性の結合組織，帽状腱膜との癒着ほとんどなし，導出静脈が通っている，⑤骨膜: 縫合部で強く癒着，⑥頭蓋骨，⑦硬膜中硬膜動脈が走行する，⑧硬膜下腔，⑨くも膜，⑩くも膜下腔，⑪軟膜，⑫脳.

(2) 衝撃による脳損傷の発生機序

①圧迫損傷: 外力で頭蓋骨が内側にたわむことにより直下の脳が損傷，②直線的加速度と減速: 頭蓋骨に対する脳の慣性（もとの位置を保とうとする）によって生じる，打撃側: 直撃損傷＝圧迫損傷，反対側: 対側損傷，③角加速度: 剪断変形による損傷，脳の構造が均一ではないため，回転加速度により密度の違う構造にずれが生じ，神経線維が切断されることによる広汎な脳損傷が起こる，直線的加速度では剪断変形は生じない.

(3) 頭部外傷の病態と対応

脳損傷，頭蓋内血腫→脳浮腫→頭蓋内圧亢進→脳ヘルニア→脳幹圧迫→死亡．脳幹へ圧迫が加わるような頭蓋内占拠病変に対しては外科的治療（血腫除去，外減圧術など）が必要となる.

受傷後 24 時間ほどは，経過観察例であっても，血腫や脳挫傷の拡大，脳浮腫の増悪などで状態が悪化し，手術適応となる症例がある．看護師はこのことを留意し，意識レベルの低下，瞳孔不同や片麻痺の出現などに注意しつつ，頻回に注意深く観察する必要がある.

各論

(1) 頭蓋軟部損傷: 表皮，皮下組織，帽状腱膜，腱膜下組織，骨膜の損傷

頭皮は血管豊富，皮下組織は強靱で非弾力性→血管は切断されても収縮しにくい.

A. 閉鎖性頭蓋軟部損傷

①皮下血腫，②帽状腱膜下血腫，③骨膜下血腫.

②，③とも波動性のある瘤．幼小児に多い.

B. 開放性頭蓋軟部損傷

治療は，圧迫や縫合により止血，創の汚染や挫滅に対しては洗浄，デブリドマン.

(2) 頭蓋骨骨折

A. 分類

①頭蓋骨内外の交通の有無: 開放性骨折と閉鎖性骨折.

②骨折線の形状: 線状骨折: 骨折が線状，陥没骨折: 陥没部分がある，面状の骨折，粉砕骨折: 第 3 骨片がある，縫合離開骨折: 骨縫合の離開.

③骨折部位による: 円蓋部骨折，頭蓋底骨折，顔面骨折: (a) 眼窩吹き抜け骨折，(b) 上顎骨骨折，(c) 鼻骨骨折，(d) 下顎骨骨折.

④特殊な骨折: (a) 視神経管骨折, (b) 進行性 (拡大性) 頭蓋骨骨折.

B. 線状骨折

中硬膜動脈溝, 上矢状静脈洞, 横静脈洞を横切る場合は硬膜外血腫の可能性あり. 幼小児では進行性頭蓋骨骨折になることがある. 骨縫合線は2 mm以上で離開. 乳幼児 (7歳くらいまで) は消失. 成人では消失しない.

C. 陥没骨折

接線方向の撮影. CTでよくわかる. 乳幼児ではピンポンボール骨折.

問題点は, ①直下の硬膜あるいは脳損傷の可能性, ②脳の圧迫による局所症状とてんかん, ③美容上.

【治療】

頭蓋骨の厚さ以上の陥没, 1 cm以上の陥没は頭蓋形成術. ただしピンポンボール骨折は自然整復あり.

D. 頭蓋底骨折

【症状】

前頭蓋底骨折として, ①ブラックアイ: 眼窩周囲の皮下血腫, ②鼻出血, ③髄液鼻瘻: 鼻腔から髄液, ④視神経損傷: 視神経管骨折によることが多い, ⑤嗅神経損傷

中頭蓋底骨折として, ①バトル徴候: 耳介後部, 乳様突起部の皮下出血, ②耳出血, ③髄液耳瘻: 外耳道から髄液, ④錐体骨骨折: 顔面神経, 聴神経損傷, ⑤トルコ鞍横断骨折→下垂体機能障害, 外眼筋麻痺, 内頸動脈海綿静脈洞瘻.

【診断および検査所見】

骨条件のCT.

【治療】

緊急手術はまれ. 髄液瘻は自然治癒が多いが2～3週で止まらないときは手術. 視神経管開放術や顔面神経管開放術があるが完全損傷は回復困難.

E. 顔面骨骨折

【分類】

1) 上顎骨骨折: ①横骨折, ②縦骨折, ③歯槽突起骨折, ④眼窩吹き抜け骨折

2) 下顎骨骨折: ①骨体部骨折, ②下顎骨骨折, ③下顎枝部骨折, ④筋突起骨折, ⑤関節突起骨折

3) 頬骨弓骨折.

4) 鼻骨骨折.

症状1) ～4): ①顔面腫脹, ②咬合異常, 開口困難, ③顔面の知覚異常, ④眼球運動障害.

5) 眼窩吹き抜け骨折: 眼窩部の鈍的外力→眼窩内圧の上昇→下壁は薄く弱い→下壁骨折→下直筋が嵌屯→眼球上転障害→複視.

【症状】

①眼窩部の出血, 腫脹, ②眼球陥凹, 眼裂狭小, ③眼球運動障害 (複視): 垂直運動, ④

三叉神経第 2 枝の知覚障害.

【治療】

2 週間は保存的→改善がなければ手術（眼窩底形成）.

(3) 急性硬膜外血腫

多くは頭蓋骨骨折により中硬膜動脈や静脈洞が損傷され，頭蓋骨と硬膜の間に血腫が貯留した状態（図 2）. 脳自体の損傷は比較的軽いことが多く，手術により血腫を除去すれば，生命・機能的予後は良好なことが多い.

【出血源と出血部位】

①中硬膜動脈→側頭頭頂部血腫（60 ～ 80%），②板間静脈，③上矢状静脈洞→両側血腫，④横静脈洞，静脈洞交会→後頭蓋窩血腫.

【症状発現時期】

48 時間以内.

【症状】

1) ①従来からいわれているような，受傷直後の意識障害の後，一過性の意識清明期を経て，再び意識障害をきたすパターンは意外と少ない.
   ②直後より意識障害を伴い，徐々に意識障害の悪化する症例が多い.
2) 瞳孔不同：70 ～ 85%に同側の瞳孔散大.
3) 錐体路症状：60 ～ 80%で反対側の麻痺.
4) 頭蓋内圧亢進症状：頭痛，嘔気，嘔吐やクッシングの 3 徴候（徐脈，血圧上昇，呼吸不整）.

【検査所見】

1) 頭部単純撮影：90%に血管溝を横切る骨折.
2) CT スキャン：両凸レンズ型の高吸収域. 3DCT では骨折線がより明瞭にわかる.

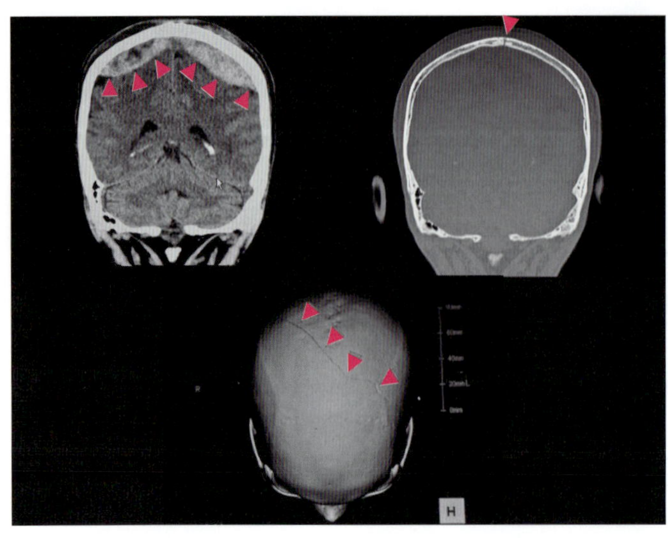

図 2 上矢状静脈洞をまたぐ線状骨折に伴う両側急性硬膜外血腫

左上：両側凸レンズ状の血腫が硬膜外腔に認められる（▼），
右上：上矢状静脈洞を横切る線状骨折（▼），
下：同患者の頭蓋骨 3D 所見. 骨折線が上矢状静脈洞を横切っている（▼）

【治療】

①時期を失しない血腫除去術，②出血源の確認と止血.

【予後】

合併損傷がなく，脳ヘルニアをきたす前に手術を行えば予後は良い.

(4) 急性硬膜下血腫

多くは脳挫傷に伴い，硬膜とくも膜の間に血腫が貯留した状態（図 3）. 脳自体の損傷を伴っていることが多く，生命予後，機能予後不良である.

【出血源】

①架橋静脈，②脳表の動静脈: 挫傷による小皮質動脈からの出血が最も多い，③脳内血腫の脳表，硬膜下への破裂.

合併損傷: ①骨折，②脳挫傷: 大半に合併する.

【症状】

①意識障害: 直後より意識障害が続く（80%），②瞳孔不同，③錐体路症状（反対側片麻痺），④けいれん.

【検査所見】

CT スキャン: ①脳表の三日月状の高吸収域，②血腫はシルビウス裂に入り込んで鋸歯状，③脳室の偏位，④合併する脳挫傷.

【治療】

1) 外科的手術: 血腫除去術．硬膜形成，頭蓋骨を戻さず，圧を外に逃がす外減圧術を併用することが多い.

2) 積極的保存療法: ①脳圧降下剤やステロイド投与，②呼吸管理（過呼吸），③バルビツレート療法

【予後】

合併損傷を伴うことが多く，硬膜外血腫に比べると予後不良．術前の意識状態が予後を決める.

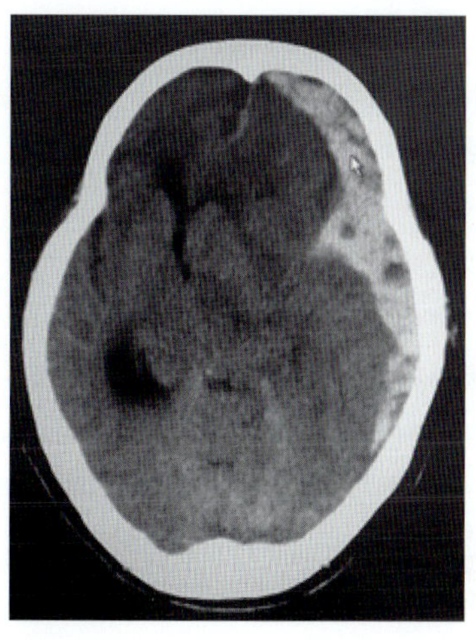

図 3 急性硬膜下血腫
三日月状の血腫が硬膜下腔に広くひろがっている.

(5) 外傷性脳内血腫，脳挫傷，外傷性くも膜下出血

これらは混在していることが多い．

【出血部位】

外傷によって損傷・透過性の亢進した血管からの出血が脳内に貯留すれば脳内血腫，くも膜下腔に流出すればくも膜下出血となる．外傷性脳内血腫の多くは挫滅・壊死した脳組織（脳挫傷）が混在している．

【症状】

①意識障害，②瞳孔不同，③運動麻痺．

【検査所見】

頭部 CT：ごま塩状態の吸収域（出血の高吸収域と挫滅脳の低吸収域が混在した状態）．外傷性くも膜下出血：脳槽や脳溝に沿った高吸収域．

【治療】

中等度以上（JCS 20 以上）の意識障害，血腫の大きさが 3cm 以上，脳浮腫が強く，神経症状悪化例などで開頭血腫除去．その他は保存的加療．

【予後】

後遺症として神経脱落症状やてんかんが残りやすい．

(6) 慢性硬膜下血腫（成人）

【出血部位および特徴】

外傷後 3 週間以上経過して硬膜下腔に生じ，血腫被膜（外膜）を有する．高齢の男性に多く，長期アルコール多量摂取者に多い．多くは一側性だが，15 ～ 30％は両側性．

【原因】

①頭部外傷：外傷から 3 週から数カ月．外傷の既往のはっきりしない症例も多い，②医原性：開頭術やシャント術後．

血腫発生促進因子は，1) 出血傾向：①血小板障害，②抗凝固療法，③血友病，④ DIC，⑤肝障害，⑥抗癌剤投与，⑦血液透析．2) 頭蓋内圧低下：①シャント手術後，②腰椎穿刺後，③脱水症．3) 脳萎縮：①高齢，②慢性アルコール中毒．

発生機序は，「外傷によるクモ膜損傷→硬膜下水腫→被膜形成→外膜から出血」説が有力．線溶系が亢進しており，血腫は放置しても固まらない．

【症状】

1) 若年者：①頭蓋内圧亢進症状（頭痛，嘔吐），②片麻痺など．

2) 高齢者：①認知症，②不全片麻痺（歩行障害），③失語，④失禁など．

若年者では頭蓋内亢進症状，高齢者では認知症状や歩行障害で発症することが多い．

【検査所見】

1) CT（図 4）：①三日月型，②高・等・低吸収域，③接する脳溝や脳回が不明瞭，④正中偏位：症状と比べ偏位が強い，⑤被膜は造影剤で増強される．

2) MRI：T1，T2 でいずれも高信号，CT より敏感．

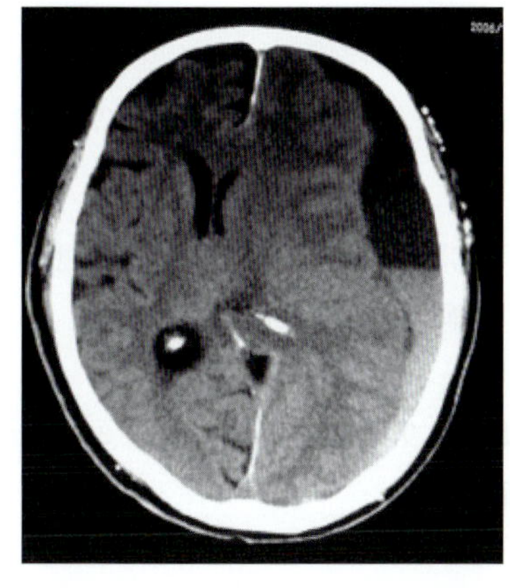

図 4 左慢性硬膜下血腫
高吸収域（下方）と低吸収域（上方）が混在し，正中偏位をきたしている

【治療】

穿頭血腫洗浄術.

【予後】

予後はきわめて良好.

(7) 脳震盪

一過性の意識障害（6 時間以内），神経症状を残さない，肉眼的器質障害なし.

【症状】

意識障害のほか，外傷後健忘症．自然回復する.

(8) びまん性脳損傷

衝撃による脳の局所的損傷ではなく，主として剪断歪みにより，損傷が脳全体に及んだものをいう.

(9) びまん性軸索損傷

【臨床所見】

①激しい頭部外傷，②受傷直後より重篤な意識障害，③骨折や血腫の含併は少ない.

【CT】

症状が重篤な割に CT 所見は軽微.

①脳梁部出血，②くも膜下出血，③脳室内出血，④第 3 脳室近傍の出血，⑤びまん性脳腫脹，⑥脳幹部出血，⑦大脳半球深部白質の出血→慢性期：①脳室拡大，②白質変性.

【予後】

不良．死亡 40%，植物状態 30%.

(10) 外傷性髄液漏，髄液鼻漏，髄液耳漏

外傷部位と発生機序は，前頭蓋底骨折→硬膜，くも膜の断裂→副鼻腔→鼻漏，蝶形骨，錐体

骨骨折→耳管→耳漏.

外傷後髄液漏発現までの期間: 多くが48時間以内

【診断】

1) 髄液かどうかの診断

①糖のテステープ: 涙や血液が混入すれば (+), ②髄液鼻漏は一側性, ③前屈, くしゃみで髄液漏出, ④ラジオアイソトープ検査: ^{131}I, ^{99m}Tc は唾液, 鼻汁に出る.

2) 漏出部位の確認

①頭蓋単純撮影: 骨折線から, 蝶形骨洞の液面形成, 気脳症の部位から, ②脳槽シンチグラフィー: ラジオアイソトープを髄注し, 漏出部位確認.

自然経過: 1週間以内に70～80%が治癒.

【治療】

1) 保存的治療

①安静, 頭部15～20度頭部挙上, ②力ませない, ③タンポンをしない, ④抗生剤の投与, ⑤髄液持続 (腰椎) ドレナージ.

2) 手術適応

①2週間経っても止まらない, ②髄膜炎を反復, ③副鼻腔に脱脳, ④骨折片が脳に陥入.

(11) 外傷性脳血管障害

A. 外傷性脳血管閉塞症

1) 内頸動脈系閉塞

- 穿通性
- 非穿通性: 頸部過伸展+回転→内膜, 中膜の断裂→血栓, 内・外頸動脈分岐部から1～3cmが最も多い.

【症状】

数時間から数日 (多くは24時間以内) を経て生じる意識障害と局所, 神経症状 (片麻痺など).

【診断】

CT で説明できる所見がなければ疑って血管撮影を行う.

2) 椎骨脳底動脈系閉塞

【発生部位・機序】

①椎骨動脈: 頸椎骨折, 脱臼に伴う第2～6頸椎レベルでの椎骨動脈損傷, 環軸椎脱臼に伴う第1頸椎横突起部での損傷, 後頭顆による圧迫損傷.

②脳底動脈・後大脳動脈

3) 静脈洞閉塞: 骨折→静脈洞損傷→血栓→閉塞. 上矢状静脈洞に多い.

B. 外傷性動脈瘤

好発部位は, ①頸部内頸動脈, ②海綿静脈洞部内頸動脈, ③頭蓋内動脈 (前大脳動脈, 中大脳動脈末梢).

直接損傷されるか剪断変形で間接的に損傷される.

【病理】

偽性動脈瘤. 血管壁の断裂による血管外血腫が線維性結合織で覆われたもの.

1) 頸部内頸動脈瘤.

2) 海綿静脈洞部内頸動脈瘤: 頭蓋底骨折から, 数日から数週を経て, 海綿静脈洞症候群あるいは視力障害で発症.

3) 脳動脈瘤: 全脳動脈瘤の 0.5%. 小児では 20%. 若年者に多い.

好発部位: 前, 中大脳動脈の末梢. 動脈分岐部以外にできる. 偽性動脈瘤であるが, 真性のこともある. 多くは 2 ～ 3 週間以内に破裂. 死亡率が高いので, 早期診断, 治療が必要だが, 実際には難しい.

C. 外傷性脳動静脈瘻

外傷性頸動脈海綿静脈洞瘻 (common carotid cavernous sinus fistula: CCF) の原因と頻度については, CCF の 75%は外傷性. 頭蓋底骨折に伴う, 重症例に多い. 30%が直後に発症. 90%が 2 カ月以内に発症. 内頸動脈が海綿静脈洞部で損傷.

【症状】

①拍動性眼球突出, ②眼球結膜の充血, 浮腫, ③心拍に一致する雑音, ④眼球運動障害 (複視), ⑤視力障害.

【検査所見】

頸動脈撮影: 早期に瘻を介し海綿静脈洞が造影, CT: 眼球突出, 海綿静脈洞や上眼静脈が強く造影される.

【治療】

血管内手術など.

(12) 外傷性脳神経障害

障害部位は, ①脳から頭蓋底の管や孔に入るまで, ②骨の中で (多い), ③骨を出てから嗅神経が最も多く, 視神経, 顔面神経, 聴神経も多い.

①嗅神経: 嗅糸切断, 予後不良.

②視神経: 視神経管骨折, 撮影はレーゼゴールウィン法, 視神経管開放術 (視力が 0.01 以上で 2 週間以内が適応).

③顔面神経: 錐体骨骨折.

- 80% : 横骨折 (錐体骨長軸に垂直＝頭蓋骨長軸に平行, 後方からの外力) →内耳損傷, 感音性難聴, 顔面神経麻痺 (80%) - 即時性, 予後不良
- 20% : 縦骨折 (錐体骨長軸に平行, 側方からの外力) →外耳, 中耳の損傷, 伝音性難聴, 顔面神経麻痺 (20%) - 遅発性, 予後良好
  1 ～ 2 カ月保存的治療→手術 (神経管開放術, 吻合術)

(13) 小児頭部外傷

小児頭部外傷の特異性.

①頭が大きい→転倒しやすく，頭部外傷を受けやすい.

②軟部組織が薄くずれやすい→腱膜下，骨膜下血腫を作りやすい.

③頭蓋骨薄く，弾力がある→陥没骨折，ピンポンボール骨折，穿通外傷を起こしやすい.

④副鼻腔が未発達→髄膜炎の発生は少ない.

⑤骨縫合離開が容易→頭蓋内圧亢進が起きにくい，離開骨折が起きやすい.

⑥大泉門，小泉門→頭蓋内圧亢進が起きにくい.

⑦硬膜と頭蓋骨および骨縫合の癒着が強い→硬膜外血腫が起きにくい，また骨縫合を越えない．硬膜損傷が起こりやすい，拡大性頭蓋骨折や偽性髄膜瘤ができやすい.

⑧硬膜は脆弱→硬膜損傷を起こしやすい．頭蓋底骨折で髄液漏をきたしやすい.

⑨くも膜が脆弱→硬膜下水腫ができやすい.

⑩頭蓋骨が柔らかく，骨と脳の間隔が少ない→直撃損傷を生じやすい.

⑪脳は形態・機能とも可塑性に富む.

⑫架橋静脈が細く弱い，直線的→損傷されやすく硬膜下血腫ができやすい.

⑬脳が未発達→局所症状が出にくい，脳浮腫が起こりにくい.

⑭嘔吐は多い（嘔吐中枢の機能障害，代謝障害による一過性脳浮腫，自律神経系の機能障害，嘔吐による酸塩基平衡の破綻などをきたしやすい）が，頭部外傷の重症度には反映しない.

⑮頭蓋内血腫例では貧血をきたしやすい.

⑯神経脱落症状の回復は，成人に比べ良好で，植物状態は少ない.

⑰循環血流量少ない→ショックを起こしやすい.

〈小黒恵司〉

JCOPY 498-07596

12. 脳脊髄液の圧・還流障害

Points

- 脳脊髄液（髄液）の圧・還流障害に基づく疾患としては，髄液が貯留する水頭症と漏出する脳脊髄液漏出症が代表的である．
- 水頭症は髄液路の通過あるいは吸収障害により，脳内に髄液が貯留した状態であり，多くは脳室が拡大する．治療として，シャント手術あるいは非交通性水頭症では内視鏡による第 3 脳室底開窓術が有効である．
- 急性水頭症は致命的になることがある．看護師はその可能性のある症例においては，徴候の有無を注意深く観察する必要がある．
- 脳脊髄漏出症は，髄液が硬膜外に漏出することにより低随圧症をきたし，起立性頭痛をはじめとする種々の症状を呈する疾患である．治療として，安静あるいは硬膜外自己血注入療法（ブラッドパッチ）が有効である．難治性むち打ち症患者の一部に本疾患が認められたことから社会的注目を集め，厚労省の研究班が統一的な診断，治療のガイドラインの策定に当たっている．

髄液路の解剖

脳脊髄液産生の場: 脈絡叢（側脳室，第 3 脳室，第 4 脳室）．
吸収の場: くも膜顆粒（最近は毛細血管や脊髄・脳神経周囲のリンパ系を介した吸収経路も提唱

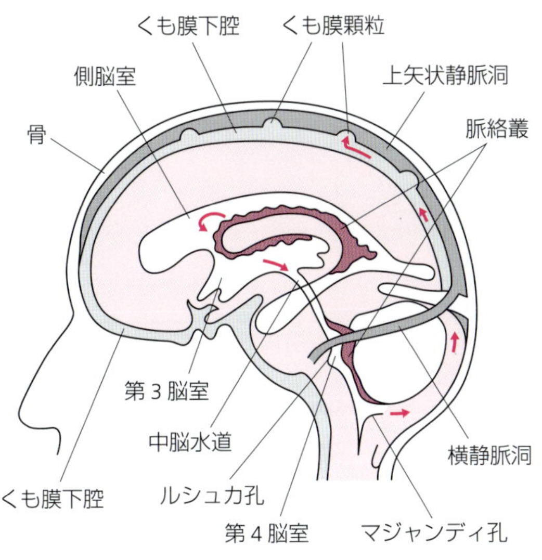

図 1　脳脊髄液の循環経路
脳室系の容積は 120 ～ 150 mL，
髄液の 1 日産生量は 400 ～ 500 mL．

されている）.

側脳室→モンロー孔→第3脳室→中脳水道→第4脳室→マジャンディ孔（正中孔），ルシュカ孔（外側孔）→脳室外→脳と脊髄表面のくも膜下腔を循環→くも膜顆粒→上矢状静脈洞（図1）.

脳脊髄液（cerebrospinal fluid：CSF）の圧は80～180 mmH$_2$O，無色透明，細胞数～5/μL，赤血球なし（存在は外傷，くも膜下出血），グルコース50～75 mg/dL（血液の60～80％），総蛋白量15～45 mg/dL

水頭症

脳脊髄液の循環が障害され，髄液が脳室またはくも膜下腔に過剰に貯留し，脳に障害を与える状態.

【分類】

貯留部位による.

・内水頭症：脳脊髄液が脳室内に過剰貯留

・外水頭症：脳脊髄液が脳表面に過剰貯留

閉塞の有無による.

(1) 非交通性（閉塞性）水頭症

腫瘍や出血などの脳脊髄液の通過障害による水頭症.

①中脳水道狭窄（先天性に多い），②脳出血：脳室内出血（モンロー孔や第3脳室を閉塞），視床出血（第3脳室），脳幹出血（中脳水道），小脳出血（第4脳室，ルシュカ・マジャンディ孔），③脳腫瘍：脳室内腫瘍（モンロー孔，第3脳室），松果体腫瘍（第3脳室），後頭蓋窩腫瘍（第4脳室，ルシュカ・マジャンディ孔）.

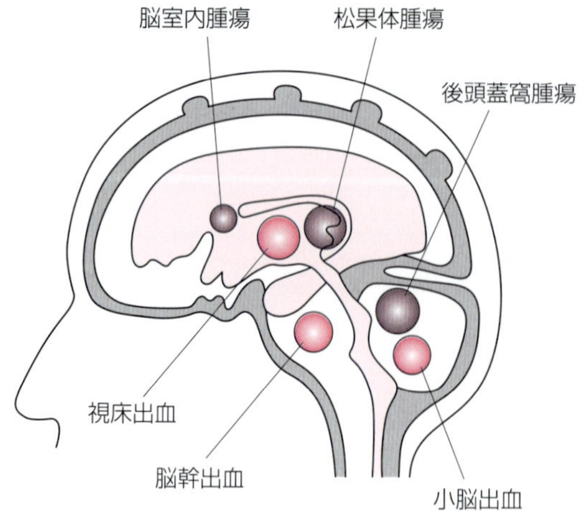

図2 非交通性水頭症の各種病変部位

(2) 交通性水頭症

物理的通過障害のない水頭症.

髄膜炎，くも膜下出血，髄液タンパク質増加（粘稠度増加：聴神経鞘腫など），髄液過剰産生（脈絡叢乳頭腫など）などが原因となる.

【機序】

①生産過剰：脈絡叢乳頭腫，②吸収障害：髄膜炎，くも膜下出血など，③髄液循環路の閉塞：中枢系先天異常，頭蓋骨想起癒合症，脳出血，脳腫瘍など

【症状】

年齢による頭蓋骨縫合の癒合状態により，出現する症状も異なってくる.

①新生児，乳児（頭蓋骨縫合癒合前）：易刺激性，不機嫌，傾眠，嘔吐，落陽現象（眼球下方偏位），頭囲拡大・大泉門開大・頭皮静脈怒張・前頭部突出.

②幼児・小児：傾眠，頭痛，嘔吐，うっ血乳頭，外転神経麻痺（複視）．いずれも放置すれば，精神知能発達障害をきたす.

③成人：急性発症：幼児・小児と同じ，緩徐発症：認知障害，歩行障害，尿失禁.

後頭蓋窩腫瘍や脳出血例など，急性水頭症が致命的になることがある．看護師は，このような症例においては，上記症状の出現の有無を注意深く観察する必要がある.

【画像診断】

頭部 CT，MRI は，脳室拡大，脳溝消失，脳室周囲低吸収域.

【治療】

1）シャント術

①脳室腹腔シャント

脳室にカテーテルを挿入し，皮下を通して対側を腹腔内に挿入し，髄液を流出させる.

②脳室心房シャント，③腰椎腹腔シャント

腰部（L3 ～ 4 間あるいは L4 ～ 5 間）くも膜下腔から腹腔に流す.

2）内視鏡的第 3 脳室底開窓術

第 3 脳室や第 4 脳室病変による非交通性水頭症に対し，病変への直接アプローチが困難な場合など，前頭部から内視鏡を側脳室内～第 3 脳室に挿入し，第 3 脳室底を穿破し，脳室とくも膜下腔の交通をつけることにより，水頭症を治療する方法．異物であるシャントチューブを使用する必要がなく，感染などの危険性が少なく，安全な手術である.

3）脳室外ドレナージ

成人脳出血例など，可逆的水頭症に対し，血腫が溶解して水頭症が改善するまで，一時的に，髄液を頭蓋外に排出させる脳室外ドレナージを留置することがある.

正常圧水頭症（normal pressure hydrocephalus：NPH）

水頭症の一型．脳室拡大はみられるが，脳圧亢進をきたしていないもの.

60 歳以上の高齢者に多い．シャント手術によって症状の著明な改善が得られ，治療可能な認知

症として知られる．

【分類】

特発性（idiopathic NPH：iNPH）は，原因がはっきりしないもの，続発性（症候性）は頭部外傷，くも膜下出血，髄膜炎などの罹患後に出現する．

【症状】

認知症，歩行障害，尿失禁．歩行障害（前かがみの小刻み歩行）が最も早期に認められる．進行すると，自発性が低下し，寝たきり状態になる．

【診断】

1）頭部 CT，MRI：脳室脳溝の拡大．脳底槽やシルビウス裂は拡大しているが，高位円蓋部・正中部の脳溝が狭小化しているのが特徴．

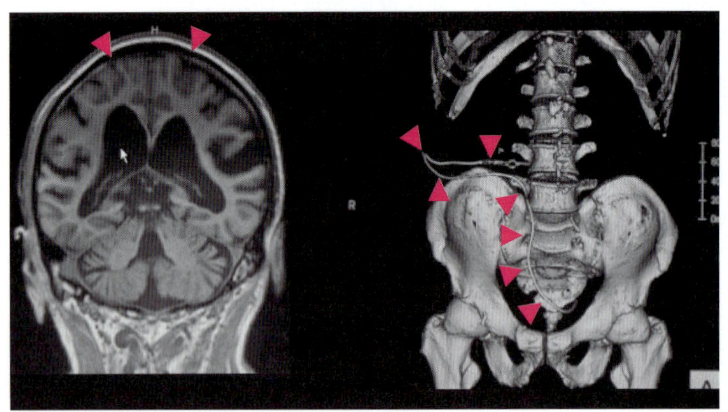

図 3　頭部 CT

左：iNPH 患者の頭部 MRI T1 強調前額断．両側側脳室の拡大とシルビウス裂の拡大．円蓋部正中付近の脳溝は狭小化している（▼）．

右：腰椎腹腔シャント術後 3DCT．第 4・5 椎間から腹腔内にシャントチューブが走行している（▼）．

2）髄液排除試験（髄液タップテスト）

老人性痴呆との鑑別が困難．腰椎穿刺により脳脊髄液を 20 ～ 40 mL 排出し，歩行障害などの症状の改善をみる．症状が改善（髄液排出試験陽性）した場合，シャント手術による症状改善が期待できる．

脳脊髄液漏出症（脳脊髄液減少症，低髄液圧症）

脳脊髄液が脳脊髄液腔から漏出することにより，起立性頭痛を中心としたさまざまな症状を呈する疾患．以前は脳脊髄液減少症といわれていたが，減少を直接証明する手段がないため，近年は脳脊髄液漏出症といわれることが多い．症状としては低随液圧症が主体となる．厚労省の研究班が統一的な診断，治療のガイドラインの策定に当たっている．

【症状】

起立性頭痛：髄液が漏れるとともに脳が動き，痛覚受容体のある脳神経，血管，硬膜が刺激され

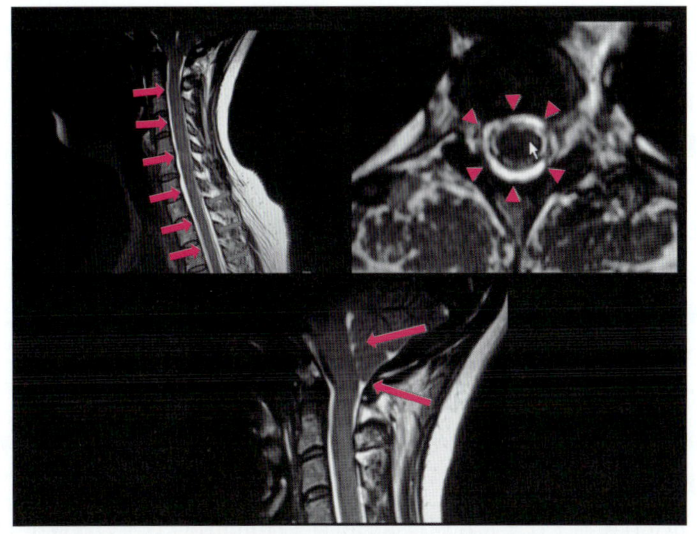

図4 脳脊髄液漏出症患者の MRI 像

左上：T2 強調矢状断．腹側は C2 以下，背側は Th1 以下で硬膜外腔に貯留する水（髄液）が T2 強調画像で high intensity として描出されている．
右上：T2 強調水平断．硬膜外腔にドーナツ状に水（髄液）が貯留している．中心部を取り巻く薄く白い部分が硬膜内のくも膜下腔（の髄液）．
下：小脳扁桃ヘルニアが起こり，小脳扁桃が脊髄腔に落ち込み，大孔後縁により圧迫されている．また，第 4 脳室，マジャンディ孔が後方より圧迫され，狭小化している．

て痛みを感じる．いわゆる「牽引性頭痛」．

随伴症状：項部硬直，耳鳴，聴力低下，光過敏，悪心，頸部痛，めまい，視機能障害，倦怠・易疲労感など．

【原因】

髄液漏（頭蓋低骨折，手術後），腰椎穿刺後，外傷（むち打ち症を含む），結合式疾患，くも膜囊胞，脊髄髄膜憩室，原因不明（特発性）

A. 画像診断

脳脊髄液の硬膜外漏出所見を確認する．

①脊髄 MRI/MR ミエログラフィー

硬膜外腔の水信号病変．

② RI 脳槽シンチグラフィー

放射線同位元素を腰椎穿刺により髄注し，検出する．硬膜外腔に検出されれば，漏出が疑われるが，腰椎での対称性所見の場合は穿刺部から硬膜外腔へ同位元素が漏れた可能性が否定できない．

- 正・側面像で片側限局性の RI 異常集積
- 正面像で非対称性の RI 異常集積
- 頸～胸部正面像で対称性の RI 異常集積

③ CT ミエログラフィー

造影剤を腰椎穿刺により注入し，脊髄くも膜下腔を描出する．硬膜外への造影剤漏出（穿刺部以外）が認められれば，漏出部位が判明．

B. 低髄液圧症の画像と診断基準

【脳 MRI 所見】

①びまん性の硬膜造影所見（強疑所見）．硬膜が両側対称性，びまん性，連続性に肥厚し，造影される．ただし，硬膜造影所見がなくても低随液圧症は否定はできない．

②硬膜下水腫（参考所見）．

③硬膜外静脈叢の拡張（参考所見）．

脂肪抑制造影 T1 強調画像矢状断像で判定．

④小脳扁桃の下垂，脳幹の扁平化，下垂体前葉の腫大（上に凸）（参考所見）．

【診断基準】

確定: 起立性頭痛＋びまん性硬膜造影所見＋60 mmH_2O 以下の髄液圧（仰臥位・側臥位）．

確実: 起立性頭痛＋びまん性硬膜造影所見 or 60 mmH_2O 以下の髄液圧．

強疑: 脳 MRI におけるびまん性硬膜造影所見．

疑: 複数の参考所見．

【治療】

①保存的治療が原則: 安静＋補液．

②硬膜外自己血注入療法（Epidral Blood Patch: EBP，ブラッドパッチ）．

③手術による瘻孔閉鎖．

〈小黒恵司〉

JCOPY 498-07596

13. 一般内科疾患に伴う脳・神経障害

Points

- 一般内科疾患では中枢・末梢神経系の障害を合併する場合がある.
- 神経系の生存に必要な栄養，糖やビタミンなどが欠乏する場合，神経系に有毒な物質（アンモニアなど）が体内に蓄積する場合, 使用している薬や嗜好品（アルコールなど）などの影響，または病気自体が神経系を標的にする場合などが考えられる[1,2].
- 意識障害がある場合には，その変動に注意し，生命徴候の変化を確認しながらの看護が望ましい．神経障害によるふらつきがある場合には転倒には十分注意を行う.

内分泌代謝疾患に伴う神経障害

(1) 糖尿病

糖尿病の３大合併症として網膜症，腎症，神経障害がある．神経合併症として大・小血管の動脈硬化による脳血管障害，低血糖や高血糖（ケトアシドーシス，高浸透圧性症候群）による脳症（意識障害をきたす）や末梢神経障害があげられる．四肢腱反射は減弱もしくは消失する．末梢神経障害は手袋靴下型の多発ニューロパチーのタイプと，小血管の動脈硬化による多発単ニューロパチーのタイプがある（図1）．末梢神経障害の症状は異常な感覚（感覚鈍麻，しびれ），痛みが起こる．治療は，脳血管障害に対しては抗血小板剤による二次予防，低血糖や高血糖に対しては血糖の補正を行い，末梢神経障害に対してはビタミン B_{12} 製剤などを用いる.

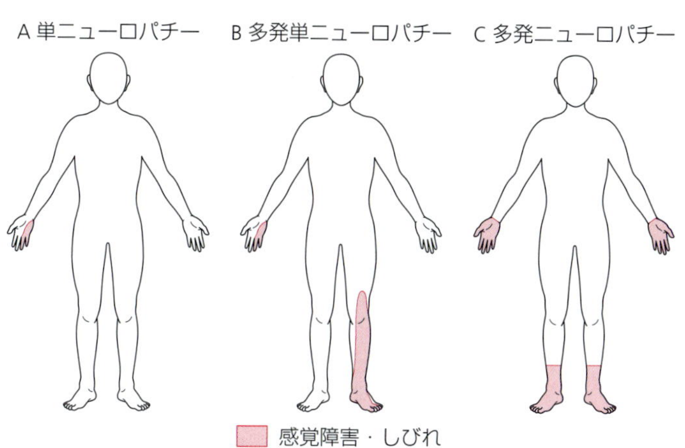

図1 糖尿病性神経障害の感覚障害パターン

(2) 低血糖

糖は脳が正常に活動するために必須であり，健常人では血糖60mg/dL以下で低血糖症状（悪心・嘔吐，冷や汗，倦怠感，頻脈やふるえなど）を自覚する．50mg/dL以下では脳の機能障害が生じ，臨床症状としてけいれん，意識障害（昏睡から興奮状態まで多様）を認める．

原因としては前述した糖尿病の治療中の他に，不規則な食事摂取や吸収不良，飢餓状態，肝機能障害（糖新生の障害），胃切除後ダンピング症候群（吸収不良，通過調節障害），インスリン自己免疫症候群（インスリン自己抗体），インスリノーマ（インスリンの過剰分泌）などがあげられる．

意識障害の鑑別として血糖のチェックは第1に行うべきであり，低血糖の場合には糖補充により速やかに行う．インスリノーマは100万人に数人とまれではあるが，インスリン産生腫瘍により低血糖を起こす病気であり，夜間～早朝にかけての意識障害を反復する場合には鑑別が必要である[3)]．

意識障害がある場合には，意識レベルの変動，瞳孔，眼位や肢位に注意し，脈拍，血圧，呼吸などの生命徴候に変化がないか確認しながら看護を行う．

(3) 甲状腺機能低下・亢進症

甲状腺ホルモンは体の基礎代謝に重要な働きをしており，甲状腺機能が低下すると，基礎代謝率が低下し，体重増加，徐脈，低血圧，低体温，精神活動遅延が生じる．糖尿病や末端肥大症とともに正中神経の圧迫が手根部で生じ，第1～3指がしびれる手根管症候群の原因ともなる．橋本病（慢性甲状腺炎）では自己免疫機序〔抗甲状腺ペルオキシダーゼ（TPO）抗体，抗サイログロブリン（Tg）抗体陽性〕により甲状腺機能低下をきたす．橋本脳症は橋本病に併発する自己免疫性脳症であり，けいれん，意識障害，局所神経徴候を呈する．多くは甲状腺ホルモンが正常であり，抗N末端α－エノラーゼ（NAE）抗体が陽性となる．

甲状腺ホルモンの分泌が亢進すると基礎代謝率は亢進し，体重減少，頻脈をきたす．甲状腺機能亢進症の重度の状態，甲状腺クリーゼでは意識障害を生じる．治療はいずれも甲状腺ホルモンの補充である．甲状腺機能亢進症に伴う低カリウム血症では，手足の筋肉が一過性に動かなくなる，周期性四肢麻痺を合併する場合がある．

(4) 副甲状腺機能低下・亢進症

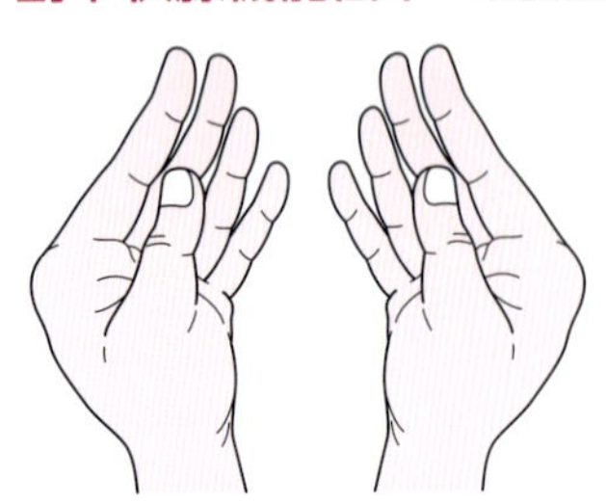

図2 テタニー手位

副甲状腺ホルモンは副甲状腺から分泌され，血中カルシウム濃度を上げ，骨吸収を促進し，血中リン濃度を下げる働きを有する．副甲状腺機能が亢進し，血中カルシウム濃度が上昇すると，精神症状や意識障害をきたす．原因として副甲状腺腫瘍や，腫瘍の骨転移がある．逆に，甲状腺摘出後などで副甲状腺機能が低下すると血中カルシウム値が低下し，血中リン値は増加する．その結果精神活動の低下や，手のけいれん，しびれ〔テタニー（助産師手位）（図2）〕が出現する．

治療は対症的にカルシウムを正常化させることである．

(5) 副腎皮質機能低下・亢進症

副腎皮質のグルココルチコイド，コルチゾールの分泌が慢性的に低下する副腎皮質機能低下症はアジソン（Addison）病とよばれる．症状として易疲労性，全身倦怠感の他，筋力低下を呈する．副腎白質ジストロフィーはX連鎖性劣性形式の遺伝性疾患である．極長鎖脂肪酸が血液，中枢神経，副腎皮質，全身の組織で増加し，主に中枢神経の障害により認知機能障害（小児期発症は学力低下），脊髄障害により歩行障害，末梢神経障害により手足のしびれをきたす．

副腎腫瘍により副腎皮質機能が亢進し，コルチゾール過剰状態となるクッシング症候群（下垂体からのACTH過剰はクッシング病）では精神症状，筋力低下や筋萎縮を認める．他に満月様顔貌，多毛，骨粗鬆症を認める．

ビタミン欠乏

(1) ビタミンB_1欠乏症

インスタント食品，スナックなどの偏食によるビタミンB_1摂取が不足しているとき，またアルコール多飲をすると糖質の分解にビタミンB_1が消費され，慢性的なアルコール多飲はビタミンB_1不足の原因となる．

A. 脚気

ビタミンB_1欠乏による多発神経炎である．腱反射消失，四肢の遠位優位の筋力低下，感覚障害・しびれ感がみられ，心不全（脚気心）を合併することがある．

B. ウェルニッケ脳症

臨床症状は3徴として意識障害，眼球運動障害，小脳失調がみられる．

C. コルサコフ症候群

ウェルニッケ脳症に作話・健忘などの精神障害がみられる場合があり，コルサコフ症候群という．治療はビタミンB_1 100～1,000mg/日 点滴静脈内投与を行い，状態が安定したら内服に切り替える．

(2) ニコチン酸（ナイアシン）欠乏症（ペラグラ）

ナイアシン（ニコチン酸とニコチンアミド）の不足によりさまざまな精神神経症状，胃腸・皮膚症状をきたし，ペラグラとよばれる．通常の食事ではナイアシンの摂取は不足しないが，栄養不良下の場合や，アルコール依存の状態などでナイアシンが欠乏し得る．ナイアシンはトリプトファンから生体内で合成されるため，トリプトファンが吸収できないハートナップ病ではペラグラを起こす．

主な臨床症状は3Dといわれ，認知症，胃腸炎（下痢），皮膚炎である．他に口内炎，うつ状態やそう状態，失調なども起こす．

治療にはニコチン酸アミドの投与を行う．

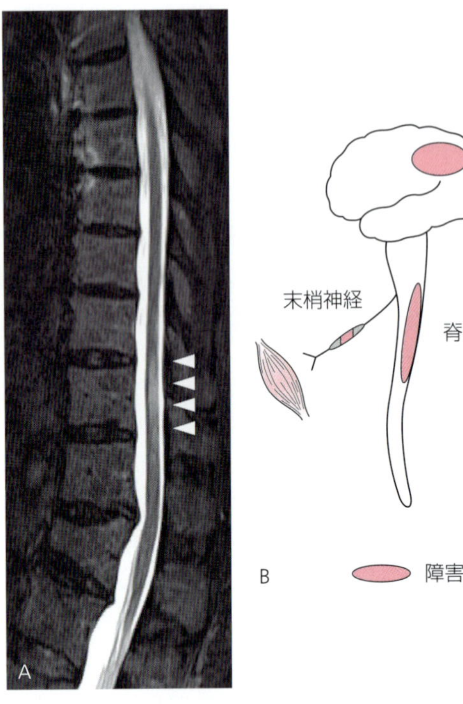

図3 ビタミン B_{12} 欠乏による脊髄障害（亜急性連合性脊髄変性症）
A：胸髄 MRI（T2 強調画像）髄内異常信号を認める（矢頭）
B：ビタミン B_{12} 欠乏による神経障害（シェーマ）

(3) ビタミン B_{12} 欠乏症

ビタミン B_{12} 欠乏症は悪性貧血（巨赤芽球性貧血）や舌炎の他，中枢～末梢までさまざまな神経障害を引き起こす．大脳では認知症，脊髄では脊髄障害（主に後索）（図3），末梢神経では末梢神経障害を起こす（亜急性連合性脊髄変性症）．したがって，臨床症状も物忘れ，ふらつき（脊髄後索障害による深部感覚障害），手足の筋力低下，しびれや感覚障害などさまざまである．胃潰瘍や胃癌により胃切除の既往がある場合，萎縮性胃炎がある場合に吸収障害を起こしてビタミン B_{12} 欠乏を生じる．悪性貧血に抗内因子抗体や抗胃壁細胞抗体が陽性となる．

脊髄後索障害ではふらつきが著明となるため，転倒がないよう看護をする必要がある．

電解質異常による神経障害

体内の水分量，電解質の異常により中枢・末梢神経障害を認める．ナトリウムは中枢神経に，カリウムは筋肉（脱力）に，マグネシウムとカルシウムは中枢・末梢神経に影響を及ぼす．低ナトリウム血症では意識障害，けいれん，脱力，筋けいれんを生じる．しかし，治療では緩徐な補正が望ましい．急激な是正により橋中心髄鞘崩壊症（頭部 MRI では橋中心部に異常信号）により意識障害をきたす場合がある．高ナトリウム血症は幼児や高齢者に生じやすく，精神状態の変化，意識障害，けいれんを生じる．低カルシウム血症ではテタニー（図2），けいれん，精神状態の変化，筋けいれん，四肢のしびれ，心伝導障害（QT 時間延長）などを生じる．高カルシウム血症では口渇・多飲，多尿，頭痛，易刺激性，うつ，不安感，意識障害などを生じる．低カリウム血症では，四肢の筋力低下を生じ，高カリウム血症では心伝導障害の他，神経筋障害により，筋力低下を生じる．低マグネシウム血症では易刺激性，振戦，けいれん，テタニーを，高マグネシウム血症では神経筋伝導障害により筋肉の麻痺を生じる．

腎障害

A. 尿毒症性脳症（腎性脳症）

腎不全，尿毒症により有害物質が体内に蓄積して，脳症を呈する．意識障害，昏迷，傾眠，けいれん，異常行動，羽ばたき振戦などを認める．脳波上は基礎律動の徐波化を認める．治療として血液透析を行う．

B. 尿毒症性ニューロパチー

尿毒症による多発ニューロパチーである．

C. むずむず脚症候群（レストレスレッグス症候群）

腎不全ではむずむず脚症候群をきたす場合がある．むずむず脚症候群の四徴は，①動かしたいという欲求，②，③安静，夕方に出現または悪化，④運動による改善である．

肺性脳症

呼吸不全による低酸素血症と高二酸化炭素血症（CO_2 ナルコーシス）による脳症であり，筋萎縮性側索硬化症や進行性筋ジストロフィーなどによる呼吸筋麻痺でみられる．

肝性脳症

肝硬変や特発性門脈圧亢進症などにより，門脈から肝臓で代謝されるはずの有毒物質が蓄積して，意識障害，けいれん，羽ばたき振戦をきたす．

血中アンモニア値の上昇があり，脳波上は基礎律動の徐波化，三相波を認める．治療はラクツロースなどにより血中アンモニア値を低下させることである．

炎症性疾患・膠原病に伴う神経障害

A. サルコイドーシス

肺，皮膚，眼，心臓，筋肉や神経を侵す全身性の肉芽腫性疾患である．神経障害の合併率は約5%に認め，脳神経麻痺，無菌性髄膜炎，水頭症，けいれん，精神症状，脊髄病変や末梢神経障害など多彩な神経症状・徴候をきたす．胸部X線・CTでは肺門部リンパ節腫脹を認め，気管支壁の組織診では乾酪壊死を伴わない肉芽腫性病変を認める（図4）．

B. 結節性多発動脈周囲炎

小〜大型の血管壁に炎症を生じる血管炎症候群である．神経合併症としては50%にまでみられ，脳血管障害，脳動脈瘤や多発単神経炎などがある．

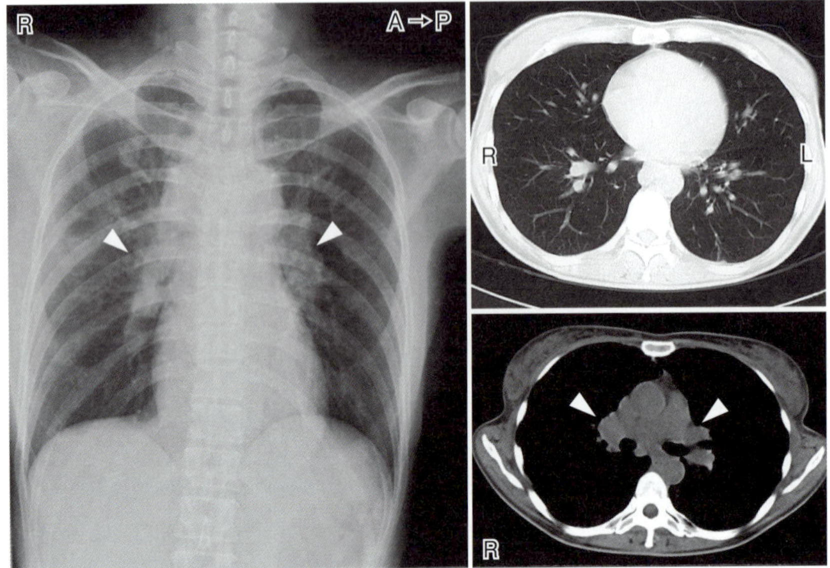

図 4 サルコイドーシス患者の胸部 X 線・CT 写真
両側肺門部リンパ節腫大あり.

C. 全身性エリテマトーデス

免疫介在性の全身性炎症性疾患である．検査では抗核抗体，抗 DNA 抗体が陽性となり補体低値がみられる．中枢神経の障害をきたす中枢神経ループスの合併がみられ，意識障害，精神症状，けいれんなどをきたす．後述の抗リン脂質抗体症候群の合併もみられ，脳血管障害もみられる．

D. 抗リン脂質抗体症候群

反復性の動静脈血栓症，血小板減少，習慣性流産を起こす疾患であり，検査ではループスアンチコアグラントや抗カルジオリピン抗体が陽性となる．治療は抗凝固療法である．

中毒性疾患

アルコールや重金属などの急性または慢性曝露によりさまざまな神経障害を生じる．

- 鉛中毒：鉛製品，印刷業などの現場での吸入曝露により消化器症状，頭痛，運動麻痺を主体とする末梢神経障害（垂れ手，垂れ足）をきたす．
- マンガン中毒：蓄電池工場などの粉じんや蒸気の吸入により，錐体外路徴候（パーキンソン症状，ジストニー）を呈する．

アルコールの過剰摂取により急性・慢性中毒を呈する．

- 急性アルコール中毒：エチルアルコールの過剰摂取による中毒症状として，血中濃度 150～250 mg/dL で酩酊状態，300 mg/dL で昏迷，400 mg/dL 以上で呼吸抑制により死亡する．
- 慢性アルコール中毒：慢性的なアルコール過剰摂取により末梢神経障害（多発ニューロパ

チー，手足遠位のしびれ・筋力低下)，中枢神経障害（小脳失調，認知機能低下，精神症状，歩行障害）をきたす．アルコールの離断症状としてけいれんがある．

■文献

1) Weisberg LA, Garcia CA, Strub RL. Neurologic complications of systemic diseases. Essentials of clinical neurology. 2nd ed edn. Meryland: Aspen Publishers. 1989; 1-31.
2) 杉本恒明，小俣政男．内科疾患に伴う神経系障害．中毒性神経疾患．内科学．東京：朝倉書店；1999. p.1901-17.
3) Suzuki K, Kawasaki A, Miyamoto M, et al. Insulinoma masquerading as rapid eye movement sleep behavior disorder: case series and literature review. Medicine (Baltimore). 2015; 94: e1065.

〈鈴木圭輔　齋木美佳　平田幸一〉

14. 神経系の先天奇形・形成障害

Points

- 中枢神経系奇形・形成障害の理解はその発生学を理解することが重要である.
- 脳の発生時期とそれらの各部位によりそれぞれ特徴的な中枢神経系奇形が発生する.
- 中枢神経系奇形の共通する神経学的症候として精神運動発達遅滞, 重症てんかん, 運動麻痺, 筋緊張異常などがある.
- 代表的な中枢神経系奇形は小脳脳幹においてはジュベール症候群, 大脳においては滑脳症, 多小脳回, 裂脳症, 全前脳胞症, 片側巨脳症, 先天性水頭症がある.

神経の発生

脊椎動物の神経系の発生は, 中胚葉に由来する脊索からのシグナルにより外胚葉から神経管と神経堤が誘導されることから開始となる. 神経管は液性因子と転写因子の制御を受けて分節構造が形成され, 前脳胞・中脳胞・菱脳胞の3つの脳胞が形成される. 胎生5週に前脳胞は終脳と間脳, 中脳胞は中脳, 菱脳胞は後脳と髄脳へ誘導される. 胎生20週頃には終脳からは大脳皮質・大脳白質・基底核を含む大脳が形成され, 後脳からは橋・小脳が形成され, さらに髄脳からは延髄が形成される.

組織学的にみた場合, 神経幹細胞は脳室壁に局在し, それらの核がエレベーターのように細胞周期に伴い上下運動を行い, 細胞分裂を起こしながら増殖する. 幹細胞からは神経細胞とグリア細胞に分化が起こる. 大脳では脳室帯より神経細胞が分裂を繰り返し脳表にむかって放射状に移動するが, 神経細胞の一部は脳表に対して接線方向に移動する. 前者は錐体細胞であり後者は非錐体細胞となる. 最終的には6層構造となる大脳皮質は第VI層から第II層の順に神経細胞が積み上がってゆくように形成されてゆく. 神経細胞から伸長した軸索は大脳白質を形成する.

中神経系奇形

脳の発生時期とそれらの部位によってさまざまな中枢神経系奇形が発生する. 以下代表的な奇形を解説する.

(1) 小脳脳幹の奇形

小脳の発生異常は単独で認められる場合と, 大脳他の中枢神経系の異常を伴って認められる場合とがある. 後者は小脳の広範囲の発生異常を認める場合に多い. また小脳の構築はある程度保たれているが低形成 (図1) である場合と, 構築自体の異常である異形成である場合があ

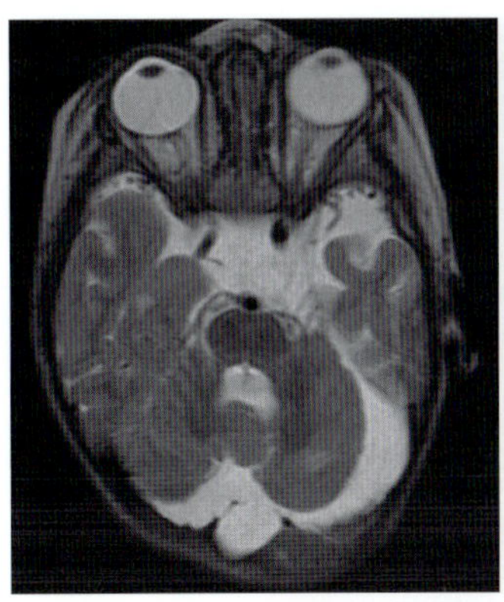
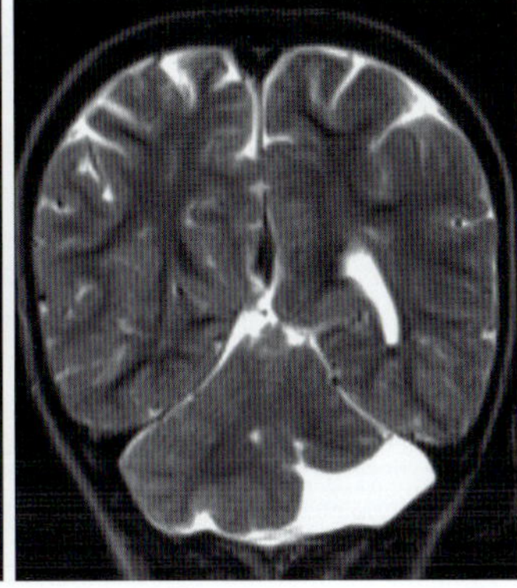
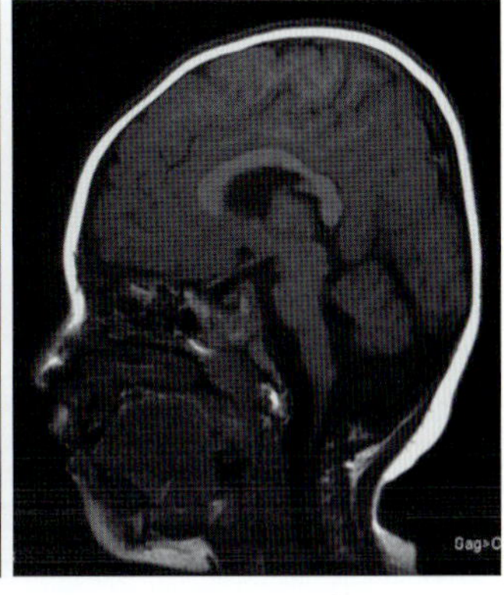

図 1 小脳低形成
左図 18 トリソミーに認められた小脳低形成．中図，右図：原因不明の精神遅滞の 3 歳児に認められた小脳奇形．

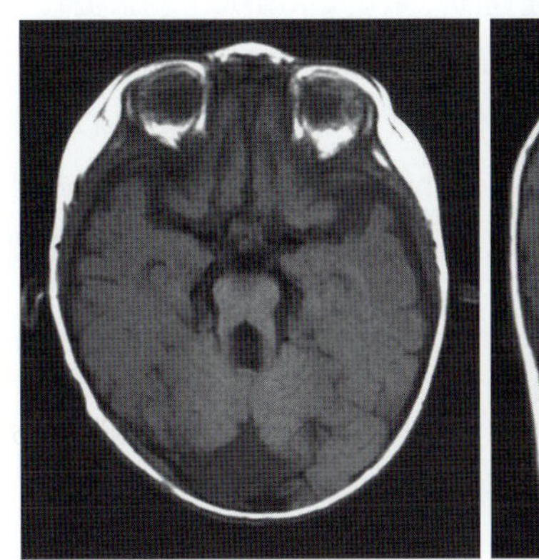
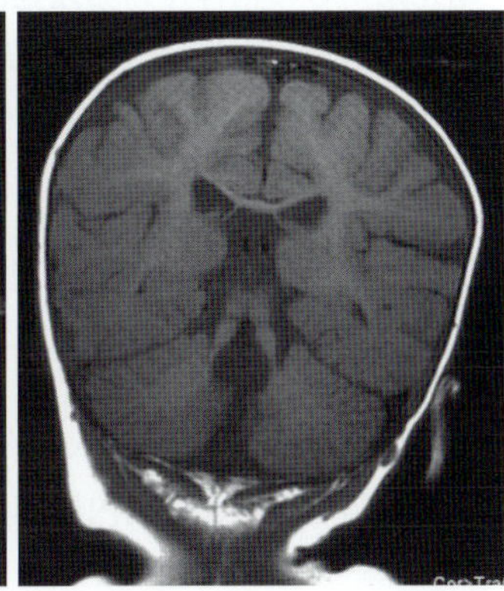

図 2 ジュベール症候群
molar tooth sign を認める．

るが，画像のみからではその鑑別が困難である場合が少なくない．小脳低形成は 18 トリソミーにおいてしばしば認められる（図 1）．ジュベール（Joubert）症候群は小脳虫部の欠損と上小脳脚の肥厚および延長が認められ，MRI 水平断で臼歯の形に似ている所見を示す（molar tooth sign：図 2）．臨床的には新生児から低筋緊張と多呼吸や無呼吸を繰り返すといった呼吸パターンの異常を示す．体幹失調，精神遅滞，眼球運動失行をきたす．嚢胞腎，網膜症などの目の異常，肝線維症，多指症，口唇口蓋裂などの合併を認める場合がある．

(2) 滑脳症（図 3）

滑脳症は肉眼的に脳の表面が滑らかであることがその名前の由来である．脳回の形成が乏しく皮質が厚い構造を示し（厚脳症），また脳回の形成がまったく認められない場合もある（無脳回）．古典的滑脳症の組織学的構造は，通常 6 構造を認める大脳皮質構造が 4 層となっている．最も表層の分子層の下に，表在細胞層（主に方向性に秩序を持たない錐体細胞からなる），細胞希薄層（主に軸索からなる），深部細胞層（錐体細胞や非錐体細胞が無秩序に存在し組織構築

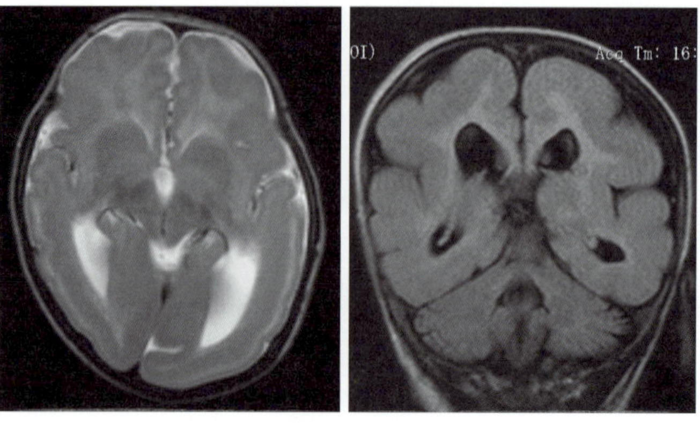

図3 滑脳症

が乱れている）の順に認められる．

臨床的には乳幼児期からの精神運動発達遅滞，重症てんかん，筋緊張低下，後弓反張位，不随意運動を認める．滑脳症の責任遺伝子は *LIS1*，*DCX* などがある．ミラー・ディッカー（Miller-Dieker）症候群は *LIS1* を含む微細欠失遺伝子によって発症する奇形症候群で，無脳回と小頭，広い前額，小さく上を向いた鼻，小顎，耳介低位，薄い上口唇などの異常などの特徴的な顔貌を示す．*DCX* 遺伝子は X 染色体に存在し，その遺伝子異常により男性では滑脳症となるが，ヘテロ接合体の女性では皮質下帯状異所性灰白質となる．

(3) 多小脳回

多小脳回は大脳皮質第Ⅰ層が皮質層内に細かく不規則に無秩序に陥入し，それに伴ってそれ

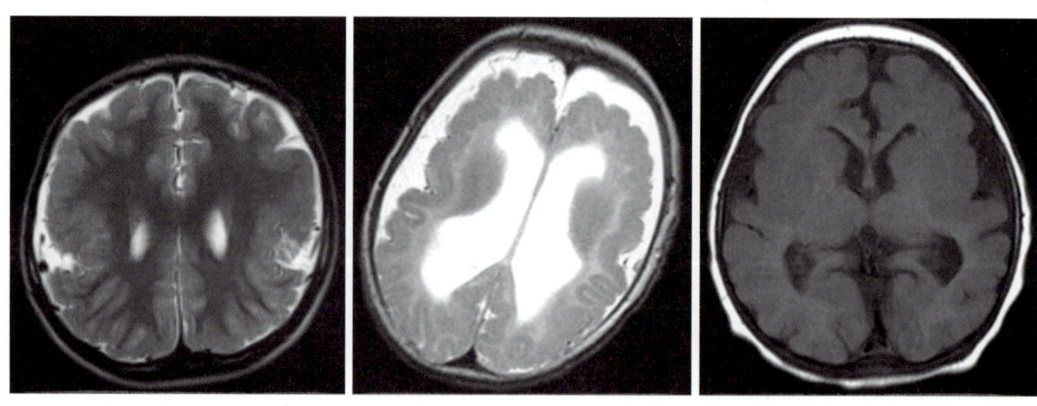

図4 多小脳回

左図：両側傍シルビウス裂多小脳回．
5 歳女児．両側シルビウス裂を中心とした多小脳回を認める．臨床的には球麻痺，構音障害，精神遅滞，てんかんを認めた．

中図：両側前頭頭頂葉多小脳回．5 カ月時 MRIT2 強調画像．白質の髄鞘化が未完成の時期では小さな脳回が両側前頭葉からシルビウス裂にまでの領域で認められる．

右図：両側前頭頭頂葉多小脳回．5 歳時 T1 強調画像．白質の髄鞘化が完成すると皮質髄質境界が不明瞭となり厚脳回に類似した画像所見となる．精神運動発達遅滞とてんかんを認めた．

以下の皮質構造が細かく曲がりくねったようになっている組織所見を認める．一見皮質が肥厚しているので厚脳回のようにみえることが多い．臨床的に比較的に多く遭遇するのは両側傍シルビウス裂多小脳回である（図4）．また他に両側前頭頭頂葉多小脳回も認められる（図4）．

(4) 裂脳症

裂脳症は大脳皮質が脳室に陥入しくも膜下腔と脳室が交通している状態を指す．陥入した皮質間隙内に髄液を明らかに認めるもの（open lip）と認めないもの（closed lip）がある．陥入している皮質は組織学的に多小脳回であり，部位的にはシルビウス裂近傍に多い（図5）．臨床的には片側麻痺，てんかん，認知障害などを認める．

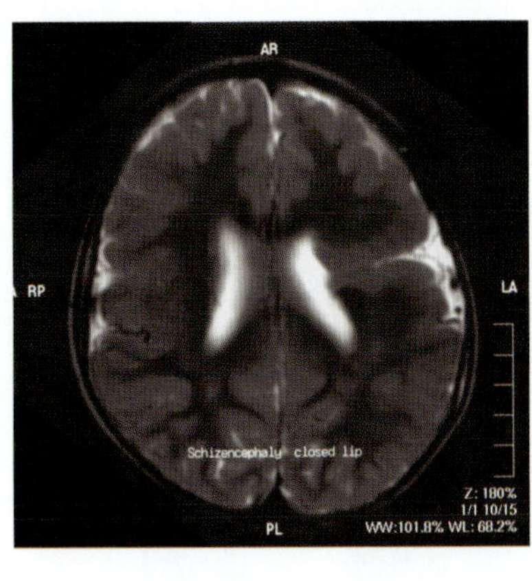

図5 裂脳症
左大脳半球シルビウス裂近傍に closed lip type の裂脳症を認める．皮質は肥厚しているが，組織学的には多小脳回である．

(5) 全前脳胞症

全前脳胞症は前述の前脳胞の左右への不分離により生じる脳奇形で，大脳皮質・基底核・視床の正中部での癒合，大脳鎌の欠損，透明中隔の欠損，背側嚢胞を認める．その程度により無分葉，半分葉（前方のみが癒合しているもの），分葉に別れる（図6）．約80%に顔面正中部の低形成による特徴的な顔貌異常を伴う．すなわち，口唇・口蓋裂，鼻中隔欠損，眼間狭小など

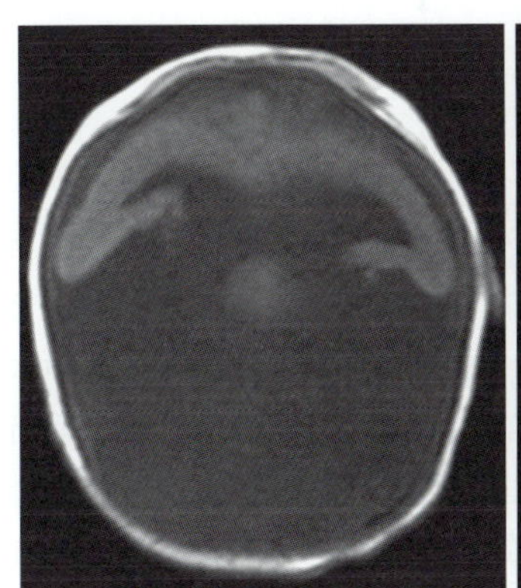
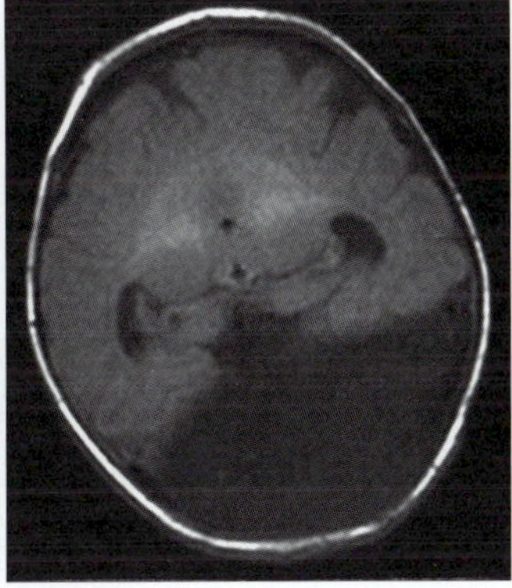
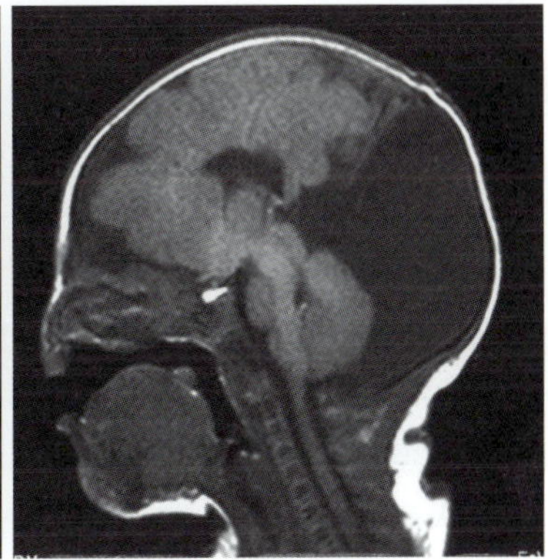

図6 全前脳胞症
左図：無分葉型，中・右図：半分葉型（背側嚢胞を認める）．

が認められ最重度では象鼻や単眼症をきたす．多くは重度の知能障害と運動障害をきたし，重症例では間脳（視床，視床下部など）や脳幹の発生異常を伴う低体温や呼吸・循環不全，尿崩症・電解質異常などの内分泌障害を伴う．難治てんかんを約半数認める．13 トリソミー，18 トリソミー，22 トリソミーなど染色体異常に認められることが多い．遺伝子異常では *SSH* 遺伝子異常などがある．遺伝子異常を認めた同一家系内では脳奇形を伴わず単一正中切歯のみの場合があり注意を要する．

(6) 片側巨脳症

片側巨脳症は，先天的に一側の大脳半球が形成異常により巨大化した状態である（図 7）．神経皮膚症候群など背景に基礎疾患を有する場合と単独で認められる場合がある．単独で認められる場合は遺伝的素因は乏しく，主に不全片麻痺，精神運動発達遅滞などで気づかれる．しばしば難治性てんかんを合併し，大脳半球離断術が行われる．

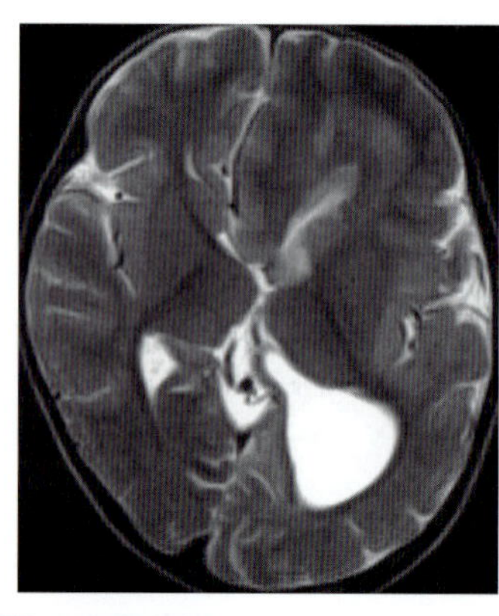
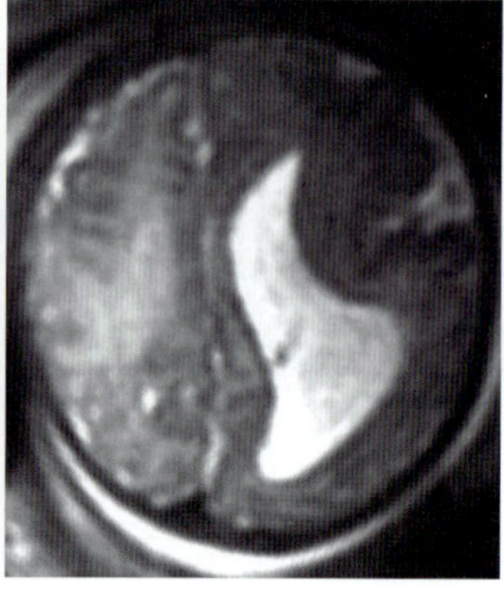

図 7　片側巨脳症
左図：7 歳女児，右不完全片麻痺と難治てんかんを認める．左大脳半球の肥大，脳皮質異常と深部白質の髄鞘化異常を認める．
右図：同症例の胎生期 MRI 画像．胎児超音波検査で左側脳室の拡大を認めたことから胎児 MRI を施行し，出生前診断を行った．

(7) 先天性水頭症

水頭症は頭蓋内に過剰な髄液が貯留した状態をさすが，胎児期に発生し出生後早期に認められた水頭症が先天性水頭症である．二分頭蓋・脊髄髄膜瘤・全前脳胞症などの何らかの基礎疾患に伴ったものと，基礎疾患を伴わず単独で認められる場合がある．後者の代表例である X 連鎖性遺伝性水頭症は，X 染色体長腕に座位する *L1CAM* 遺伝子の異常によって発生し，ほとんどは男児に発症する．第 6 染色体長腕欠失症候群などでも先天性水頭症をきたす．胎児超音波検査の普及したわが国の場合，多くは胎児期・乳児期早期に診断される．生後直後から頭囲拡大が認められる．脳圧亢進による大泉門の緊満がみられる場合もあるが，頭囲拡大により代償され明らかでない場合もある．脳圧亢進が重度の場合，眼球の落陽現象，眼底所見でうっ血乳頭，頭蓋縫合離開などが認められる．発達に伴い精神運動発達遅滞やてんかんなどを合併する．頭皮下髄液リザーバーの設置や脳室腹腔短絡術（図 8）の他に，内視鏡による第 3 脳室開窓術を施行する場合がある．

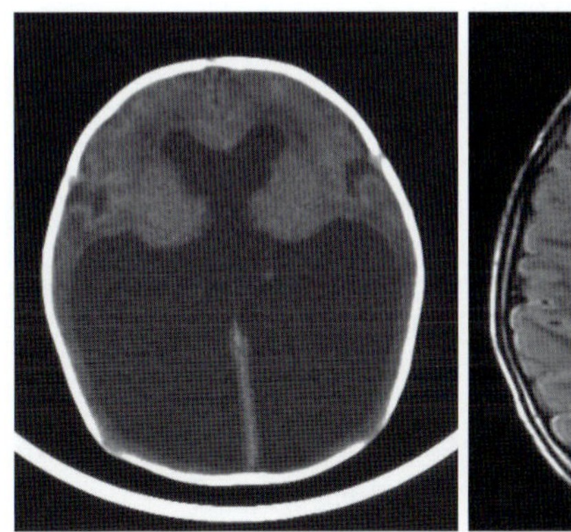
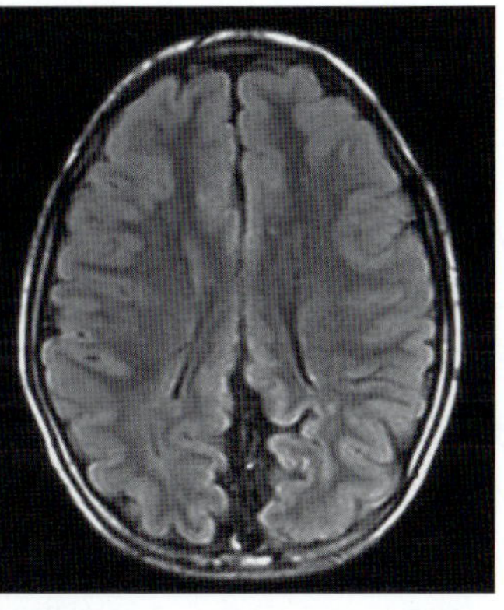

図 8　先天性水頭症
左図：新生児期 CT 画像．著明な側脳室の拡大を認める．
右図：脳室腹腔短絡術後は側脳室拡大は縮小している．

〈山内秀雄〉

1. 看護の基本

Points

- 看護は，患者が日常生活を心身ともに健康に過ごすことができるように援助することである．
- 脳・神経は，全身の情報伝達や患者自身の意思の形成など患者を「ひと」たらしめる重要な機能を有している．
- 脳・神経疾患をもつ患者の看護は，疾患による症状や障害に影響された日常生活，また患者の人間らしい営みが障害された場合に行う援助である．
- 患者は，症状や障害がある場合，それが取り除かれ，問題解決できることを希望しているが，たとえそれが解決できない場合でも苦痛の緩和や苦痛を耐え続けるための援助を看護師は行う必要がある．

身体への援助

患者の身体への援助は，患者が疾患によって機能障害や機能低下を生じたことにより，自ら生命を維持するための活動や日常生活を行うことができない場合に援助を行うことである．

(1) 手術前後の看護

手術や手術後の患者は，麻酔の影響のため自分の生命を維持する活動，呼吸，循環，栄養，排泄などすべてにわたる援助を必要とする．患者の苦痛が最小限になるよう，安全で正確な技術と患者の人としての尊厳が損なわれないように配慮することが必要である．

手術は，患者に十分の説明が行われ，患者の同意と依頼を受けて実施されるものである．しかし，子どもや知的障害を有する患者，認知症の患者などの場合，代諾により実施される場合がある．このような場合，看護者は，医師や患者の家族などとの調整も行う役割をもっている．これらの患者の治療を取り巻く関係者との調和的関係をもつことは，患者の治療が円滑に進められるために重要である．

(2) リハビリテーション期の看護

また，術後や運動障害を有した場合の身体障害に対する身体リハビリは，医師の指示のもとで計画され，理学療法士や作業療法士の関わりとともに看護師の援助も必要である．看護師は，特に生活リハビリにおいて，重要な役割を果たすことができる．看護師による生活リハビリは，日常生活行動に慣れていく過程で行う．この時期には身体の機能が徐々に回復していく可能性があり，無理なくリハビリを進めることができる．また，意図的に生活行動を計画することに

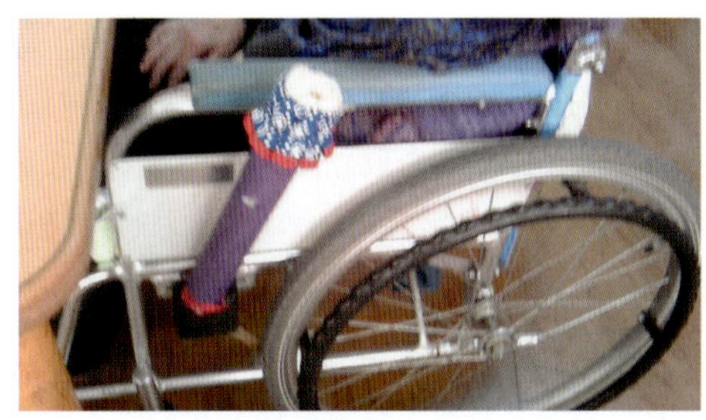

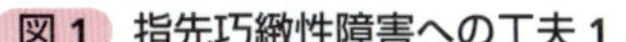

図1　指先巧緻性障害への工夫1

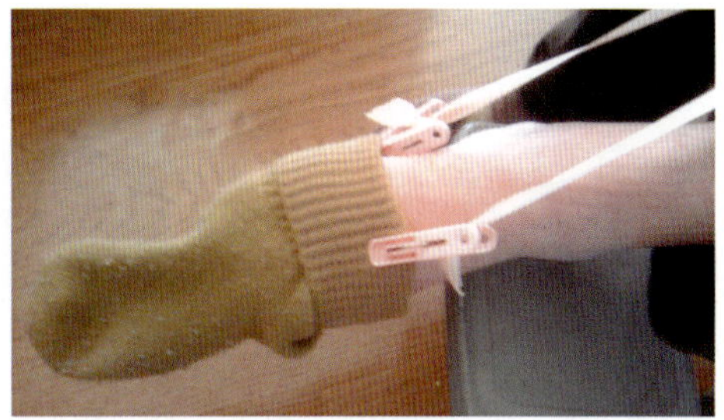

図2　指先巧緻性障害への工夫2

より，これらに必要とされる身体機能を訓練する機会を得ることもできる．精神障害がある場合は，通常生活そのものを回復目標とするが，脳や神経系の損傷による場合は，機能を回復させるための訓練や機能を代替する補装具などの使用による再適応を促進させることが目標となる．

身体への援助は，患者の身体機能の障害の部位や機能低下の程度を観察し評価する必要がある．また，予測される今後の経過，補装具，身体障害の認定，経済的措置などの情報提供を患者に行う必要もある．これらは，患者の発達段階，習慣，文化的背景などの理解とそれまでの生活情報を入手し，その人らしい再適応を援助する必要がある．

(3) 神経難病の看護

神経難病の運動障害には，筋萎縮性側索硬化症や重症筋無力症などのように全身の運動の障害を有し，看護者との対話さえ困難になる場合がある．このような場合には，中枢の脳機能が保たれたとしても人工呼吸器などを長期にわたって装着する可能性があるか，それを選択しない場合には，呼吸障害により死に至ることになる．末期がんなどのように近い将来避けることのできない死と比べ，自ら延命措置を選ばないという死への向かいかたがある．このような患者の命の選択をも含む看護では，看護者としての生きることについての考えかた，価値観のもとで，患者の意思決定への温かい援助が必要である．死が絶望ではなく，遺された者への生きる力となることも重要な観点であり，患者と家族が幸福な時間を過ごすことができるよう励ましねぎらう必要もある．

また，神経難病の場合には，自己コントロールができない不随意運動が生じることもある．不随意運動があると，安全な日常生活行動ができない場合があり，安楽な静養が疎外されることもある．人は常時，障害が継続する場合において，大変なストレスを感じる．身体の静穏な様は次の活動のためのエネルギーを生み出し，疲労を回復させる．しばしば不随意運動は，日常生活とりわけ食事や歯磨き，歩行などを妨げることがある．そのような場合は，適切な補助具を装備する必要も生じる（図1，2）．

(4) 痛みへの看護

人に常時存在するもので最も苦痛なものは，身体の痛みである．皮膚感覚を不快にする皮膚接触物が常時存在する場合，たとえ痛みを伴わなくても不眠になることがある．まして，頭痛，腹痛，神経痛などの痛みが断続的に続くならば，身体も精神も非常に消耗する．痛みは，適切に取り除くことが必要である．がん末期の患者のように，痛みを取り除くことができない場合は，意識水準を低下させることもある．患者は，痛みがある場合には，痛みの除去以外には，受け入れられないことがある．それほど人に余裕をなくしてしまうものである．痛みが続けば，人はストレスが持続し，それまでのその人らしい人格さえ，保持できない場合もある．したがって，人としての尊厳が保たれるように痛みの除去が必要である．自分を保てないほどの苦しみにある患者の心を受け入れ，安寧をもたらす関わりや，その後の疲れを取り除くケアが必要である．

意識障害への援助

意識とは，脳・神経系の覚醒度であり，意識の水準は，意識障害の程度を判別する尺度によって状態を判断できる．しかし，脳・神経系の病態は，まだ明らかにされていないこともあり，意識の水準をすべて的確に評価することは困難である．ただし，看護師は，患者とコミュニケーションをとる際に，疎通の程度によって意識障害の程度や継続時間をある程度評価することができる．意識障害は，程度は同様でも生命が危機的状態にある場合や，生命の危険性はないが植物状態の場合もある．これらに共通することは，患者が自己意識，つまり，自分についての了解が十分できない状態にあるといえる．ゆえに，患者の内的過程を理解しながら看護を行う必要がある．

患者の意識水準の程度による看護方法を考えてみる．

(1) 一時的な意識の曖昧さがあり患者の自己管理能力が低下している場合

患者の意識が一時的・短期的に清明でなく，外界との情報交換が曖昧になっている状態には，せん妄という状態がある．軽度せん妄は，いわゆる寝ぼけの状態に似ており，患者自身は，外界の状況を正しく判断できず，自分の行動を決定できないことが多い．また，行動できないだけでなく，必要な自己管理もできない状態にある．

たとえば，麻酔の覚醒段階や高熱の状態にあるとき，薬物による反応や激しい痛みの症状などにより，明瞭な意識が保たれない場合などに現れる．このようなとき，脳や神経の明らかな損傷はなくても，意識の覚醒度が低下し，医療者が患者の正確な反応を確認できないことがある．

このような場合の看護は，患者が脳機能低下によって判断力が低下しているため，患者の不快症状を取り除き，患者自身による判断を先送りにする必要がある．たとえば，高熱の場合，原因を明らかにし，原因を除去する治療や苦痛緩和のために努めることが必要である．感染症による高熱であれば，医師の治療を補助し，熱による苦痛をクーリングにより緩和し，また解熱の際に生じた汗による皮膚の汚染を清拭し，更衣を行うなどがある．高熱の後には，体力が消耗しているため，エネルギーの消費を抑えるために安静を保ち，消化が良く吸収の良い食事を提供する必要がある．患者が自分で考え判断しなくても，安心して自分の不快症状を改善することに没頭できる，穏やかで安寧な心理状態をもたらすよう環境調整を行うことも大切である．患者自身が計画している事柄があっても，不要不急の件は先送りにし，可能な限り回復を待つ安静の保持が必要である．

薬物による症状や痛みがある場合は，回復を待ち，あるいは，早急に鎮痛剤を投与するなどの対処を依頼する必要がある．このような患者の意識が清明でないときの状態悪化は，体液バランスの変化や身体の消耗を残すことになる．患者の全身的な管理，つまり，水分バランス，電解質の変動，栄養や排泄の管理，症状の持続時間，全身の観察などが必要である．患者に予測しない出来事が生じているときは，これまでの患者の情報が重要となる．アレルギー反応を引き起こしやすい体質か，過去にアレルギー反応はあったか，患者の個人的な過去の情報を収集することも必要である．患者がこの情報収集に応答できない場合は，適切な家族や身近な人から情報を得る必要がある．また，急性症状の回復の後には，再発予防のための適切な患者教育も必要である．

(2) 意識が混濁し，患者の自己管理が困難な場合

意識が混濁し生命が脅かされる状態にある場合，看護者との疎通が困難になる場合がある．脳出血やくも膜下出血などにより意識の混濁がみられる場合は，生命徴候の観察と生命維持，治療のためのルート確保などが必要である．

また，意識が断続的に曖昧で，患者が自分の状態改善のために自己調整できない場合は，言語障害など感覚器の障害や意識状態の曖昧さも生じることがある．あるいは冠状動脈の虚血状態や狭心症などの激しい痛みに伴う意識障害の場合にも，断続的な意識の不明瞭がみられることがある．血中ビリルビン値が上昇した患者のような血中物質の変化によって脳の機能低下が生じる場合もある．このような状態では，意識障害の前後も含めて，後日に記憶が残っていない場合がある．症状の悪化の防止と，全身の観察，生命の維持に関する治療援助など多岐にわたる看護が必要である．それに伴い，後日の患者の記憶障害を支援するような関わりも必要である．起こったすべてを患者が知らないでよい場合には，患者の苦痛を残さないよう配慮する必要がある．

認知症が中程度の進行状態にあるとき，数日から数週間のせん妄がみられる場合がある．この場合には，いくつかの指示は伝わることもあるが，介助なしには日常生活を送れない場合がある．たとえば，見えない小さなごみをつまみ続けたり，見えていないものを数え続けたり，常同行動がみられることもある．また，認知症の場合，高齢者一般にも出現することがある，夜間せん妄もみられる．認知症になると記憶障害から覚醒と睡眠のリズムが変調をきたし，昼夜逆転が起こることがある．夜間の覚醒傾向から生じる場合もあるが，その覚醒のために睡眠導入剤を服用することで起こることもある．患者が高齢であれば，薬物や疾患が原因となる軽度の意識障害は，しばしば見受けられる症状といえる．

(3) 意識がなく患者が自己管理できず，継続的に疎通がとれない場合

意識がなく，患者が自己管理できず，継続的に疎通がとれない状況は，植物状態にある場合

や脳炎などのために意識を失っている場合である．このような場合には，植物状態のようにすぐに死が訪れない場合もあれば，重症な脳炎などのように間もなく死が訪れる場合がある．

すぐに死が訪れる場合は，最後のときに家族や身近な人々と患者が言葉を交わすことがないまま別れてしまうこともあるので，それまでに患者と家族の時間をもつように準備する必要がある．肝疾患や感染症などによる脳炎のように悪化する前の時間がある場合は，最悪の事態が訪れることも予測して家族などに別れの準備を進めることが大切である．別れの準備が日頃からなされていない家族の場合，急な別れの場面に混乱することがある．患者と看護者のそれまでの信頼関係から，家族を慰め，患者の心との橋渡しを心がける必要がある．患者の死は避けることができないものであり，患者１人の死は，生き残る家族やその周囲の人々に，さまざまな混乱をもたらす．患者がたとえ言葉をなくしても，身近なところで患者と時間をともにした看護者は，患者と家族をつなぐ役割を果たす必要がある．時に，健康なときには問題にしづらい，封印しておきたい家庭内の問題などが噴出して患者の安寧な最期を傷つけることもある．患者の死は避けがたいものだが，一方で生き残る家族を励ます力もある．患者が生きてきたなかで価値をおいていたことに関心を向け，家族などが患者の死を感謝や喜びに置き換えていくことができるよう援助することが大切である．このような援助をスピリチュアルケアという．スピリチュアルケアは，患者の病気や喪失する実体に目を向けるだけではなく，見えないがはっきりとした価値ある事柄を共有することにより，その価値を尊重し，絶望や苦しみから解放されていく援助である．

また，死は間近にないが意識のない患者の場合，たとえば脳梗塞後の患者のなかには，数年にわたって病室に横たわる患者もいる．最初の頃は，家族の面会があってもそのうちに身近な家族が亡くなり，患者を取り巻く状況が変化して，取り残されている患者もいる．看護師も患者の反応や応答がない場合は，患者を「ひと」らしい存在として関わらなくなる危険がある．患者がたとえ言葉を失い反応が軽微になっても，生きているときには，最期まで，どんなときも声をかけ，希望を失わない関わりが必要である．このような看護は，患者のためというより，看護師の看護を行うという信念から生まれる行為であり，他のどのような仕事にもみられない行為である．

認知の水準別の看護方法

認知は，理解のほか，計算，批評，推論，記憶などの脳機能である．特に，記憶や理解は，患者自身が意思を形成し，行動を決定する重要な機能である．これらは，患者の行動のすべてにわたって影響をもたらす．

(1) 記憶障害が顕著な場合

患者の記憶は，すべての前向きな行動の原資である．認知症による記憶障害の場合，時間にして，数分から数時間，あるいは数日というように短期の記憶が早期には障害され，さかのぼって逆行性に記憶が失われていく．身体的に健康な状態にある人の場合，当初は生理的な健忘と誤解され，記憶障害と理解されないこともある．まして，人格的な変容を伴う前頭葉の萎縮に伴う若年性認知症などの場合には，年齢も含めて，周囲の人々の理解が得られないための苦痛も大きい．最終的に幼い子どものときにまでさかのぼって記憶障害が起これば，自らを幼児と自覚し，振る舞うようになる．このような段階になると，親を介護する子ども世代は，親としてみる認知的枠組みに縛られ，認知症になった親を受け入れることが難しいこともある．同居していない場合，時々に接する子どもであればなお，また同居して日々に苦しむ子どもでも，介護の苦労は大きい．この時期には，看護者の援助が必要である．看護者は，患者家族の第三者でありながら，彼らの価値感や願いを受け入れつつ，日常生活の営みが滞りなくできるよう援助を行うことができる．また，記憶は，陳述すなわち口頭で語ることのできる内容から喪失するが，非陳述記憶は比較的保たれていることがわかっている．それは，認知症高齢者が，言葉を失っても，かつてのアルバムを開き，彼方の日々を想起しながら癒され穏やかな感情になっている状況や，その時代の懐古的な風景などに個人的な癒しを得られる原風景を見出す光景などから，非陳述記憶の保持を知ることができる．ゆえに，記憶障害のある患者には，急激な環境の変化を回避し，なじみの環境を提供することがケアとなる所以である．客観的な語ることのできる記憶に依存すれば，記憶障害の看護は難しいが，主観的な非陳述的内的世界に目を向ければ，肯定的に患者を捉えることができるといえる．

認知症による記憶障害は，進行し手続き記憶が障害されれば，道具の使用ができなくなり，まれに使う道具から，頻繁に使用する道具にまで及んでくる．重度になれば，歯ブラシの使いかた，箸の使いかたなど身近なものにまで及ぶことになる．加えて，意味記憶が障害されれば，箸を棒きれのように認知し，遊んでしまうこともある．食物をそれと認知しなくなり，着衣を実行できなくなることもある．このような重度の状態になれば，家族介護は大変困難である．このような意味記憶の障害により洗剤を飲んだり，排泄物を食したり，そこここに排泄したりという介護困難状態に陥る．認知障害による危険行為がみられる場合は，看護者の看護にゆだねることが賢明である．

記憶障害の進行は行きつ戻りつ，点から線へと拡大して進行する．歯磨き動作をとってみれば，歯ブラシの磨き始めの手を動かせば，次からは流れるように動作が進むこともあれば，手を止めるところの一点が止まらないこともある．その時期は短いが，患者の障害は厳密には段階を追って進行するのであり，看護者が残存する患者の機能を最大限に活かしながら援助を行えば進行を遅延させることにもつながる（図 3）．

(2) 認知障害が顕著な場合

記憶も認知であり，認知障害と記憶障害が厳密に区分できるものではないが，とりわけ，視空間認知は，安全のために重要である．最初は，床面の色調変化を段差と見間違い，次に段差を平面と見間違って転倒し，椅子の背もたれを持ち損じて転倒し，道路の端を見誤って転落した患者もいる．このように見ている距離を見誤ることは，車の運転では大きな事故のもとになる．衣類の着脱がうまくできない観念運動失行がみられるようになれば，このような視空間障害の存在も観察する必要がある．また，認知症が重度になれば，幻視が見えることもある．「部

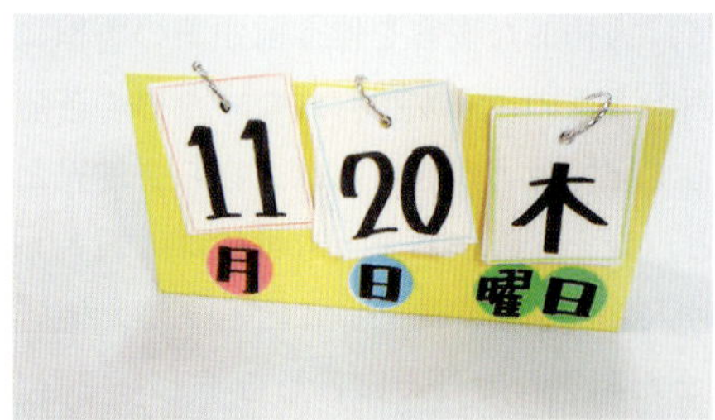

図3 早期の記憶障害への日めくり暦の工夫

表1 認知障害のケアの原則

ケアの原則 1……尊重し，ありのままを受けとめる
ケアの原則 2……説明や行動の手順を繰り返し伝える
ケアの原則 3……感情に共感し，いまを明るく過ごす
ケアの原則 4……適度に受け入れつつ，現実へゆっくり導く
ケアの原則 5……できない部分だけを手助けする
ケアの原則 6……言葉でなく，表情でこころを伝える
ケアの原則 7……危険がないように見守る
ケアの原則 8……ケア者が対処的行動をとる
ケアの原則 9……感情的にならず，そのときを過ごす

(清水裕子, 編著. 認知症ケアブック. 第2版. 東京: 学研メディカル秀潤社. 2013[1] より)

屋の中に侍が来た」と思いがけない発言がみられることもある．レビー小体病の場合には,「座敷わらし」伝説にも似た子どもの特徴的な幻視が見える．見えていないものを見えていると語る患者の内的世界感を尊重し，葛藤を生まないケアが必要である．

(3) 患者にコミュニケーション障害がある場合

記憶や認知障害がある患者の看護では，患者とのやり取りが同調や受け入れだけでは困難な場合がある．言葉を発しているが意味をなさないジャーゴン言語がみられる場合，患者は何かを訴えているのである．表情は急いで何かをしてほしいと語っているが，その言葉は「○×△□×○……」である．このような場面に出会ったとき，看護者は真に無力を感じる．手立てのない焦りに看護者自身がいらだちを覚えるかもしれない．少なくとも患者はそれ以上に苦痛である．穏やかさを失わないこと，言葉に冷静さを保つこと，患者のおかれた時間と状況から類推し，基本的なニーズに沿って1つずつ確認することが1つの方法である．

(4) 患者に行動障害がある場合

脳の海馬の萎縮によって世界が破滅しそうなほどの恐怖心を抱く患者や，浴槽の水面の光反射に恐怖を覚えるなど認知症が重度になった患者は，さまざまなきっかけで恐怖心を表し，あるいは，突然の怒りを表すなどの行動障害がみられることがある．このような場合は，薬物療法の適切な管理が必要であり，看護者は危険防止に留意しなければならない．しかし，一方で患者の人格を尊重し，人としての尊厳を失わせないような配慮が必要である．認知水準による看護方法は，認知症ケアブック（表1）に詳しい．

■文献

1) 清水裕子, 編著. 認知症ケアブック. 第2版. 東京: 学研メディカル秀潤社. 2013.

〈峠 哲男　清水裕子〉

2. 主な症状に対する看護

Points

- 神経内科領域の主な神経症候とその看護について理解する.
- 意識障害の急性期は，生命の危機的状況であることが多く，生命維持のための適切な治療・処置が受けられることと，合併症や身体の危険を回避する.
- けいれん発作時は，身体の安全をはかる．意識障害があるときは，気道，静脈路を確保し，使用される抗けいれん薬や鎮静薬を準備する．再発作の予防のための環境整備，薬物療法が必要な場合には服薬指導を行う.
- 呼吸不全では，初期症状の把握，呼吸リハビリテーション（体位ドレナージ，排痰介助など），呼吸困難に対する不安・恐怖に対する支持，人工呼吸療法の導入にあたっての意思決定の支援，人工呼吸管理などがある.
- 頭痛では，意識レベル，バイタルサインなど患者の全身状態から緊急性の有無を判断する．一次性頭痛など緊急性がない頭痛と判断されたときは，頭痛への理解と患者との良好なコミュニケーションと信頼関係の構築とともに，誘因を除去し安全・安楽に過ごせるように援助する.
- めまいでは，苦痛緩和と安全確保のための環境整備，誘因の回避のための援助と生活指導，精神的援助などがある.
- 不眠では，不眠症状のみならず日中の症状やQOLの改善も図ることである．治療には，原因の排除と基礎疾患の治療，非薬物療法（睡眠衛生指導），薬物療法がある．薬物療法にあたっては睡眠衛生指導とともに服薬管理の指導を行う.
- 言語障害では，患者の言語障害の特徴を理解し，患者の精神的・心理的状態を理解し，人格を尊重し，患者の気持ちに寄り添い，コミュニケーションの意欲を高めるようにリハビリテーションの援助を進める.
- 嚥下障害では，患者の嚥下能力に適した方法で必要な水分や栄養素を摂取できるようにする．また，窒息・誤嚥を予防するとともに嚥下訓練を行う.
- 運動麻痺・筋力低下では，機能障害を最小限にするため，良肢位を保持，関節可動域の訓練を行い，2 次合併症（筋萎縮，関節拘縮，褥瘡，深部静脈血栓症，呼吸器感染症，誤嚥性肺炎・窒息，起立性低血圧など）の予防につとめる.
- 感覚障害では，感覚鈍麻や消失による外傷リスクには二次障害の予防，異常感覚による心身の苦痛に対する身体的・精神的な緩和をはかる．また視覚および聴覚障害では残存された機能を活かしコミュニケーションをはかる.
- 排尿障害は，排泄パターンや失禁のタイプを把握し，切迫性尿失禁では，水分管理，膀胱訓練，骨盤底筋訓練法，オムツの使用，薬物療法が行われ，排尿困難（尿閉や残尿）がある場合，間欠的導尿または尿道カテーテル留置が行われる.

本稿では，神経内科領域の主な神経症候とその看護について概説する．

(1) 意識障害

意識とは，覚醒し自分と外界との区別がつきさまざまな刺激に対して的確に反応し得る状態をいう．意識障害は，外界からあるいは体内で生じた刺激に対して反応ができない状態を指す．意識障害には，意識レベル（覚醒度）の障害と質的な内容の変容を伴ったもの（せん妄）がある．意識の状態の評価には，ジャパン・コーマ・スケールとグラスゴー・コーマ・スケールが用いられる．意識障害の原因には，脳（大脳半球，間脳，脳幹部）の障害，また，脳障害以外にも心疾患，代謝性疾患，中毒など原因は多岐にわたる．

意識状態の看護にあたり，覚醒度と質的な内容，および原因に対する評価を同時に進める．また，意識状態とバイタルサイン（呼吸，血圧，脈拍，体温），神経学的徴候（瞳孔・眼球の所見，四肢の麻痺の有無，けいれんの有無，髄膜刺激症候など）の時間的経過を観察する．

【意識障害の看護】

意識障害では，脳機能低下が生じており，急性期は生命の危機的状況であることが多く，生命維持のための適切な治療・処置が受けられること，合併症や身体の危険を回避する．

A. 気道確保と呼吸管理

気道の確保，気道分泌物の除去，酸素投与などの呼吸管理，呼吸状態が悪化したときに備えてバックマスク換気，気管内挿管，人工呼吸器の装着が迅速に行われるように準備する．

B. 循環管理

急性期は，脳血流を保つために適切な血圧管理が重要である．通常，輸液管理がなされるが，水・電解質バランス，栄養状態には注意する．

C. 体温管理

体温調節の障害や感染症を合併したとき，高体温になる．体温上昇に伴う発汗と脱水，体力消耗を避けるため，解熱をはかる．高体温に対し，冷罨法（腋窩，頸部，鼠径部など大血管の走行部位）を行う．解熱剤を使用するときには血圧下降など，使用後のバイタルサインの変化にも注意する．

D. 尿閉，尿失禁

尿閉（残尿）・尿失禁がみられることがあり，尿量を正確に把握するため尿道カテーテルを留置する．意識の回復期には，感染予防，排泄機能の維持と回復，早期離床を図るため膀胱訓練を行いカテーテルは抜去する．

E. 便秘・便失禁

摘便や緩下剤の投与を行う．血圧変動や頭蓋内圧亢進を避けるため浣腸は避ける．

F. 合併症の予防

誤嚥性肺炎の予防のため口腔内ケア，体位変換や呼吸理学療法，カテーテル感染の防止，また，褥瘡，関節拘縮，筋萎縮を避けるため 2 時間ごとの体位変換や他動運動を行う．

G. 事故防止

せん妄に伴う不穏による転倒転落防止やカテーテル類の抜去を防止する．

(2) けいれん

けいれんは，脳神経細胞の異常な電気活動により種々の原因で，全身または身体の局所（四肢や顔面など）が発作的に不随意に収縮する状態である．けいれん発作を主症状とする代表疾患にはてんかんがある．けいれんが繰り返されて重積状態に陥ると脳の酸素欠乏を招きやすくなり，脳浮腫を助長することがあるため，早急に対応する．けいれん発作時には，けいれんの発作型（発生部位，広がり），意識消失の有無，バイタルサイン，神経症候（瞳孔，眼球の位置・動き，肢位など），随伴症状（咬傷，失禁，頭痛，嘔吐，筋肉痛，発汗，発作後の意識状態や麻痺の有無）を確認する．家族歴，既往歴，原因，誘発因子（飲酒，睡眠不足，ストレスなど）などを確認する．

【けいれん発作時の看護】

身体の安全をはかる．意識障害を伴うときは，唾液や吐物の誤嚥・窒息，舌根沈下による気道閉塞を予防するため顔を横に向け，側臥位にする．衣服は緩める．気道分泌物や嘔吐があれば吸引，舌や口唇を噛んでいるときは下顎を引いてバイトブロックやエアウェイを入れて気道を確保する．低酸素血症を伴うときは酸素吸入を行う．静脈路を確保し，使用される抗けいれん薬や鎮静薬を準備する．薬物を投与した場合，副作用として呼吸抑制や血圧低下などに注意して観察する．再発作を予防のための環境整備（照明を抑える，静かで精神的に安定を保てるようにする），再発予防に薬物療法が必要な場合には服薬指導を行う．

(3) 呼吸不全

神経疾患において，脳血管障害や神経変性疾患等による呼吸中枢の障害や筋萎縮性側索硬化症や筋ジストロフィーのような神経筋疾患による呼吸筋力低下による呼吸不全がある．換気不全に伴う低酸素血症や高二酸化炭素血症による症状が出現する．呼吸不全の初期は夜間の睡眠中の呼吸障害から発症し，さらに進行すると日中にも症状が出現する．呼吸数（体動時，睡眠中），呼吸音，胸郭運動など呼吸状態を観察する．また，流涎や喀痰喀出困難の有無を確認する．初期症状として，不眠（入眠困難，頻回の中途覚醒），起床時頭痛，昼間の眠気，頻呼吸，動作時息切れ，集中力低下・焦燥感，疲労，性欲減退などが出現する．呼吸機能検査を定期的に行い，呼吸リハビリテーション，非侵襲的陽圧換気療法（NPPV）を導入，さらに呼吸不全が進行した場合，気管切開や気管切開による人工呼吸療法（TPPV）を考慮する必要がある．

【呼吸不全の看護】

呼吸不全の早期発見（初期症状の把握），呼吸リハビリテーション（例：体位ドレナージ，排痰介助），人工呼吸管理（NPPV：マスクフィッティングやマスクによる皮膚粘膜損傷予防，機器の設定と作動状況の確認，TPPV：機器作動状況の確認，気道内圧や１回換気量のモニター，気管切開部の出血，カフ圧，口腔内ケア，コミュニケーション障害への対応など），呼吸困難に対する不安・恐怖に対する支持，人工呼吸療法の導入にあたっての意思決定の支援などがある．

(4) 頭痛

頭痛は，国際頭痛分類第3版beta版により，脳に器質的疾患をもたない一次性頭痛（例：片頭痛，緊張型頭痛，群発頭痛），器質的疾患（例：頭部外傷，脳血管障害，脳腫瘍，髄膜脳炎など）に由来する二次性頭痛，三叉神経痛などに代表される頭頸部や顔面の神経痛がある．頭痛には日常診療で遭遇することの多い一次性頭痛と生命予後や機能予後に影響を与え得る二次性頭痛があるが，原因疾患によりその性状や経過などが異なるため，それぞれの特徴を理解し，まず緊急性の要否を判断し対応していく．

【頭痛の看護】

意識状態レベル，バイタルサインなど患者の全身状態から緊急性の有無を判断する．意識レベルの低下，急な血圧の上昇，発熱・体温上昇，脈拍・呼吸数の増加は危険な徴候である．頭痛の発生部位，程度，出現のしかたや経過，前駆症状（閃輝暗点，視野欠損など）の有無，痛みに対する反応のしかたをみる．また髄膜刺激症候や頭蓋内圧亢進症状にも注意する．緊急性があるときは直ちに医師に報告し適切な処置をとる．頭蓋内圧亢進時には，セミファーラー位をとり，脳循環不全時には頭を低くする．

一次性頭痛など緊急性がない頭痛と判断されたときは，頭痛への理解と患者との良好なコミュニケーションと信頼関係の構築とともに，誘因を除去し安全・安楽に過ごせるように援助する．患者が不安や恐怖を表出できるように，訴えを傾聴し，支持する姿勢や態度で接する．

A. 安静と休息・睡眠の確保

片頭痛のような血管性頭痛では，運動により血管拡張をもたらし頭痛を助長するため安静を保つ．緊張型頭痛では，長時間のうつむき姿勢の継続が頭頸部や肩甲部の筋肉の負担を増し増悪因子となり得る．頸や腕の体操やマッサージは筋への血行の改善や筋緊張を緩和させ精神的緊張を和らげるのにも有効である．精神的および身体的ストレス，不眠・睡眠不足は慢性頭痛の原因になり得るためストレス要因の除去や個々人にあった心身のリラクゼーションを試みる．頭痛を増強させないために便秘を予防する．

B. 安楽な体位の工夫や環境整備

部屋の照度，騒音（ドアの開閉，足音，話し声など），臭気（消毒薬など），高温多湿などの刺激を避ける．入院中であれば同室者との人間関係の調整も考慮する．

片頭痛など血管性頭痛に対し冷罨法（血管が収縮）は有効である一方，緊張性頭痛に対し温罨法（血管が拡張し血行が改善）が有効である．

C. 薬物療法の服薬管理

鎮痛薬の服薬にあたりそのタイミングの指導，薬効や副作用に注意する．また，慢性頭痛で長期にわたる鎮痛薬の内服は薬物依存や薬物誘発性頭痛の原因ともなり得るため，使用する薬物の1回の用量，1日の使用回数，多剤併用の有無などにも注意する．

また，片頭痛発作時のトリプタン製剤を使用する際には，特に注射製剤を使用する場合には，スマトリプタン在宅自己注射の技術指導など薬物管理などが求められる．

(5) めまい

めまいとは，実際には自分も外界も動いていないのに，動いているかのように感じる異常運動感覚である．回転性と非回転性（浮動感，立ちくらみ）がある．

原因には，末梢性（内耳前庭機能の障害），中枢性（脳障害）のものがあり，この他に自律神経障害による起立性低血圧によるもの，心疾患によるもの〔アダムス・ストークス（Adams-Stokes）症候群〕，頸性，心因性のものがある．

【めまいの看護】

めまいの性状，発症の時期と様式（発作性，持続性，一過性，反復性），前駆症状の有無，誘因（頭位変換など），随伴症状（意識障害，麻痺，運動失調，しびれ，複視，嚥下障害，悪心・嘔吐，頭痛，眼振，耳鳴・難聴の有無），バイタルサインを評価する．

めまい発作時の苦痛緩和，安楽に過ごすための室内環境整備，症状軽減のための安静と体位の工夫，抗眩暈薬や制吐薬の投与と安全確保のための環境整備（転倒防止の援助），誘因の回避のための援助と生活指導（良質な睡眠をとるための指導，喫煙・飲酒の制限，便通の調整，過労・心身ストレスの軽減，気圧の変動を避ける，長い入浴を避けるなど），精神的援助（不安に対する傾聴，支持的態度）などがある．

(6) 不眠

不眠とは，不眠症状を主訴とする症候名であるのに対し，不眠症とは，不眠症状（睡眠の開始，睡眠の質や維持など睡眠に関する訴え）が，十分な睡眠をとる機会や適切な睡眠環境下にあっても生じ，心身の機能や日中の社会活動に影響をもたらす（日中の症状やQOLの低下がみられる）疾患群である．

不眠の病型（症候）は，入眠困難，中途覚醒，熟眠困難，早朝覚醒に分類される．原因には，身体的要因，生理的要因，心理学的要因，精神的要因，薬理学的要因がある．病態には概日リズム系の障害，催眠系の障害および覚醒系の障害（過覚醒）がある．

不眠の評価には，睡眠習慣の問診（医療面接，問診票），睡眠日誌の記録を行い，日常の睡眠覚醒パターンの把握，1日の総睡眠時間，睡眠の質および昼間の眠気について評価する．また，薬物・嗜好品の使用状況，身体疾患・神経疾患・精神疾患の既往歴，不眠をきたす素因・誘因・リスク要因などから原因を検索する．睡眠時無呼吸症候群，レム睡眠行動異常症，周期性四肢運動異常症，ナルコレプシーなど睡眠関連疾患が疑われるときに睡眠ポリグラフ検査が行われる．

【不眠の看護】

不眠症の治療の目標は，不眠症状のみならず日中の症状や生活の質の改善を図ることである．治療には，不眠の原因や誘因の排除と基礎疾患の治療，非薬物療法として睡眠衛生指導，睡眠環境の整備，薬物療法（主にベンゾジアゼピン受容体作動薬，メラトニン受容体作動薬，オレキシン受容体拮抗薬）が行われる．睡眠薬を内服する場合，不眠の病型，病態および原因など，患者背景に応じ，薬の作用時間と安全性を考慮にいれた薬物を選択し，単剤かつ必要最少用量で，持ち越し，過鎮静，健忘，筋弛緩作用，転倒など副作用をモニタリングしつつ服薬指導を

表 1 睡眠衛生指導の要点

光の活用 朝の光は睡眠の時間帯を前進，　夜の光は睡眠の時間帯を後退
起床時刻を毎日（平日・休日ともに）同じ時刻に設定* *休日の起床時刻が平日よりも極端に遅い場合，平日の寝不足が疑われる 起床時刻を基準に朝の目覚めがよく，かつ日中十分に覚醒できるように就寝時刻を設定する →　寝不足を蓄積させない
3 度の食事：朝食は欠かさないこと
適度な運動：午前中あるいは体温が 1 日のうちでピークになる夕方の時間帯が良い
午睡の活用：30 分以内，15 時までにとる
嗜好品：就寝前のカフェイン，喫煙，飲酒*は避ける *アルコールは睡眠の質を悪化させる *睡眠薬とアルコールの併用は禁止
就寝 1 ～ 2 時間前にぬるめの入浴：体温の上昇による入眠の妨げを防ぐ
自分なりのリラックス法：読書，ストレッチ，香り，音楽など
*睡眠薬の服用時の注意点 薬物の代謝動態により，特に高齢者では，半減期が延長することがある 薬の持ち越し→　過鎮静，日中の活動性の低下，昼夜逆転の原因になる 筋弛緩作用　→　転倒による外傷に注意 *特に夜間トイレで起きるときは部屋を照明をつけること

行う（表 1）.

(7) 言語障害

言語には，話す，聞く，読む，書くという要素が関与する．これらが障害されると言語の理解や表出が困難になり，コミュニケーションの問題が生じる．言語障害には，構音障害と失語症がある．前者は発声器官の障害によるものに対し，後者は大脳半球（優位半球）に存在する言語中枢や言語中枢間を結ぶ神経線維の障害が原因により一度獲得した言語機能が障害された状態をいい，運動性失語（ブローカ失語）と感覚性失語（ウェルニッケ失語）などがある．

【言語障害の看護】

まず患者の言語障害の特徴を理解することであり，患者の精神的・心理的状態を理解し（思いを他者にうまく伝えられないことや相手の話しを理解できないことは，絶望感，孤独・疎外感，喪失感，不安，焦燥，自尊心の低下など否定的な感情をきたしやすい），患者の人格を尊重し，患者の気持ちに寄り添う．またコミュニケーションの意欲を高めるようにリハビリテーションの援助を進める．残存するコミュニケーション能力を活かし，言語以外にも表情や態度，行動をよく観察する．「伝えたいことは何か？」を考え，ゆっくりと話しかけゆっくりと発語を待つ．

(8) 嚥下障害

嚥下障害は，嚥下中枢，嚥下に関与する末梢神経や筋の障害で発症する．経口からの必要な栄養摂取が困難となり，体力の維持が困難となり，窒息や誤嚥の原因にもなる．食事による満足感が得られず回復意欲へも影響を及ぼす．

【嚥下障害の看護】

嚥下機能の評価により，患者の嚥下能力に適した方法で必要な水分や栄養素を摂取できるようにする．また，窒息・誤嚥を予防するとともに嚥下訓練を行う．

経口摂取が可能な場合は，咳嗽，排痰訓練，発声練習，口唇・舌・頬の運動やアイスマッサージなどを行う．口腔内ケア，嚥下体操，嚥下状態に合わせた食事の工夫をする．経口摂取が困難なときは経鼻あるいは胃瘻造設にて経管栄養法が行われる．

(9) 運動障害

運動麻痺・筋力低下について概説する．運動系は上位運動ニューロン（錐体路），下位運動ニューロン（脊髄前角細胞），神経筋接合部，筋によって構成されている．このいずれかの障害により，運動麻痺あるいは筋力低下が生じる．

運動麻痺の部位と重症度，発症経過，日常生活動作（寝返り，起座位，移動，排泄，更衣，清潔，起立，歩行など）の状況を評価する．併せて，意識レベル，呼吸状態，言語障害，嚥下障害，感覚障害，膀胱直腸障害の有無も評価する．

【運動障害（運動麻痺・筋力低下）の看護】

看護上重要なことは，二次合併症（筋萎縮，関節拘縮，褥瘡，深部静脈血栓症，呼吸器感染症，誤嚥性肺炎・窒息，起立性低血圧など）の予防にある．

機能障害を最小限にするため，良肢位を保持，関節可動域の訓練を行い，関節の拘縮・硬直による四肢体幹の変形を防止する．また運動機能訓練に，寝返り練習，起座訓練，起立・立位保持訓練，歩行訓練などを行う．褥瘡や沈下性肺炎などを予防するための体位変換を行い，後者に対し呼吸理学療法も行う．深部静脈血栓予防策，起立性低血圧に対する早期座位耐性訓練，転倒や転落による外傷の防止のため，ベッドや寝室環境の整備を行う．理学療法士や作業療法士との連携により日常生活動作の自立や社会復帰に向けた訓練を行う．患者や家族の精神的苦痛や予後に対する不安に対し支援する．

(10) 感覚障害

感覚障害は，皮膚，感覚器（眼・耳・鼻・舌），筋・関節などの感覚受容器から末梢神経を経て大脳皮質へ至る感覚伝導路の障害により発症する．感覚鈍麻や消失は障害が自覚されることなく熱傷や褥瘡などの外傷を，感覚異常のときはしびれや痛みによる苦痛が生じる．感覚障害の種類，性質，部位，範囲，程度を把握し，日常生活動作への障害の有無をみる．

【感覚障害の看護】

感覚鈍麻や消失による外傷リスクには2次障害の予防，異常感覚による心身の苦痛に対する身体的・精神的な緩和をはかる．

視覚に障害をもつ場合は，コミュニケーションとして聴覚や触覚を活用し，残存機能に合わせ少しでも機能が残っているときには，明るい場所で話す，大きな文字で書くなどする．

聴覚に障害をもつ場合は，筆談など視覚を活用し，残存機能に合わせ，聴覚が残っている場合には，静かな場所ではっきり話す．

(11) 排尿障害

排尿は，失禁なく十分な量の尿を溜める蓄尿機能と必要時に残尿なくスムーズに排出する機能があり，これらが下部尿路機能である．下部尿路機能の障害による症状には，蓄尿障害，排尿症状，排尿後症状の3つに分類される．畜尿障害では切迫性尿失禁（強い尿意切迫感，我慢できずもれる，頻尿を伴うことがある），排尿困難では溢流性尿失禁（残尿がある），蓄尿・排尿障害とともに運動・認知障害を伴う機能性尿失禁がある．

【排尿障害の看護】

排尿日誌により，排尿の頻度・尿量，排尿時刻の記録などを行い，排泄パターンや失禁のタイプを把握する．切迫性尿失禁では，水分管理，膀胱訓練，骨盤底筋訓練法，オムツの使用，薬物療法が行われる．排尿困難では薬物療法のほか，尿閉や残尿がある場合，間欠的導尿（残尿 100 mL 以上）または尿道カテーテル留置が行われる．機能性尿失禁では，患者の残存機能を生かした介入方法を検討する．たとえば，トイレの位置をわかりやすくする，着脱しやすい衣服，患者が尿意をうまく伝えられないときは排尿サインを注意深く観察する．

〈宮本雅之〉

3. 主な検査・治療に伴う看護

Points

- 神経疾患の病態および原因の診断に用いられる主な検査法と遭遇し得る治療場面での看護について理解する.
- 神経内科領域で行われる検査法には，検体検査，電気生理学的検査，神経放射線学的検査（画像診断）などがある．患者が安心して検査を受けられるように検査の内容や目的を説明することができ支援をしていくことが重要である.
- 神経疾患の診療で遭遇することの多い，救急医療，薬物療法，リハビリテーションの看護・支援について概説した.

ここでは，神経疾患の病態および原因の診断に用いられる主な検査法と遭遇し得る治療場面での看護の概要について解説する.

主な検査

神経内科領域で行われる検査法（表1）のなかで主なものを概説する.

表1 神経内科領域で行われる主な検査

検体検査 　血液尿検査 　脳脊髄液検査
神経放射線学的検査（画像診断） 　単純X線撮影，X線CT，MRI，核医学検査（SPECT，PET） 　脳血管撮影
神経（電気）生理学的検査 　脳波 　誘発電位検査（視覚誘発電位，聴覚誘発電位，体性感覚誘発電位） 　筋電図（針筋電図，神経伝導検査，反復刺激試験） 　睡眠ポリグラフ検査
病理学的検査 　生検組織検査（筋生検，神経生検）
その他 　神経超音波検査（頸動脈エコー，経頭蓋超音波検査） 　自律神経機能検査（心電図，起立負荷試験，寒冷昇圧試験，バルサルバ試験など） 　神経心理学的検査 　排尿機能検査

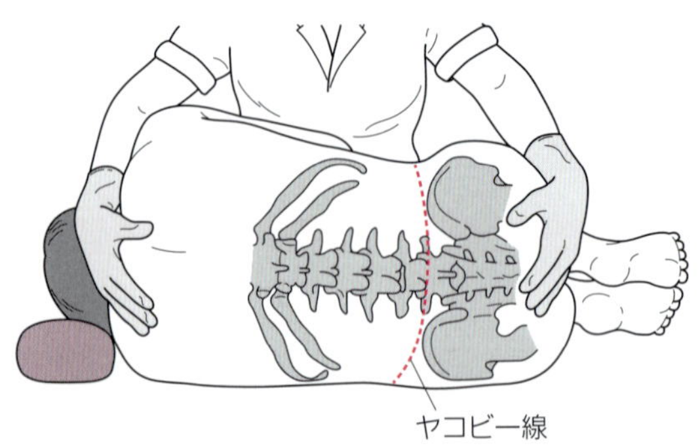

ヤコビー線：左右の腸骨稜の最高点を結んだ線
＊第4～5腰椎間または第3～4腰椎間を穿刺

図1　腰椎穿刺の体位
(臨床ナースのための Basic&Standard 神経内科看護の知識と実際. 大阪: メディカ出版; 2014 より)

(1) 脳脊髄液（髄液）検査

髄液は一般に，腰椎穿刺により採取する．左右の腸骨稜を結んだ線（ヤコビー線）上に第4腰椎の棘突起，または第4腰椎と第5腰椎の間に位置しているため，これを目安に，腰椎の第3/4椎間もしくは第4/5椎体間で穿刺を行う．

- 適応疾患：髄膜脳炎，くも膜下出血，多発性硬化症，ギラン・バレー症候群などがある．
- 禁忌：頭蓋内圧亢進がある場合，穿刺部位の化膿，出血傾向があるときである．
- 検査時の看護：検査前には排尿・排便を済ませる．バイタルサインを確認する．背中を穿刺されることから，患者は不安を感じるため，ゆっくりと呼吸をし緊張を和らげるように支援する．体位は側臥位になり，穿刺しやすいように，膝を曲げて両手で膝を抱えて頭部が臍部に近づけるように体全体を「エビのように丸く」，できるだけ背中を丸めて膝を抱え込んでもらい，脊柱とベッドが平行になるように体位を調整し，看護師は患者側に立ち患者の体位保持をサポートするする（図1）．穿刺する前の消毒や穿刺するときには，あらかじめ声をかける．穿刺し，髄液を採取時に観察する点は，髄液の初圧，終圧を確認，採取した髄液量と髄液の肉眼的な性状を確認する．必要に応じてクエッケンステット試験を行う．クエッケンステット試験は，両側の頸静脈を圧迫し，圧迫時に髄液圧が上昇し，圧迫解放時に髄液圧が下降するものである．くも膜下腔の狭窄の有無をみるものであり，頭蓋内圧亢進時には禁忌である．検査終了後は，枕をはずし水平にゆっくりと仰臥位になり，バイタルサインの確認，頭痛の有無を確認し，穿刺後頭痛の予防のため，数時間から半日程度は安静に臥床し水分を多めに摂取する．

(2) 電気生理学的検査

中枢神経系（脳・脊髄），末梢神経，筋の情報伝達は主に電気活動を介して行われる．

これらの電気活動を記録することにより，脳脊髄，神経，筋の機能を評価するものが，神経系の電気生理学的検査法である．

A. 脳波

頭皮に皿電極を装着し，頭皮上から脳の神経細胞の電位変化を測定するものである．個々の神経細胞の電位変化ではなく，大脳皮質の神経細胞群から発生する微弱な電気活動を記録するものである．大脳皮質など脳機能全般の評価を行う．

- 適応疾患: 意識障害，てんかん．脳死の判定時にも用いられる．
- 検査時の看護: 検査に侵襲や苦痛は伴わないが，検査の所要時間が 30 ～ 60 分程度かかるため，排尿・排便は済ませておく．電極装着時に頭皮との接触抵抗を少なくするため，よく洗髪し整髪剤は使用しない．頭皮はアルコール綿で擦り皿電極を装着すること，電極装着のためペーストをつけることを説明する．脳波記録中には，脳波以外の電気信号や雑音（医療機器などの交流雑音など）が入らないように配慮する．緊張して，発汗や筋電図などによるアーチファクトの混入がないようにリラックスして検査を受けられるように支援する．検査後はペーストをよく拭き取り洗髪する．向精神薬（例: 睡眠薬，抗不安薬）など薬物により検査の影響を受けることがあるため，薬物の使用状況も確認しておく．

B. 誘発電位検査

感覚器（眼，耳）や末梢神経（感覚神経）に，それぞれ光や音の刺激，感覚神経に電気刺激を加えることにより，脊髄，脳幹，大脳などの中枢神経系に現れる電位変化を誘発電位という．視覚刺激によるものが視覚誘発電位（視覚伝導路），聴覚刺激によるものが聴覚誘発電位（聴覚伝導路），体性感覚誘発電位（体性感覚の伝導路）をみるものがある．

- 適応疾患: 視覚誘発電位: 視覚路の障害部位と程度をみる．視神経病変（例: 多発性硬化症），視交叉部病変（例: 下垂体腫瘍），視交叉後病変など．
  聴覚誘発電位: 聴覚路，脳幹機能の把握のために用いられる．難聴，脳幹障害など．
  体性感覚誘発電位: 感覚神経路の障害部位と程度をみる．神経根症，脊髄脊椎疾患，脳幹障害など．
- 検査時の看護: 脳波と同様，検査室で行われるが，周囲の医療機器からの交流雑音などにより記録にアーチファクトが入らないように検査室の環境整備と患者がリラックスして検査を受けられるように支援する．

C. 神経伝導検査

神経伝導検査は，体表から末梢神経（感覚神経，運動神経）を電気刺激して得られる，筋活動電位あるいは感覚神経電位を測定する検査である．神経伝導する速度や記録された活動電位の波形から神経障害の程度や病型（軸索変性，脱髄）を評価する．

- 適応疾患: 末梢神経障害（例: 手根管症候群，糖尿病性ニューロパチー，ギラン・バレー症候群）．
- 検査時の看護: 検査中は体表から表面を走行する末梢神経に電気刺激が与えられ，筋肉が収縮し，これを表面筋電図で記録する（運動神経伝導速度），また感覚神経から感覚神経電位を記録する（感覚神経伝導速度）．刺激に伴い軽い痛みを伴うことがあるが後遺症はない．検査の所用時間は 30 ～ 60 分程度である．皮膚の温度による検査への影響を与えないために検査室の温度を室温に保つ．

また外部からの電気信号（例：交流雑音）などのアーチファクトが入らないように検査室環境には注意する．

D. 反復刺激試験

反復刺激試験は，神経筋接合部の伝導状態を評価する．体表から運動神経を反復して電気刺激し，表面筋電図から筋活動電位を連続記録するものである．

検査の注意点は，②神経伝導検査と同様である．

- 適応疾患：神経筋接合部疾患（例：重症筋無力症）の診断に用いられる．
- 検査時の看護：検査の注意点は，C. 神経伝導検査（運動神経伝導検査）と同様である．

E. 針筋電図

針筋電図は，筋萎縮や筋力低下がある場合，神経原性由来（運動ニューロン）であるのか，筋原性由来（筋肉）であるのかを評価する．検査目的の随意筋に針電極を刺入し，筋から発生する活動電位を記録する検査法である．

- 適応疾患：脊髄神経根症，筋萎縮性側索硬化症，筋ジストロフィー，多発性筋炎など．
- 検査時の看護

患者の協力が必要な検査である．針の刺入時に痛みを伴う．患者には検査の目的・必要性と内容についてよく説明し理解を得たうえで，リラックスして検査を受けられるように支援する．検査の所用時間は 30 ～ 60 分であり，検査中は，筋活動電位の記録のため，針を筋肉に刺した状態で力を入れたり抜いたりすることを説明する．針は 27G 程度のものである．感染防止のためアルコール綿で表皮を十分に消毒して実施する．食事制限はなく入浴も可能である．検査の禁忌として，出血性素因（例：血小板減少，凝固異常，抗血小板薬や抗凝固薬内服例），感染リスクの高い患者などがある．

F. 睡眠ポリグラフ検査

睡眠障害の原因に，睡眠時無呼吸症候群，レム睡眠行動異常症，周期性四肢運動異常症などが疑われるとき，確定診断のために睡眠ポリグラフ検査（polysomnography：PSG）が適応される．PSG は，睡眠関連疾患の診断検査のゴールドスタンダードである．睡眠中の脳波，眼球運動，筋電図，呼吸，心電図などの複数の生体情報を経時的に同時記録する（図 2）．睡眠の構造，量および質の評価のほか，睡眠時無呼吸，周期性下肢運動など睡眠に随伴した異常現象や異常行動をとらえ，またナルコレプシー等の中枢性過眠症群の診断にも用いられる．PSG 検査時の準備と観察項目の要点を表 2 に示す．

検査は終夜にわたり（最低 8 時間），専用の検査室または病床の個室で行われる．検査中に交流雑音などアーチファクトの混入がないようにすること，周囲の照明や騒音などにより検査に支障がないように環境を整備する．

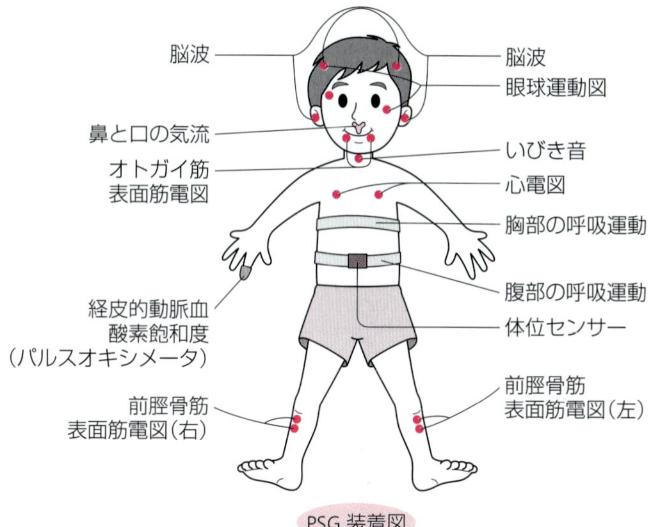

図 2　睡眠ポリグラフ検査
（獨協医科大学病院睡眠医療センター HP より）

表 2　睡眠ポリグラフ検査の準備と観察項目

・検査の説明 目的と内容を理解し不安なく検査を受け入れるようにする
・既往歴と現在治療中の疾患の情報収集する
・常用薬の確認
・嗜好品（飲酒，喫煙，カフェイン摂取）の禁止
・検査前にバイタルサインの確認
・検査の方法や電極・センサーの装着の説明
・検査中の観察事項 睡眠の状態，いびき，呼吸異常，不整脈，異常運動，異常行動
・検査中の排泄→　トイレへの誘導

(3) 生検組織検査

A. 筋生検

筋生検は筋疾患（例：多発性筋炎，皮膚筋炎，サルコイドーシス，筋ジストロフィー，ミトコンドリアミオパチー，先天性ミオパチー）の原因診断のために施行される．皮膚を局所麻酔で切開し，筋肉の一部を取り出し，病理組織診断を行うものである．検体は主に，上腕二頭筋または大腿四頭筋から採取される．

侵襲を伴い苦痛を伴う検査である．検査の目的，方法，内容，検査後の安静について，十分に説明，理解と同意が得られたうえで行われる．痛みに対しては，薬物による緩和が可能であることを伝え，不安の軽減をはかる．安静による日常生活の制限についても援助方法をあらかじめ説明しておく．検査後は生検部位を観察して，痛み・発赤や出血などの有無を確認する．抜糸まで約 1 週間であり，創部の消毒を行い，感染徴候の有無を確認する．

B. 神経生検

神経生検は，末梢神経疾患（例：血管性ニューロパチー，アミロイドーシス，サルコイドーシス，遺伝性ニューロパチー）の原因診断のために行われる．一般に局所麻酔にて，腓腹神経（感覚神経）から神経の一部を採取し，病理組織診断を行うものである．体位は側臥位または腹臥位で行う．筋生検と同様に，侵襲を伴い苦痛を伴う検査である．検査の目的，方法，内容，検査後の安静について，十分に説明，理解と同意が得られたうえで行われる．神経をとっても麻痺が生じることはないが，感覚が一部鈍くなる場所が出てくることを説明する．

(4) 神経放射線学的検査（画像診断）

A. CT

コンピューター断層撮影法（CT）検査は，X 線による検査法で，脳血管障害（例：脳梗塞，脳出血，くも膜下出血）や脳腫瘍などの脳の器質的疾患や頭部外傷の診断など中枢神経病変の診断に幅広く用いられる．短時間で得られる情報が多い．

● 検査時の看護

正確に検査が行われるように安静が必要である．検査の目的，方法，所要時間などを説明し，協力を得る．撮影時のアーチファクト防止のため，ヘアピンなど金属類はあらかじめはずすように指導する．また女性では妊娠の可能性につき必ず問診しておく．

造影剤（ヨード）を使用するときには，事前にヨードアレルギーの有無を確認する．造影剤検査時にはショックの発症など不測の事態に迅速に対応できるように，アンビューバックや救急薬品を事前に準備しつつ観察する．ヨードが腎臓から排泄されるため腎機能は必ず評価しておく必要がある．また，糖尿病の患者でビグアナイド系糖尿病薬とヨード造影を併用すると乳酸アシドーシスを発症する可能性があるため検査前後のそれぞれ 48 時間は休薬する．

B. MRI

磁気共鳴画像診断装置（MRI）検査は CT 検査と同様安静が必要である．撮影時間が CT 検査よりも長い．CT に比べて骨のアーチファクトがなく，コントラスト分解能に優れており脳梗塞巣や多発性硬化症の脱髄病変など詳細な病変の精査に有用である．

仰臥位で検査を行うが，検査の目的，方法，所要時間（約 30 ～ 60 分の長時間の安静が必要），狭いドーム状の装置に入ることから閉塞感があること，検査中は機械音が聞こえること（必要時は耳栓やイアホンを装着する）などを説明し，同意を得る．閉所恐怖症がある場合，医師とあらかじめ連携をとり，必要時には鎮静薬を使用する．

本検査は X 線を使用しないが，胎児への安全性が確立されていないため妊娠初期は避ける．また，高い磁場のなかで行われる検査であるため，金属類の持ち込みは禁忌である．ヘアピン，指輪，イヤリング，ネックレス，時計，義歯，眼鏡，補聴器，磁気カード，携帯電話，使い捨てカイロ，女性の下着の金具などの除去に留意する．ヒートテックの保温下着で火傷することもあり，酸素ボンベや車椅子なども持ち込めない．心臓ペースメーカーを挿入している例，人工関節，人工内耳，金属製動脈クリップなどは体内機器の破損や誤作動の原因となるため禁忌である．カラーコンタクト，アイシャドー，刺青なども強い磁性を含むため熱傷などに注意が必要である．

C. 核医学検査

核医学検査は，放射性同位元素（ラジオアイソトープ）を投与して行う画像診断検査法であり，神経内科領域では，主に脳血流 SPECT 検査，ドパミントランスポーターイメージング（ダットスキャン），^{123}I-MIBG 心筋シンチグラムがある．

脳血流 SPECT 検査は，局所の脳血流の分布や血流量の画像化したもので，脳血管障害，てんかん，認知症の診断に用いられる．パーキンソン病などパーキンソン病関連疾患の診断には，黒質線条体ドパミン神経機能をみるドパミントランスポーターイメージング（ダットスキャン）や心臓交感神経機能をみる ^{123}I-MIBG 心筋シンチグラムが用いられる．

放射性同位元素を体内に静脈注射で投与に対し，X 線を外部から照射して検査する CT 検査 1 回分と同程度の被曝であることを説明し不安を軽減させる．検査は 30 ～ 60 分で，狭い台の上で頭部が動かないように固定することを説明する．

D. 脳血管撮影

脳血管撮影は，血管（動脈）へカテーテルを挿入し造影剤を用いて X 線にて脳の血管撮影を行う検査である．くも膜下出血などの脳血管疾患の診断や血管内治療で用いられる．侵襲を伴うため，検査の目的，方法，内容，苦痛の程度などを十分に説明し，同意を得る．造影剤アレルギーの有無を確認する．

検査は局所麻酔で行われる．穿刺する動脈は，大腿動脈（鼠径部）あるいは上腕動脈（肘部）からカテーテルを挿入し，造影剤を注入して，脳血管（頸動脈系，椎骨脳底動脈系）の撮影を行う．造影剤注入時に灼熱感を伴うことがある．

なお，清潔のため穿刺部位付近の剃毛を行うことがある．

検査中は，同一体位を長時間とっていることによる苦痛の有無を確認し，意識レベル，バイタルサインおよび造影剤アレルギーの有無を確認する．

検査後は，穿刺部位の出血の有無を観察し，止血を十分に行う．出血時には用手圧迫固定を行う．また，末梢動脈の脈を触知し，カテーテル操作による末梢循環不全の有無を確認する．検査前の数時間は禁食，検査後は 6 時間程度の穿刺部位の安静を保ち出血を予防する．同一体位による苦痛を緩和し排泄や食事などの援助を行う．

治療

神経疾患の治療で遭遇する機会の多い救急医療，薬物療法，リハビリテーションに焦点を当て，それぞれに必要な看護について概説する．

A. 救急患者の看護

脳神経疾患の救急医療においての原則は，救命が適切に行われるための援助として，患者の状態の把握（意識レベル，けいれん，バイタルサインの変化，神経所見，肢位など），早期の処置・対応（気道・呼吸管理，循環・体液管理，薬物投与，バイタルサインモニタリング）がある．また，救急患者の家族はショックが大きく，家族への心理精神的面の援助を行う．

B. 薬物療法を受ける患者の看護

神経疾患の患者が薬物療法を受ける際の援助のポイントをあげる．治療が適切に実施されるための援助（服薬指導と管理，効果や副作用の監視），治療受け入れや適応のための援助（治療目的，治療効果，治療期間，副作用についての説明の理解度の把握，知識不足のときは補足説明，不安に対する解決策を立案，自己管理能力の援助など），治療に伴う不快・苦痛の緩和，薬を自己管理するための援助，事故や有害事象に対する予防（薬効とともに副作用に注意）に対応する．

C. リハビリテーションを受ける患者の看護

有効なリハビリテーションを行うために，疾患や障害の程度を理解し機能障害の程度を把握しておく．機能的リハビリテーションの援助（良肢位の保持，関節可動域訓練，体位変換，骨突出部位の除圧，日常生活活動訓練），心理的リハビリテーションの援助（説明，共感，コミュニケーション），社会的リハビリテーションの援助（社会復帰），多職種の医療チームによる援助がある．

〈宮本雅之〉

4. 脳・神経疾患をもつ患者の看護

Points

- 脳・神経疾患の看護は急性期から慢性期までの幅広い知識を必要とする.
- 脳卒中などの後遺症を残す可能性がある疾患ではリハビリテーションの早期開始と継続のために他職種との連携を図る.
- 認知症やパーキンソン病などの神経変性疾患は，老化が早く始まった現象と捉え，疾患に対する偏見をなくす.
- 身体や認知機能の障害があっても，人としての尊厳の念をもって患者に接する態度が求められる.

看護の概要

脳・神経疾患をもつ患者の看護にあたっては，疾患の病因の理解や症状との関連性，治療内容の理解と予測される予後などを考慮して看護を行わなければならない[1)]. 脳卒中のように，脳損傷によって生命の危険性のある症状が急激に出現することがあるので，症状のわずかな変化も見逃さないよう，救急看護に関する知識と技術も必要とする. また，近年の医学の進歩により脳卒中による死亡は減少しているが，脳卒中急性期を切り抜けても，その後に後遺症を残すことが多い. 介護保険の受給者の原因で最も多いのが脳卒中であることはよく知られている[2)]. このような後遺症を残す可能性がある疾患では，なるべく後遺症を残さないように，早期からリハビリテーション（以下，リハビリ）を行うように他職種の医療従事者との連携を図っていかなければならない.

一方，多くの神経変性疾患は神経難病として知られており，原因不明で根治的治療法がなく，症状はゆっくりと進行していくのが通常である. したがって，慢性進行性の神経疾患患者に対しては，身体的ケアのみならず，精神的並びに社会的援助の知識や技術も必要とされる. さらには，患者を看護・支援する家族に対するケアも看護の重要な役割の１つである.

このような脳・神経疾患をもつ患者に対する看護は，疾病の発症から社会復帰に至るまでの急性期，回復期（リハビリ期），慢性期における患者をケアしなくてはならない. 脳卒中や頭部外傷の急性期の看護においては，疾患による脳細胞の損傷による神経障害，これは損傷された脳の部位により症状が異なる，に加えて，脳の浮腫とそれに伴う頭蓋内圧亢進が生じることを理解しておくことが重要である. なぜなら頭蓋内圧亢進が進行すれば死に至るからである[3)]. このような生命の危険性がある患者の看護においては，バイタルサインや神経徴候のわずかな変化も見逃さないように，集中的な観察と対応が必要とされる. 同時に，感染症，関節の拘縮や変形，静脈炎や深部静脈血栓症，褥瘡の予防などに留意しなければならない.

急性期の安静を必要とする危機的状況を脱した時点で，損傷された神経障害に起因する神経症状が後遺症として残存しないように，早期からの介入が必要である．具体的にはリハビリの開始である．したがって，この段階では必要に応じて理学療法士，作業療法士，言語療法士などとの連携を図っていかなければならない．リハビリ自体は毎日繰り返される単調な作業であり，急激な効果は期待できない．したがって看護師としては，患者のモチベーションが持続できるように根気強く患者と関わってゆくことが求められる．また，疾患の発症によって生じた神経障害による身体障害とそれに伴う ADL の低下，生活環境の変化などを患者がすぐに理解することは難しい．疾患への適応，または受容ができるまでの患者の不安，焦燥，無気力や自暴自棄などに対する精神的対応もこの時期には必要となる．同様に患者の家族に対しても患者の現状を受け入れるための精神的援助が求められる．

脳卒中などでは，回復期において一定の身体症状の回復が得られても，依然として何らかの症状が残存することが通常である．また，多くの神経難病は慢性的にゆっくりと進行していくことが特徴で，神経障害を抱えて長期の療養を余儀なくされる．この時期においても残存された神経機能や身体機能を保持するためにはリハビリが欠かせない．このようなリハビリを含めた加療を継続するための患者と家族に対する負担は並大抵のものではない．したがって患者と家族に対する身体的負担の軽減や経済的並びに精神的支援が求められる．このような慢性期神経疾患患者の支援には，公的制度の利用は不可欠であろう[4)]．高額医療費の助成制度，介護保険によるサービスの適応，障害者自立支援法によるサービスの適応と障害年金，高次脳機能障害者への支援，および平成 27 年から開始された「難病の患者に対する医療等に関する法律」に基づく難病医療費助成制度などがある．このような複雑な公的制度の利用に当たっては医療ソーシャルワーカーに相談することが望ましい．

個々の神経疾患に対する看護

(1) 脳卒中（急性期）

脳卒中は大きく出血性と虚血性に分けられる．出血性にはくも膜下出血や脳内出血があり，虚血性にはアテローム性血栓症，心原性脳塞栓症，ラクナ梗塞，一過性脳虚血発作が含まれる．いずれの場合も数日の差はあるが急性に発症することが特徴である．したがって，発症早期は救急および急性期の対応が求められる．近年では，脳卒中の急性期治療に特化した脳卒中ケアユニット（SCU）や，さらには早期からのリハビリも視野に入れた脳卒中ユニット（SU）が普及してきている．

発症早期の脳卒中患者では，症状が急激に変化することが多いので，その病状の把握を的確に行える知識が必要とされる．特に，意識障害の有無，その程度の評価を行う．意識障害の評価はジャパン・コーマ・スケールやグラスゴー・コーマ・スケールによって定量化して評価すると経時的な変化が把握しやすい[3)]．前者は刺激による反応から評価し，点数が高いほど意識レベルが低下している．後者は開眼，言語と運動反応から評価し，点数が低いほど意識レベルが低い．また意識障害の程度の評価とともに，バイタルサイン，すなわち血圧，脈拍，呼吸，体温，皮膚の変化や尿の貯留についてチェックを行い，異常があれば適切な救急処置をとることが必要である[5)]．たとえば呼吸障害があれば酸素吸入や気管内挿管，血圧低下があれば昇圧

表1 頭蓋内圧亢進症の症状

頭蓋内圧亢進症の症状
●頭痛
●悪心・嘔吐
●うっ血乳頭
●意識障害
●外転神経麻痺 瞳孔散大，瞳孔不同，対光反射減弱・消失
●呼吸異常 チェーン・ストークス呼吸，中枢性過換気，失調性呼吸
●徐脈，血圧上昇
●姿勢異常 除脳硬直，除皮質硬直
●片麻痺の出現・増強

薬の投与，失禁や尿の貯留があれば尿道カテーテルの留置などである．また神経学的診察では眼球運動障害，瞳孔異常，姿勢反射異常，髄膜刺激症状，四肢の麻痺，感覚障害，病的反射の出現や腱反射異常についてチェックする．意識障害，バイタルサイン，神経学的徴候に変化があれば適時医師に報告して指示を仰ぐ．

また脳の出血や梗塞巣の増大と周辺の脳浮腫が悪化すると頭蓋内圧亢進が生じて脳ヘルニアを発症する危険性が生じる．脳ヘルニアは生命の直接的危険性がある病態であり，緊急の処置が必要とされる．したがって，頭蓋内圧亢進症と脳ヘルニアの徴候を極力見逃さないようにすることが重要である．

頭蓋内圧亢進症の症状としては，頭痛，悪心・嘔吐，うっ血乳頭，外転神経麻痺，意識障害，血圧上昇と徐脈，瞳孔不同と対光反射遅延，姿勢異常や呼吸の変化である[3, 6]（表1）．このような徴候を認めた場合には直ちに脳圧を下げるためのマンニトールやグリセロールの投与と外科的処置を検討する必要があるので早急に医師と連絡をとる．また，頭蓋内圧亢進を助長する因子を除去するように努めなければならない．排便時の努責を避けるような排便コントロール，咳嗽の抑制，脳循環を改善するために頭部を 15 ～ 30° 挙上，適切な呼吸管理や疼痛・ストレスの緩和などである[6]．その他，水分バランスのチェック，誤嚥や尿路感染症の予防や安静の保持を図る必要がある．家族との情報交換や病状の説明，意識があれば患者への精神的援助も順次行っていく．

前述のように運動麻痺のある患者では，なるべく早期にリハビリを開始することが重要である．最近の研究では超急性期（発症後 24 時間以内）にリハビリを開始すると，長期的な ADL の改善とともに生存率も改善することが示された[7]．また，二次性障害である褥瘡，関節の拘縮・変形を防ぐように体位変換や良肢位を保つことや，関節可動域訓練を行い，最終的に廃用症候群に陥らないような配慮が必要である[8]．バイタル・サインが安定し意識がある患者では早期離床，早期歩行を促すが，ベッドや椅子からの転落や起立時の血圧低下と転倒に注意しなければならない．

(2) 認知症

認知症とは，正常に発達した脳の機能が持続的に低下し，認知機能が障害を受け，このために日常生活に支障をきたした状態である[9]．認知症は老化による認知機能低下（生理的老化）が正常よりも早く生じた現象（病的老化）と捉えることができる[10]．現在，認知症の原因として最も多いのはアルツハイマー病で，次が血管性認知症，その他に前頭側頭葉変性症，レビー小体型認知症などがある[11]．

認知症の診断基準にはアメリカ精神医学会精神医学診断統計便覧第5版（DSM-V）や国際疾患分類10版（ICD-10）などがあるので参考にされたい．当然ながら疾患により症状は異なる．たとえばアルツハイマー病では初期から記憶障害，特に出来事記憶の障害が出現するが，血管性認知症では初期には記憶障害は目立たず，性格変化や歩行障害が目立つ，などである．認知症の診断にはいろいろな神経心理学的検査が使用されるが，スクリーニング・テストとしてよく用いられるのは，日本国内では改訂長谷川式簡易知能評価スケール（HDS-R），欧米では mini-mental state examination（MMSE）である[11]．短時間に項目をチェックできるので，経時的な変化をみるために便利である．

認知症の症状は疾患によって異なるわけであるが，全般に中核症状と周辺症状の2つに分けて考えると理解しやすい（図1）[12]．中核症状とは記憶障害と高次脳機能障害（失語，失行，失認，実行機能障害）を指している．一方，周辺症状とは，中核症状に基づく意欲，感情，思考，行動の異常を意味し，患者の生活適応を困難にする原因と考えられている．別名，認知症の行動・心理症状（behavioral and psychological symptoms of dementia: BPSD）とよばれる．この周辺症状とは，認知機能の低下が原因で生じた環境の変化や身体の不調，不適切なケアなどの要因によって引き起こされる感情や行動の変化であり，認知症患者の自己表現として捉えることができる．したがって，これらの要因の何が周辺症状の原因になっているかを察知して適切に対処すれば，症状が消失，または改善することが可能となる[13]．個々の症状に対する対処法については，紙面の関係上，他の成書を参考にされたい．

認知症の患者を看護の視点から理解するためには，認知症の症状を医学的に理解することは

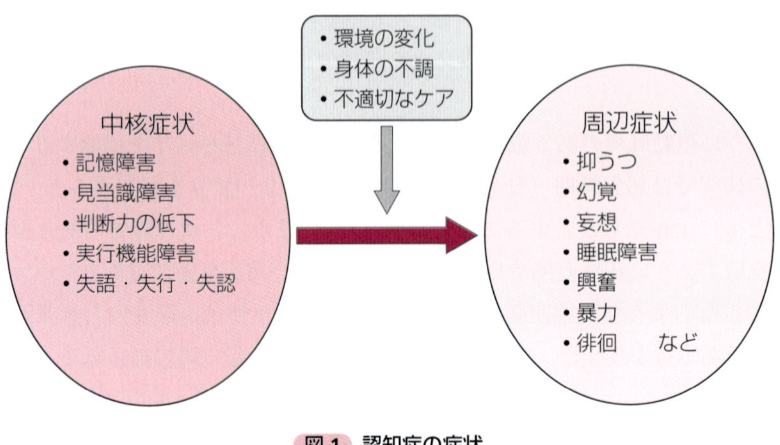

図1 認知症の症状

重要であるが，患者が体験している世界を知り，認知症という生活障害をもちながらも，一生懸命に努力している姿をあるがままに理解してゆくことが必要である，と水谷は述べている[14]．認知症の患者は初期からある程度の段階まで，自分が認知症であることを自覚しており，そのような障害をもつための困難さや不安，怯えのなかで生活を送っている．これら個々の患者には，それぞれに生きてきた歴史があり，それによって培われた信念，価値観，生活習慣や，長年にわたる知識や経験の集積がある．そういったものが患者を支え，現在の生活のありかたに反映されているのである[14]．したがって，認知症の高齢者を理解するためには，老化という誰も逃れることができない生理現象の延長として認知症があることを認識し，認知症への偏見を捨てて，人としての尊厳の念をもって患者に接する態度が求められる．

(3) パーキンソン病

パーキンソン病（Parkinson's disease）はアルツハイマー病に次いで多い神経変性疾患で，日本では人口10万人に対し約150人の患者がいるといわれている[15]．パーキンソン病の4大徴候は，安静時振戦，筋固縮（筋強剛），無動（寡動），姿勢反射障害で，そのほかに歩行障害，小声，仮面様顔貌などがある．これらの運動症状のほかに，非運動症状として，自律神経障害，神経精神症状，睡眠障害，感覚症状，などが出現する（表2）[16]．

パーキンソン病のケアとしては，自力歩行が可能な初期においては，患者自身が背中を伸ばして手を振りながら歩くように指導すると，歩行がスムースになることが多い．しかし病気が進行して姿勢反射障害や筋力低下が進むと転倒の可能性が高くなるので，杖や歩行器の使用を勧める．また立ち上がるときや回転時に，特に後方に転倒しやすいので，壁に手を当てる，何かしっかりしたものにつかまって動作を行うように指導し，後方への歩行はなるべく避けるようにする．病状が進行した中期には最初の一歩が出にくいすくみ足が出現する．この場合には，「いち，に」，「みぎ，ひだり」のような声掛けや，メトロノームのようにリズムを刻む音楽を聴きながら歩くことや，廊下に横断歩道のような横線を引くことが有効であることが多い[17]．また，転倒を予防するためにはバリアフリーの環境を整えること，廊下，トイレ，風呂などに取手をつけることも必要である．急に立ち上がる場合には起立性低血圧によって立ちくらみ，

表2 パーキンソン病の症状

運動症状	非運動症状
●4大徴候 安静時振戦 筋固縮（筋強剛） 無動（寡動） 姿勢反射障害 ●その他 歩行障害 （小刻み歩行・すくみ足，突進現象） 小声 仮面様顔貌 嚥下障害	●自律神経障害 便秘，膀胱機能障害，発汗障害 起立性低血圧 ●神経精神症状 抑うつ，不安，無欲動，幻覚，妄想 認知機能障害，行動障害 ●睡眠障害 不眠，現実的な夢，むずむず足症候群 レム睡眠関連行動異常 ●感覚障害 痛み，しびれ，嗅覚障害

ひどいときは失神を起こすことがあるので，一旦座ってからゆっくり立ち上がるように指導する．

パーキンソン病の動きが小さいといった症状に対してはパーキンソン体操を行うことが有効である．筋肉をほぐして，関節を動かしやすくする効果が期待できるので，朝起きたときや運動開始前に行うとよい[18]．体操以外に散歩やリハビリによる運動を行うことも推奨できるが，運動が毎日行えるように疲れが残らない程度にすることが大事である．最近の研究では，運動は筋力・運動能力，心臓・肺の機能の保持だけでなく，認知機能の保持にも有効とされている[19]．

その他に注意すべき点は，パーキンソン病では本人が気づかない誤嚥が多いことである．誤嚥によって肺炎が併発すると，患者さんの体力が消耗して予後を悪くする原因になるので，特に注意が必要である．誤嚥を防ぐには，少し顎を引いて食事をとる，食事中には他のことに注意をそらさないことや，食事前に咽頭のアイスマッサージや甲状軟骨から下顎下面の皮膚を指でマッサージすることも有効である．病状に合わせて誤嚥しにくい刻み食やとろみ食にすることも必要である．

自律神経障害により発汗機能が異常になり，脳の体温調節機能の障害も加わって体温調節がうまくいかなくなる．発汗が多い場合には頻回に衣服を変えてあげることや水分補給が必要であり，逆に夏場に発汗ができないと体温が上昇してしまい（うつ熱），熱中症を起こしやすいので，エアコンをつけて室内温度を下げてあげることが必要となる．発熱や脱水はパーキンソン症状を急激に悪化させる原因となるが，適切に処置すれば病状も再び改善する．

幻覚や妄想などの精神症状がある場合は認知症と同様に，幻視で見えているものを否定するのではなく，患者の見える状態に合わせて対処する．幻視は薄暗がりで起こりやすいので，明るいところへ場所を変えると消失することが多い[20]．妄想も否定するのではなく，患者に同調しつつ，体を触ったりして落ち着かせるような配慮を行うことが必要である．

最後に

脳・神経疾患といっても急性発症から慢性進行性の疾患とさまざまである．また，一部の神経疾患は完治するが，脳卒中などでは後遺症を残すことが多く，さらに神経難病とよばれる疾患群には治療の糸口さえつかめない疾患も含まれている．このような神経難病の患者に対する医療は対症的な治療にとどまらざるを得ず，あとは日々のリハビリや介護にゆだねられる．そのような患者を看護するうえで重要なことは，患者の苦しみを少しでも理解しようとすることとともに，一己の人としての尊厳の念，ひいては生への尊厳の念を忘れてはならないということであろう．

■文献

1）長能みゆき．看護の役割と特性．In: 甲田栄一，菊池京子，編．脳・神経疾患（Super Select Nursing）．1版，東京: 学研メディカル秀潤社; 2011. p.6-7.

2）厚生労働統計協会．国民衛生の動向 2013/2014．東京: 厚生労働統計協会; 2013.

3) 田村乾一, 東儀英夫. よく見られる症状とその対応: 急性期（内科）. In: 朝倉哲彦, 監. 高齢者の脳神経疾患看護（ブレインナーシング春季増刊）. 大阪: メディカ出版; 1995. p.105-21.

4) 小沢恵子, 長能みゆき. 社会的資源の活用. In: 甲田栄一, 菊池京子, 編. 脳・神経疾患（Super Select Nursing）. 1版, 東京: 学研メディカル秀潤社; 2011. p.8-10.

5) 船越健悟, 工藤洋祐, 黒岩義之, 他. 看護活動の基本. In: 黒岩義之, 宗村美江子, 編. 成人看護学 6　脳・神経（新体系看護学全書 19）. 1版, 東京: メヂカルフレンド; 2007. p.257-86.

6) 山本匡子, 光井典子, 板屋總子. 頭蓋内圧亢進症のある患者の看護. In: 森松光紀, 鈴木倫保, 編. 脳・神経疾患ナーシング（Nursing Mook 4）. 1版, 東京: 学習研究社; 2001. p.172-3.

7) 高橋秀寿. 脳卒中の早期リハビリテーション: すぐに起きても平気なのですか？　In: 塩川芳昭, 監. All in One! 脳卒中看護とリハビリテーション. 1版, 東京: 総合医学社; 2013. p.170.

8) 佐々木広子, 田中美知代, 板屋總子. 運動麻痺のある患者の看護. In: 森松光紀, 鈴木倫保, 編. 脳・神経疾患ナーシング（Nursing Mook 4）. 1版, 東京: 学習研究社; 2001. p.174-5.

9) 長谷川和夫. 総論. In: 長谷川和夫, 編. 認知症のケア. 1版, 大阪: 永井書店; 2009. p.1-12.

10) 清水裕子. 認知症患者を理解するために. In: 清水裕子, 編. コミュニケーションからはじまる認知症ケアブック. 1版, 東京: 学習研究社; 2009. p.2-15.

11) 山口　登. 認知症の医療. In: 長谷川和夫, 編. 認知症のケア. 1版, 大阪: 永井書店; 2009. p.13-28.

12) 和田健二, 中島健二. 認知症の概念・定義. In: 日本認知症学会, 編. 認知症テキストブック. 1版. 東京: 中外医学社; 2008. p.8-14.

13) 六角僚子. 認知症のケアの考え方と技術. 1版, 東京: 医学書院; 2005.

14) 水谷信子. 認知症と看護. In: 中島紀恵子, 他, 編. 新版認知症の人々の看護. 2版, 東京: 医歯薬出版; 2013. p.1-13.

15) 古和久典, 山脇美香, 中島健二. パーキンソン病の疫学と一生. Progress in Medicine. 2012; 32: 1154-60.

16) 三輪英人. パーキンソン病の非運動症状. 内科. 2011; 107: 787-92.

17) 水野美邦. パーキンソン病とともに楽しく生きる. 1版, 東京: 中外医学社; 2013.

18) 幸　将広, 吉田沙奈江, 増田寛美, 他. パーキンソン体操を導入して　体操の満足度及びUPDRSの変化から見た効果. 中国四国地区国立病院機構・国立療養所看護研究学会誌. 2007; 3: 49-51.

19) Erickson KI, Voss MW, Prakash RS, et al. Exercise training increases size of hippocampus and improves memory. Proc Natl Acad Sci U S A. 2011; 108: 3017-22.

20) 小坂憲司, 羽田野政治. 幻視と妄想.　In: レビー小体型認知症家族を支える会, 編. レビー小体型認知症の介護がわかるガイドブック. 1版, 大阪: メディカ出版; 2012. p.22-33.

〈峠　哲男〉

索　引

き

く

け

こ

さ

し

ち

つ

て

と

な

に

の

看護学生のための神経内科学 ©

発　行　2016年2月15日　初版1刷

編　集　平田幸一

発行者　株式会社　中外医学社
代表取締役　青木　滋

〒162-0805　東京都新宿区矢来町62
電　話　(03)3268-2701(代)
振替口座　00190-1-98814番

印刷・製本/三和印刷(株)　<HI・SI>
ISBN978-4-498-07596-2　Printed in Japan